Johann Weigert

Der Weg zum leistungsstarken Qualitätsmanagement

Johann Weigert

Der Weg zum leistungsstarken Qualitätsmanagement

Ein praktischer Leitfaden für die ambulante, teil- und vollstationäre Pflege

2., aktualisierte Auflage

schlütersche

Bibliografische Information Der Deutschen Nationalbibliothek
Die Deutsche Nationalbibliothek verzeichnet diese Publikation in der Deutschen Nationalbibliografie; detaillierte bibliografische Daten sind im Internet über http://dnb.ddb.de abrufbar.

ISBN 978-3-89993-206-5

Johann Weigert ist Heimleiter, TQM-Auditor® für den Bereich Sozial- und Gesundheitswesen sowie Lehrer für Alten- und Krankenpflegeschulen. In Kiel baute er ein Qualitätsmanagementsystem auf, das 1997 nach der DIN EN ISO 9001 erfolgreich zertifiziert worden ist. Von 1999 bis 2002 war er in Neustadt am Rbg. als Leiter des Qualitätsmanagements, Qualitätsssicherung und -beratung in einem größeren Unternehmen beschäftigt und implementierte u.a. in verschiedenen Branchen Qualitätsmanagementsysteme auf der Basis der europäischen Qualitätsnorm. Er ist seit 2002 Leiter des zentralen Qualitätsmanagements bei der DANA Senioreneinrichtungen GmbH in Hannover.

2., aktualisierte Auflage

Gestaltung:	Schlütersche Verlagsgesellschaft mbH & Co. KG
Satz:	PER Medien + Marketing GmbH, Braunschweig
Druck und Bindung:	Druckhaus »Thomas Müntzer« GmbH, Bad Langensalza

Inhalt

Vorwort zur 2., aktualisierten Auflage

Nach wie vor muss jeder ambulante Pflegedienst und jede teil- und vollstationäre Pflegeeinrichtung individuelle Wege im Qualitätsmanagement gehen. Rezepte nach Kochbuchmanier existieren nicht und sind auch unbrauchbar. Auch auf der Suche nach einem »TQM-Handbuch« (Total Quality Management) für Qualitätsexperten mit festgelegten formalen Anforderungen – im Gegensatz zur ISO 9001 – wird man nicht wirklich fündig, da es bei TQM (als umfassendes Qualitätsmanagementsystem) keine formalen Forderungen gibt.

Der Blick in die Vergangenheit zeigt, dass es für die Betreiber von Pflegeeinrichtungen existenziell notwendig ist, in ein konsistentes und vor allen Dingen leistungsstarkes Qualitätsmanagementsystem (mit oder ohne Zertifikat) zu investieren. In der Pflegelandschaft ist zu beobachten, dass bei allen Qualitätsbemühungen unterschiedliche Wege eingeschlagen werden, um ein einrichtungsinternes Qualitätsmanagementsystem – zumindest nach den gesetzlich geforderten Mindestanforderungen – zu implementieren. Ein erfolgversprechender Indikator ist hier, dass die qualitätssichernden Konzepte und konzeptionellen Grundlagen bei den Mitarbeitern bekannt sind und auch umgesetzt werden. Eine wichtige Voraussetzung ist dabei ein schlankes QM-Handbuch ohne Redundanzen und Doppelungen. Gute und mitarbeiterfreundliche Rahmenbedingungen und -strukturen (Struktur- und Prozessqualität) sind ein weiterer Indikator dafür, dass ein einrichtungsinternes Qualitätsmanagementsystem im Zuge des Pflege-Weiterentwicklungsgesetzes nach § 113ff. SGB XI (bisher § 80 SGB XI) auf der Basis eines fachlich fundierten Pflegekonzeptes erfolgreich umgesetzt wird!

Durch die Reform des Pflegeversicherungsgesetzes (Pflege-Weiterentwicklungsgesetz – PfWG, am 14. März 2008 im Bundestag verabschiedet) werden der § 80 SGB XI »Maßstäbe und Grundsätze zur Sicherung und Weiterentwicklung der Pflegequalität« sowie die in § 80a SGB XI festgelegten »Leistungs- und Qualitätsvereinbarungen mit Pflegeheimen« (LQV) aufgehoben. Die Qualitätsverantwortung obliegt nach wie vor dem Träger einer Pflegeeinrichtung und wird zukünftig im Pflege-Weiterentwicklungsgesetz (§ 112 Abs. 1 und 2 »Qualitätsverantwortung«) näher geregelt.

An die Stelle der Leistungs- und Qualitätsnachweise rücken jetzt die »Maßstäbe und Grundsätze zur Sicherung und Weiterentwicklung der Pflegequalität«, die jeden Betreiber u. a. verpflichten, ein einrichtungsinternes Qualitätsmanagement zu implementieren.

Zukünfig werden die Vertragsparteien nach dem neuen § 113a SGB XI auch verpflichtet, wissenschaftlich fundierte und fachlich abgestimmte Expertenstandards zur Sicherung und Weiterentwicklung der Qualität in der Pflege zu entwickeln, zu beschließen und die Einführung sicher zu stellen.

Die Pflegequalität stützt sich zukünftig auf drei Säulen:
1. Qualitätsentwicklung durch Verankerung von Expertenstandards
2. Stärkere Anerkennung des internen Qualitätsmanagements und Transparenz der Ergebnisse
3. Externe Qualitätssicherung durch die Medizinischen Dienste der Krankenversicherungen (MDK)

Seit der Veröffentlichung der ersten Auflage 2004 sind insgesamt zwei MDS-Qualitätsberichte erschienen, die ansatzweise verdeutlichen, dass sich die Pflege- und Versorgungssituation in der ambulanten und stationären Pflege zumindest bei den durch den MDK geprüften Pflegeeinrichtungen und den durch den Gesetzgeber zugrunde gelegten Qualitätskriterien verbessert hat.

Sicher ist die Qualität der Pflege in den letzten Jahren verstärkt in die öffentliche Wahrnehmung gerückt, allein durch die Berichte in den Medien und durch Bestsellerautoren sowie Skandalisierung von Pflegeereignissen. Aber ein berufspolitischer und gesellschaftlicher Aufschrei, eine Skandalisierung und Verallgemeinerung von Vorfällen in der Pflegelandschaft helfen an dieser Stelle nicht weiter.

Mit Recht wird eine sehr hohe und sichere Pflegequalität erwartet und als selbstverständlich vorausgesetzt. Aber niemand will diese gute, d. h. »fach- und sachgerechte« Pflege in den ambulanten und stationären Pflegeeinrichtungen angemessen honorieren! Auch berufspolitisch wurde bemerkt, dass es schon jetzt einen relativ hohen Fachkräftemangel gibt, der in den nächsten Jahren ansteigen wird – ohne dass dabei Strukturen in Pflegeeinrichtungen verändert oder angepasst werden und ohne dass an der Attraktivität des Berufsbildes gearbeitet wird.

Der Qualitätsbegriff und -anspruch hat in den letzten Jahren viele Facetten, Merkmale und Kriterien erhalten. Allein ein nicht vorhandener Dekubitus in einer Pflegeeinrichtung bedeutet schon lange nicht mehr, dass ausgezeichnet gepflegt wird. Jede Einrichtung hat zu beweisen und darzulegen, dass verschiedene prophylaktische Maßnahmen eingeleitet und dokumentiert wurden. Denn, »*... es hätte ja auch ein Dekubitus entstehen können ...*« und die Einrichtung im schlimmsten Fall nicht darlegen kann, »*dass ausreichende Maßnahmen eingeleitet oder getroffen worden sind ...*« So ist vielerorts der Eindruck geweckt worden, dass eine aussagekräftige und lückenlose Pflegedokumentation inkl. einer Pflegeplanung zu einem lebensrettenden Merkmal bei jeder MDK-Qualitätsprüfung geworden ist.

Tatsache ist auch, dass gute Ergebnisse in der Pflegequalität selbst in den MDK-Prüfberichten oft überhaupt nicht oder nur sehr oberflächlich gewürdigt werden.

Klar und unbestreitbar ist, dass jeder Fall von unangemessener Pflege ein Fall zu viel ist. Unbestritten ist auch, dass in der Pflege- und Versorgungssituation Fehler und Defizite auftreten können, die sofort anzugehen sind. Ein nicht angemessener Pflegezustand wird dann testiert, wenn bei einem der in der QPR (Qualitätsprüfungs-Richtlinien) festgelegten und relevanten Kriterium ein Pflegedefizit festgestellt wurde und wenn die Pflegeeinrichtung nicht darlegen kann, dass alle erforderlichen pflegefachlichen Maßnahmen eingeleitet, durchgeführt und dokumentiert wurden.

Insbesondere in der Ergebnisqualität (Pflegezustand der Klienten und Wirksamkeit der Pflege- und Betreuungsmaßnahmen) besteht weiterer Optimierungsbedarf.

Kritische Stimmen von Verbänden, Organisationen und Betreibern bezweifeln allerdings, dass die Aussagen der MDS-Qualitätsberichte die tatsächliche und objektive Situation in der Pflege repräsentativ widerspiegeln. Beispielsweise wird nur eine sehr geringe Auswahl von geprüften Einrichtungen (Prüfquote!) und eine Negativauswahl der begutachteten Klienten für die Erstellung des Qualitätsberichts herangezogen (s. hierzu auch Qualitätsprüfungs-Richtlinien – QPR – vom 10. November 2005).

Dr. Yazid Shammout, Geschäftsführer der DANA Senioreneinrichtungen GmbH, kritisierte in einem Interview die veröffentlichten Ergebnisse des 2. MDS-Qualitätsberichts vom 31. August 2007 und deren vorschnelle Interpretation für die gesamte Pflegelandschaft in Deutschland:

»Die Mitarbeiter in der Pflege sorgen dafür, dass die Defizite in unserer an Spaß orientierten Gesellschaft im Umgang mit Alten und Kranken sowie das Wegbrechen familiärer Strukturen aufgefangen werden … Es sei grundlegend falsch, oberflächlich und ignorant, pauschal alle Pflegeheime in Deutschland öffentlich zu verurteilen, nur weil einige wenige Betreiber die Versorgung der ihnen anvertrauten Pflegebedürftigen auf beschämende Art und Weise unterlassen … Man verurteilt auch nicht alle Autofahrer als verantwortungslose Trinker, nur weil einige wenige von ihnen unter Alkoholeinfluss schwere Unfälle verursachen.« (aus: Ostholsteiner Anzeige vom 29.10.2007)

Ohne die MDS-Berichte in Frage stellen zu wollen, bleibt hier nur zu hoffen, dass bis zur Veröffentlichung des 3. Qualitätsberichts des MDK 2010 einheitliche Instrumente entwickelt bzw. eingesetzt werden, um Qualität und Transparenz in den Einrichtungen etwas verallgemeinerbar und repräsentativer darzustellen.

Die Pflegereform (Pflege-Weiterentwicklungsgesetz – PfWG ab 1. Juli 2008) verspricht, für mehr Transparenz bezüglich einer »guten« Pflegequalität zu sorgen. Für die Angehörigen, Zugehörigen, Hilfesuchenden, Betreuer und für die Pflegebedürftigen selbst könnte die Suche nach einem »guten« Pflegeheim oder einem »guten« Pflegedienst in den nächsten Jahren wesentlich leichter werden.

Bis Ende 2010 müssen demnach alle Pflegeeinrichtungen einmal vom MDK kontrolliert worden sein (Regelprüfung). Danach sollen die Qualitätsprüfungen regelmäßig einmal im Jahr – ohne vorherige Anmeldung – stattfinden. Bei zertifizierten Pflegeeinrichtungen können die Prüfergebnisse, was die Struktur- und Prozessqualität anbelangt, als Ersatz für die Prüfung des MDK anerkannt werden, sofern das Verfahren zur Messung und Bewertung der Pflegequalität von den Landesverbänden der Pflegekassen anerkannt ist. Eine Prüfung hinsichtlich der Ergebnisqualität durch den MDK soll hingegen immer stattfinden.

Die Prüfberichte nach §§ 112 ff. SGB XI und auch die Ergebnisse anderer Prüfverfahren, die teilweise an die Stelle der MDK-Prüfungen treten, werden zukünftig in leicht verständlicher Form an einer gut sichtbaren Stelle in der Pflegeeinrichtung, im Internet und in Beratungsstellen veröffentlicht werden.

Mit Spannung werden auch die geplante Bewertungssystematik (bis 31. Dezember 2008) und die Bewertungskategorien erwartet. Ähnlich wie bei den Hotels sollen Pflegeeinrichtungen in einem Sternesystem (Ranking) oder einem Ampelsystem (rot-gelb-grün) in verschiedene Qualitätsklassen klassifiziert werden. Die gesamte Diskussion um die Transparenz der Pflegequalität hängt derzeit vom Ausgang des Gesetzgebungsverfahrens ab. Es bleibt die Frage, inwieweit auch die Interessen der Hilfesuchenden, Angehörigen und Betreuer etc. und der Pflegeheimbetreiber bei der Veröffentlichung von Prüfergebnissen ausreichend berücksichtigt werden. Die noch festzulegenden Bewertungskriterien zur Veröffentlichung der Prüfergebnisse sollten m. E. sowohl die Interessen und die Bedürfnisse der externen Kunden als auch die der Pflegeeinrichtung widerspiegeln.

Nach der DIN EN ISO 9001:2000-12 zertifizierte Qualitätsmanagementsysteme (QMS) haben nach Auffassung des MDS bessere Ergebnisse in der QM-Dokumentation. Aber ein zertifiziertes QM-System allein ist noch kein Garant dafür, dass die Produktqualität (Dienstleistungserbringung) ausgezeichnet ist. Das ist wichtig zu wissen, weil dem Kunden dies oft in der Werbung suggeriert wird!

Da sich derzeit die Erhebung der Ergebnisqualität in den zertifizierten Pflegeeinrichtungen nahezu ausschließlich auf die Kundenbefragung stützt (laut MDS), bringt die **neu anstehende DIN EN ISO 9001:2008-12** weitere Impulse für das einrichtungsinterne Qualitätsmanagementsystem. Ohnehin wurde die schriftliche Zufriedenheitsbefragung bei den Klienten in einer stationären Pflegeeinrichtung immer schon als sehr schwierig beurteilt, da sich die zu befragenden Personen in einer gewissen Abhängigkeit von der zu beurteilenden Pflegeeinrichtung befinden.

Diese 2., aktualisierte Auflage meines Buches beinhaltet neben dem Aufbau eines einrichtungsinternen Qualitätsmanagementsystems in ambulanten, teil- und vollstationären Pflegeeinrichtungen die **neuen Anforderungen** aus der ISO/DIS 9001:2007-10 (Normenentwurf) für Qualitätsmanagementsysteme sowie deren Übersetzung und Interpretation. In dieser Aktualisierung sind die wichtigsten Schritte eines Projektmanagements nach dem PDCA-Zyklus aufgegriffen worden, da dieser einen wichtigen Stellenwert in jedem Qualitätsmanagement im Sinne einer kontinuierlichen Verbesserung hat. Die beiden DIN EN ISO Normen 9001:2000-12 und DIN EN ISO 9004:2000-12 befinden sich gegenwärtig in der Revision. Die ISO hat festgelegt, dass ca. alle fünf Jahre eine Neubetrachtung der ISO-Normen stattfinden soll, um die Aktualität bezüglich der Marktanforderungen zu prüfen.

Der neue Entwurf der ISO/DIS 9001:2007-10 »Qualitätsmanagementsysteme – Anforderungen« enthält neben den Präzisierungen zum Teil neue Impulse und Anforderungen für den Aufbau, die Aufrechterhaltung und Weiterentwicklung eines prozessorientierten Qualitätsmanagementsystems. Im September 2008 soll die endgültige Fassung der DIN EN ISO 9001:2008 (FDIS) vorliegen. Bei der neuen DIN EN ISO 9001:2008-12 (erscheint voraussichtlich Dezember 2008), die im Januar 2009 in deutscher Sprache veröffentlicht werden soll, handelt es sich vorwiegend um Klarstellungen und Textänderungen. Zum Teil aber auch um neue Anforderungen, die das Verständnis der Norm für den Anwender verbessern sollen und die die **Selbstverpflichtung** der Leitung in den Vordergrund rückt.

Um mehr Klarheit zu schaffen, enthält der Normenentwurf DIN EN ISO 9001:2007-10 mehr Anmerkungen, die im Zuge der Umsetzung eines prozessorientierten Qualitätsmanagementsystems herangezogen werden sollen. Die revidierte Version ISO 9001:2007 beinhaltet weiterhin die Erfüllung der Kundenanforderungen sowie der relevanten gesetzlichen und behördlichen Anforderungen der jeweiligen Organisation.

Die neue ISO Norm 9001 bleibt weiterhin alleinige Zertifizierungsgrundlage für prozessorientierte Qualitätsmanagementsysteme.

Beim neuen Entwurf der ISO 9004:2007-12 *»Leiten und Lenken zum nachhaltigen Erfolg – Ein Qualitätsmanagementansatz«* handelt es sich im Vergleich zur ISO/DIS 9001:2007-10 nicht um eine

Präzisierung, Textänderung oder Klarstellung, sondern um eine vollständig neu überarbeitete Ausgabe mit einer völlig neuen Gliederungsstruktur.

Durch die neue Struktur der ISO 9004 (Entwurfsfassung) besteht jetzt keine direkte Zuordnung zur ISO 9001:2007 mehr. Die neue ISO 9004 soll durch die Anwender immer dann herangezogen werden, wenn ein bestehendes Qualitätsmanagementsystem auf der Grundlage der DIN EN ISO 9001 weiter entwickelt werden soll, wobei die ISO 9004 keine Zertifizierungsgrundlage darstellt. Beide Normen ergänzen sich vielmehr, um die Konsistenz mit der ISO 9001 weiterhin aufrecht zu erhalten. Aufgrund der gesetzlichen (z. B. PfWG) und normativen Umbruchsituationen wird sich dieses Buch bei der Normenfamilie auf die revidierten Versionen der DIN EN ISO 9001:2007-10 **und** 9004:2007-12 beziehen.

Der Leser erhält eine Vielzahl von wichtigen Informationen, die beim Aufbau und bei der Weiterentwicklung eines QM-Systems in der ambulanten und stationären Pflege im Sinne einer ständigen Qualitätsverbesserung zu beherzigen sind. Außerdem bietet ihm das Buch verschiedene Möglichkeiten für die Implementierung von integrierten Managementsystemen, die insbesondere die gesetzlichen Qualitätsanforderungen für ambulante und stationäre Pflegeeinrichtungen (z. B. QPR-MDK-Prüfanleitungen) nachhaltig verbinden.

Hannover, im August 2008 — Johann Weigert

Teil A:
Bekenntnis und Auftrag zur Qualität

1 Einleitung

»Qualität beginnt erfahrungsgemäß in den Köpfen der Mitarbeiter!«

»Quality exists, when the price is long forgotten.« So wurde Frederick Henry Royce, der Mitbegründer von Rolls Royce, häufig zitiert oder wer kennt nicht den Satz: *»Qualität ist, wenn der Kunde wiederkommt, und nicht das Produkt.«* In produzierenden Betrieben mag diese Aussage sicherlich richtig sein. In der Industrie und im herstellenden Sektor beeinflussen Wertbeständigkeit, Haltbarkeit und Langlebigkeit etc. sicherlich den Kaufentscheid von Konsumgütern. Wie sieht es allerdings im Dienstleistungsbereich und insbesondere im Dienstleistungskomplex **»Pflege, Betreuung und Versorgung«** aus, wenn man den Begriff von »Qualität« unter die Lupe nimmt? Was ist Qualität in Pflegeeinrichtungen? Wohin geht der Weg dort und welche Attribute werden damit in Verbindung gebracht bzw. mit dem Begriff assoziiert und heute von den Pflegeanbietern abverlangt? Im Dienstleistungsbereich könnte Qualität das sein: »Was man hineinlegt und der Kunde dabei für sich herausholen kann«.

Bei der Implementierung von Qualitätsmanagementsystemen stellt sich häufig die Frage: »Was ist ein nutzbringendes und konsistentes Qualitätsmanagement und welche Bedeutung hat die interne Qualitätssicherung?«

Die Kunden, d.h. Bewohner, Angehörige, Zugehörige und Patienten in der Pflege haben hier ganz klare Vorstellungen, Bedürfnisse und Erwartungen. Sie erwarten, dass das Preis-Leistungsverhältnis stimmt und dass die zu betreuende Person fachkundig versorgt und gepflegt wird, dass die Pflegekräfte »immer« nett und freundlich sind und vor allen Dingen auch Zeit haben, sodass eine »Rund-um-die-Uhr«-Betreuung, Pflege und Versorgung sichergestellt ist. Sie erwarten aber von einer stationären Pflegeeinrichtung auch eine familiäre und harmonische Atmosphäre, damit sich die Pflegebedürftigen vom ersten Tag an wohlfühlen können – auch bei einer schwierigen Pflege bzw. bei pflegeerschwerenden Faktoren.

Durch diese berechtigte Anspruchshaltung wird deutlich, dass bei »Qualität« und dem »Management von Qualität« neben der Wirtschaftlichkeit der Einrichtung auch gesellschaftliche und sozialpolitische Aspekte einen wichtigen Einfluss ausüben. Die stetig ansteigende Anspruchs- und Erwartungshaltung der Bewohner und ihrer Angehörigen, der zunehmende Pflege- und Betreuungsaufwand, die oft »schwierige Pflege«, der ansteigende gesetzliche Druck bei gleichbleibenden Rahmenbedingungen sowie die Vielzahl der externen Kontroll- und Prüfinstitutionen lassen die Heim- und Pflegedienstbetreiber und vor allen Dingen die Pflegesachkundigen und Leitungskräfte häufig verzweifeln. Immer mehr Dinge werden als Selbstverständlichkeit vorausgesetzt oder erwartet, müssen umgesetzt und abgearbeitet werden, ohne dass dies eine Neuorientierung oder Anpassung der Rahmenbedingungen zur Folge hätte.

Im Zuge der anstehenden Leistungsdynamisierung bleibt nur zu hoffen, dass der Versorgungsaufwand für Pflegebedürftige in der vollstationären Pflege im Rahmen der Vergütungsvereinbarungen mehr Beachtung gewinnt. Durch die Pflegereform soll zukünftig in den Vergütungsverhandlungen für die stationäre Pflege nicht nur die Höhe des Pflegesatzes, sondern zugleich auch die im Einzelnen zu erbringende Leistung samt ihrer Qualität vereinbart werden (§ 84 Abs. 5 SGB XI – Leistungs- und Qualitätsmerkmale).

Nie waren die Begriffe der extern bzw. intern gesteuerten Qualitätssicherung, Qualitätsstandards und des Qualitätsmanagements so von Bedeutung wie heute und wie dies in der Zukunft noch der Fall sein wird.

Qualitätsmanagement als Führungsaufgabe, strategische und operative Unternehmensplanung, die Ermittlung von Kundenerwartung und vor allen Dingen der Kundenzufriedenheit helfen, durch viele kleine Schritte oder tief greifende Veränderungen und Innovationen, die Leistungs- und die Qualitätsfähigkeit einer Einrichtung stets zu verbessern.

Dies ist durch ein Innovations- und Veränderungsmanagement der Leitung einer Einrichtung durchaus möglich. Qualitätsmanagement setzt in jedem Fall einen kooperativen Führungsstil voraus, der die Betroffenen in den Pflegeeinrichtungen zu Beteiligten macht. Die Zufriedenheit der Kunden und der Mitarbeiter sowie der Nutzen für die Pflegeeinrichtung und die Gesellschaft sind dabei grundlegende Maßstäbe eines strategischen und operativen Marketings mit einer optimalen und gesicherten Marktpositionierung sowie einer gezielten Marketingplanung (mindestens für drei Jahre) der Pflegeeinrichtung.

Da jede Pflegeeinrichtung aber auch von den Empfehlungen unterschiedlicher Multiplikatoren (z. B. Krankenhäuser, Hausärzte, Angehörige, Betreuer u. v. m.) lebt, ist heute ein systematisches Empfehlungsmarketing (Image der Pflegeeinrichtung) von unschätzbarem Wert.

Durch das momentane Überangebot von Pflegeeinrichtungen ist es auf dem Pflegemarkt zu einem Preisrutsch gekommen. Die »Qualität« ist in den Augen der Bevölkerung in den Vordergrund gerückt, aber nach dem Motto: »Gute Pflege zu einem annehmbaren Preis.« Stationäre Pflegeeinrichtungen und ambulante Pflegedienste tun gut daran, sich jetzt auf dem Pflegemarkt eindeutig zu positionieren und auch pflegefachliche Schwerpunkte (evtl. als Alleinstellungsmerkmal) auszuweisen, bevor sich die Wettbewerber dafür entscheiden und sich den geplanten pflegefachlichen Schwerpunkt auf die Fahne schreiben.

Alleinstellungsmerkmale einer Pflegeeinrichtung oder eines Pflegedienstes (z. B. auch ein DIN ISO-Zertifikat, Qualitätssiegel »Geriatrie« oder »Demenz-Siegel« etc.) können in Zukunft das fortdauernde Bestehen einer Einrichtung vorantreiben und sichern, wenn die Impulse aufgegriffen und genutzt werden. Um diese neuen Herausforderungen und Möglichkeiten sinnvoll auszuschöpfen, muss das interne Qualitätsmanagement geeignete Marketinginstrumente in der Organisation kommunizieren und gemeinsam mit der obersten Leitung implementieren. Nur so lässt sich die Belegung sichern: z. B. durch systematische Befragung der Multiplikatoren, Erkennen der Bewohnerströme (Statistik führen), gezielte Marketingaktivitäten und deren quantitative und qualitative Auswertung (Wirkung der Aktivitäten und Anstoß für Folgeprojekte).

Aufbauend darauf können geeignete und zielorientierte Vertriebsziele in der Organisation verankert werden. Das Aufgabenprofil für QM-Beauftragte hat sich in den letzen Jahren gravierend verändert. Das strategische Marketing ist nicht mehr nur die Aufgabe der Unternehmensleitung. Fest steht, dass allein die Veröffentlichung eines positiven MDK-Prüfbescheides (als sogenannte »gläserne« Einrichtung) nicht allein ausschlaggebend ist, um die Belegungssituation und Auslastung zukunftsorientiert abzusichern! Die Kundenbindung, die Multiplikatorengewinnung und das Vertrauen der Kunden in die Organisation ist von vielen Faktoren und Qualitätsmerkmalen abhängig!

Die Einführung eines Qualitätsmanagements ist Zukunftssicherung!

Vor ca. 30 Jahren wurden bereits Maßnahmen der Qualitätssicherung in Alten- und Pflegeheimen durchgeführt. Allerdings nicht immer mit dem heutigem Dokumentationsaufwand, der geforderten Rückverfolgbarkeit und den verschiedenen externen Qualitätskontrollen. Seither hat sich die Pflegelandschaft gravierend verändert.

Alte, pflegebedürftige und auch (chronisch) kranke Menschen verbleiben heute sehr viel länger zu Hause und nehmen bei Pflegebedürftigkeit einen ambulanten Pflegedienst in Anspruch (was gesetzlich auch gewollt ist), bis eine pflegerische Versorgung im häuslichem Umfeld nicht mehr funktioniert. Das Pflege-Weiterentwicklungsgesetz sieht besonders für die ambulant zu betreuenden Personen neben einer Leistungsverbesserung (Pflegesachleistungen und Pflegegeld) auch eine Leistungserweiterung vor (z.B. das »Poolen von Leistungen« etc.). Ebenso werden die Leistungen für Menschen mit eingeschränkter Alltagskompetenz im ambulanten Bereich (s. §45b SGB XI) ausgeweitet. Das hat mehrere Konsequenzen: Die Verweildauer von Pflegebedürftigen in den stationären Pflegeeinrichtungen wird sich weiter stark verkürzen; verschiedene Erkrankungen sowie unterschiedliche Risiko- und Gefährdungspotenziale der Bewohner oder Klienten müssen im Rahmen des Pflegeprozesses berücksichtigt werden. Das ohnehin knappe Budget, die leeren Kassen, der anhaltende Kosten-Leistungsdruck sowie die Einhaltung der kontinuierlich ansteigenden rechtlichen Anforderungen bei unveränderten infrastrukturellen und personellen Rahmenbedingungen erschweren die Ist-Situation. Gewachsene Strukturen, die aufgelockert werden müssen, aber auch Aussagen wie: »*Das machen wir immer schon so …*« erschweren die Ausgangslage noch.

Ein effektives Qualitätsmanagementsystem bietet verschiedene Chancen, Herausforderungen und Kompetenzen, um erstarrte Praktiken und prozesskritische Verfahren zu prüfen und neu auszurichten. Bei einer Neuausrichtung oder Reorganisation sind erfolgskritische Faktoren einer Pflegeeinrichtung zu analysieren (z.B. Doppelzimmer, Höhe der Pflegesätze, Marktpositionierung u.v.m.), um daraus geeignete Marketingaktivitäten und optimale Vertriebsziele festlegen zu können. Eine Neubewertung der Ist-Situation (Ist-Soll-Vergleich) hilft, Altbewährtes loszulassen und neue Wege aufzuzeigen, um sich weiterzuentwickeln und zu verbessern. Die Pflegesachkundigen an der Basis antworten auf die Frage nach der Qualität häufig mit Umschreibungen wie: »Gut, sauber, fach- und sachgerechte Pflege, ordentlich und reibungslos«, oder mit der Aussage: »*Den Bewohnern soll es hier gut gehen*«, oder: »*Wir wollen mehr Zeit für unsere Bewohner haben.*« Sowohl die Sicht der Angehörigen als auch die Perspektive der Pflegesachkundigen sind also gar nicht so gegensätzlich. Die Unterschiede in beiden Aussagen bestehen allerdings darin, dass beide Interessengruppen unterschiedliche Erwartungen, Ansprüche und Qualitätskriterien damit verknüpfen.

Der Begriff »Qualität« ist zwar stark geprägt vom subjektiven Gehalt und von individuellen Meinungen, aber er kann durchaus mit verschiedenen Qualitätsindikatoren objektiv nachgewiesen und schriftlich testiert werden!

Werden Einrichtungsträger zum Qualitätsbegriff befragt, so wird Qualität sehr häufig in dem ausgewogenen Verhältnis von Kosten-Nutzen (Effektivität und Effizienz) gesehen, in der Vermeidung von Fehlern und vor allen Dingen unter wirtschaftlichen Gesichtpunkten. Gute, fach- und sachgerechte Pflege zu optimalen Preisen, die mit den Kostenträgern verhandelt und für eine bestimmte Laufzeit vereinbart wurden (Vergütungsvereinbarung), gehören dazu. Ob man in der derzeitigen Pflegelandschaft überhaupt von optimalen Pflegebedingungen ausgehen kann, sei kritisch gefragt. Einsatzfreude, Eigeninitiative, Flexibilität, niedrige Krankenquoten sowie (hoch)motivierte und engagierte Mitarbeiter, gute Rahmenbedingungen und -strukturen, eine gute Belegungs- und Auslastungssituation sind aus Trägersicht die am häufigsten genannten Qualitätskriterien. Qualität, Nutzen, Aufwand und Kosten stehen verständlicherweise im Vordergrund sowie immer wieder die Frage der Refinanzierung durch unterschiedliche Kostenträger und Vertragspartner.

Zwangsläufig stellt sich auch für Heim- und Pflegedienstbetreiber die Frage, ob:
- **der Nutzen der im Rahmen eines Qualitätsmanagements zu treffenden Maßnahmen die Kosten überwiegt (Kosten/Nutzenverhältnis);**
- **die in ein Qualitätsmanagement investierten Mittel einen besseren Effekt erzielen als mit den herkömmlichen Maßnahmen zu erreichen ist.**

Die Kosten für die Einführung, Anwendung und Aufrechterhaltung eines Qualitätsmanagements, die Entwicklung von Qualitätsstandards, die damit verbundene Qualifizierung und Schulung der Mitarbeiter, sind anfänglich relativ hoch. Damit die Entscheidung zur Einführung eines Qualitätsmanagementsystems und der damit verbundene Aufwand abgeschätzt werden kann, sollte sich die Leitung frühzeitig mit dem Konzept auseinandersetzen, das hinter einem kundenorientierten Qualitätsmanagement steht. Die Betriebsergebnisse werden nachweislich durch die Anwendung eines Qualitätsmanagementsystems verbessert. Prozesse und Verfahren werden zugunsten aller Beteiligten optimiert. In diesem Zusammenhang sollte die Leitung darüber nachdenken, welche Aufgaben und Belastungen (z. B. bei einer ISO-Implementierung als Qualitätsorientierte Reorganisation) damit – gerade für die Mitarbeiter – verbunden sind.

Auf jeden Fall müssen die Mitarbeiter die theoretischen Grundlagen des Qualitätsmanagements und das Verständnis der Qualitätsnorm(en) durch Schulungen und Workshops kennenlernen, damit sie es verstehen und entsprechend handeln können. Die Leitung der Einrichtung muss im ersten Schritt die Mitarbeiter über ihre Absicht informieren, ein QM-System einzuführen. Jeder Mitarbeiter muss die für seinen Arbeitsbereich geltenden Regelungen kennen und einhalten. Treten durch neue Verfahren Widersprüche zu bisherigen Regelungen auf, müssen Übergangsregelungen getroffen und ungültige Regelungen eingezogen werden. Dazu eignen sich Informationsgespräche, Workshoprunden, Qualitätszirkel, ein Projektmanagement nach dem PDCA-Zyklus, Dienstbesprechungen, Einführungsseminare für alle Mitarbeiter sowie interne Mitteilungen und Aushänge (Konferenzstruktur).

Die Mitarbeiter sollen sich mit den Gründen für das QM-System und der damit verbundenen Qualitätssicherung identifizieren. Sie müssen bereit sein, es konsequent umzusetzen. Daher ist es wichtig, von Anfang an alle Mitarbeiter zu motivieren, aufzuklären und sie in die Arbeit zum Aufbau aktiv einzubeziehen. Um die Motivation der Mitarbeiter zu steigern, müssen im Rahmen einer qualitätsorientierten Reorganisation verbesserte Rahmenbedingungen und -strukturen in der Einrichtung geschaffen werden. Ist das gelungen, wird man sehr schnell beobachten können, dass sich die Mitarbeiter gegenseitig motivieren, sich mit der Einrichtung und deren Unternehmenszielen schneller identifizieren können und an der Arbeit mehr Freude haben.

Die langjährige Heimleitung *Anne Schäfer* (Senioreneinrichtung in Appen, Kreis Pinneberg) sieht die einrichtungsinterne Qualitätsarbeit eng verbunden mit der Motivationsarbeit und dem Wissensmanagement der Mitarbeiter: *»Das Verständnis der Mitarbeiter für das Qualitätsmanagement und für die interne Qualitätssicherung zu wecken, gelingt am besten durch das Erkennen und durch die Förderung individueller Ressourcen. D. h. jeden Mitarbeiter in einer Pflegeeinrichtung mit seinen Fähigkeiten, Qualitäten und Ideen ernst zu nehmen, den Mitarbeitern zuzuhören und sie für ihre Aufgaben zu befähigen. Durch die gegenseitige Akzeptanz und Wertschätzung fühlen sich die Mitarbeiter in ihrer täglichen Arbeit wohl und motivieren sich dann selbst im Team.«*

Die Schulung und Begleitung der Mitarbeiter ist notwendig, um die Qualitätsanforderungen des zugrunde gelegten Modells oder Systems umsetzen zu können und um den Informationsbedarf der Mitarbeiter genauer zu ermitteln. Je besser jedoch die Mitarbeiter ihre Bedeutung im Qualitätsmanagement verinnerlichen, umso rascher sinken die Kosten für das Erreichen der Selbstmotivation, die Überwachungskosten und damit die Gesamtkosten – bei steigender Sicherheit und Transparenz, ständiger Verbesserung und Optimierung der Betriebsabläufe. Dies ist ein nicht zu unterschätzender Wert im Qualitätsmanagement, der zwar zeitaufwändig ist, aber langfristig einen sehr großen Nutzen für die Einrichtung darstellt.

Qualitätsmanagement ist ein Prozess in kleinen Schritten unter Einbeziehung der Mitarbeiter als wichtigstes Bindeglied zwischen Leitung, Bewohner bzw. Patienten und Angehörigen. Dass gerade durch ein umfassendes Qualitätsmanagement auch die Wirtschaftlichkeit und somit die Existenzgrundlage einer Einrichtung dauerhaft gesichert ist und Kosten mittelfristig reduziert werden können, wird oft nicht oder zu spät erkannt.

Selbstverständlich müssen die für die Einführung und Anwendung eines Qualitätsmanagementsystems erforderlichen Geld- und Sachmittel laufend bereitgestellt werden. Darüber hinaus ist das dafür benötigte Fachpersonal (Qualitätsmanagement-Beauftragter, Sicherheitsbeauftragter, Hygiene- und Geräte-Produktverantwortliche Person/en) zunächst zur Verfügung zu stellen, das Personal zur Übernahme der Aufgaben zu schulen und zu qualifizieren. Doch diese Investitionen lohnen sich in jedem Fall!

1.1 Zufriedene Kunden als »Maßstab«

Die Qualitätsorientierung und -sicherung, verbunden mit der Entwicklung von Qualitätsstandards oder -richtlinien, ist nicht nur eine Aufgabe, die allein von Pflegeeinrichtungen erwartet wird. Qualität wird durch Kunden und Geschäftspartner überall vorausgesetzt, aber zu einem optimalen und vor allen Dingen bezahlbaren Preis. Slogans wie: *»Stimme des Kunden hören«* oder: *»Der Kunde ist bei uns König«*, prägen viele Betriebe. Die Anforderungen moderner Qualitätsmanagement-Konzepte und die Maßnahmen der internen Qualitätssicherung fokussieren die Kundenwünsche und die Erfüllung ihrer Anforderungen als sehr wichtige Größe im Qualitätsmanagementsystem.

Die Ermittlung und Auswertung der Kunden- **und** Mitarbeiterzufriedenheit müssen bei der Darlegung eines Qualitätsmanagementsystems entsprechend in den Festlegungen der »Kundenbezogene Prozesse« nach DIN EN ISO ermittelt, identifiziert und beschrieben werden. Befragungen zur Zufriedenheit und die Maßnahmen der internen Qualitätssicherung gehören im produzierenden Gewerbe und im Profit-Dienstleistungsbereich schon seit geraumer Zeit zum Alltag. Sie nehmen einen sehr wichtigen Stellenwert ein, nicht nur bei der Optimierung von Produkten und Dienstleistungen, sondern auch bei der Neuentwicklung. In der Pflegelandschaft wird gerade an diesem Punkt (*»Ist die Pflege sach- und fachgerecht?«)* viel zu lange mit Maßnahmen zur internen Qualitätssicherung und demzufolge mit einer durchdachten Qualitätsplanung und Qualitätslenkung abgewartet. Häufig wird erst nach dem Besuch externer Qualitätsprüfer damit begonnen, verschiedene Maßnahmen zur internen Qualitätssicherung gem. § 80 SGB XI (zukünftig nach § 113 ff. SGB XI) zu ergreifen und den Fokus auf Qualitätsstandards und »Kundenzufriedenheit« zu legen.

Eine Pflegedienstleitung einer Senioreneinrichtung meinte vor kurzem: *»Ich bin froh, wenn der MDK ins Haus kommt, dann weiß ich wenigstens, woran ich bin ...«* Dass diese Einstellung sehr gefährlich und riskant ist, braucht nicht näher erörtert werden. Tatsächlich erschien in diesem Fall nur wenig später ein achtköpfiges Gutachterteam aus MDK, Heimaufsicht und Gesundheitsamt zu einer Qualitätsprüfung gem. § 114 SGB XI – unangekündigt. Am Ende des Prüfungstages wurde in den bewohnerbezogenen Aspekten der Prozess- und Ergebnisqualität bei allen Individualbegutachtungen eine pflegerische Vorgehensweise festgestellt, die nicht »sach- und fachgerecht« war. Das Gesamtergebnis bescheinigte also *»unangemessene Bedingungen«*. Die Einrichtung wurde kurze Zeit später aufgrund der defizitären Pflegequalität zu einer schriftlichen Stellungnahme aufgefordert. Ein Termin zu einer Anhörung gem. 24 SGB XI durch die Landesverbände/Landesvertretungen der Pflegekassen stand ebenfalls noch an.

Die Kundenzufriedenheit (Ergebnisqualität) gehört zum Beschwerde- und Zufriedenheitsmanagement eines jeden Qualitätsmanagements. Die Kundenbefragung kann als eine Maßnahme in einer ganzen Kette von Maßnahmen gesehen werden. Die Ermittlung der Kundenzufriedenheit kann Bestandteil des Qualitätsmanagements sein. Sie hat das Ziel, die Kundenanforderungen und -wünsche zu erkennen, die angebotenen Dienstleistungen zu verbessern, letztlich die Zufriedenheit der Kunden zu erhöhen und damit die Grundlage für das eigene Bestehen zu sichern.

Bei der Qualitätsprüfungs-Richtlinie (QPR) wird die Kundenzufriedenheit bei auskunftsfähigen Bewohnern (bzw. Angehörigen) durch ein strukturiertes Interview ermittelt. »Interviewer« ist dabei der MDK im Rahmen einer Qualitätsprüfung nach § 114 SGB XI, der sich bei 10 % der in der Einrichtung zu versorgenden Bewohner erkundigt.

Die neue und revidierte ISO 9001:2007 schafft an dieser Stelle (Normabschnitt 8.2.1 »Kundenzufriedenheit«) etwas mehr Klarheit: Es wird nicht mehr zwangsläufig eine umfassende Kundenbefragung mit einem umfassenden Fragebogen erwartet.

Im Normabschnitt 8.2 »Überwachung und Messung« wurde die neue ISO etwas aufgelockert. Durch die neuen Anforderungen können zum Nachweis der Kundenzufriedenheit jetzt auch *»andere Methoden und Verfahren«* eingesetzt werden, wie z. B. Interviews (sehr anspruchsvoll, aber auch ideal!), Reklamationsstatistiken, Befragungen der Multiplikatoren nach festgelegten Bewertungskriterien, Wareneingangsprüfungen, Beschwerdemanagement und -controlling, idealerweise auch Aussagen über ein Kennzahlensystem, Balanced Score Card (BSC) etc.

Falls Kundenzufriedenheitsermittlungen durchgeführt werden, obliegt die Verantwortung dafür den Leitungs- und Führungskräften. An der Planung und Umsetzung können interessierte Mitarbeiter beteiligt werden, wobei die Koordination und Durchführung der Zufriedenheitsbefragung und die Auswertung der Daten in unabhängige, also externe Hände gelegt werden sollte.

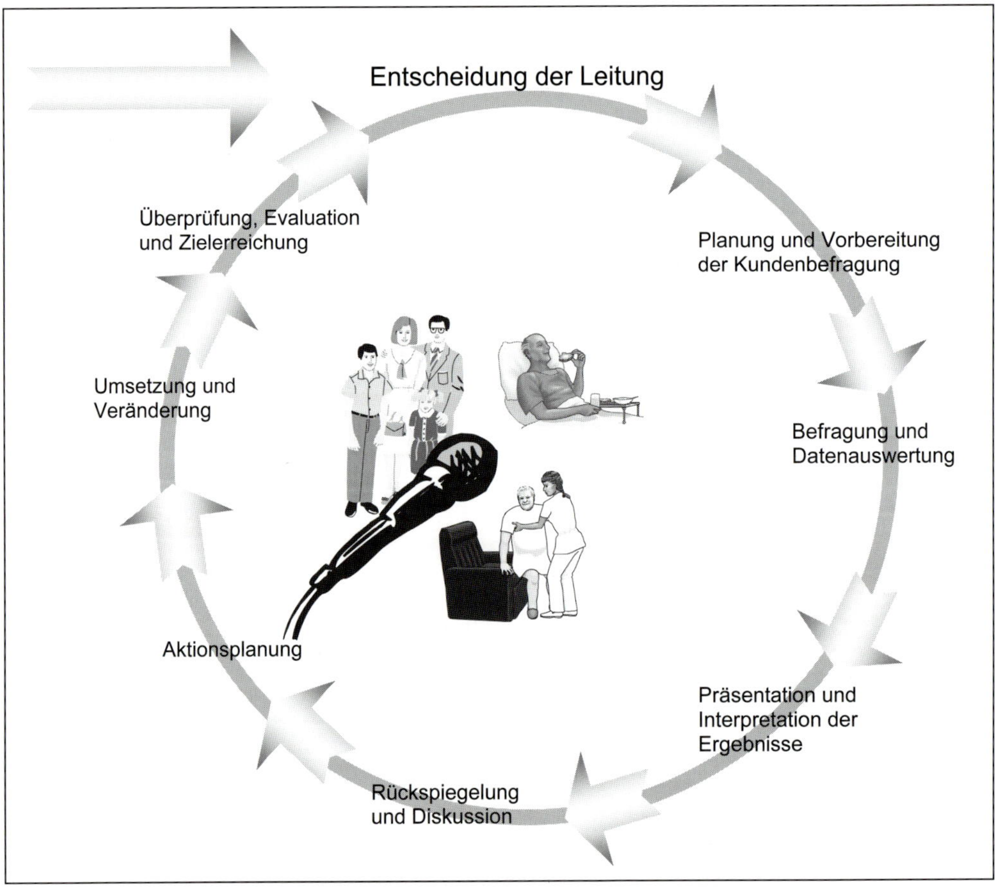

Abb. 1: Integration der Kundenbefragung in das übergeordnete Beschwerde- und Zufriedenheitsmanagement.

Dies sichert zum einen die Glaubwürdigkeit gegenüber den Kunden und zum anderen wird eine Bindung von Arbeitskräften vermieden. So wie eine Mitarbeiterbefragung in ein übergeordnetes System der Organisationsentwicklung integriert sein sollte, ist es sinnvoll, eine Kunden- bzw. Bewohnerbefragung in ein übergeordnetes System des internen Beschwerde- und Zufriedenheitsmanagements zu integrieren. Durch die Integration der Kundenzufriedenheitsbefragung in das Managementsystem einer Pflegeeinrichtung können sämtliche Potenziale, die dieses Instrument bietet, auch ausgeschöpft werden. Die »eigentliche Arbeit« beginnt nachdem die Ergebnisse der Befragung herausgearbeitet wurden. Dann sind wiederum alle Mitarbeiter gefragt: Die, die jeden Tag mit den Kunden in Kontakt sind – die, die also die eigentliche Dienstleistungen erbringen. Die Mitarbeiter wissen am besten, wo den Kunden der Schuh drückt und welche konkreten Veränderungen notwendig sind, um Verbesserungen zu erzielen. Die Leitung einer Einrichtung muss die organisatorischen und infrastrukturellen Voraussetzungen schaffen und bereitstellen, damit Verbesserungsmaßnahmen zügig umgesetzt werden können.

Die Entwicklung des Kundenbefragungsbogens ist in hohem Maße davon abhängig, zu welchem Zweck, mit welchem Hintergrund und mit welchen Zielen eine Kundenbefragung durchgeführt wird. Deshalb gibt es hinsichtlich der Kundenbefragung keine Standardlösungen. Hier kommt es vielmehr darauf an, die Zielvorstellungen der Heim- und Pflegedienstbetreiber klar herauszuarbeiten, um dann ein exakt darauf abgestimmtes Instrument einsetzen zu können (Abbildung 1).

Ablauf einer Kundenbefragung:

1. Erstgespräch zur Durchführung einer Kundenzufriedenheitsbefragung mit dem Leitungsteam einer Pflegeeinrichtung: *»Was wollen wir erfahren?«* und: *»Was für Ziele werden daran angeknüpft?«*
2. Erläuterung der Vorgehensweise und des Ablaufs.
3. Ermittlung der Anforderungen und Wünsche hinsichtlich der Kundenbefragung in einer gemeinsamen Sitzung. Wer soll befragt werden: Bewohner, Patienten, Angehörige und Betreuer?
4. Gibt es Ausschlusskriterien bei der Durchführung der Befragung?
5. Wie und auf welche Art und Weise erfolgt die Auswertung z. B. einer »EDV-gestützten Kundenbefragung?«
6. Entwicklung und Bereitstellung der vorhandenen Befragungsmodule zur Kundenbefragung und Erstellung des Fragebogens und Testlauf (Pretest).
7. Rahmenbedingungen für die Planung und Durchführung der Befragung schaffen.
8. Anonyme Auswertung der ausgefüllten Fragebögen.
9. Interpretation der Ergebnisse und Präsentation der Ergebnisse.
10. Umsetzung und Planung von Verbesserungsmaßnahmen im Sinne einer kontinuierlichen oder innovativen Qualitätsverbesserung nach dem PDCA-Zyklus.

Die Ermittlung, Überwachung, Messung und das Wissen über den aktuellen Stand der Kundenzufriedenheit unter Berücksichtigung unterschiedlicher Informationsquellen, sind wichtige Größen in jedem Qualitätsmanagement. In Tabelle 1 werden die Kundenanforderungen (Spezifikationen) bzw. die Ursachen und deren Auswirkungen für Pflegeeinrichtungen bei »Nicht-Erfüllung« von Kundenanforderungen anhand verschiedener Beispiele und Situationen verdeutlicht.

Tabelle 1: Voraussetzungen und deren Wirkungen bei einer Kundenbefragung.

Voraussetzungen:	**Wirkungen:**
Die Leitung einer Einrichtung (Träger) muss hinter dem gesamten Projekt stehen	▪ Aktion erhält höheren Stellenwert ▪ Rückendeckung für die mit dem Projekt beauftragten Mitarbeiter bei Schwierigkeiten ▪ Logistische und administrative Unterstützung ▪ Keine Verwässerung und Verzögerung des Vorhabens
Die Beteiligung der Kunden muss freiwillig sein. Kunden können nach Zufallsprinzip ausgewählt werden	▪ Ernsthaftigkeit und Engagement wird erhöht ▪ Mitwirkung als Recht statt als Pflicht
Anonymes Ausfüllen und anonyme Auswertung	▪ Ehrliche Antworten ▪ Höhere Beteiligungsquote
Unterstützung durch externe Stelle klären?	*Vorteile:* ▪ Fachwissen und einschlägige Erfahrungen ▪ Garantiert anonyme Auswertung ▪ Wirkt als neutrale Instanz
Aus den Ergebnissen der Kundenbefragung müssen Konsequenzen in Form von Verbesserungen gezogen werden	▪ Keine vordergründige Aktion mit Frustration und Resignation der Kunden ▪ Erarbeitung und Durchführung von Verbesserungsmaßnahmen mit Steigerung von Zufriedenheit und Kundenbindung ▪ Als PR-/Marketingmaßnahme zu nutzen
Wiederholung der Kundenbefragung	▪ Eröffnet Vergleichsmöglichkeiten ▪ Identifikation besonders problematischer Bereiche ▪ Erhöht Glaubwürdigkeit der Maßnahme

1.1.1 Kundenanforderungen nachhaltig erfüllen

Eigentlich sollte in der ambulanten und stationären Pflege vorausschauendes Denken und Handeln, die Einbeziehung der Pflegebedürftigen und ihrer Angehörigen sowie deren Erwartungen viel stärker vorherrschen, als dies der Fall ist. Die aktuellen Ereignisse (Medienberichte über MDS-Qualitätsberichte nach § 118 Abs. 4 SGB XI), die Ergebnisse von Qualitätsprüfungen nach §§ 112 ff. und 114 ff. SGB XI sowie § 15 HeimG lassen hier oft ganz andere Schlussfolgerungen zu. Die ansteigende Fluktuation im Stellenplan, die relativ hohen Krankenquoten, die Ausfallzeiten der Mitarbeiter und die Gleichgültigkeit mancher Pflegemitarbeiter verschlimmern die Ist-Situation im Hinblick auf die Erfüllung der Kundenanforderungen. Negativ wirken sich auch der betriebswirtschaftliche Kostendruck (hohe Belegungen und positive Auslastung, wenig Überstunden der Mitarbeiter, kein Übertragen von Urlaubsansprüchen auf das Folgejahr aufgrund der sich dann veränderten Wirtschaftszahlen und Bilanzen usw.) aus.

Die Ergebnisse zur Beurteilung der Qualität nach §§ 112, 114 ff. SGB XI des MDK sind teilweise erschreckend. Auch Angehörige und Bewohner stellen oft erst zu spät fest, dass ihre Erwartungen und Ansprüche nach dem allgemein anerkannten Stand fachlicher Erkenntnisse nicht oder nur wenig erfüllt werden. Oft wird bei der Frage: »*Was ist Qualität*« oder: »*Was bedeutet »Qualitätsmanagement?*« auf die freundlichen und hellen Zimmer aufmerksam gemacht, auf den luxuriösen Eingangs- und Empfangsbereich, auf das ansprechende Restaurant und den Garten usw. Die Service-, Wohn- und Dienstleistungsqualität hat selbstverständlich neben einer guten Pflegequalität einen außerordentlich hohen Stellenwert bei den Kunden! Bei der Frage nach Pflege- und Betreuungskonzept, Pflegeleitbild, medizinischer Ausstattung der Einrichtung, Unternehmensphilosophie oder gar nach der Qualifikation und Professionalität der Pflegekräfte verhält man sich eher zurückhaltender oder ausweichend. Mutige und selbstbewusste Heimleitungen verweisen bei der Frage gern auf den internen Qualitätsmanagement-Beauftragten, auf Prüfprotokolle, Ergebnisse von Qualitätsprüfungen durch den MDK und/oder zuständige Heimaufsichtsbehörde sowie auf Ergebnisse von Betriebsbegehungen. Andere erwähnen mit Stolz die Zufriedenheit der Bewohner, betonen den *»guten Ruf«* und weisen darauf hin, dass es bislang zu keinen nennenswerten Beschwerden und Reklamationen von Bewohnern und/oder Angehörigen gekommen ist.

Ein betriebsinternes Beschwerde- und Zufriedenheitsmanagements als qualitätssichernde Maßnahme wird zwar oft implementiert (MDK-Prüfanforderung!), aber nicht im Sinne eines Beschwerdecontrollings weiter entwickelt, um Beschwerden sinnvoll auszuwerten und für die Zukunft zu nutzen. Es ist sinnvoll, ein Formular zur Beschwerdeaufnahme zu erarbeiten, um diese schriftlich zu erfassen und abzuarbeiten. Allerdings muss auch ein internes Beschwerdecontrolling entwickelt werden. Hier kann ein Aufgabencontrolling (»Was kontrollieren wir?«) mit einer Frageliste (zum Nachfassen beim Beschwerdeführer) nach der Bearbeitung einer Beschwerde definiert werden. Alternativ können Kennzahlen (»Wie zufrieden war ich mit dem Ergebnis der Bearbeitung?«) festgelegt werden. Die Erkenntnisse können dann sowohl in das interne Qualitätsmanagement zurückfließen als auch ggf. ins strategische Marketing einfließen.

Keine Reklamationen oder Beschwerden bedeuten noch nicht eine hohe und erfüllte Kundenzufriedenheit! Eines darf bei der Aussage der »Kundenzufriedenheit« der Bewohner/Patienten und ihrer Angehörigen nämlich nicht außer Acht gelassen werden: Auch bei einem schlechten Betriebsmanagement und einer düsteren Pflegeeinrichtung, die individuelle Bedürfnisse und rechtliche Anforderungen nur ansatzweise erfüllt, äußern sich Bewohner/Klienten oft durchaus zufrieden. Sie wollen bzw. können durch ihre Pflegebedürftigkeit oft nicht mehr in ein anderes Heim umziehen oder ihren ambulanten Pflegedienst wechseln.

Die Bewohner antworten dann auf die Frage: »*Wie geht es Ihnen*?«, oft mit folgenden Umschreibungen:

- »*... die Schwestern sind hier alle nett ... und sind bemüht,*
- *... das Essen schmeckt mir gut ...,*
- *... die sind alle freundlich ... und haben sehr viel zu tun ...,*
- *... ich würde gerne mal spazieren gehen, aber die Schwestern haben dafür keine Zeit ...,*
- *... wo soll ich denn noch hin, meine Kinder haben keine Zeit ...,*
- *... ich bin nur vorübergehend hier, meine Kinder holen mich bald wieder ab ...«* und verweisen auf ein Bild von den Kindern mit den Enkelkindern auf dem Nachtschrank.

Andere Bewohner in der stationären Pflege verweisen lächelnd auf ihr »Hab und Gut«, das sie doch noch mit ins Heim nehmen durften. Diese scheinbare Zufriedenheit spiegelt sich häufig in ihren Gesichtern nicht wider. Sie lässt sich auch nicht von einem guten Pflegezustand (z.B. Beurteilung der Haar- und Hautpflege, Hautzustand, Körpergewicht, Bekleidung, Bartrasur,

Fingernägel etc.) ableiten. Auch das Mitbringen von Kleinmöbeln oder lieb gewonnenen Haustieren ist nicht die Regel. Es wird vielmehr immer wieder als Problem thematisiert, weil das Aufstellen der Möbel (in den meist zu kleinen Zimmern), die Reinigung und Instandhaltung Schwierigkeiten machen. Viele, gerade ältere stationäre Pflegeeinrichtungen verfügen noch nicht einmal über einen Telefon- oder Fernsehanschluss in den Bewohnerzimmern, ein Radio wird häufig als störend empfunden. Die Weigerung wird dann mit dem Satz: *»Die Zimmernachbarin fühlt sich dadurch gestört und das wollen WIR doch nicht …«* begründet.

Aufgrund von Erfahrungen, Erlebnissen und Enttäuschungen verneinen selbst Bewohner, die gesundheitlich und körperlich dazu in der Lage wären, häufig einen Umzug. Die Frage: *»Wie gefällt es ihnen hier«* wird so oft mit einem: *»Na ja, es muss ja …«* oder: *»Wo soll ich denn hin?«* beantwortet. Andere hoffen auf ihre Angehörigen: *»Meine Kinder kommen bald und holen mich hier wieder ab … ich bin doch nur vorübergehend hier!«* Dass sie in der eigenen Wohnung oft nicht mehr zurechtkommen, dass die eigenen Kinder sie nicht immer betreuen und pflegen können, realisieren sie dabei oft nicht mehr. Somit warten diese Bewohner Tage, Wochen und Monate, bis das »Warten und Abwarten« irgendwann einmal vergessen und das Heim zu ihrem zweiten »Zuhause« geworden ist. Das Heim, und sei es dort noch so stressig, wird das neue »Zuhause«, das man dann nicht wieder so einfach aufgeben möchte. Allein der Umzug in eine andere Einrichtung ist mit großen Mühen und Strapazen verbunden, was die Bewohner den Angehörigen (oder umgekehrt) nicht mehr zumuten möchten. Von daher verbleiben die Bewohner dann fast immer auch in einer schlecht organisierten und strukturierten Einrichtung, nehmen eine fatalistische Grundhaltung ein und kommunizieren dies häufig noch mit eigenen Schuldgefühlen oder einem schlechtem Gewissen: *»Ich mag nicht klingeln, denn die Schwestern haben so viel zu tun.«*

Es gibt Bewohner, die sehr schnell hospitalisieren, stereotype Verhaltensweisen zeigen, vereinsamen und in einer singulären »Ich-Bezogenheit« und Vergangenheit leben. Diese Bewohner fühlen sich allein, verdrängt und von ihrer eigenen Lebenswelt im Stich gelassen. Andere Bewohner werden oft durch eine desorientierte Pflegeabwehr auffällig oder zeigen ein herausforderndes Verhalten (insbesondere bei Demenz oder gerontopsychiatrischen Veränderungen), da tagsüber keine sinnvolle sozio-emotionale Begleitung und keine geeigneten tagesstrukturierende Maßnahmen und Angebote oder Therapiemethoden für das »relative Wohlbefinden« angeboten werden. Durch organisationsbedingte Orientierungslosigkeit oder Fremdbestimmung zeigen diese Bewohner oft einen Kontrollverlust.

Gerade die soziale Betreuung durch eine ergotherapeutische Befundung (vorausgesetzt: Es werden professionelle »Therapeuten« eingesetzt!) wird häufig unterschätzt und vernachlässigt. In manchen Einrichtungen werden die Therapeuten auch immer noch als »Basteltanten« abqualifiziert. Es gibt Heimaufsichten, die in ihren Prüfberichten das therapeutische Angebot und die Tätigkeiten der Therapeuten als »Bastelgruppen« – wenn auch vielleicht unbeabsichtigt – herabsetzen. Die Ergotherapeuten nehmen in der stationären Pflegeeinrichtung aber eine wichtige Schlüsselposition ein. Sie müssen in das Pflege- und Betreuungsgeschehen im multiprofessionellen Team voll integriert werden. Selbst der MDK bewertet die soziale und ergotherapeutische Betreuung sowie deren nachvollziehbare Dokumentation in der Pflegedokumentation als ein wichtiges Kriterium zur Feststellung der Pflegequalität in einer stationären Einrichtung (s. QPR, Kapitel 10: »Soziale Betreuung« – stationäre Pflege). Manche Ergotherapeuten führen eine hervorragende ergotherapeutische Befunderhebung und Therapieplanung in Bezug auf die vorhandenen Restfähigkeiten der Bewohners bzw. der Patienten durch, um Förderungsmöglichkeiten daraus ableiten zu können.

Eine ergotherapeutische Befunderhebung hat in Abstimmung mit der Pflegeanamnese und der Planung nach dem Pflegeprozess zu erfolgen. Nach einer ergotherapeutischen Befundung werden die Therapiemethoden (Kompetenzzentrierte, Interaktionelle Methode usw.), die therapeutischen Maßnahmen und Verfahren im Sinne einer sinnvollen Tagesstrukturierung zielorientiert festgelegt und mit den Bewohnern und zuständigen Pflegekräften abgestimmt. Eine ergotherapeutische Befundung muss auch immer ergebnisorientierte Therapieziele enthalten.

Manche Bewohner werden in Einrichtungen mit unangemessenen Pflegebedingungen durch Unruhe- und Verwirrtheitszustände oft negativ auffällig. Es wird von »schwierig« oder »herausforderndem Verhalten« berichtet und schlimmstenfalls medikamentös sediert. Auch Risiko- und Gefährdungspotenziale (z.B. Sturzgefahr, Exsikkosegefahr, Kontrakturen- und Dekubitusgefahr oder die Gefahr der Verschlechterung von Bewegungseinschränkungen etc.) sowie damit verbundene Förderungspotenziale werden durch die Pflegesachkundigen entweder nicht erkannt bzw. nicht ausreichend pflegefachlich reflektiert und in den Pflegeprozess implementiert. Dies ist aber eine elementare Aufgabe und Bestandteil der pflegerischen Fachkompetenz. Die Ermittlung und Einschätzung der Risiko- und Gefährdungspotenziale hat das Ziel, zeitnah geeignete Maßnahmen durch die Pflegemitarbeiter einzuleiten und Förderungspotenziale zu erkennen, damit eine potenzielle Gefährdung an Leib und Leben (Sekundärerkrankungen etc.) verhindert wird.

Darüber hinaus werden gesammelte Informationen immer noch nicht durchgehend in den Pflegeprozess eingebunden. Die Pflegeplanungen enthalten viel zu oft keine Problembeschreibungen und Pflegediagnosen (Titel, Ursache und Ausmaß) finden nur teilweise eine Anwendung; die Ziele sind nicht überprüfbar, sodass Zielerreichungsgrade nicht abgebildet werden können. Insbesondere können vielen Pflegeplanungen keine umfassenden und handlungsleitenden Informationen zur Durchführung der pflegerischen Versorgung entnommen werden. Die Pflegeplanungen werden nicht nach festgelegten Zeitabständen evaluiert, sodass die Anpassung von Maßnahmen und Zielen an veränderte Pflegesituationen nicht dargestellt oder abgeleitet werden kann. Biografische Informationen sind ebenso oft den Pflegeplanungen nicht zu entnehmen.

Tipp:

Die Vorgaben zur Umsetzung und Anwendung des Pflegeprozesses sollten konzeptionell im Pflegekonzept vorgegeben sein (auch bei einer EDV-gestützten Pflegedokumentation) und durch die Pflegemitarbeiter umgesetzt werden. Des Weiteren sollten im Pflegekonzept die verschiedenen indikationsspezifischen Einlegeblätter, deren Anwendung (u.a. Dokumentationshäufigkeiten) und die Beziehung der Einlegeblätter zueinander im Rahmen des Pflegeprozesses dargestellt werden (s. 2.3.4.1 Kapitel).

Oft erkundigen sich in den Beratungsstellen (Pflege- und Seniorenbüros) für ältere oder hilfesuchende Bürger, Angehörige nach dem »richtigen« Pflegeheimplatz. Da diese Entscheidung individuell getroffen werden muss, können oft keine speziellen Heime empfohlen werden.

Die Veröffentlichung, das geplante Bewertungssystem (z.B. Qualitätsklassen) von Prüfergebnissen (zukünftig nach § 115 Abs. 1a SGB XI) und andere Prüfungen durch die Landesverbände der Pflegekassen werden zukünftig für mehr Transparenz bei der Pflegequalität sorgen. Es ist ein wichtiger Ansporn dafür, Qualität in der Pflege zu bieten und nach außen transparent zu machen. Die Freiwilligkeit und ein gemeinsamer Konsens mit den Trägern und Betreibern wäre sicherlich ein sinnvoller Weg gewesen. Ein negativer Prüfbescheid kann zu einem existenziellen und bedrohlichen »**Imagekiller**« für die gesamte Pflegeeinrichtung werden! Auch die Pflegeeinrichtungen sollen zukünftig die Zusammenfassungen der Prüfungen an einer gut sichtbaren Stelle in ihrem Haus veröffentlichen. An der Stelle bleibt für alle Betreiber zu hoffen, dass die Gutachter des MDK bei den zukünftigen Qualitätsprüfungen das »Hier« und »Jetzt« bewerten. Schlimm wäre es, wenn sie retrospektiv die Eintragungen in der Pflegedokumentation in den Vordergrund stellen – neben der Inaugenscheinnahme der Bewohner – nach dem Motto: »Wer suchet, der findet!«

Die Bewertung der Pflegequalität sollte sich in Anbetracht der geplanten Bewertungssystematik und dem Ranking von Pflegeeinrichtungen (evtl. auch öffentlicher Vergleich mit anderen Einrichtungen durch den MDK im Sinne eines Benchmarking!) auf den aktuellen und vorherrschenden Entwicklungsstand beziehen sowie Chancen und Wege im Sinne einer kontinuierlichen Qualitätsverbesserung aufzeigen.

Ebenso sollte der beratungsorientierte Ansatz des MDK in Fragen der Qualitätssicherung gestärkt und auch tatsächlich in der Praxis umgesetzt werden. Viele Pflegeeinrichtungen haben bereits bei der Veröffentlichung ihrer formalen Strukturqualität angesetzt: Sie bieten interessierten Bürgern eine Selbstauskunft an, z. B. mit Hilfe einer Internetplattform, die Pflegebedürftigen und Angehörigen bei der Auswahl des passenden Heims helfen soll. Allerdings hilft eine bloße Auflistung von Fakten (Anzahl der Pflegeplätze, Grundfläche, kurze Auszüge aus dem Betreuungsangebot etc.) nicht viel. Die Hilfesuchenden wollen häufig wissen, welche speziellen Dienste (z. B. Essen-auf-Rädern-Dienste etc.) oder welche pflegefachlichen Schwerpunkte (z. B. für Demenzkranke, Suchtkranke, Wachkoma-Patienten (Schädel-Hirngeschädigte der Phase F), Palliativpflege, Hospizarbeit usw.) durch die Pflegeeinrichtung in welcher Qualität angeboten werden.

Verschiedene Organisationen und Arbeitsgemeinschaften bieten mittlerweile entsprechende Checklisten und »Kontrolllisten« für die Suche nach dem »richtigen« Pflegeheimplatz an, um die Pflegeeinrichtung bewerten zu können (z. B. MDR-Umschau: »Checkliste – Alten- und Pflegeheime«). In derartigen Checklisten werden verschiedene Struktur- und teilweise auch Prozesskriterien zusammengestellt, die ein *»gut geführtes Heim«* von einem *»mangelhaft geführtem Heim«* unterscheiden sollen.

Einrichtungen mit unangemessenen Bedingungen weisen mehrere Kennzeichen auf: Durch den täglichen Wettlauf mit der Zeit und den damit verbundenen Arbeitsspitzen bei oft chronischer Unterbesetzung des Pflegepersonals können die Bewohner im betriebsbedingten Tagesablauf häufig nur mit dem Notwendigsten versorgt werden. Sie erleiden diverse Schäden, sowohl körperlich als auch emotional. Sie geraten in Vergessenheit, es sei denn, sie äußern sich lautstark, wehren sich oder haben engagierte Angehörige, die sich für ihre Belange und Bedürfnisse einsetzen.

Die Pflegedokumentation als Bewertungsmaßstab für planende Pflege zeigt in diesen Einrichtungen besonders häufig gravierende Mängel und große Lücken bei der Nachvollziehbarkeit von Leistungen und aktuellem Gesundheitszustand. Dies gilt auch für die Planung im Sinne des Pflegeprozesses und bei der kontinuierlichen Verlaufsdokumentation. In einer lückenhaften und mangelhaften Pflegedokumentation überwiegen betriebsbezogene Informationen und defizitorientierte Eintragungen. Hinzu kommen Hinweise im Berichteblatt wie: *»Keine besonderen Vorkommnisse«* oder: *»Alles wie gehabt.«* Die Pflegedokumentation enthält bei einer defizitären Pflegequalität auch keine pflegefachlichen Eintragungen, die auf die Erfüllung der Kundenanforderungen oder auf die Pflegeprozessplanung schließen lassen. Für Wünsche und Bedürfnisse der Bewohner und deren ganzheitliche pflegerische Versorgung ist weder die Zeit noch der Wille vorhanden. Oft fehlt auch nur der notwendige Sachverstand und die pflegefachliche Kompetenz und Berufserfahrung.

In Bezug auf die Pflegedokumentation ist hier in der Praxis häufig festzustellen, dass immer noch separate Medikamenten- und Insulinpläne sowie Bade- und neuerdings auch Duschpläne (Duschen der Bewohner ist schneller als im Vergleich das Baden!) vorgehalten werden. Durch diese Praxis ergibt sich eine Vielzahl von Übertragungsfehlern. In diesen Einrichtungen finden sich in der Pflegedokumentation auch keine Erhebungen der Pflegeanamnesen, auf deren Grundlage eine individuelle Pflegeplanung erarbeitet und entwickelt werden könnte. Pflegediagnosen bleiben unberücksichtigt und werden nicht in die fachliche Planung des Pflegeprozesses einbezogen. Eine kontinuierliche Evaluation der Pflege erfolgt häufig noch zu unreflektiert oder größtenteils überhaupt nicht.

Die Bewohner werden bei einer unangemessenen oder nicht sach- und fachgerechten Pflege sehr schnell vergessen und vom unstrukturierten und durch das organisationsbedingte chaotische Management überrollt und übergangen. Förderungsmöglichkeiten in Bezug auf die Ressourcen bleiben ebenfalls aus, sofern Pflegesachkundige mit dem Begriff »Ressourcen« überhaupt etwas anfangen können. Nicht selten kommt es in diesen schlecht organisierten Einrichtungen zu schlimmsten Pflegefehlern, wie z. B. Dekubitusschäden, zu gefährlichen Stürzen mit irreversiblen Folgeschäden und unnötigen Krankenhausaufenthalten, Austrocknung der Bewohner (Exsikkose). Die täglich zu erreichende Flüssigkeitsmenge ist weder bekannt noch präventiv bei einer Planung erfasst worden. Es finden sich keine oder nur unzureichende Eintragungen zum Abführen der Bewohner. Es ist also keine Seltenheit ist, dass ein Bewohner mehr als zehn Tage nicht abgeführt hat (zumindest laut Eintragungen), ohne das dies bemerkt wurde.

Übrigens: Auch ein nicht vorhandener Dekubitus ist heute kein alleiniges Erfolgskriterium oder Indiz für eine »gute« Pflegequalität! Grundsätzlich ist von einem nicht angemessenen Pflegezustand zu reden, wenn bei einem der relevanten Kriterien (z. B. Dekubitusgefahr, Inkontinenz, Sturzrisiko, Kontrakturengefahr etc.) ein Pflegedefizit festgestellt werden kann und die Pflegeeinrichtung nicht nachweisen kann, dass alle erforderlichen pflegefachlich korrekten Maßnahmen eingeleitet, durchgeführt und **dokumentiert** wurden. Eine »fach- und sachgerechte Pflege« bedeutet auch, dass die Qualitätsanforderungen, wie sie nach den »Maßstäben und Grundsätzen zur Sicherung und Weiterentwicklung der Pflegequalität« mit den MDK-Prüfanleitungen durch die Einrichtungen erfüllt werden.

Sicherlich, in vielen der Fälle werden die erforderlichen pflegefachlichen Maßnahmen bestimmt durchgeführt – wenn auch nicht immer mit aller Konsequenz. Allerdings wird die Dokumentation im Anschluss sehr oft vernachlässigt oder schlichtweg vergessen. Oft geschehen Fehler auch unter dem Diktat von Zeitmangel, Krankheit von Mitarbeitern, ungewollter Mehrarbeit wegen Personalmangel oder auch ärztlicher Anordnungen.

Es gibt eine Reihe von »pflegeerleichternden« Maßnahmen in Pflegeeinrichtungen, die durch eine defizitäre Pflegeorganisation und unangemessene Pflegebedingungen zustande kommen. Solche »pflegeerleichternden« Maßnahmen werden durch den MDK als »unangemessene Pflege« eingestuft, da sich die betrieblichen Abläufe grundsätzlich an den individuellen Bedürfnissen der Bewohner und an der ganzheitlichen pflegerischen Versorgung und Betreuung zu orientieren haben.

Genau dies ist hier nicht der Fall: Da werden Bewohner aufgrund ihrer »Immobilität« nicht aus dem Bett genommen, sind harn- und stuhlinkontinent, haben seit Monaten einen Dauerkatheter – ohne ärztliche Indikation und Diagnose. Oft argumentieren die Pflegekräfte dann selbstsicher: »*Der Bewohner ist mit dem Dauerkatheter aus dem Krankenhaus gekommen*«, obwohl der Krankenhausaufenthalt bereits Monate zurückliegt. Die Inhalte aus dem nationalen Expertenstandard zur Förderung der Harnkontinenz sind in solchen Pflegeeinrichtungen entweder nur sehr unzureichend bekannt oder gar nicht implementiert worden. Im Abgleich mit dem Lagerungsplan ist bei immobilen Bewohnern oft festzustellen, dass lagerungsfreie Intervalle von mehr als zehn Stunden bestehen. Lagerungshilfsmittel, wie Kissen und Decken, werden nicht angewendet oder dokumentiert. Oft ist auch nicht nachzuvollziehen, ob überhaupt gelagert wurde oder welche Lagerungsart durchgeführt wurde.

Nach wie vor ist in schlecht organisierten Pflegeeinrichtungen zu beobachten, dass die medizinische Behandlungspflege von unausgebildeten Pflegekräften durchgeführt wird. Die Pflegefachkräfte (Pflegesachkundige) übernehmen dann im Anschluss häufig nur das Abzeichnen der medizinischen Maßnahmen im Leistungsverzeichnis.

Diese durchaus gängige Praxis wird gern damit gerechtfertigt, dass die Pflegehilfskraft seit Jahren in der Pflegeeinrichtung beschäftigt ist und die Bewohner sehr gut kennt. Eine gängige Praxis ist es leider auch immer noch, die Grundpflegenachweise vorab (einige Tage vorher!) abzuzeichnen, da Pflegekräfte immer unter Zeitdruck arbeiten müssen und das Abzeichnen vergessen könnten (gerade an den Wochenenden!). Auch werden leider immer noch Nahrungskarenzen von mehr als zehn Stunden festgestellt, obwohl der Bewohner oder der Patient die potenzielle Gefahr von Untergewicht (BMI von unter 22) aufweist oder an einem Diabetes mellitus leidet. Häufig kann auch nicht nachgewiesen werden, dass geeignete Regelungen zur Vermeidung von Mangelernährung und Exsikkose erarbeitet und erfolgreich implementiert worden sind.

Wenn dann die defizitäre Pflege durch Beschwerden nach »außen« dringt, wird die Pflegeeinrichtung bei Behörden negativ auffällig. Beschwerden und Klagen bei der Kranken- oder Pflegekasse bzw. bei der Heimaufsichtsbehörde häufen sich. Beschwerdeführer können unzufriedene Mitarbeiter sein, Angehörige und auch die Bewohner selbst. Die Folge ist dann eine Qualitätsprüfung (§ 114 SGB XI) durch den MDK (Prüfauftrag durch die Landesverbände/Landesvertretungen der Pflegekassen) oder/und eine »Überwachung« (nach § 15 Abs. 1 und Abs. 2 HeimG) sowie Inaugenscheinnahme von Bewohnern, falls nicht ohnehin eine Regelprüfung, Anlassprüfung oder Wiederholungsprüfung vorgesehen war.

Bei einer Regelprüfung bewertet der MDK die Wirksamkeit der Pflege- und Betreuungsmaßnahmen (Ergebnisqualität), den Ablauf, die Durchführung und die Evaluation der Leistungserbringung (Prozessqualität). Außerdem, soweit erforderlich, die unmittelbaren Rahmenbedingungen der Leistungserbringung (Strukturqualität). Die Grundlage für die »Qualitätsprüfungen« nach § 114ff. SGB XI ergeben sich aus §§ 112 und 113ff. SGB XI sowie zukünftig aus den vereinbarten Leistungs- und Qualitätsmerkmalen (§ 84 Abs. 5 SGB XI), d.h. dem zu versorgenden Personenkreis, Art, Inhalt, Umfang der Leistung, personelle Ausstattung etc.

Die Zufriedenheit im Hinblick auf die (vertraglich vereinbarten!) Kundenanforderungen hat demnach viele Facetten. Auch eine wohlwollend positive Beantwortung und Würdigung der Frage darf nicht darüber hinwegtäuschen, dass diese Personengruppe gerade die Beantwortung dieser Frage von verschiedenen Bewertungskriterien abhängig machen muss. Die individuelle Anspruchshaltung der Bewohner, ihrer Angehörigen und auch die Maßstäbe für »Zufriedenheit« sind grundsätzlich immer verschieden. In der Praxis kann manchmal beobachtet werden, dass sich die Bewohner in der stationären Pflege bei ihren Angehörigen beklagen. Diese schreiben dann einen Beschwerdebrief an den Träger der Pflegeeinrichtung, bitten ihn aber, ihren Bewohner vor Repressalien zu schützen!

Der MDK prüft derzeit ausschließlich die Pflegequalität und die Erfüllung und Sicherstellung der Qualitätsanforderungen in den Bereichen der Struktur-, Prozess- und Ergebnisqualität (u.a. bewohnerbezogene Aspekte) im Rahmen einer »Qualitätsprüfung« nach § 114ff. SGB XI. Der MDK bewertet die Umsetzung der Qualitätsanforderungen der allgemeinen Pflegeleistungen, der medizinischen Behandlungspflege, der sozialen Betreuung, der Leistungen bei Unterkunft und Verpflegung (§ 87 SGB XI), der Zusatzleistungen (§ 88 SGB XI) und der nach § 37 des Fünften Buches erbrachten Leistungen der häuslichen Krankenpflege (ambulante Pflege).

Der MDK prüft zukünftig, inwieweit die festgelegten Anforderungen nach § 113ff. SGB XI *»Maßstäbe und Grundsätze zur Sicherung und Weiterentwicklung der Pflegequalität«* (vormals § 80 SGB XI) durch die Pflegeeinrichtung erfüllt werden. Als Bewertungsinstrument wird die Qualitätsprüfungs-Richtlinie (kurz: QPR vom 10. November 2005), deren Anlagen sowie die MDK-Anleitungen herangezogen. Die QPR besteht in der stationären Pflege aus 16 Prüfabschnitten mit entsprechenden Unterabschnitten (Ambulante Pflege: 14 Prüfabschnitte, da der 9. »Verpflegung« und der 10. Prüfabschnitt »Soziale Betreuung« nicht bewertet werden).

Die Heimaufsicht überwacht und prüft die Anforderungen an den Betrieb gem. § 11 des Heimgesetzes und die Aufzeichnungen gem. § 13 Abs. 1 HeimG, die vom Träger zur Prüfung vorzuhalten sind. Nach durchgeführter Prüfung erhält die Pflegeeinrichtung einen Prüfbericht nach § 115 Abs. 2 SGB XI und eine differenzierte zusammenfassende Ergebnisdarstellung laut MDK-Arbeitshilfe zur Beurteilung der Pflegequalität (QPR). An die Ergebnisdarstellung schließen sich die Empfehlungen zur Beseitigung der Qualitätsdefizite in der Struktur-, Prozess und Ergebnisqualität an, die innerhalb einer festgelegten Frist umzusetzen sind. Vorausgesetzt, es besteht kein unmittelbarer und akuter Handlungsbedarf.

Nicht zutreffende Kriterien in den bewohnerbezogenen Aspekten der Prozess- und Ergebnisqualität fließen dabei nicht in die Bewertung ein. Dies hat zur Folge, dass die Anzahl der bewerteten Kriterien bei den Versicherten oft differieren können. Der Prüfbericht der MDK und deren Ergebnisse (Bewertungssystematik) der einzelnen Prüfabschnitte teilen sich häufig in sechs Bereiche auf. Die Gesamtergebnisse werden dabei oft entsprechend kommentiert und der erreichte Erfüllungsgrad im entsprechenden Prüfabschnitt als Balkendiagramm dargestellt. Bei einer Qualitätsprüfung kann der Prüfbericht demnach bis zu über 100 DIN A4-Seiten betragen:

1. Bereich: Aufbau- und Ablauforganisation
   - Allgemeine Angaben – 2. Kapitel
   - Aufbauorganisation Personal – 3. Kapitel
   - Ablauforganisation – 4. Kapitel
2. Bereich: Konzeption und Qualitätsmanagement
   - Konzeptionelle Grundlagen – 5. Kapitel
   - Qualitätsmanagement – 6. Kapitel
   - Pflegedokumentationssystem – 7. Kapitel
3. Bereich: Hygiene und nichtpflegerische Leistungen
   - Hygiene – 8. Kapitel
   - Verpflegung – 9. Kapitel (*nicht in der ambulanten Pflege*)
   - Soziale Betreuung – 10. Kapitel (*nicht in der ambulanten Pflege*)
4. Bereich: Bewohnerzufriedenheit
   - Bewohnerzufriedenheit – 12. Kapitel (Zufriedenheitsbefragung)
5. Bereich: Pflegeprozess und Pflegedokumentation
   - Umsetzung des Pflegeprozesses und Pflegedokumentation – 14. Kapitel
6. Bereich: Bewohnerbezogene Aspekte der Prozess- und Ergebnisqualität
   - Behandlungspflege – 15. Kapitel
   - Bewohnerbezogene Aspekte der Prozess- und Ergebnisqualität – 16. Kapitel

Auch wenn das BMGS im November 2005 die QPR genehmigt hat, bleibt festzuhalten, dass die vorgesehene Bewertungssystematik aus formalrechtlichen Gründen nicht zugelassen wurde. Daraus ergibt sich für die Praxis – laut Landesverbände/Landesvertretungen der Pflegekassen –, dass die im Gutachten dargestellten prozentualen Erfüllungsgrade der Prüfabschnitte, inklusive der Gesamtergebnisse, lediglich nachrichtliche und statistische Wertangaben zur einrichtungsinternen Qualitätssteuerung besitzen.

Im Rahmen der Prüfung der Prozessqualität bewertet das Prüfteam die Inhalte der Pflegedokumentation. Die Pflegedokumentation muss lückenlos und aussagekräftig sein und dem individuellen Hilfebedarf des Versicherten entsprechen. Die Pflegedokumentationen werden aber auch durch den MDK gesichtet, um festzustellen, ob Pflegeplanungen regelhaft erarbeitet worden sind, das favorisierte Pflegemodell angewendet wird und inwieweit eine kontinuierliche Evaluation der Planung (mit handlungsleitendem Charakter) durch das Pflegeteam erfolgt.

Die Pflegedokumentation und die Planung im Sinne des Pflegeprozesses haben somit einen wichtigen Stellenwert in der pflegerischen Versorgung. Trotzdem wird die Dokumentationspflicht und die Leistungserfassung aller pflegerischer Maßnahmen in einem Dokumentationssystem (oft noch mit zusätzlich entwickelten Einlegeblätter) häufig von Pflegemitarbeitern als überzogene Bürokratie empfunden. Sie gehe, so meinen Pflegekräfte, zu Lasten der Bewohner und Patienten und sei »unnötig«. Mit der gleichen Meinung wird die Dokumentation auch von den Verantwortlichen einer Einrichtung (Leitung) oft abgewertet. Mag man Pflegekräften glauben, so verliert sich heute das Handwerk »Pflege« in Bürotätigkeiten und als gering eingeschätzten administrativen Tätigkeiten und Schreibereien.

Im Zuge der Pflegereform sollen auf Bundesebene unter Einbeziehung der Pflegefachkräfte Anforderungen an die Pflegedokumentation vereinbart werden: der übermäßige Aufwand soll vermieden werden, ohne aber dabei den Zweck der Dokumentation und insbesondere die Qualitätssicherung zu vernachlässigen (§ 113 Abs. 1 Nr. 1 SGB XI).

Eines darf bei der Pflegedokumentation allerdings nicht vergessen werden: Die nachvollziehbare Dokumentation dient auch zur rechtlichen Absicherung und somit zur eigenen Sicherheit und Transparenz der Pflegeeinrichtung. Es stellt sich allerdings die Frage, inwieweit die Auszubildenden in der Alten- und Krankenpflege sowie die Teilnehmer von Weiterbildungslehrgängen auf die Herausforderungen der Zukunft gut vorbereitet werden. Vielfach beginnt bei manchen Mitarbeitern der stationären und/oder ambulanten Pflege das Achselzucken schon allein beim Wort »Qualitätsmanagement.« Vielleicht sind es negative Erfahrungen, Behauptungen oder Vermutungen, die mit diesem Begriff in Verbindung gebracht werden. Ein Qualitätsmanagementsystem mit seinen Veränderungen (»Qualitätsorientierte Reorganisation«) wird oft als Papierkrieg empfunden.

Die Einführung und Anwendung eines Qualitätsmanagements soll Einrichtungen unterstützen, ihre Weiterentwicklung fördern und ihre Existenz am Markt dauerhaft auch sichern. Die **nachhaltige Entwicklung** einer Pflegeeinrichtung ist eine Unternehmensstrategie, um das Unternehmen auf neue Veränderungen und Gegebenheiten vorzubereiten.

Ein Qualitätsmanagement soll bei der alltäglichen Arbeit nicht durch eine Überflutung von Papieren blockieren oder behindern. Vielleicht haben Pflegekräfte aber auch Angst davor, die Abläufe und Tätigkeiten aufzuschreiben und nach außen darzulegen. Dieser neue und »frische Aufwind« sollte aber nicht als Gefahr, sondern als Chance verstanden werden. Nur so lassen sich bestehende Abläufe und Strukturen verändern. Nur so kann man sich im Wettbewerb verbessern. Bei einem schlechten, unstrukturierten Betriebsmanagement, bei »unangemessenen Bedingungen« werden die Bewohner allein gelassen. Ihre Bedürfnisse, Wünsche oder Ressourcen bleiben unerkannt, sodass eventuell noch vorhandene Fähigkeiten nicht gefördert werden können. Es wird zu wenig darüber nachgedacht, die vereinbarten externen Kundenanforderungen nachhaltig zu erfüllen und mit anderen Berufsgruppen kooperativ zusammenzuarbeiten.

Zusammenfassend ist zu konstatieren: In einer schlecht organisierten und unstrukturierten Einrichtung finden sich betriebsorientierte (funktionale), pragmatische Abläufe und Verfahren im Bereich des gesamten Managements.

Fatalerweise werden diese routinemäßigen Abläufe und gewachsenen Strukturen auch häufig noch von den Heim- und Pflegedienstleitungen begründet. Sie kennen keine Alternativen, Möglichkeiten und Chancen oder lassen sie nicht zu. Manchmal fehlen nur entsprechende Orientierungs- und Umsetzungshilfen als sogenannte »best practices«, d. h. beste verfügbare Beispiele in der Praxis. Oft ist es aber auch die Veränderungsgeschwindigkeit von Wissen, Gesetzen, Rechtsvorschriften und der Technik, der oft nicht mehr standgehalten werden kann.

1.2 Qualitätsmanagement – Betriebsmanagement

Ziel eines Qualitäts- bzw. Betriebsmanagements muss es sein, auf lange Sicht das stetige qualitative und ggf. quantitative Wachstum zu sichern und ggf. zu steigern, die Pflegeeinrichtung auf die Erfordernisse des Marktes auszurichten und dies im Interesse der Kunden, Mitarbeiter und der Lieferanten als dauerhafte Partner. Selbstverständlich stehen neben den Unternehmenszielen als strategische Unternehmensplanung auch die Effizienz, die Effektivität und die Rentabilität der eingesetzten Mittel. Konkurrenzfähigkeit, Marktpositionierung und das Erkennen der kritischen Erfolgsfaktoren, gute Qualität und optimierte Prozesse sind Schlüsselaufgaben jeder Unternehmensleitung.

Qualitätsmanagementsysteme helfen hier in optimaler Weise. Viele »QM-Trainer« (QM-Berater und QM-Auditoren), QM-Fachkräfte und Geschäftsleitungen verwenden statt des Begriffs »Qualitätsmanagement« den Begriff *»Betriebsmanagement«*. Hier geht es darum, die richtigen Dinge zur richtigen Zeit am richtigen Ort und mit den dafür zuständigen verantwortlichen und kompetenten Personen (sog. Prozessverantwortliche bzw. auch -eigentümer genannt) gemeinsam zu planen und zu organisieren.

Ein Qualitätsmanagementsystem wird durch die Leitung und die Führungskräfte nachhaltig festgelegt und geprägt. Die oberste Leitung muss ihre Selbstverpflichtung bezüglich der Weiterentwicklung des Qualitätsmanagementsystems und dessen ständige Verbesserung nachweisen (neue Anforderung der ISO/DIS 9001:2007-10). In diesem Zusammenhang ist es nicht nur wichtig, eine Verantwortung laut Aufgabenbild und Stellenprofil (oder Arbeitsvertrag) zu besitzen, sondern auch, die Verpflichtung zu dieser Verantwortung zukunftsorientiert und richtungweisend auszuüben und erforderliche Strukturen sicherzustellen!

Bei der aufbau- und ablauforganisatorischen Planung und Lenkung des QM-Systems durch die Leitung stehen die Forderungen und Erwartungen der Kunden als einer »interessierten Partei« und die Umsetzung der verbindlich festgelegten Anforderungen im Vordergrund. Dies zeichnet ein »kundenorientiertes« QM-System aus. Kein Qualitätsmanagementsystem sagt in seinen Anforderungen irgendetwas zu der Frage: *»Wie ist es tun?«*, sondern nur immer zur Frage: *»Was ist zu tun?«* Das »Wie«, also die Umsetzung von Maßnahmen unter Berücksichtigung der Erfüllung der internen und externen Anforderungen sowie der Bewertung: *»Wie erfolgreich sind wir?«*, ist von der jeweiligen Pflegeeinrichtung eigenverantwortlich zu gestalten, zu entwickeln, zu initiieren und vor allen Dingen, Dritten gegenüber zu verantworten und darzulegen.

Ein Beispiel: Das Pflegeversicherungsgesetz fordert selbstverständlich in seinen Qualitätsanforderungen (Strukturqualität) ein Pflegekonzept mit Pflegeleitbild, dass das Pflegeverständnis nach dem zugrunde gelegten Pflegemodell beinhalten soll. In keinen gesetzlichen Aufzeichnungen ist irgendetwas über den Bearbeitungsumfang des Pflegekonzepts, die Gestaltung, den inhaltlichen Aufbau, das auszuwählende Pflegemodell, den Detaillierungsgrad oder Angaben zur Bearbeitungstiefe zu lesen.

Die Qualitätsmindestvereinbarungen nach § 80 SGB XI (zukünftig § 113 ff. SGB XI) oder HeimG § 3 Abs. 1 ff. verlangen, dass neue medizinisch-pflegewissenschaftliche Erkenntnisse einbezogen werden müssen bzw. Leistungen nach dem jeweils anerkannten Stand fachlicher Erkenntnisse zu erbringen sind. Das Pflegekonzept muss demnach eine Gültigkeit und Aussagekraft für die gesamte Pflegeeinrichtung besitzen.

Das Heimgesetz fordert zwar nicht explizit ein Pflegekonzept, es verlangt aber insbesondere in § 11 Abs. 1 und Abs. 2 ff. immer wieder die »Fachlichkeit« und ein zu implementierendes Qualitätsmanagement. Ohne konzeptionelle Grundlagen ist dies sicherlich nicht realisierbar und vor allen Dingen auch nicht Dritten gegenüber nachzuweisen (§ 13 Abs. 1 HeimG).

Das Pflegekonzept dient der Transparenz und Leistungsdarstellung einer Einrichtung und ihrer Mitarbeiter. Es sollte in jedem Fall auch die aufbau- und ablauforganisatorischen Strukturen und Tätigkeiten, Kompetenzen und Befugnisse (Verantwortungsbereiche der Pflege) der Pflegemitarbeiter beinhalten, einen verbindlichen handlungsleitenden Charakter besitzen und von allen Pflegemitarbeitern richtig verstanden werden.

Dieses Beispiel zeigt, dass die Managementanforderungen und deren richtige Interpretation von der Einrichtung, vom Selbstverständnis der Leitung und der Mitarbeiter, von der Organisationsart, von ihrer Notwendigkeit und Bedeutung innerhalb der Einrichtung, von der Qualifikation und dem Engagement der Mitarbeiter und von den Absichten des Qualitätsmanagementsystems abhängig sind.

Zur Dokumentation des Qualitätsmanagementsystems in QM-Handbüchern gibt es eine These, die besagt: »Je qualifizierter und geschulter sowie informierter die Mitarbeiter im Hinblick auf das einzuführende Qualitätsmanagementsystem sind, desto geringer ist der Regelungsbedarf und die Bearbeitungstiefe (der Umfang) eines QM-Handbuchs und dessen Dokumentation.« An dieser Aussage ist sicherlich etwas dran, auch wenn dabei Betriebsart, Betriebsgröße, Kundenklientel und vor allen Dingen die Fluktuationsrate der Mitarbeiter in der Einrichtung nicht außer Acht gelassen werden dürfen.

Selbstverständlich ist ein Qualitätsmanagementsystem für alle Mitarbeiter verbindlich und von der Betriebsgröße unabhängig zu betrachten. Trotzdem muss bei oft wechselnden Mitarbeitern sehr vieles mehr und manchmal auch bis ins kleinste Detail geregelt werden, um bestimmte pflegebedingte Maßnahmen und Tätigkeiten dauerhaft sicherzustellen. Auf die hohen Werbungs- und Personalkosten für wiederholte Personalakquise, Anzeigen und Personalauswahl soll hier nicht näher eingegangen werden.

Wer gesetzlich dazu verpflichtet ist, ein Qualitätsmanagement einzuführen – egal, ob nach Pflegeversicherungsgesetz, Heimgesetz, Arbeitsschutzsystem oder Qualitätsnorm –, weil es der Wettbewerb oder eine gesetzliche Grundlage verlangt, der sollte sich zunächst über sein Selbstverständnis von »Qualität« Gedanken machen und zu seiner Unternehmensstrategie. Qualität und dessen Kultur ist mehr als ein Lippenbekenntnis – sie ist eine Strategie, die von der Leitung maßgeblich (Top-down) initiiert bzw. ausgelöst werden muss.

Wer dauerhaft erfolgreich sein will und seinen Geschäftserfolg mit seinem Team erfolgsorientiert sichern will, muss Qualität in den Mittelpunkt seines Handelns stellen und bei allen Beteiligten ein Qualitätsbewusstsein wecken und fördern.

Häufig entsteht der Eindruck, dass es sich bei Auseinandersetzung mit dem Qualitätsmanagement durch die Leitung (Träger) eher um ein selbsterklärtes Ziel, einen Selbstzweck und eine Art der Freiwilligkeit handelt, aber nicht um eine gesetzliche Verpflichtung. Das Qualitätsmanagementsystem muss, wenn es leistungsstark und konsistent **sowie nachhaltig** sein will, nicht nur eine »kundenorientierte« Dienstleistungspalette anbieten, sondern auch alle rechtlichen Anforderungen erfüllen.

Ein funktionierendes Qualitätsmanagementsystem muss:
a) effektiv, d. h. nutzbringend, lohnend und leistungsstark,
b) effizient, d. h. wirksam und wirtschaftlich zusammenwirken,
c) konsistent sein, d. h. ein in sich festes und stabiles System und
d) nachhaltig sein, damit die Einrichtung langfristig erfolgreich sein kann.

Ein effektives, effizientes, konsistentes und nachhaltiges Qualitätsmanagementsystem in Pflegeeinrichtungen einzuführen erfordert, neben der durchdachten Planung und Vorgehensweise und der Fokussierung der Kundenbezogenheit, auch ein sinnvolles Ressourcenmanagement. Auch die Integration weiterer Managementanforderungen(-systeme) kann neben Qualitätsanforderungen nach § 113 ff. SGB XI von großer Bedeutung sein. Vorausgesetzt, diese sind anzuwenden, wie zum Beispiel:

- Anforderungen aus dem Arbeits- und Gesundheitsschutz gegenüber den beschäftigten Mitarbeitern,
- Anforderungen nach dem Brandschutz (durch eine Brandschutzbeauftragte Person),
- Hygienemanagement nach der EU-Verordnung (EG) 852/2004 ff (z. B. nach der HACCP),
- Anforderungen nach dem Heimgesetz,
- Anforderungen nach dem Infektionsschutzgesetz und die
- Integration der Anforderungen nach der Medizinprodukte-Betreiberverordnung.

Bei der Umsetzung der Anforderungen handelt es sich um eine elementare gesetzliche Selbstverpflichtung für alle Heim- und Pflegedienstbetreiber, auch wenn viele Träger die Vielzahl der unterschiedlichen Prüfungen als unangenehm empfinden und häufig als überzogene Bürokratisierung abqualifizieren.

Die Ausgangsfrage auf einen Nenner gebracht: »Was ist Qualität?« könnte wie folgt beantwortet werden (siehe Tabelle 2).

Werden unter dem Fokus dieser Aspekte die festgelegten, erwarteten, vorausgesetzten sowie grundlegenden Anforderungen (als Anspruch) nachweislich erfüllt, systematisch (d. h. geplant) angegangen, realisiert und dokumentiert, spricht man von einem Qualitätsmanagementsystem, oder im Sinne der DIN EN ISO auch von einem »Prozessmanagement« (siehe Tabelle 3).

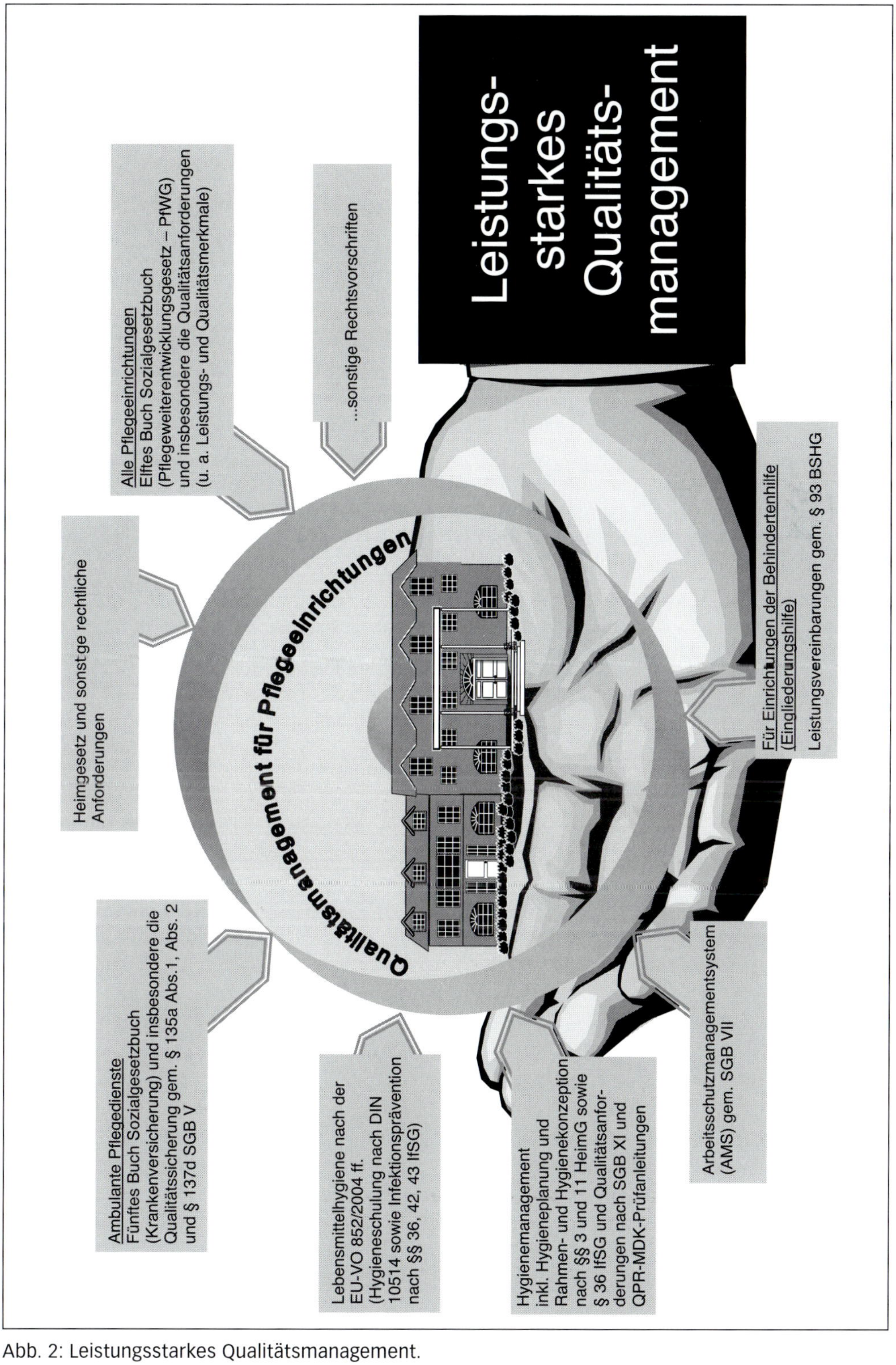

Abb. 2: Leistungsstarkes Qualitätsmanagement.

Tabelle 2: Was ist Qualität?

Qualität ist …
… die Selbstverpflichtung, Verantwortung und der verbindliche Auftrag jeder Leitung in einer Organisation
… die Ermittlung rechtlicher bestimmter grundlegender Anforderungen
… die Erfüllung und Einhaltung aller für die jeweilige Pflegeeinrichtung festgelegten, vorausgesetzten und erwarteten ANFORDERUNGEN
… die Ermittlung der Kundenanforderungen (intern und extern)
… die Erfüllung und Einhaltung der Anforderungen, die vom Kunden erwartet und vorausgesetzt werden können, zur Stabilisierung und Aufrechterhaltung der Kundenzufriedenheit
… das Wollen, Können und Dürfen seitens der Mitarbeiter in einer Pflegeeinrichtung
… das Bestreben, sich ständig weiterzuentwickeln und zu verbessern
… die Einbindung und kooperative Zusammenarbeit mit anderen Schnittstellen (Arbeitsbereichen) in einer Pflegeeinrichtung
… der Weg zum Erfolg – er bedeutet nachhaltige Zukunftssicherung!

Tabelle 3: Kundenanforderungen.

»Festgelegte Anforderung« Häufig vertragliche Vereinbarung, die dem Kunden zugesagt und garantiert wird.	▪ Heim- und Pflegeverträge ▪ Wohnverträge, Serviceverträge ▪ Zusatzvereinbarungen etc.
»Erwartete Anforderung« Wird häufig nicht kommuniziert, aber als »stille« Hoffnung oder Annahme vorausgesetzt. Wird sie nicht erfüllt, führt das oft zu einer Enttäuschung und kann sich zu einem »Imagekiller« entwickeln.	▪ Freundlichkeit, Service, guter Komfort ▪ Genügend Zeit für die Pflege
»Vorausgesetzte Anforderung« Eine konkrete Vorstellung (Vermutung aufgrund von Erfahrung oder Kenntnis), von der sich jemand bei seinen Überlegungen und Entschlüssen leiten lässt.	▪ Fach- und sachgerechte Pflege, Betreuung und Versorgung ▪ Liebevolles und freundliches Pflegepersonal als professionelle und freundliche Helfer ▪ Gutes Essen etc.
»Grundlegende Anforderung« Die wesentliche Grundlage, d. h. eine in jedem Fall zu erfüllende Voraussetzung.	▪ Rahmenvertrag nach § 75 SGB XI ▪ Einrichtungsindividueller Versorgungsvertrag ▪ Versorgungsvertrag, Vergütungsvereinbarung ▪ Heimerlaubnis ▪ Erfüllung der rechtlichen Anforderungen

Um diesem relativ hohen Qualitätsstandard und den verschiedenen Qualitätsansprüchen auch gerecht zu werden, ist es von elementarer Bedeutung, dass in der Aufbau- und Ablauforganisation notwendige Strukturen geschaffen und eindeutig innerhalb der Einrichtung geklärt werden. Die frühzeitige Auseinandersetzung und Klärung von Kompetenzen, Befugnissen und Zuständigkeiten in einem Qualitätsmanagementsystem ist für ein reibungsloses Miteinander und Funktionieren von entscheidender Wichtigkeit! Ein Qualitätsmanagement hängt sehr stark von den Kompetenzen der Fach- und Leitungskräfte und ihrem Engagement ab.

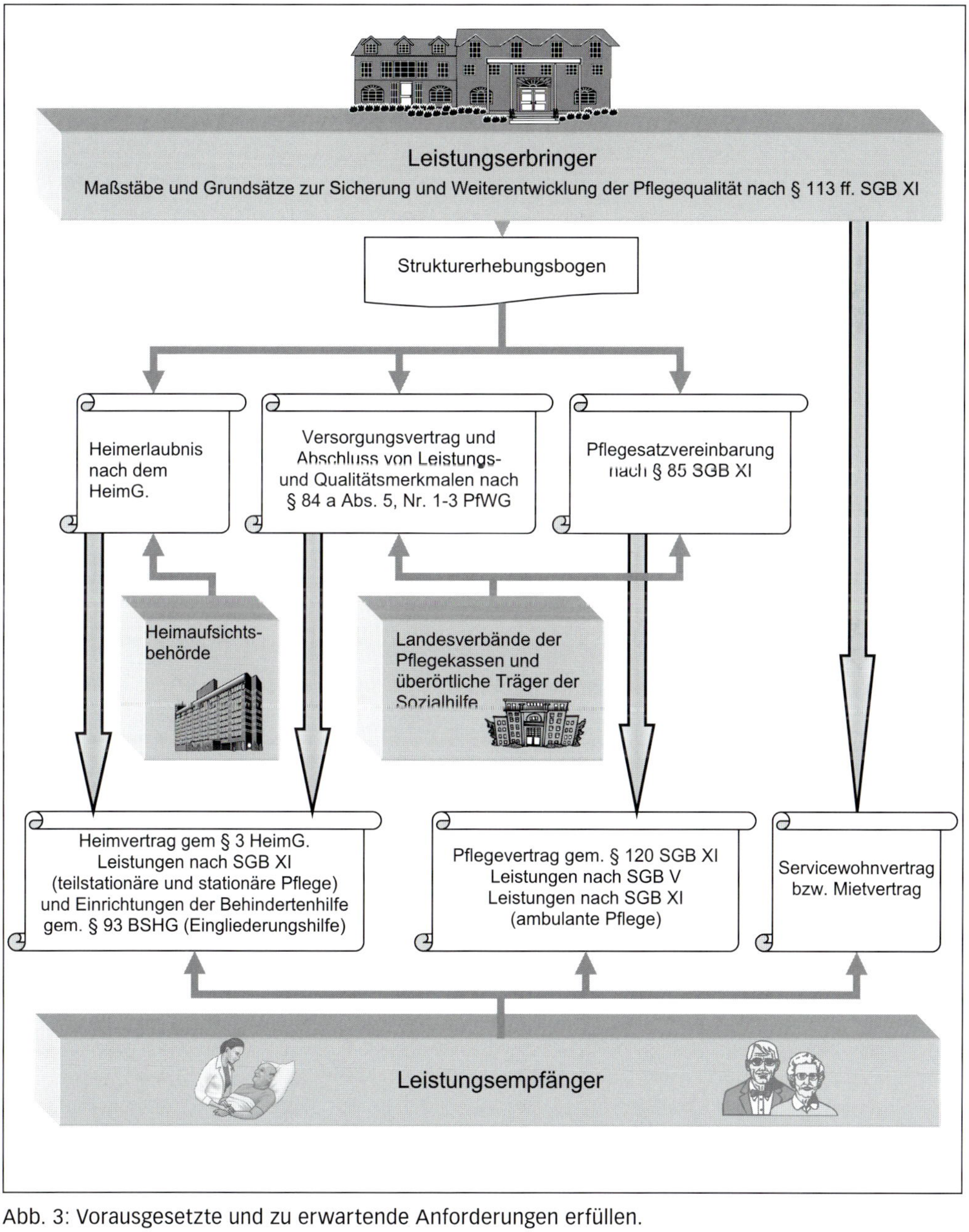

Abb. 3: Vorausgesetzte und zu erwartende Anforderungen erfüllen.

1.3 Personen in der Qualitätssicherung

Ein effektives Qualitätsmanagement (Betriebsmanagement) und ein konsistentes Qualitätsmanagementsystem sind nur dann effizient, wenn die eigenen Bedürfnisse und Wünsche erfasst wurden, die Kundenanforderungen bekannt und vor allen Dingen nachhaltig erfüllt sind. Außerdem müssen alle rechtlichen Anforderungen ermittelt, eingehalten und sonstige Spezifikationen im Qualitätsmanagementsystem im ausreichendem Maße integriert werden!

Vor dem Hintergrund der Maßnahmen zur internen Qualitätssicherung ergeben sich neben der Pflegedienstleitung als verantwortlich leitende Pflegefachkraft auch für weitere Fach- und Führungskräfte bestimmte zusätzliche beratende Funktionen, die verantwortlich übernommen und durch die Leitung eindeutig und unmissverständlich geregelt werden müssen. Dieses Fachpersonal ist größtenteils gesetzlich vorgeschrieben.

An dieser Stelle ist erfahrungsgemäß zu empfehlen, schriftliche Zielvereinbarungen, Dienstanweisungen, Stellen- und/oder Funktionsbeschreibungen, Bestellungen und Beauftragungen durch die Leitung schriftlich vorzunehmen und mit der Mitarbeitervertretung abzustimmen.

Zum Personal mit vorrangig beratender Funktion gehören insbesondere Pflegedienstleitungen, Qualitätsmanagement-Beauftragte, Fachkräfte für Arbeitssicherheit, Sicherheitsbeauftragte nach der Unfallverhütungsvorschrift, Geräte-Produktverantwortliche für Medizinprodukte, Betriebsärzte und andere Beauftragte, wie z. B. für die Erste Hilfe (Ersthelfer), Brandschutzbeauftragter und verantwortliche Mitarbeiter als Hygienebeauftragte sowie neuerdings auch *KVP-Beauftragte für Verbesserungsprogramme im Sinne einer Weiterentwicklung des Qualitätsmanagements.*

Diese Fach- und Führungskräfte üben aufgrund ihrer Funktion eine präventive, beratende, informierende und überwachende Aufgabe mit der notwendigen Berichterstattung und Dokumentationspflicht (zur Nachweisführung) gegenüber der Leitung einer Einrichtung aus. Bei der Übernahme dieser Funktionen muss sichergestellt sein, dass die Mitarbeiter zur Erfüllung ihrer Aufgaben aufgrund ihrer beruflichen Qualifikation (Ausbildung und Weiterbildung) und Erfahrung sowie ihrer fachlichen und persönlichen Voraussetzungen geeignet sind.

In einem leistungsstarken und vor allen Dingen umfassenden Qualitätsmanagementsystem (Betriebsmanagement) **müssen** zu Beginn des Aufbaus, der Einführung und Sicherstellung eines Managementsystems, und vor allen Dingen zu seiner Aufrechterhaltung, die Verantwortlichkeiten, Zuständigkeiten und Befugnisse sowie die Kompetenzen und Arbeitsbeziehungen für alle Mitarbeiter mit beratenden Funktionen eindeutig geregelt und verbindlich geklärt werden (z. B. durch Stellen- bzw. Funktionsbeschreibungen). Die Mitarbeiter mit beratenden Funktionen sollen in einem Organigramm (Aufbauorganisation) als Stabsstellen erkennbar sein. Die frühzeitige Klärung von Zuständigkeiten sorgt dafür, dass die unterschiedlichen Aufgaben des Qualitätsmanagements und der internen Qualitätssicherung gleichmäßig verteilt werden. Die Leitung hat auch dafür zu sorgen, dass das Führungssystem (Fach- und Führungskräfte) konkrete Einzelziele vereinbart, und dass die zu ihrer Umsetzung im operativen Bereich erforderlichen qualitätssichernden Maßnahmen festgelegt und regelmäßig evaluiert werden.

Der Qualitätsmanagement-Beauftragte, der das interne Qualitätsmanagement repräsentiert und fördert, kann nicht allein für alle qualitätssichernden Maßnahmen verantwortlich gemacht werden. Die Übernahme der einzelnen Funktionen setzt unterschiedliche Qualifikationsprofile, Kenntnisse, Erfahrungen und spezielle Schulungs- und Qualifizierungsmaßnahmen voraus. Die Schulung und Qualifizierung der Fach- und Führungskräfte zur Übernahme bestimmter Funktionen ist von besonderer Wichtigkeit, damit die übertragenen (Sonder-) Aufgaben auch sach- und fachgerecht übernommen werden können.

Die Bestellung, Ernennung oder Beauftragung von Mitarbeitern zur Übernahme einer bestimmten Funktion, muss durch die Leitung einer Pflegeeinrichtung (z. B. Heimleitung) gemeinsam im Einvernehmen mit der Geschäftsführung und ggf. mit dem Betriebsrat bzw. mit dem Personalrat (Mitarbeitervertretung) abgestimmt werden. Die Mitarbeiter mit beratenden Funktionen müssen zur Wahrnehmung ihrer Aufgaben und im Hinblick auf eine reibungslose Zusammenarbeit ggf. auch eine Weisungsbefugnis erhalten. Auch die Übertragung von Kompetenzen mit entsprechender Entscheidungsverantwortung in der Praxis ist vornherein eindeutig zu klären.

Betriebsart, Einrichtungsgröße (Anzahl der Bewohner bzw. Patienten) und Zahl der durchschnittlich in der Pflegeeinrichtung beschäftigten Mitarbeiter bestimmen häufig die Anzahl der einzusetzenden Fach- und Führungskräfte zur Wahrnehmung bestimmter zusätzlicher Sonderaufgaben im Rahmen der Qualitätssicherung. Dazu gehören:

a) Qualitätsmanagement-Beauftragter (kurz: »QM-B.«) für das interne Qualitätsmanagementsystem.

   Wer?
   Leitungsmitarbeiter, z. B. Pflegedienstleitung (als Mitglied der Leitung!) oder eine dafür beauftragte und qualifizierte Führungskraft (aus dem obersten Leitungsteam) der Einrichtung. Diese Funktion kann auch durch externe Dienstleister übernommen werden.

   Dokumentationsanforderung?
   Beauftragung durch die Leitung (Träger) einer Einrichtung, Stellenbeschreibung erforderlich.

b) Sicherheitsbeauftragter (kurz: »Sib«) zur Unterstützung der Einhaltung der Arbeitssicherheitsbestimmungen und/oder externe Fachkräfte für Arbeitssicherheit (kurz: »FaSi/Sifa«).

   Wer?
   Die beratende Funktion durch einen Sicherheitsbeauftragten kann grundsätzlich jeder Mitarbeiter **ohne** Führungsaufgaben aus dem Bereich der Pflege und/oder der Haustechnik übernehmen. Die Zahl der zu bestellenden Sicherheitsbeauftragten orientiert sich an der Anzahl der Beschäftigten (BGV A1, § 9 Abs. 1). Fachkräfte für Arbeitssicherheit (gem. § 5 AsiG) hingehen sind Personen mit einem Studium zum Sicherheitsingenieur und/oder andere Experten aus dem Bereich Arbeits- und Gesundheitsschutz (Meister). Auch wenn eine Fachkraft für Arbeitssicherheit eines externen Unternehmens beauftragt worden ist, erübrigt das nicht die zusätzliche Bestellung von Sicherheitsbeauftragten in der Pflegeeinrichtung!

   Dokumentationsanforderung?

   Bestellung durch den Unternehmer (Träger) einer Einrichtung, Schriftliche Bestellung (Stellenbeschreibung) und Auftrag.

c) Hygienebeauftragte Person zur Unterstützung der Einhaltung hygienerechtlicher Gesetze und Vorschriften sowie vorbeugender Maßnahmen (Hygieneplanung/Infektionsprävention).

Wer?
Pflegefachkraft und/oder Küchen- bzw. Hauswirtschaftleitung.

Dokumentationsanforderung?
Ernennung durch die Leitung (Träger) einer Einrichtung, Stellenbeschreibung erforderlich.

d) Geräte-Produktverantwortliche nach der Medizinprodukte-Betreiberverordnung (MPBetreibV) bzw. ein Beauftragter oder benannte Person(en) für die korrekte und sichere Anwendung eines Medizinproduktes in der Pflegeeinrichtung.

Wer?
Fachkräfte aus dem Bereich der Pflege, die Fachkenntnisse und die notwendige Erfahrung über Einsatz und Anwendung des Medizinproduktes haben. Diese Person(en) sollte(n) darüber hinaus auch in der Lage sein, die Mitarbeiter im Umgang mit dem Medizinprodukt zu qualifizieren und zu unterweisen (§ 2 Abs. 2 und 4 »Allgemeine Anforderungen« und § 5 »Betreiben und Anwenden« Abs. 1 und 2 »Folgeeinweisungen« nach der MPBetreibV.).

Dokumentationsanforderung?
Beauftragung durch die Leitung (Träger) einer Einrichtung, Schriftliche Beauftragung zum Geräte-Produkteverantwortlichen.

1.3.1 Der Qualitätsmanagement-Beauftragte

Im Sinne eines funktionierenden Qualitätsmanagementsystems ist es zwingend erforderlich, einen verantwortlichen Mitarbeiter als »Mitglied der Leitung der Einrichtung« in der Funktion als Qualitätsmanagement-Beauftragten (kurz: »QM-B.«) zu benennen (DIN EN ISO 5.5.2).

Die derzeitige Entwurfsfassung der ISI/DIS 9001:2007-10 hat hier eine Aufwertung der Funktion des Qualitätsmanagement-Beauftragten vorgenommen (*früher: »Leitungsmitglied«*). Die neue Anforderung der ISO 9001:2007 inkludiert, dass nicht mehr jede Person zum QM-B. der obersten Leitung beauftragt werden kann, da durch die ISO-Anforderung der QM-B. auch in strategische Entscheidungen der obersten Leitung einbezogen werden muss.

Qualitätsmanagement erfordert vom Qualitätsmanagement-Beauftragten Engagement, Zuverlässigkeit, Fleiß, Kontinuität sowie Durchhaltevermögen und setzt vorausschauendes Denken und Handeln voraus. Die Aufgaben, Kompetenzen, Befugnisse und die Verantwortung des Beauftragten müssen so festgelegt werden, dass die notwendigen Voraussetzungen für die Entwicklung, Anwendung und Überprüfung des Qualitätsmanagements gegeben sind. Die Geschäftsleitung (-führung), als oberste Leitung, verpflichtet den Beauftragten, ihr über die Leistungen und den Erfolg – als ständige Verbesserung – des Qualitätsmanagementsystems zu berichten, um dessen Bewertung zu ermöglichen. Diese beauftragte Person ist gemeinsam mit anderen Führungskräften (Verantwortliche für einen Fachbereich werden auch als »Prozesseigentümer« bezeichnet) maßgeblich für den Implementierungsprozess und die Aufgaben der internen Qualitätssicherung verantwortlich. Er überwacht die Verwirklichung, Aufrechterhaltung und Weiterentwicklung des QM-Systems und hat eine beratende Funktion gegenüber der Geschäftsführung bzw. der Leitung einer Pflegeeinrichtung. Es ist vorteilhaft, wenn der Qualitätsmanagement-Beauftragte neben der erforderlichen Berufs- und Projekterfahrung sowie Weiterbildung im Bereich Qualitätsmanagement und Qualitätsverbesserung auch über eine hohe Sozialkompetenz, Überzeugungskraft, Durchhaltevermögen, ein sicheres Auftreten und analytische Fähigkeiten verfügt, um Sachzusammenhänge schnell und objektiv zu erfassen.

Um Methoden und Verfahren sicher anwenden zu können, muss jeder QM-B über Methodenkenntnisse und -kompetenz verfügen. Insbesondere die DIN EN ISO 9004 macht an einigen Stellen anschauliche Verbesserungsvorschläge und weist insbesondere immer wieder auf konkrete Qualitätsmanagementmethoden und -instrumente hin (z. B. Hilfsmittel zur Risikobewertung, Fehlermöglichkeits- und einflussanalyse, Fehlerbaumanalyse etc.).

Der Qualitätsmanagement-Beauftragte repräsentiert das QM-System nach »innen und nach außen«. Er wird im Zuge eines internen Qualitätsmanagementsystems durch die Leitung einer Einrichtung (oder Geschäftsführung) schriftlich beauftragt und sollte in jedem Fall eine berufsbegleitende Weiterbildung von mindestens 10 Tagen absolvieren. Eine Weiterbildung ist hier dringend notwendig, um die komplexen theoretischen Grundlagen des Qualitätsmanagements und die Maßnahmen zur Qualitätsverbesserung verstehen und anwenden zu können. Manche Weiterbildungsstätten arbeiten mit einem akkreditierten Personalzertifizierer (z. B. durch EQ ZERT, TÜV, DGQ usw.) zusammen, sodass die Teilnehmer sich am Ende der Weiterbildung auch *optional* durch eine Qualifizierungsprüfung zum »QM-Beauftragten« zertifizieren lassen können.

Die Hauptaufgaben eines Qualitätsmanagement-Beauftragten liegen in der Mitwirkung an:
a) der Qualitätsplanung,
b) Qualitätsprüfung und
c) Qualitätslenkung.

Die Qualitätslenkung konzentriert sich auf die vorbeugenden, korrigierenden und überwachenden Tätigkeiten und Aufgaben. Ihr Ziel ist es, die Qualitätsanforderungen unter Einsatz verschiedener Methoden (z. B. statistische Methoden, Ermittlung qualitätsbezogenen Kosten, Techniken zur Qualitätsverbesserung etc.) zu erfüllen. Bei einer Qualitätsprüfung soll festgestellt werden, inwieweit die Qualitätsanforderungen in der Einrichtung erfüllt werden. Die Notwendigkeit einer Qualitätsprüfung (z. B. durch einen Prüfauftrag in Form von Mitarbeitergesprächen, Prüfplanungen, Prüfungen, Audits, Visitationen, Betriebsbegehungen, Befragungen und Messungen) ergibt sich aus der Tatsache heraus, dass eine Qualitätsplanung ausschließlich auf der Basis von Qualitätsprüfungen (Erfüllungsgrad der Qualitätsanforderungen) und deren Ergebnissen durchführbar ist. Nur bei Kenntnis der aktuellen vorherrschenden Qualität in einer Pflegeeinrichtung (oder in einem Arbeitsbereich) lässt sich diese gezielt verbessern (z. B. Entwicklung eines Maßnahmenplans/Projektplan) und Korrekturmaßnahmen können zeitnah eingeleitet und überwacht werden. Qualitätsplanung, -lenkung und -prüfung stellen den Regelmechanismus eines umfassenden Qualitätsmanagements dar (vgl. Abbildung 4).

Zu den weiteren Kernkompetenzen und Verantwortungsbereichen eines Qualitätsmanagement-Beauftragten gehören u. a.:

- Übernahme von Leitungsaufgaben als Mitglied der Leitung einer Einrichtung;
- das Sicherstellen, dass die für das interne Qualitätsmanagementsystem notwendigen Prozesse eingeführt, verwirklicht und aufrechterhalten werden;
- die Unterstützung der Einhaltung und Umsetzung einer verbindlichen und gelebten Qualitätspolitik;
- die Mitverantwortung für die Erstellung von Qualitäts- und Arbeitsschutzzielen,
- die Berichterstattung an die Leitung (z. B. Heimleitung) über die Leistungsfähigkeit des Qualitätsmanagementsystems und Verbesserungen;
- die Unterstützung der stetigen Weiterentwicklung des Qualitätsmanagementsystems und des Qualitätsbewusstseins der Führung und Mitarbeiter bezüglich der Kundenanforderungen in der gesamten Pflegeeinrichtung;
- die Gewährleistung der Transparenz der Organisations- und Qualitätsentwicklung in der Einrichtung;
- die Minimierung der Kosten und die Steigerung der Effizienz betriebswirtschaftlicher Abläufe im Rahmen des internen Qualitätsmanagementsystems;
- die Umsetzung der Maßnahmen zur internen Qualitätssicherung;
- die Installation und Unterstützung (auch die Übernahme) sowie Moderation von Qualitätszirkeln;
- die Durchführung regelmäßiger Audits und Befähigung anderer Mitarbeiter zur Durchführung von Audits und sonstigen Qualitätsprüfungen;
- die Mitwirkung bei der Managementbewertung gemeinsam mit der Geschäftsleitung.

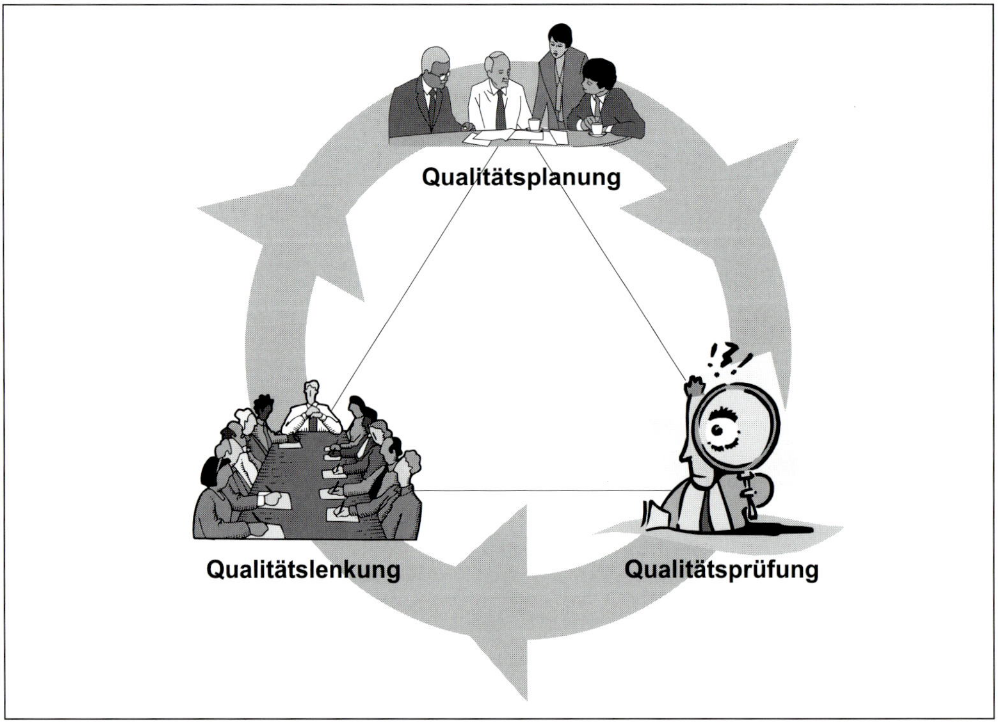

Abb. 4: Regelmechanismus eines Qualitätsmanagements.

2 Qualitätsbewusstsein als Selbstverständnis

»Qualität ist abhängig von dem Können, Wollen und Dürfen!«

Ein Managementsystem, das in einem Managementhandbuch zu dokumentieren und darzulegen ist, spiegelt in der Regel die Organisation und die wichtigen Prozesse und Verfahren wider. Von daher ist Management, »das Managen einer Einrichtung«, nichts Abstraktes und Unverständliches, sondern im Gegenteil das Spiegelbild der Ablauforganisation und das Zusammenwirken mit anderen Arbeitsbereichen einer Einrichtung.

Qualitätsmanagement und Aufbau, Einführung und Aufrechterhaltung eines Managementsystems ist niemals nur vom Qualitätsmanagement-Beauftragten (»QM-B.«) allein abhängig, sondern vom gesamten Team einer Einrichtung sowie von der Zusammenarbeit aller Mitarbeiter, insbesondere der Personen mit qualitätsbezogenen Funktionen und Arbeitsbeziehungen untereinander. Es setzt als Grundvoraussetzung die aktive und ehrliche Unterstützung, Vertrauen, Beratung und Information der Leitung einer Einrichtung oder des Unternehmers als eine **Selbstverpflichtung** voraus. Bei der Begriffsdefinition »Qualität« ist unumstritten, dass der Mensch als Ausgangspunkt der Gestalter und Initiator von Qualität mit all seinen Facetten ist (vgl. Abbildung 5).

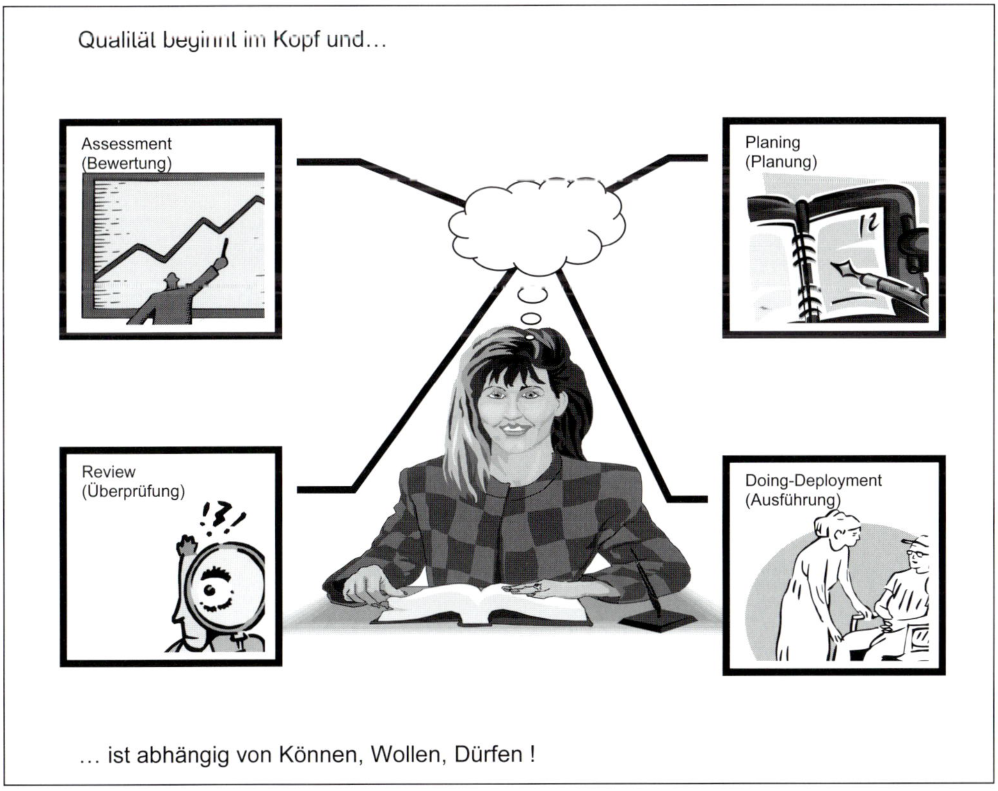

Abb. 5: Qualität beginnt im Kopf.

Es ist nicht von der Hand zuweisen, dass im ersten Schritt nicht immer nur die Mitarbeiter der Einrichtung sensibilisiert, motiviert und geschult werden müssen (»Bottom-up«), sondern dass in erster Linie die Geschäftsleitungen, Einrichtungsträger und die Verantwortlichen einer Pflegeeinrichtung ein Selbstverständnis von Qualität als Unternehmensstrategie verstehen und eine Qualitätskultur entwickeln müssen.

Qualitätsbezogenes Arbeiten und das damit verbundene Kostenmanagement geschieht nicht nur einmal in der Woche in einem Qualitätszirkel, sondern jeden Tag. Neu in einem Qualitätsmanagement ist nur die Art der Sitzungen, die Dokumentation und die Umsetzung der Anforderungen des gewählten Qualitätsmanagementsystems, die erst einmal von der Pflegeeinrichtung richtig interpretiert und verstanden werden müssen. Diese Arbeit ist von der richtigen Interpretation der Managementanforderungen, also von der Frage: »*Was ist zu tun?*« abhängig und muss von jeder Einrichtung für sich als Hausaufgabe: »*Wie ist das zu realisieren?*« verstanden und erledigt werden.

»*Was bedeutet also die Erfüllung dieser Anforderung für uns?*« Jedes Qualitätsmanagement enthält grundsätzlich immer Managementanforderungen, die von der Einrichtung umzusetzen sind. Diese Managementanforderungen können in Form von »*Muss-*, *Soll-* und *Kann*-Forderungen« formuliert sein:

- »... die Pflegeeinrichtung muss (im Vergleich »hat ...«) einen Hygienebeauftragten benennen und schulen ...«,
- »... die Pflegeeinrichtung *soll* ein ganzheitliches Pflegekonzept vorhalten können ...«
- »... die Pflegeeinrichtung *kann* ...«

Eine »Muss-Forderung« ist in jedem Fall von der Pflegeeinrichtung ausnahmslos zu erfüllen und wird häufig aktiv mit »... *hat ... vorzuhalten*« formuliert. Eine »Soll-Forderung« ist eine abgeschwächte und weichere Formulierung. Sie ist allerdings auch zu erfüllen und von der Einrichtung umzusetzen, während eine »Kann-Forderung« nicht grundsätzlich umzusetzen ist. Grundsätzlich ist die Umsetzung bestimmter »QM-Anforderungen« an ein Qualitätsmanagement von den Erfordernissen der Pflegeeinrichtung und ihrer Kunden abhängig.

Auch die Managementanforderungen nach dem Qualitätsmanagement des Pflegeversicherungsgesetzes (Pflege-Weiterentwicklungsgesetz) und die damit verbundenen Qualitätsindikatoren müssen von jeder Einrichtung individuell interpretiert, umgesetzt und letztendlich auch dokumentiert werden (Konzeptionelle Grundlagen). Es hat sich in der Vergangenheit nicht bewährt, existierende Qualitätsmanagement-Handbücher oder dgl. »einzukaufen«, da diese meist nicht umgesetzt werden können.

Effektiv umgesetzt und verwirklicht werden kann ein Managementsystem nur dann, wenn die Mitarbeiter als aktive Gestalter mitgewirkt und mitgearbeitet haben! Im nächsten Schritt sind dann für den Implementierungsprozess geeignete infra-, betriebsstrukturelle und organisatorische Rahmenbedingungen im Sinne einer nachweisbaren Sorgfaltspflicht zugunsten der Mitarbeiter durch den Träger (oder der Leitung) herzustellen, damit sich die qualitätsorientierte Reorganisation in der gesamten Pflegeeinrichtung auch entwickeln und umgesetzt werden kann. Die Führungskultur ist wesentlich mitentscheidend für den gesamten Implementierungsprozess und Aufrechterhaltung eines Qualitätsmanagementsystems.

Um Qualitätsmanagement voranzutreiben und die festgelegten Qualitätsziele erreichen zu können, muss in jedem Fall eine geeignete Struktur für die Einführung und Anwendung eines Qualitätsmanagementsystems festgelegt werden. Die nachweisbare Sorgfaltspflicht bezieht sich auf die Personalauswahl, Kontrolle und Überwachung, Durchgängigkeit der mündlichen und schriftlichen Anweisungen und die fach- und sachgerechte Erbringung der geforderten Aufgaben. Der Träger einer Einrichtung (auch die Leitung) haben grundsätzlich immer den Nachweis der ausreichenden Organisation als Bringschuld zu beweisen (Organisationsverschulden!).

»Organisation« versus »Organisationsverschulden«

Es werden drei Arten von Organisationsverschulden seitens der Träger unterschieden:

a) Selektionsverschulden:
   Die Leitung einer Pflegeeinrichtung delegiert verantwortungsvolle Tätigkeiten an ungeeignete und unqualifizierte Mitarbeiter.
b) Anweisungsverschulden:
   Betriebs- und Arbeitsanweisungen fehlen oder sind lückenhaft.
c) Überwachungsverschulden:
   Die Leitung kontrolliert vereinfacht oder überhaupt nicht.

Neben den infrastrukturellen Rahmenbedingungen ist es unausweichlich, dass im Hinblick auf »Qualität« auch mitarbeiterbezogene Ressourcen (Personalplanung, Personalentwicklungsplanung etc.) geschaffen werden müssen, damit der Auftrag zum Qualitätsmanagement auch ziel- und ergebnisorientiert realisiert werden kann. Der Mangel in der Aufbau- und Ablauforganisation zählt zu den Tatbeständen eines Organisationsverschuldens. Mitarbeiterinformation, Motivation, Mitarbeiterschulung, Mitarbeiterqualifikation, Arbeits- und Gesundheitsschutz gegenüber den Mitarbeitern sowie die Verantwortung und Selbstverpflichtung der Leitung zum Qualitätsauftrag mit der Erfüllung festgelegter Anforderungen bedingen sich gegenseitig und sind stark voneinander abhängig.

Qualität ist sehr stark vom *Können, Wollen* und *Dürfen* der Mitarbeiter – insbesondere von den Führungskräften – und auch der Leitung (Träger) abhängig sowie von der Kompetenz der Initiatoren, die Qualitätsmanagementsysteme gestalten und implementieren wollen.

Qualitätsmanagement setzt auch einen Bewusstseinswandel bei den Mitarbeitern voraus, da sie im Wesentlichen für den kontinuierlichen Verbesserungsprozess (KVP) mitverantwortlich sind. In einigen Organisationen wurde das »Kontinuierliche Verbesserungsprogramm« (KVP) ins Leben gerufen, um die Aktivierung des Ideenpotenzials bei allen Mitarbeitern anzuregen und zu fördern. Das KVP wird grundsätzlich getragen durch die Motivation der Mitarbeiter zur aktiven Mitgestaltung und zur Verbesserung der Arbeitsbedingungen und -prozesse. KVP umfasst grundsätzlich alle Arbeitsbereiche in einer Pflegeeinrichtung oder eines ambulanten Pflegedienstes.

In den Pflegeeinrichtungen in denen ein KVP implementiert wurde, ist zu beobachten, dass neben dem QM-Beauftragten auch ein **KVP-Beauftragter** für die Vorschläge und Ideen der Mitarbeiter benannt wurde. Der KVP-Beauftragte nimmt die schriftlichen Vorschläge und Ideen der Mitarbeiter entgegen (KVP-Formular) und bewertet die Eingabe gemeinsam mit den Führungskräften der Einrichtung. Nach positiver Bewertung und Würdigung der Eingabe, wird die

Umsetzung der Idee oder des Vorschlags in der gesamten Pflegeeinrichtung bekannt gegeben oder es wird ein Projektmanagement initiiert. Wird ein KVP eingeführt, sollten für die Mitarbeiter entsprechende Motivationsanreize geschaffen werden, um auch mitzumachen!

Das Kontinuierliche Verbesserungsprogramm (KVP) ist eine sinnvolle Maßnahme, um eine Pflegeeinrichtung oder einen ambulanten Pflegedienst positiv weiterzuentwickeln – im Sinne einer kontinuierlichen oder innovativen Qualitätsverbesserung des einrichtungsinternen Qualitätsmanagements.

Führungskräfte sind neben vereinzelten Projekten (z. B. Einführung eines KVP) frühzeitig vom Nutzen eines systematischen Qualitätsmanagementsystems zu informieren und zu überzeugen. Auch sind die Vorteile herauszuarbeiten und insbesondere die Argumente eines QM-Systems aufzuzeigen, damit die Führungskräfte ihrerseits die Mitarbeiter vom Nutzen eines Qualitätsmanagements überzeugen können (Umsetzungs- und Argumentationshilfen anbieten!).

Die Schulung und Information der Führungskräfte wird auch »Train the Trainer« genannt. Sie erhöht insgesamt eine aktive Kommunikation und das Bewusstsein für das Qualitätsmanagement.

Qualitätsmanagement bedeutet also, dass messbare Ziele aus der Qualitätspolitik heraus festgelegt werden, Verantwortung übernommen wird und dass sich die Einrichtung deutlich zur Qualität bekennt.

Entsprechende Maßnahmen werden gemeinsam geplant und eingeleitet. Ziele werden definiert, um Fehler zu vermeiden und Verbesserungen zu erreichen. Qualitätsmanagement setzt eine gute Informations- und Kommunikationsstruktur innerhalb der Organisation voraus. Bei der Einführung eines Qualitätsmanagementsystems sollte versucht werden, das Risiko, dass das Qualitätsmanagementsystem nicht akzeptiert wird oder nicht funktioniert, so klein wie möglich zu halten. Je früher und besser die Mitarbeiter über das Angebot eines Qualitätsmanagementsystems informiert werden, umso größer ist die Wahrscheinlichkeit, dass sie sich mit diesem Thema auseinandersetzen. Bei der Einführung eines Qualitätsmanagementsystems in Pflegeeinrichtungen ist immer wieder zu beobachten, dass zunächst einmal die Mitarbeiter mit verschränkten Armen an der Informationsveranstaltung teilnehmen. Die Bereitschaft zur Akzeptanz eines Qualitätsmanagementsystems ist bei den Mitarbeitern häufig auch davon abhängig, ob etwa in die Autonomie der jeweiligen Bereiche eingegriffen wird. In diesem Zusammenhang spielt eine klare Strategie durch die Leitung (Träger) bei der Einführung eine bedeutende Rolle. Dabei müssen sowohl Verhaltens- als auch Sachaspekte berücksichtigt werden.

Qualitätsplanung und -lenkung sind auch eine typische »Top-down« Aufgabe und werden durch die Einrichtungsträger und die Verantwortlichen einer Pflegeeinrichtung nicht nur als Vorbilder initiiert und vorgelebt, sondern auch entscheidend mitgeprägt, gesteuert und letztendlich auch verantwortet.

Dennoch ist auffallend, dass sich gerade das Management auf der Führungsebene oft zurückhaltend und ambivalent zeigt. Qualitätsmanagement setzt aber nicht nur die Einbeziehung aller Mitarbeiter in die Qualitätsbemühungen voraus, sondern auch, dass sich die Leitungskräfte und insbesondere die operative Führungsebene vorbildlich, engagiert und verantwortlich verhält. Der Aufbau, die Sicherstellung und Weiterentwicklung eines einrichtungsinternen Qualitätsmanagementsystems durch die Einrichtungsträger ist eine oberste Führungsaufgabe und betrifft alle Hierarchieebenen. Da Qualität und Kosten Hand in Hand gehen, müssen neben den personellen Ressourcen auch finanzielle Möglichkeiten geschaffen werden. Gerade der Aufbau und die Einführung sowie vor allen Dingen die Aufrechterhaltung und Weiterentwicklung eines Qualitätsmanagementsystems ist mit Kosten durch die qualitätsorientierte Reorganisation verbunden. Gute Qualität zu optimalen Kosten und zu bezahlbaren Preisen ist ein Bestreben aller Unternehmer, unabhängig von der jeweiligen Branche.

Wer Qualität postuliert, muss sich mit seinen Qualitätskosten, aber auch mit seiner Infrastruktur und seinen institutionellen Rahmenbedingungen (aufbau- und ablauforganisatorische Strukturen) auseinandersetzen. Es müssen infrastrukturelle, organisatorische, personelle sowie inhaltliche Voraussetzungen geschaffen werden, um qualitätsbezogene Verluste und somit auch qualitätsbezogene Kosten frühzeitig – in der ersten Aufbauphase der Implementierung – zu erkennen und ihnen durch geeignete Vorbeugungsmaßnahmen entgegenzuwirken. Bei qualitätsbezogenen Verlusten wird das Ergebnis oder der gewünschte Effekt, der erwartet wird, entweder nur sehr umständlich und erschwert, kostenintensiv und u.U. mit zeitlichen Verzögerungen erreicht oder überhaupt nicht. Entstandene qualitätsbezogene Kosten setzen eine umfassende Ursachenanalyse in Bezug auf Schwachstellen (Soll-Ist-Vergleich) durch die Leitung einer Einrichtung (Träger) im Hinblick auf die Fehlerkosten, Fehlerarten, Fehlerursachen und die wirtschaftlichen Auswirkungen der jeweiligen Ursachen voraus, um entsprechende Abstellmaßnahmen und Korrekturmaßnahmen einleiten zu können.

Damit diese Schwachstellen beseitigt werden können, müssen ihre Ursachen systematisch ermittelt werden. Das Fehlermanagement stützt sich auf den Grundsatz, dass Fehler vermeiden immer besser und kostengünstiger ist, als hinterher Fehler entdecken und abstellen bzw. für die Fehlerfolgekosten aufkommen zu müssen (Fehlervermeidung!). Denn: Fehlervermeidung (z.B. durch **FMEA**) ist wesentlich besser als Fehleraufdeckung. Die qualitätsbezogenen Kosten (Gesamtheit der Kosten für qualitätsfördernde Maßnahmen) entstehen durch qualitätsbezogene Verluste und »Nicht-Qualität.«

Die Kosten beziehen sich auf **Fehlerverhütungskosten, Prüfkosten** und andere Kostenarten, die durch **Fehlerkosten** entstanden sind.

1. Fehlerverhütungskosten können sein:
   Qualitätsschulungen, Prüfungen, Begehungen und Kontrollen (Pflegevisiten und Stichproben).
2. Prüfkosten:
   Wareneingangsprüfungen, Prüf- und Messmittel (Medizinprodukte), Instandhaltung der Prüfmittel und deren Überwachung.
3. Fehlerkosten:
   Nacharbeit, Wiederholungsprüfungen, zusätzliche Schulungen und Kosten, weil es beim ersten Mal nicht geklappt hat.

Qualitätsbezogene Kosten werden nach Kostenart und Ursache entsprechend strukturiert und unterschieden. Qualitätsbezogene Verluste können nicht unerhebliche qualitätsbezogene Kosten nach sich ziehen (vgl. Tabelle 4)!

Tabelle 4: Qualitätsbezogene Kosten – Ursachenanalyse (einfaches Beispiel.

Fehlerkosten	Fehlerarten	Fehlerursachen	Finanzielle Auswirkungen der jeweiligen Ursachen	
Reklamationen und Beschwerden seitens der Bewohner/Patienten und ihrer Angehörigen. Vereinbarte Leistungen der Pflege werden unsachgemäß und unregelmäßig erbracht und im Dokumentationssystem lückenhaft festgehalten.	Unsachgerechte Pflege und Versorgung →	Fehlerhafte Dienstleistungen → Fehlerhafte Dokumentation →	2.500 € 50 % →	Menschliches Versagen *– Schulungsbedarf –*
	Falsche Handhabung und Nachlässigkeit →	Menschliches Versagen und Vergesslichkeit … *– Schulungsbedarf –* …	2.500 € 50 % →	Fehlende Dokumentationsblätter (Nichtvorhandensein) *– Lieferantenbeziehung –*

→ Kalkulationsgrundlage für Qualitätsverbesserungsmaßnahmen

Wertmindernd!

Fehlleistungen, ungeplant, Fehler entstehen durch Unfähigkeit

Blindleistungen, ungeplant, haben keinen Nutzen und keinen positiven Wert auf das Ergebnis

Wertschöpfend!

Stützleistungen, geplant, unterstützen die Nutzleistungen, damit das Ergebnis erreicht werden kann

Nutzleistungen, geplant, Bewohner bzw. Patient hat einen persönlichen Nutzen

Qualitätsbezogene Verluste verursachen: Qualitätsbezogene Kosten!

2.1 Qualität und ihre Spezifikationen

Es gibt viele Autoren, die seit 1940 den Qualitätsbegriff, die Bedeutung und das Bedürfnis nach Qualität im Dienstleistungsbereich definiert und forciert haben. Ausgehend von *Avedis Donabedian* (1968) wird Qualität im Gesundheitswesen als ein Umfang des Erfolges, der unter optimalen Verhältnissen und vertretbaren Kosten tatsächlich erreicht wird, verstanden. Andere Autoren, wie z. B. *Schiemann* (1990), bezeichnen Qualität als Übereinstimmung zwischen den anerkannten Zielen der Berufsgruppe und dem erreichten Erfolg in der Pflege. *Thomas Klie* (1995) testiert Qualität im Vergleich von Preis und Leistung (Nutzen) von Aufwand und Ergebnis. Es geht bei der Qualität darum, die »richtigen« Dinge auch korrekt zu erledigen – zu vertretbaren Kosten.

Externe Qualitätsprüfer, wie z. B. die Träger der Sozialhilfe, Heimaufsichten, Gesundheitsämter, MDK, Aufsichtsbeamte der Lebensmittelhygiene und der Technische Aufsichtsdienst (TAD) der Berufsgenossenschaften beziehen sich bei ihrer angewandten Prüfsystematik auf verschiedene Gesetze, Rechtsvorschriften, Normen, Qualitätskonzepte, Leitlinien, Standards und Handlungsleitfäden. Bei Prüfungen und Betriebsbegehungen soll festgestellt werden, ob die gesetzlich geforderten Qualitätsanforderungen von der Pflegeeinrichtung erfüllt werden oder nicht.

Die Qualitätskonzepte oder Handlungsleitfäden basieren ausnahmslos auf gesetzlichen, rechtlichen oder normativen Anforderungen und Spezifikationen der zuständigen Behörden auf Landes- und Bundesebene, die zugelassene Pflegeeinrichtungen, neben der Erfüllung der vorrangigen sozialen Verpflichtung und der Erfüllung der ordnungsrechtlichen Pflichten, zu erfüllen haben. Diese »Guidelines« und Spezifikationen, wie z. B. dokumentiert in den *Qualitätsprüfungs-Richtlinien«* nach § 80 SGB XI (ab 1. Juli 2008: § 113 ff. SGB XI) oder die Überwachungen durch die Heimaufsichten nach § 15 Abs. 1 HeimG beschreiben, welche Mindestanforderungen an »Qualität« durch Einrichtungsträger von zugelassenen Pflegeeinrichtungen zu Grunde zu legen, einzuhalten und darzulegen sind. Sie berücksichtigen häufig auch die inhaltlichen Forderungen der systemspezifischen Teile der von einzelnen Bundesländern bereits angewandten Standards. Die Betonung sollte dabei auf der Ergebnisqualität liegen!

Die verschiedenen Landespflegeausschüsse engagieren sich durch verschiedene Maßnahmen und medizinisch-pflegerische Aktionsprogramme (Pflegequalitätsoffensive) der Qualitätssicherung, die mit dem Ziel gegründet worden sind, die pflegerische Versorgung der ambulant, teil- und vollstationär betreuten Pflegebedürftigen flächendeckend festzustellen (Bestandserhebungen) und Maßnahmen zum Optimierungsbedarf zur Sicherstellung der Pflege einzuleiten. Die verschiedenen länderspezifischen Maßnahmen sollen der flächendeckenden Weiterentwicklung bzw. Gewährleistung einer dem allgemein anerkannten Stand medizinisch-pflegerischer Erkenntnisse entsprechende pflegerischen Versorgung dienen. Retrospektiv wird immer wieder deutlich, dass »Qualität« nicht in eine Einrichtung »hinein gesteuert« oder »hinein kontrolliert« werden kann. Qualität muss sich durch die »Kunst der kleinen Schritte« von innen heraus als Selbstverständnis in der Einrichtung und somit bei allen Mitarbeitern entwickeln und gestalten.

Qualitätsmanagement muss allerdings oft von außen durch Impulse unterschiedlicher Personen initiiert, angetrieben und ausgelöst werden.

Qualität kann den »guten« oder »schlechten Ruf« einer Organisation entscheidend prägen und wer Qualität durch seine Kunden besitzt, dem öffnen sich alle Tore im Gegensatz zu dem, der Qualität verloren hat. Diesen Einrichtungsträgern wird es nur sehr schwer wieder möglich sein, ihren Namen und ihre Leistungen mit dem Attribut »gute Qualität« zu versehen. Das Image ist heute für Pflegeorganisationen entscheidend geworden, um im Wettbewerb dauerhaft leistungsfähig und abgesichert zu sein und vor allen Dingen existieren zu können.

Einrichtungsträger müssen sich zukünftig dieser Aufgabe und Herausforderung mit Nachdruck stellen und in den Aufbau eines Qualitätsmanagementsystems unbedingt investieren und dieses Engagement sowie deren Ergebnisse durch Transparenz auch nach außen für Jedermann darlegen.

Qualitätsmanagement ist kein Fertiggericht nach Kochbuchmanier, sondern muss mit Hilfe unternehmensspezifischer Einflussgrößen langsam und gemeinsam mit dem Team entwickelt werden. Im Hinblick auf die rechtlichen Anforderungen (Spezifikationen) ist davon auszugehen, dass nur jene Pflegeeinrichtungen erfolgreich sein werden, die ihre Dienstleistungen bewohner- bzw. kundenorientiert in einem ausgewogenen betriebswirtschaftlichen effizienten Verhältnis von Qualität zu optimalen Kosten, Nutzen, Ergebnis, Effektivität und Effizienz anbieten. Dies setzt in jedem Fall voraus, dass die Kundenbedürfnisse und -anforderungen richtig und vor allen Dingen frühzeitig verstanden, interpretiert und realisiert werden. Die Kundenbedürfnisse und -anforderungen müssen in einem Qualitätsmanagementsystem ermittelt und in Form festgelegter Forderungen weiter spezifiziert werden, um das Vertrauen des Kunden durch die erbrachte Dienstleistung zu genießen.

Kundenanforderungen ergeben sich durch:

- den Gesetzgeber,
- eine individuelle Ermittlung in der Anfrage und Angebotsphase,
- durch neue Dienstleistungsbereiche (pflegefachliche Spezialisierungen),
- Marktpositionierung und Marktanalyse (ggf. Benchmarking, Konkurrenzanalysen etc.),
- Kunden- und Mitarbeiterbefragungen und
- regelmäßige persönliche Kontakte mit den Kunden.

Im Dienstleistungsbereich nimmt die Branche »Gesundheit, Pflege und Betreuung« auf Grund der demografischen Entwicklung und des prognostizierten Anstiegs des Pflegebedarfs einen besonderen Stellenwert ein. Demnach könnte im Zuge des demografischen Wandels die Zahl der Pflegebedürftigen bis zum Jahre 2030 um fast 60 % ansteigen (von 2,1 Millionen auf 3,4 Millionen!). Die ständige Verbesserung der Lebensumstände sowie die Fortschritte in Wissenschaft und Forschung wirken sich positiv auf die zunehmend steigende Zahl älterer Menschen bei einer gleichzeitig schrumpfenden Gesamtbevölkerung aus.

Aufgrund der steigenden Kundenanforderungen und -erwartungen werden Gesundheits- und Sozialeinrichtungen nicht nur mehr mit Einrichtungen dieses Sektors verglichen. Vielmehr müssen sie dem Vergleich mit Hotels, Restaurants, Reisebüros, Banken und anderen repräsentativen Wirtschaftszweigen von Dienstleistungsunternehmen standhalten.

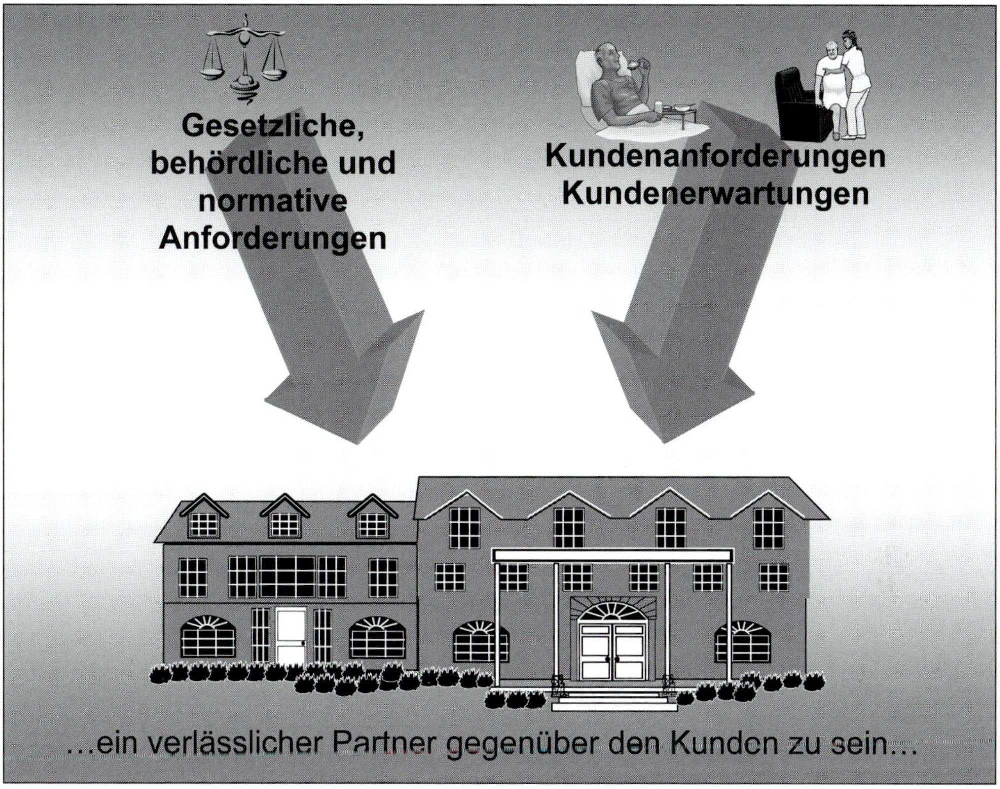

Abb. 6: Kundenanforderungen erfüllen.

Die strukturelle Weiterentwicklung der Pflegeversicherung (PfWG) und die Anforderungen bei der Erbringung der qualitätsgebundenen Leistungen erfordern zusätzliche Veränderungen der Dienstleistungsangebote für jeden Heim- und Pflegedienstbetreiber, die ältere, pflegebedürftige, chronisch kranke Menschen und Menschen mit Behinderungen betreuen und pflegen. Maßnahmen der Qualitätsermittlung, -sicherung und -weiterentwicklung sind in den gesetzlich genannten Qualitätsdimensionen der Struktur-, Prozess- und **Ergebnisqualität** zwingend vorgeschrieben und in den letzten Jahren weiter entwickelt worden (z. B. auch Leistungs- und Qualitätsmerkmale nach § 84 Abs. 5 SGB XI).

Darüber hinaus forciert der Gesetzgeber den Wettbewerb der Einrichtungen und Unternehmen dieses Sektors maßgeblich. Wer sich hier gegenüber anderen durchsetzen und auch zukünftig erfolgreich sein will, muss deshalb bestmögliche Qualität anbieten und gegenüber Dritten nachweisen können (Transparenz!).

Um qualitätsgebundene Leistungen im Bereich der Qualitätssicherung dauerhaft auf einem hohen Qualitätsniveau anbieten zu können, ist es notwendig, systematisch und geplant die Abläufe, Verfahren und Regelungen im eigenem Unternehmen zu identifizieren, zu bewerten, zu priorisieren und transparent darzustellen sowie sie auf ihre Effizienz (Eingaben und Ergebnisse) und Effektivität kritisch zu überprüfen.

2.1.1 Die Folgen und Auswirkungen von »Nicht-Qualität«

Die Einrichtungen haben dem MDK oder den durch die Landesverbände der Pflegekassen beauftragten Sachverständigen Regelprüfungen, Anlassprüfungen oder Wiederholungsprüfungen (§ 114 »Qualitätsprüfungen« nach dem SGB XI) zu ermöglichen, die sich über die Qualität der durchgeführten Pflege, der Versorgungsabläufe und der Pflegeergebnisse erstrecken (QPR und deren MDK-Anleitungen). Die Regelprüfung umfasst die Qualität der allgemeinen Pflegeleistungen inklusive der Behandlungspflege, der sozialen Betreuung einschließlich der Betreuung Demenzerkrankter.

Der MDK führt diese Prüfungen auf der Grundlage der §§ 112 Abs. 3 und 114 SGB XI im Auftrag der Landesverbände/-vertretungen der Pflegekassen durch (Prüfauftrag). Das Ergebnis der institutionellen und/oder individuellen Prüfung der Pflegequalität durch das Gutachterteam des MDK wird der betroffenen Einrichtung durch den VdaK und AEV als schriftlicher Prüfbericht ausgehändigt. In den Prüfberichten (Bescheid nach § 115 Abs. 2 SGB XI) wird neben der Auflistung der vorgefundenen Mängel auch der kurz-, mittel- und langfristige Handlungs- und Optimierungsbedarf für die Einrichtung (Träger) genannt und u. U. eine Frist zur Beseitigung der festgestellten Mängel gesetzt.

Im Rahmen der gemeinsamen Verantwortung zur Sicherung der Qualität in der pflegerischen Versorgung sind die Inhalte des Prüfberichts von der Pflegeeinrichtung auszuwerten (durch eine schriftliche Stellungnahme), sodass die Ergebnisse der Prüfung ggf. in einer Anhörung gemeinsam erörtert werden können. Das Ergebnis einer Anhörung mit den Landesverbänden/ Landesvertretungen der Pflegekassen, der Heimaufsicht und dem Träger der überörtlichen Sozialhilfe kann in schwer wiegenden Fällen bei einer »unangemessenen Pflege und Versorgung« die Kündigung des Versorgungsvertrages nach sich ziehen.

Werden die bei Qualitätsprüfungen festgestellten Mängel, fehlenden Qualitätsstandards, vorgefundenen Missstände oder gar der Tatbestand einer »gefährlichen Pflege« ggf. auch **nach** einer angemessenen Frist nicht beseitigt, erfolgen die Konsequenzen. Anordnungen von Maßnahmen durch die Heimaufsicht nach § 17 HeimG (z. B. Belegungsstopp in stationären Einrichtungen) bzw. auch bei nicht behobenen Mängeln die Kündigung nach § 74 Abs. 1 und 2 SGB XI des Versorgungsvertrages durch die Landesverbände der Pflegekassen sowie ggf. die Betriebsuntersagung[1] durch die Heimaufsicht.

Eine Kündigung des Versorgungsvertrages (zwischen Pflegekassen und dem Träger der Einrichtung) durch die Landesverbände der Pflegekassen hat schlimme Konsequenzen, sowohl für die Bewohner als auch für die Mitarbeiter der gesamten Pflegeeinrichtung. Zum einem werden die Bewohner (»Versicherten«) und gesetzlich bestellte Betreuer von den verschiedenen Pflegekassen angeschrieben und gebeten, aus der Einrichtung auszuziehen, da nach Ablauf einer angemessenen Frist kein Pflegegeld (für die Pflegestufe I, II und III) als Zuschuss zur

[1] Rechtsquellen: Gem. § 19 i.V.m. § 11 Abs. 1 Nr. 3 des Heimgesetzes in der Fassung der Bekanntmachung vom 05.11.01 (BGBl. Seite 2971 zuletzt geändert durch Gesetz vom 23.07.02 BGBl. Seite 2850) mit gleichzeitiger Anordnung gemäß § 80 Abs. 2 Nr. 4 Verwaltungsgerichtsordnung (VwGO) in der Fassung vom 19.03.91 (BGBl. Seite 686) die sofortige Verfügung im öffentlichen Interesse.

Pflegeabsicherung mehr gezahlt wird. Auf der anderen Seite können die Mitarbeiter der Pflegeeinrichtung ihren Arbeitsplatz verlieren.

Erfahrungsgemäß kommt es zu keinem Auszug der Bewohner, da in dieser Situation häufig ein Betreiberwechsel erfolgt. Das heißt, der alte Betreiber versucht, seine Einrichtung an einen neuen Betreiber zu verkaufen. Hat der alte Betreiber andere Pflegeeinrichtungen in unmittelbarer Nähe, wird den Bewohnern oft angeboten, in diese Einrichtungen umzuziehen. Voraussetzung für einen Betreiberwechsel ist allerdings, dass der neue Betreiber einen Versorgungsvertrag nach § 72 SGB XI, Pflegesatzvereinbarung und die Leistungs- und Qualitätsmerkmale (vormals: Leistungs- und Qualitätsvereinbarung – LQV) mit den Pflegekassen abschließen kann und von der zuständigen Heimaufsicht eine Heimerlaubnis erhält. Falls dies nicht eintritt, droht die Schließung der gesamten Pflegeeinrichtung, der Auszug der Bewohner und für die Mitarbeiter der Gang zum Arbeitsamt – oder im günstigsten Fall – zu einem neuen Arbeitgeber.

Für die Mitarbeiter bedeutet ein Betreiberwechsel zunächst einen Bestandsschutz nach § 613 a BGB (Betriebsübergang) für ein ganzes Jahr, mit allen Rechten und Pflichten, die aus dem bestehenden Arbeitsvertrag hervorgehen. Mit Ablauf des Jahres werden dann erfahrungsgemäß neue Tarife mit den Mitarbeitervertretungen (Betriebsräten) und u. U. mit Unterstützung der Gewerkschaften vereinbart. Auch bei einem Betreiberwechsel – vorausgesetzt: Der neue Betreiber genießt das Vertrauen der Landesverbände/Landesvertretungen der Pflegekassen – bedeutet dies, dass nach Ablauf einer angemessenen Frist eine erneute Qualitätsprüfung durch den MDK vorgenommen wird. Es wird geprüft, inwieweit die damals vorgefundenen Missstände vom neuen Betreiber aufgegriffen und mittlerweile beseitigt worden sind (Bringschuld).

Die unreflektierte Behauptung: »Qualität kostet auch Geld«, ist in diesem Zusammenhang falsch, da »Qualität« nicht dem Selbstzweck dient. Die fehlende Übereinstimmung mit definierten Anforderungen (Non-Konformität) bzw. die »Nicht-Qualität« durch Nichterfüllung von festgelegten Anforderungen kostet Geld und wertvolle Zeit. Schlimmstenfalls kann die Nichterfüllung von festgelegten Anforderungen die Existenz einer ganzen Pflegeeinrichtung in Frage stellen und bedrohen.

Empirisch ist nachgewiesen: »Quality is not free« (Qualität gibt es nicht umsonst), wenn das Kosten-Nutzenverhältnis und die dafür erbrachten Mittel sowie das zu erwartende Ergebnis daraus abgeleitet werden. Die wirtschaftlichen Auswirkungen durch mangelnde Qualität, Non-Konformitätskosten oder durch Fehler, Nachbesserungen, Nachbearbeitung, Wandlung oder Minderung, Haftungskosten (gesetzlich oder vertraglich), Serviceleistungen in Form von Kulanz, Verlust von zukünftigen Aufträgen, Rückgang der Auslastungssituation und der Mehraufwand für Werbung, Akquisition von Kunden (Bewohnern, Patienten und Klienten) und im schlimmsten Fall der Verkauf einer Pflegeeinrichtung, liegen um ein Vielfaches höher als die Investitionen in qualitätsgebundene Leistungen (vgl. Abbildung 7).

Die Investitionen in Qualitätsmanagement und -sicherung lohnen sich also in jedem Fall. Mehrkosten und Mehrarbeit entstehen durch die Nichterfüllung von festgelegten und gewünschten Anforderungen in Bezug auf einen beabsichtigten oder festgelegten Gebrauch und durch notwendig gewordene Investitionen und Maßnahmen zur Qualitätsverbesserung, die jetzt mit erhöhtem Aufwand erforderlich werden, weil es **beim ersten Mal nicht richtig gemacht** wurde oder nicht reibungslos funktionierte.

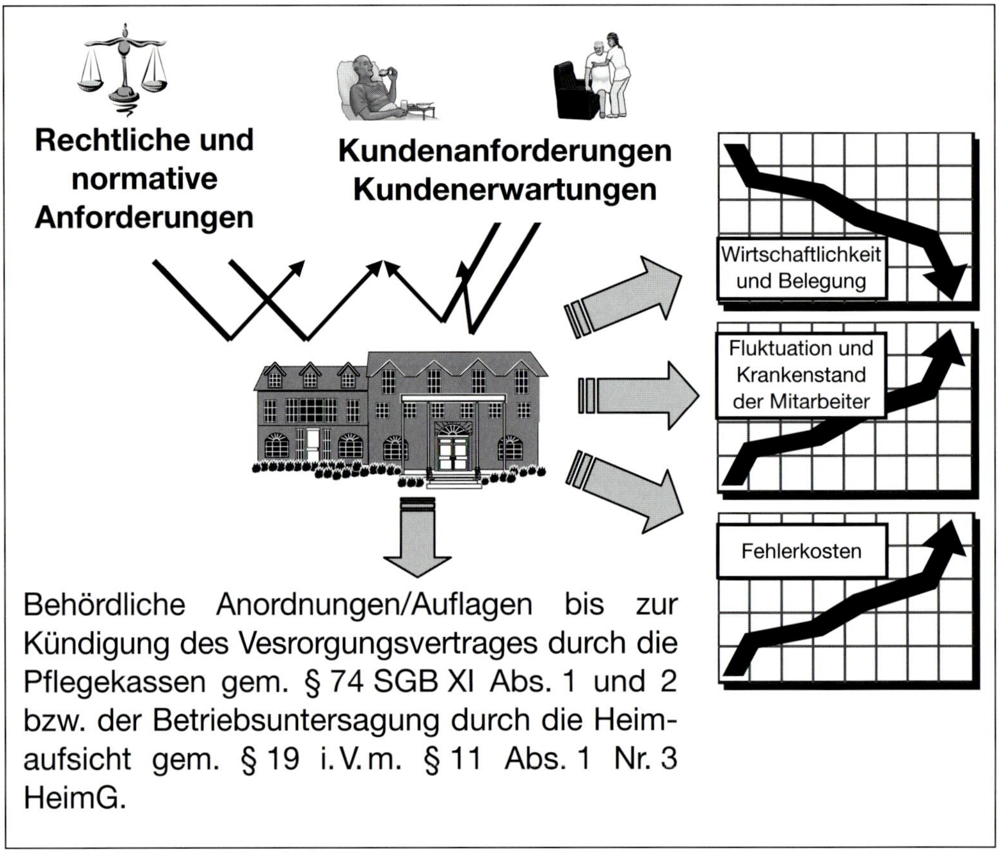

Abb. 7: Folgen von Nichterfüllung vorausgesetzter Kundenanforderungen.

Die Ergebnisse der verschiedenen Bestandserhebungen und Qualitätsprüfungen in den Einrichtungen verdeutlichen den immer noch notwendigen Aufklärungs-, Beratungs- und Schulungsbedarf (Wissensmanagement). Der Bedarf erstreckt sich häufig auf die Organisationsentwicklung, das Pflegemanagement und die Pflegefachlichkeit nach dem allgemein anerkannten Stand der medizinisch-pflegerischen Standards, auf Schulungen in den Grundkenntnissen der Pflege, auf die methodische Vorgehensweise im Pflegeprozess zur Verbesserung des Pflegeverständnisses, auf die fach- und sachgerechte Pflegedokumentation und -planung sowie auf alle Maßnahmen im Bereich der internen Qualitätssicherung.

Qualität steht im direkten Kontext zum Preis-Leistungsverhältnis und zum Aufwand, der betrieben werden muss (Kosten-Nutzenverhältnis), um Qualität zu erreichen. Qualität wird bestimmt durch Prozess- und Projektmanagement (PDCA) und dem Ergebnis sowie durch die Einhaltung und Umsetzung von Standards, Verfahrensanweisungen (Dienst- oder Arbeits- und Betriebsanweisungen), Regeln und Normen, um bestimmte Qualitätsanforderungen im Sinne einer kundenorientierten Einrichtung (sowohl interne als auch externe Kunden) zu erfüllen!

2.1.2 Qualität: »Eine messbare Größe«

Es gibt unterschiedliche Theorien zum Begriff »Qualität«. Qualitätskonzepte, die eine Neustrukturierung des Gesundheitswesens zur Folge hatten, basieren auf Arbeiten von Qualitätsexperten wie *Walter Andrew Shewhart*, *Armand V. Feigenbaum*, *Philip Bayard Crosby* und *William Edwards Deming*.

Die Bedeutung der Qualität im Unternehmen wurde erstmals in den 1940er und 1950er Jahren angesprochen. 1951 definierte *Feigenbaum* Qualität als Fähigkeit eines Produkts, seine Zweckbestimmung mit geringster Kostenbelastung zu erfüllen. So wurde von Anfang an eine Verbindung zwischen Qualität und Kosten hergestellt. *Philip Crosby* erkannte die Bedeutung der Verbindung zwischen der Qualität und den Kosten, aber erweiterte die Definition um die Anpassung an die Anforderungen, d.h. Qualität wird erreicht, wenn bestimmte, genau definierte Spezifikationen (also Anforderungen) oder Standards erfüllt werden. Schlechte Qualität entsteht durch mangelnde Anpassung. Qualität ist nicht mit Güte gleichzusetzen.

Obwohl die Ansatzpunkte eines jeden Qualitätsexperten durchaus unterschiedlich sein können, gibt es doch Gemeinsamkeiten:

- Das Aussehen muss beschrieben und sollte in jedem Fall durch ein Messsystem bewertet bzw. gemessen werden können, z.B. am Erfolg und dem Zielerreichungsgrad.
- Die Qualität steht mit dem Ergebnis und der Erfüllung von Kundenanforderungen in Zusammenhang.
- Das Wichtigste bei allen Qualitätsbestrebungen ist das tatsächliche Ergebnis im Vergleich mit dem Aufwand (Kosten-Nutzen).
- Die Qualität basiert auf der Grundlage von Spezifikationen (Anforderungen und Standards), von gesetzlichen, rechtlichen und normativen Anforderungen und wird durch diese beeinflusst (interessierte Parteien) und bestimmt.
- Die Qualität ist ein dynamischer Prozess und muss durch die Heim- und Pflegedienstbetreiber initiiert werden.
- Die Qualität beinhaltet eine kontinuierliche Leistungsverbesserung – einen Stillstand gibt es nicht.
- Die Qualität liegt im Verantwortungsbereich eines jeden Mitarbeiters und betrifft jeden Mitarbeiter, nicht nur die Qualitätssicherung.
- Das Engagement für Qualität muss sich von der Leitungsebene »Top Down« auf die gesamten Mitarbeiter »Bottom Up« innerhalb der Einrichtung erstrecken.

Nach der DIN EN ISO 9000:2005-12 bezieht sich der Qualitätsbegriff auf den *»Grad, in dem ein Satz inhärenter Merkmale Anforderungen erfüllt.«*

Ein »Qualitätsmerkmal« bezieht sich auf definierte messbare, erkennbare Eigenschaften und Kriterien eines Produkts (Dienstleistung), Prozesses oder Systems hinsichtlich seiner Anforderungen. Die Benennung »Qualität« kann zusammen mit Adjektiven wie »schlecht«, »gut« oder »ausgezeichnet« verwendet werden. »Inhärent« bedeutet im Gegensatz zu »zugeordnet« einer Einheit »innewohnend«, insbesondere als ständiges Merkmal, das bestimmte festgelegte und zu erreichende **Anforderungen** erfüllen muss. Qualitätsanforderungen in einer Pflegeeinrichtung sind: Fach- und sachgerechte Pflege, gute Betreuung und Pflege der Bewohner, hohe pflegerisch-medizinische Standards nach allgemein anerkannten Stand und optimale Versorgungsabläufe.

Die Qualität eines Produkts oder einer Dienstleistung ist also nicht das, was der Lieferant hineinlegt. Es ist das, was der Kunde herausholt und wofür der Kunde bereit ist zu zahlen. Der Qualitätsbegriff ist zwar von starkem subjektivem Gehalt – trotzdem neutral – aber wird entscheidend geprägt von den Leistungsmerkmalen, die damit verbunden, attribuiert oder letztendlich verkauft und vom Kunden erwartet werden. Angemessene Qualität sichert nachweislich die Existenz von Dienstleistungsunternehmern und letztendlich auch Arbeitsplätze.

Tabelle 5: Qualität und ihre Auswirkungen.

Mit Qualität die Zukunft sichern	Qualität wird bestimmt durch:
▪ zur Sicherung und Aufrechterhaltung der Existenz; ▪ um Vertrauen in die Dienstleistungen zu haben; ▪ um die Dienstleistungen stets zu verbessern und weiter zu entwickeln; ▪ durch ein ausgewogenes Verhältnis zwischen Preis, Leistung, Ergebnis und Aufwand; ▪ um wettbewerbs- und konkurrenzfähig zu bleiben; ▪ zur Effizienz- und Effektivitätssteigerung.	▪ die Einhaltung und Umsetzung der rechtlichen und normativen Anforderungen; ▪ die Erwartungen eines Betreibers und der interessierten Parteien (Kunden, Mitarbeiter, Lieferanten, Gesellschaft, Eigentümer); ▪ die Qualitätserfordernisse; ▪ den Grad der Erfüllung von Kundenanforderungen und -erwartungen; ▪ die Minimierung von Fehlern und mangelnder Qualität (qualitätsbezogene Verluste und qualitätsbezogene Kosten mit negativen wirtschaftlichen Auswirkungen).

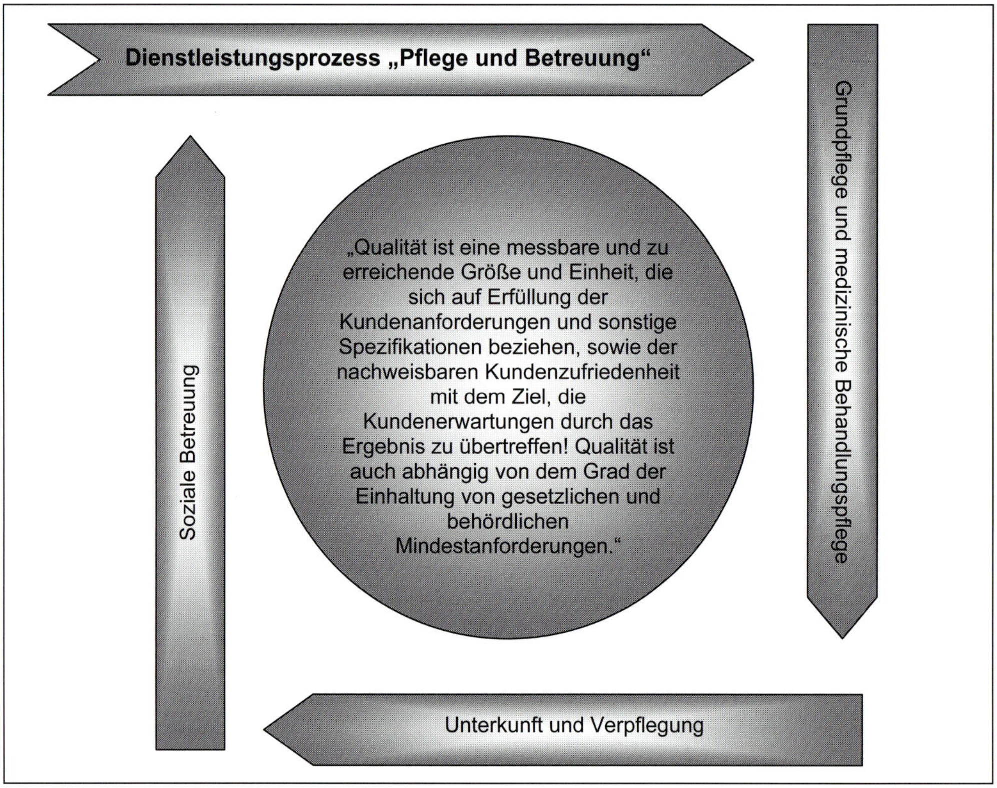

Abb. 8: Qualitätsbezogene Leistungen.

Auf einen Nenner gebracht lässt sich die Frage: *»Was ist Qualität?«*, mit dem Satz beantworten: *»Qualität bedeutet die Erfüllung der Kundenanforderungen zu optimalen Preisen.«*

In einem funktionierenden Qualitätsmanagementsystem müssen sich daher Effektivität und Effizienz widerspiegeln! Maßnahmen des Qualitätsmanagements sind alle Tätigkeiten, Abläufe und Prozesse, die zum Erreichen dieser festgelegten Anforderungen notwendig sind. Nicht immer sind sämtliche Kundenbedürfnisse gleichermaßen zu erfüllen. Manchmal übertrifft die Kundenerwartung die Kundenanforderungen, die von einer Organisation erbracht bzw. bereitgestellt wird. Dies ist eine besondere Herausforderung für Pflegeanbieter. In diesem Fall muss eine Kombination von Qualitätsmerkmalen gefunden werden, die den gestellten Ansprüchen der Kunden am ehesten entspricht.

Für zugelassene Pflegeeinrichtungen sollen hier einige Beispiele für mögliche Erwartungen der Kunden genannt werden:

- Eine attraktive Außen- und Innenwirkung, ein anspruchsvolles und gutes Image der Einrichtung, das den Kunden ein Gefühl der Sicherheit und Geborgenheit von einem »Zuhause-Sein« vermittelt.
- Eine individuelle Ausstattung (Wohnqualität) und eine angenehme Atmosphäre, die den eigenen Bedürfnissen der Kunden im Hinblick auf ihr Freizeitverhalten, ihre Gesundheit, ihr Mobilität und ihrem individuellen Pflege- und Hilfsbedarf entspricht.
- Ein hoher Service und ein entsprechender Bedienungskomfort (Servicequalität), der mit der Freundlichkeit und Hilfsbereitschaft gegenüber den Kunden beim ersten (Telefon-)Kontakt beginnt und über den gesamten Dienstleistungsbereich aufrechterhalten wird.
- Ein Gefühl von umfassender Sicherheit. Die Kunden haben in diesem Lebensabschnitt ein gesteigertes Bedürfnis nach Geborgenheit und sollen das Gefühl vermittelt bekommen, dass es der richtige Entschluss war, sich gerade für diese Pflegeeinrichtung zu entscheiden.
- Ein großes Angebot von Leistungen aus den Bereichen Freizeit, abwechslungsreiche tagesstrukturierende Angebote (nahezu täglich!), Kultur, Älterwerden, Soziales und Gesundheit, dessen Inanspruchnahme dem Kunden während jeder Phase des Aufenthalts ermöglicht werden kann.
- Ein Preis, der im Falle eines Falles eine »Rund-um-die-Uhr-Betreuung und Versorgung« einschließt.
- Eine interessante und informative Präsentation der Einrichtung und ihrer Leistungen, nach innen und nach außen, mit der sich der Kunde gerne identifizieren möchte.

Ein Produkt oder eine Dienstleistung, die die Spezifikationen erfüllt, zeigt Qualität, egal, um welches Produkt es sich handelt: *»Qualität ist eine erreichbare, messbare und nützliche Größe, wenn Engagement und Verständnis sowie Bereitschaft zu harter Arbeit vorhanden sind«* (*Crosby*). Aus japanischer Sicht entsteht Erfolg und hohe Qualität aus dem Gleichgewicht von Kontinuität und Erneuerung. KAIZEN (»Veränderung zum Besseren«) ist ein von *Taiichi Ohno* entwickeltes japanisches Management-Konzept und gehört zu den dezentralen, internen Qualitätsmanagementmethoden.

Die Beteiligung und Einbindung der Mitarbeiter im Rahmen eines ausgefeilten Vorschlagwesens wird »Teian« genannt. Das Charakteristische dieses Vorschlagswesens ist, dass es die finanziellen Aspekte nicht in den Vordergrund rückt, sondern eher über inhaltliche Werte motiviert.

Beispielsweise: *»Lasst uns unsere Arbeitsmethoden verbessern.«* Deshalb werden auch Vorschläge begrüßt, erfasst und gesammelt, die kaum ins Gewicht fallen. KAIZEN bedeutet eine schrittweise, aber fortlaufende Verbesserung im Sinne der kontinuierlichen Aufhebung des Status quo, um die jeweiligen Umstände zu verbessern. KAIZEN gehört demnach zu den Schlüsselaufgaben aller Mitarbeiter, vornehmlich auf der unteren Ebene, Innovation mit weitreichenden Veränderungsfolgen wird als Aufgabe des oberen Managements angesehen.

Der Zyklus der »KAIZEN«-Aktivitäten im Überblick:
1. Mitarbeiter motivieren, sich aktiv an Problemlösungen zu beteiligen und die täglich anfallende Arbeit zu erledigen.
2. Mitarbeiter motivieren, die Vorschläge zu Papier bringen.
3. Vorschläge prüfen, auswerten, Anleitung und Hilfestellung geben.
4. Die Leistung anerkennen und vergüten.

2.1.3 PDCA-Zyklus nach Deming

Der Begriff »Deming-Kreis« oder auch »Demingsche Reaktionskette« ist nach *William Edward Deming* (1900–1993) benannt, einem amerikanischen Physiker und Statistiker, dessen Wirken maßgeblich den heutigen Stellenwert des Qualitätsmanagements weltweit beeinflusst hat. *Deming* betonte den ständigen Verbesserungsprozess im Sinne einer kontinuierlichen Verbesserung. Der PDCA-Zyklus nach *Deming* wird auch als **Problemlösungsprozess** bezeichnet. Die Japaner nennen den ursprünglichen Deming-Aktivitätskreislauf im Unternehmen als »Deming-Cycle« und haben damit einen Kreislauf zur Verbesserung beschrieben. Die Denkweise von *Deming* wurde in Japan zu einer Qualitätsnorm! *Deming* betonte den ständigen Verbesserungsprozess im Sinne einer kontinuierlichen Verbesserung.

Das Ziel der kontinuierlichen Verbesserung ist in der heutigen DIN EN ISO 9000 und anderen international anerkannten Managementsystemen (z. B. Umweltmanagementsysteme) eine Verpflichtung der Unternehmensleitung. *Demings* Betonung der ständigen Verbesserung zeigt sich auch in der japanischen Idee des KAIZEN – ein ständiger Verbesserungsprozess, bei dem jeder am Streben nach besserer Leistung beteiligt ist. Er basiert auf dem Glauben, dass wir ständig wirkungsvolle Systeme entwickeln und verbessern müssen, um höhere Qualität zu niedrigen Kosten zu erreichen. In Japan hat die Idee der kontinuierlichen Verbesserung zu sehr großen Erfolgen geführt.

Der **Kontinuierliche Verbesserungsprozess** (»KVP«) und die Fähigkeit der Mitarbeiter zur ständigen Verbesserung ihrer Abläufe im Sinne der einrichtungsinternen Ziele verfolgt das Ziel, immer wieder neu definierte kleinere Etappenziele festzulegen und gemeinsam mit den Führungskräften und Mitarbeitern zu erreichen. Der kontinuierliche Verbesserungsprozess ist kein Selbstzweck, da alle Mitarbeiter in allen Arbeitsbereichen, z. B. Küche, Hauswirtschaft, Haustechnik und Pflege hiervon betroffen sind und Verbesserungen das gesamte Unternehmen betreffen.

Die Zielsetzung der kontinuierlichen Verbesserung konzentriert sich dabei auf zwei Aspekte:
1. Prozessorientierung = optimale Prozesse und Abläufe
2. Ergebnisorientierung = optimale Ergebnisse der Einrichtung

Jeder Mitarbeiter kann durch seine Fähigkeiten und sein Können am Verbesserungsprozess mitwirken. Die Unternehmensziele (Qualitätsziele) werden mit den Führungskräften durch Zielvereinbarungen untermauert und in der Einrichtung realisiert. Um das Erreichen der Qualitätsziele voranzutreiben, ist es sinnvoll, diese Zielvereinbarungen mit den Führungskräften, die für die Umsetzung dieser Vorgaben unmittelbar verantwortlich sind, im gegenseitigen Einverständnis zu vereinbaren. Die vereinbarten Ziele müssen transparent gemacht werden. Die Zielereichung und der Nutzen für die Pflegeeinrichtung bzw. für den ambulanten Pflegedienst müssen in jedem Fall messbar sein.

Im Bereich Qualitätsverbesserung wird differenziert zwischen:

- Kontinuierlicher Verbesserung (Etappenziele, d. h. kleinere Schritte),
- Innovativer Verbesserung (Qualitätsgewinn durch Innovationen, d. h. Verbesserung in großen Sprüngen).

Beim KVP geht es darum, Probleme und *»Schwachstellen zu erkennen, Problemlösungssystematiken im Team zu entwickeln, systematisch zu erarbeiten, zu visualisieren (QC-Werkzeuge) und umzusetzen«*. Der nachfolgend dargestellte »PDCA-Zyklus« (plan, do, check, act) nach *Deming* kann als fortwährender dynamischer Prozess zur ständigen Qualitäts- und Leistungsverbesserung einer Einrichtung verstanden werden (vgl. Abbildung 9).

Die MDK-Prüfanleitung vom 10. November 2005 (»Richtlinien der Spitzenverbände der Pflegekassen über die Prüfung der in Pflegeeinrichtungen erbrachten Leistungen und deren Qualität« – QPR) bezieht sich im 6. Kapitel (»Qualitätsmanagement« – stationäre Pflege) auf die Implementierung eines einrichtungsinternen Qualitätsmanagements entsprechend dem kontinuierlichen Verbesserungsprozess (im Sinne des PDCA-Zyklus): *»Wird das einrichtungsinterne Qualitätsmanagement entsprechend dem kontinuierlichen Verbesserungsprozess (im Sinne des PDCA-Zyklus) gehandhabt?«*

Das Ziel ist die stetige Sicherung und Weiterentwicklung der Pflegequalität (Qualitätspolitik), die nachzuweisen ist. Der kontinuierliche Verbesserungsprozess beginnt mit der Festlegung des zu erreichenden bzw. zu erwartenden Qualitätsniveaus in Form von Qualitätszielen. Daraus erfolgt die Planung, Umsetzung der Prozesse und Festlegungen sowie die Evaluation in der Praxis. Das Ergebnis entscheidet, inwieweit dann die Maßnahmen und ggf. auch die Qualitätsziele angepasst (korrigiert bzw. optimiert) werden müssen.

Nach *Deming* wird dieses Vorgehen in vier Phasen eingeteilt:

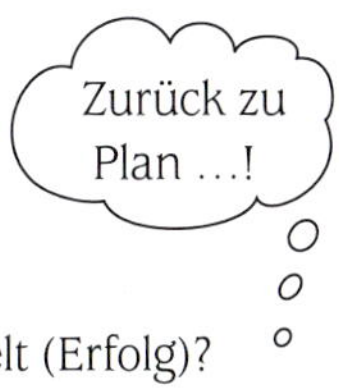

1. **P**lan = Identifikation von Problemursachen und dessen Priorisierung
Festlegung von Zielen. Der »*Deming*-Kreis« beginnt zu rollen …!
2. **D**o = Maßnahmenkatalog und Umsetzung der Lösungen
3. **C**heck = Soll-Ist-Vergleich (Kontrollieren)
Hat die Umsetzung funktioniert und welches Ergebnis wurde erzielt (Erfolg)?
4. **A**ct = Anpassung und Veränderung (Verbesserung erreicht – Korrekturen notwendig?)

Das wiederholte Durchlaufen des Zyklus (1-4) ist wichtig, da bei jeder Wiederholung das bestehende Problem und die »Schwachstellen« mehr eingegrenzt und Erfahrungen aus vorherigen Zyklen beim nächsten Durchlauf berücksichtigt werden können.

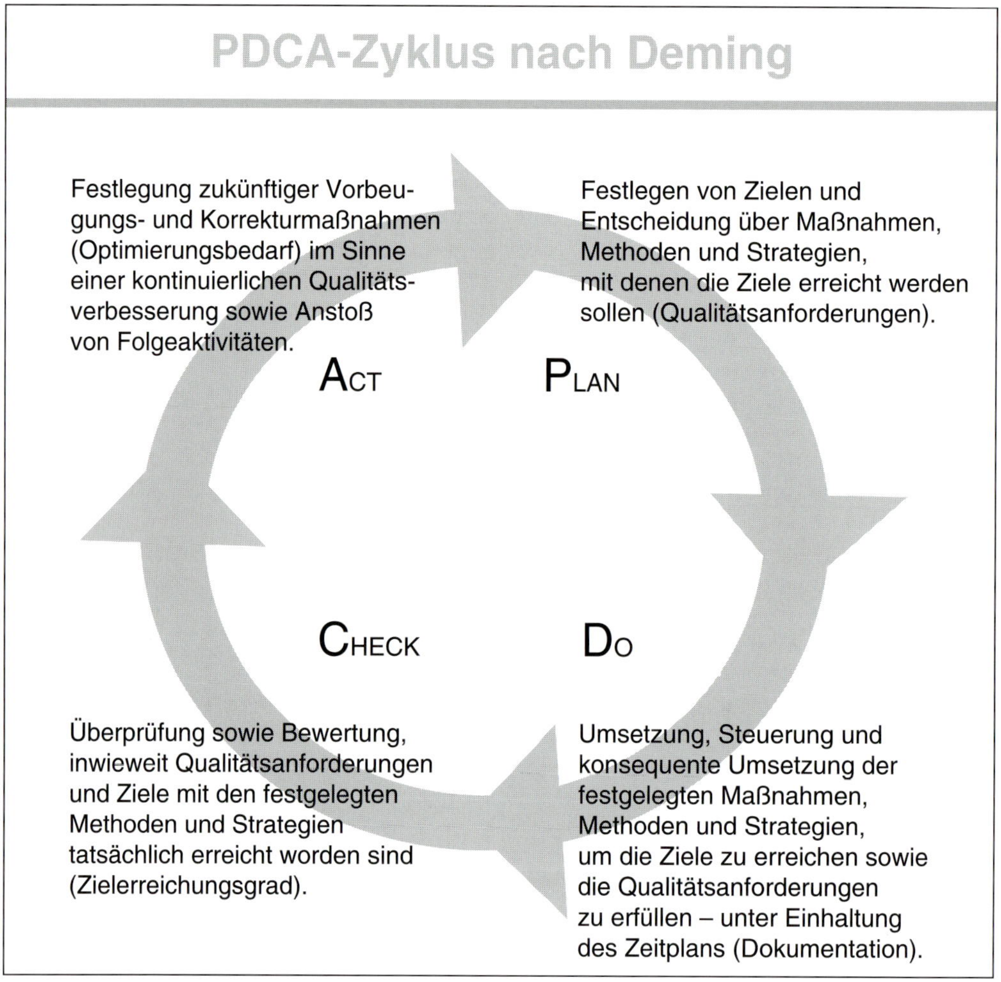

Abb. 9: PDCA-Zyklus nach Deming.

Der PDCA-Zyklus kann auf jedes komplexe System oder auch nur auf Einzelthemen übertragen werden. Immer dann, wenn eine Neuerung oder eine Optimierung von Prozessen beabsichtigt wird, kann die Vorgehensweise nach dem PDCA-Zyklus als ein bewährtes Instrument – im Sinne eines Projektmanagements – für eine strukturierte und einfache Einführung eingesetzt werden. Projekte im Sinne eines **Projektmanagements** werden nach der ISO 10006:2004 (Qualitätsmanagementsysteme – Leitfaden für Qualitätsmanagement in Projekten) als ein einmaliger Ablauf (Start- und Endtermin festlegen!) von festgelegter Dauer mit einer einmaligen Aufgabenstellung verstanden, im Gegensatz zu einem Prozessmanagement.

Das **Prozessmanagement** (z.B. Kernprozess, Führungsprozesse, Dokumentationsprozesse etc.) ist ein sich ständig wiederholender Kreislauf in jedem organisationsspezifischen Qualitätsmanagementsystem! Der kontinuierliche Verbesserungsprozess ist der Grundgedanke der ISO 9000 und wird durch die Umsetzung des PDCA-Zyklus geprägt. Eine Zertifizierungsreife ist dann gegeben, wenn der PDCA-Zyklus in allen von der ISO-Norm 9001 geforderten Anforderungen erkennbar ist.

Der PDCA-Zyklus nach *Deming* und seine Art der Themenbearbeitung, mit dem Anspruch der ständigen Verbesserung eines Qualitätsmanagementsystems und der Prozesse, hat in verschiedenen Wirtschaftzweigen und anderen Managementsystemen Eingang gefunden. Er kann als Methode für alle Einzelprojekte und Prozesse im Sinne von Verbesserungen jedweder Einrichtung (unabhängig von der Organisationsart) verwendet werden. So erinnert uns der »PDCA-Kreis« beispielsweise im Pflegebereich sehr stark an das »Vier-Phasen-Modell« des Pflegeprozesses nach der Weltgesundheitsorganisation:

1. Einschätzen des Pflegebedarfs, Pflegeanamnese (Assessing),
2. Planen der Pflege (Planing),
3. Durchführung der Pflege (Implementing),
4. Evaluieren/Bewerten und Optimierung der Pflege (Evaluation).

In den 80er Jahren wurde das »Vier-Phasen-Modell« von *Fiechter* und *Meier* aufgegriffen und im Pflegeprozess mit seinen sechs Schritten (vgl. Abbildung 10) dargestellt:

1. Informationssammlung,
2. Erkennen von Problemen und Ressourcen,
3. Festlegen der Pflegeziele,
4. Planung der Pflegemaßnahmen,
5. Durchführung der Pflege,
6. Beurteilung der Wirkung der Pflege.

2.1.4 Historische Entwicklung des Qualitätsmanagements

In den 1930er Jahren

Entwicklung von statistischen Verfahren und Methoden zur Prozessüberwachung bzw. -regelung und zur Stichprobenprüfung (SPC).

In den 1950er Jahren

Durch *Deming* und *Juran* entwickelt sich in Japan ein neues Qualitätsverständnis in Richtung Qualitätsmanagement. Statistische Prozessregelung, kontinuierliche Qualitätsverbesserung und systematisiertes Vorgehen bilden hierbei die Grundlagen.

In den 1960er und 1970er Jahren

Von der Qualitätsprüfung (Fehlerentdeckung) entwickeln sich die Anstrengungen hin zur Fehlervermeidung. Entsprechende Maßnahmen werden durch die Einrichtung von Qualitätszirkeln ermittelt.

In den 1980er Jahren

Die ISO 9000 ff. entsteht (seit 1987) als international anerkannte Norm für modernes Qualitätsmanagement. Qualitätssicherung, welche nur einzelne Bereiche eines Unternehmens betrifft, wandelt sich zu Qualitätsmanagement und Total Quality Management. Entwicklung von Verfahren zur Fehlerverhütung in der Planungsphase (z. B. »FMEA«).

In den 1990er Jahren

Qualitätsmanagement erschließt alle Bereiche eines Unternehmens und wird zu einem gesamtheitlichen Qualitätsdenken der allgemeinen Managementlehre. ISO 9000 etabliert sich bei Organisationen fast aller Branchen und Größen. Mit der zunehmenden Verbreitung und dem Wissen

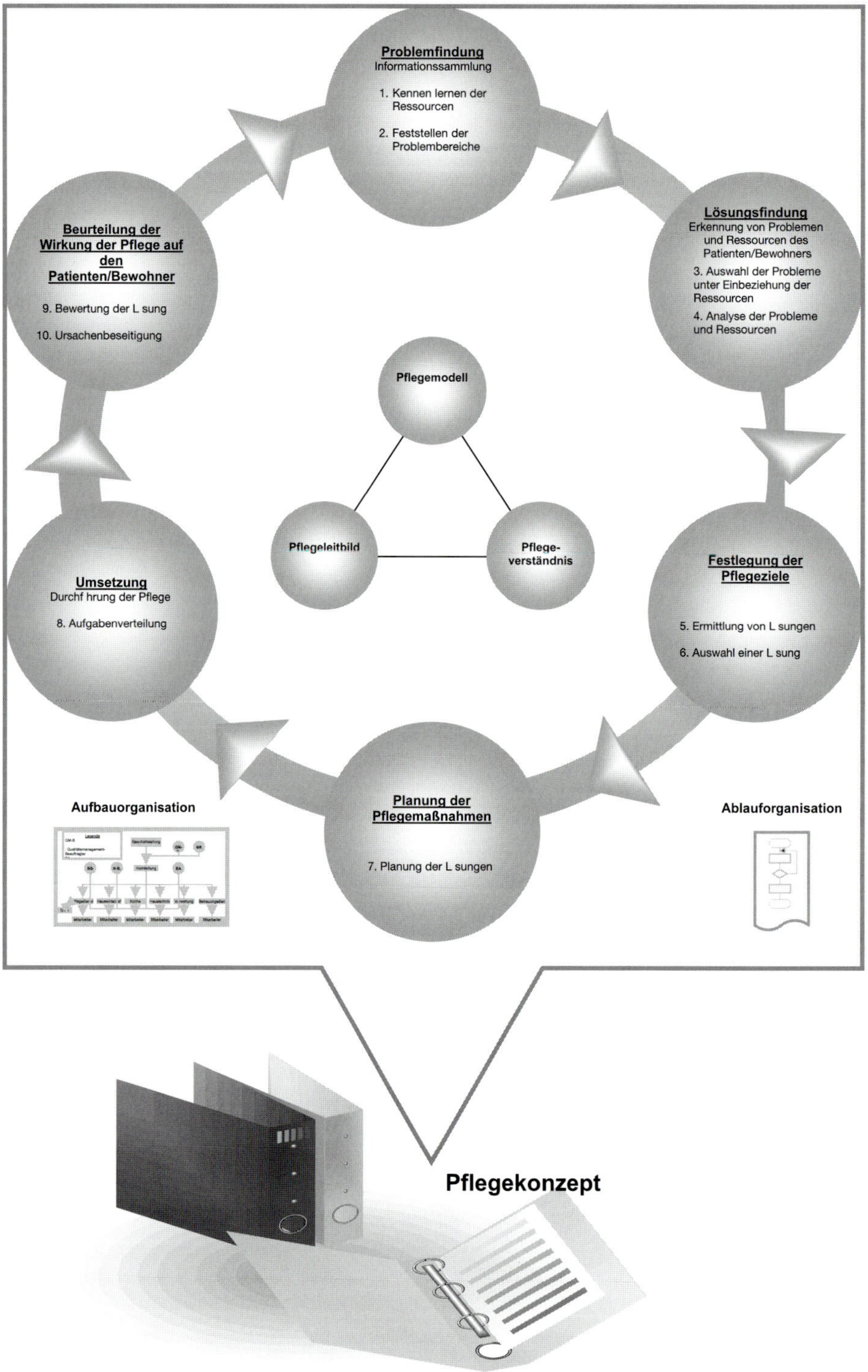

Abb. 10: Planung der Pflege im Sinne des Pflegeprozesses.

um diese Normen sowie der darauf basierenden Zertifizierungen wurde die Anwendung auf vielfältige Bereiche der Wirtschaft – produzierende Unternehmen, als auch Dienstleistungsunternehmen – ausgedehnt.

Dezember 2000 (-12)
Seit Dezember 2000 wird die ISO 9000:2000ff. (prozessorientiertes QM-System) eines der besten Werke zum Thema »Umfassendes Qualitätsmanagement« und ist wesentlich praxisbezogener in der Anwendung im Vergleich zu der alten Norm 9000:1994 mit ihren 20 Elementen. Mit der novellierten Norm ist die Annäherung an TQM/EFQM gestartet worden. 2005 wurde die alte ISO 9000:2000-12 überarbeitet, um einheitliche Begriffsdefinitionen für die Normen ISO 9001 und ISO 19011:2002 vorzunehmen. Die Änderungen der ISO 9000 stehen im Wesentlichen mit der DIN EN ISO Norm 19011:2002-12 *(»Leitfaden für Audits von Qualitätsmanagement- und/oder Umweltmanagementsystemen«)* in einem unmittelbaren Zusammenhang.

Die *neue DIN EN ISO 9000:2005-12 »Qualitätsmanagementsysteme – Grundlagen und Begriffe«* wurde im Dezember 2005 veröffentlicht und die DIN EN ISO 9000:2000-12 im April 2006 für ungültig erklärt! In der ISO 9000:2005 sind Begriffe (z.B. im 3. Abschnitt: »Lieferant-Organisation-Kunde«, *vorher* in der ISO 9001:2000) aufgenommen und Begriffsdefinitionen wie z.B. »Qualifikation« durch »Kompetenz« ersetzt, Vertrag, Auditumfang und -kompetenz vorgenommen worden. Auch erfolgten in der neuen ISO 9000 einige Definitionsänderungen wie z.B. für Qualitätspolitik, Qualitätsplanung, Qualitätsverbesserung und Vorbeugungsmaßnahmen etc.

Dezember 2002 (-12)
Die ISO-Norm 19011:2002-12 *»Leitfaden für Audits von Qualitätsmanagement- und/oder Umweltmanagementsystemen«* ersetzte im Dezember 2002 die alte ISO-Norm 10011-Teil 1-3:1991 (Qualitätsmanagementsysteme) und 14010-14012:1996 (Umweltmanagementsysteme) zur Durchführung von Audits (Qualitätsmanagement und Umweltaudits).

Voraussichtlich Dezember 2008 DIN EN ISO 9001:2008-12 (endgültige Norm)
Mit der Revision der Norm 9001:2000-12 »Qualitätsmanagementsysteme – Anforderungen« erfolgen einige Neuerungen (ISO/DIS 9001:2007-10). Die neue ISO 9001 schafft für den Anwender mehr Klarheit und Präzisierungen in den einzelnen Normabschnitten.

Eine Auswirkung auf bestehende Qualitätsmanagementsysteme ist nach der jetzigen revidierten Norm 9001:2007-10 (Entwurf), dass jetzt auch **ausgegliederte Prozesse** (z.B. bei einer Fremdvergabe der Gebäudereinigung oder Wäschefremdvergabe etc.) im Sinne der ISO-Norm gelenkt werden müssen (Normabschnitt 4.1 »Allgemeine Anforderungen«), falls diese einen unmittelbaren Einfluss auf die Dienstleistungsqualität (Produktkonformität) mit ihren Anforderungen haben!

Art und Umfang der Lenkung ausgegliederter Prozesse müssen demnach im Qualitätsmanagementsystem nach dem neuen Normentwurf (ISO 9001:2007-10) festgelegt werden (s. auch QPR, Kapitel 5.5 »Kooperationen mit anderen Diensten«). Auch bei Fremdvergabe (ausgegliederte Prozesse), z.B. der Gebäudereinigung oder der Flachwäsche etc., verbleibt die Verantwortung und die Erfüllung der Kundenanforderungen bei der Leitung der Pflegeeinrichtung!

Bei näherer Analyse der Revision 9001:2007-10 zeigt sich, dass sich die neue Norm 9001 auch auf integrierte Managementsysteme (z.B. Arbeitsschutz etc.) bezieht. Für die Anwender hat dies große Vorteile gegenüber lose gekoppelten Managementteilsystemen (z. B. Verträglichkeit der Normen wie ISO 9001 und Umweltmanagementsysteme nach ISO 14001, EMAS etc.). So muss in Zukunft kein unnötiger Mehraufwand (Kosten) mehr betrieben werden.

Insbesondere wird in dem neuen Normentwurf 9001:2007-10 deutlich, dass integrierte Managementsysteme zu integrieren sind. So wird z. B. im Normentwurf 9001:2007, insbesondere im Normabschnitt 6.4 »Arbeitsumgebung«, in der Anmerkung nicht nur der Arbeitsschutz, sondern auch das Umweltmanagement angesprochen, durch die Aufzählung verschiedener Arbeitsbedingungen: *»Die Benennung Arbeitsumgebung bezieht sich auf Bedingungen, unter denen die Arbeit ausgeführt wird, einschließlich physikalischer, ökologischer und anderen Faktoren, wie zum Beispiel Lärm, Temperaturen, Feuchtigkeit, Beleuchtung oder Wetter« (s. Normentwurf 9001: 2007-10).*

2.1.5 Die Norm für Umwelt- und Qualitätsmanagement-Auditoren

Die Norm DIN EN ISO 19011:2002-12 und deren Zusammenfassung der Normen für Qualitätsaudits (Überprüfung und Bewertung der Wirksamkeit des QM-Systems) und für Umweltaudits für Auditoren, liefert eine Anleitung für das Management von Auditprogrammen, die Durchführung interner und externer Audits von Qualitätsmanagement- und/oder Umweltmanagementsystemen sowie zur Qualifikation und Bewertung von Auditoren. Die ISO 14001:2004 legt zum Beispiel die Anforderungen für Umweltmanagementsysteme fest.

Die Struktur und Inhalte der ISO 19011:2002-12:
1. Anwendungsbereich
2. Normative Verweisungen
3. Begriffe
4. Auditprinzipien
5. Management eines Auditprogramms
6. Audittätigkeiten
7. Qualifikation und Bewertung von QM-Auditoren und UM-Auditoren

2.1.5.1 Auditprinzipien für Auditoren

Die DIN EN ISO 19011 beschreibt Auditprinzipien, die Auditoren in die Lage versetzen, unter gleichartigen Umständen zu gleichartigen Auditschlussfolgerungen zu gelangen:

Ethisches Verhalten:
- die Grundlage des Berufsbildes;
- Vertrauen, Integrität, Vertraulichkeit und Diskretion sind unabdingbar für das Auditieren.

Sachliche Darstellung:
- die Pflicht, wahrheitsgemäß und genau zu berichten;
- Auditfeststellungen, -schlussfolgerungen und -berichte spiegeln wahrheitsgemäß und genau die Audittätigkeiten wider. Über wesentliche Hindernisse, die während des Audits auftreten, und über nicht bereinigte oder auseinander gehende Auffassungen zwischen dem Auditteam und der auditierten Organisation wird berichtet.

Angemessene berufliche Sorgfalt:

- Anwendung von Sorgfalt und Urteilsvermögen beim Auditieren;
- Die Auditoren lassen Sorgfalt walten gemäß der Bedeutung der Aufgabe, die sie erfüllen, und gemäß dem Vertrauen, das Auditauftraggeber (Einrichtung) und andere interessierte Parteien in sie setzen. Eine wichtige Voraussetzung ist das Vorhandensein der erforderlichen Qualifikation.

Unabhängigkeit:

- die Grundlage für die Unparteilichkeit des Audits und Objektivität der Auditschlussfolgerungen; Auditoren sind unabhängig von der Tätigkeit, die auditiert wird, und sie sind frei von Voreingenommenheit und Interessenkonflikten. Auditoren zeigen Objektivität während des gesamten Auditprozesses, um sicherzustellen, dass die Auditfeststellungen und -schlussfolgerungen nur auf den Nachweisen beruhen.

Vorgehensweise, die auf Nachweisen beruht:

- die rationale Grundlage, um zu zuverlässigen und nachvollziehbaren Auditschlussfolgerungen in einem systematischen Auditprozess zu gelangen;
- Auditnachweise sind verifizierbar. Sie beruhen auf Stichproben der verfügbaren Informationen, da ein Audit während eines begrenzten Zeitraums und mit begrenzten Ressourcen vorgenommen wird. Der angemessene Gebrauch der Stichprobennahme ist eng mit dem Vertrauen verbunden, das in die Auditschlussfolgerungen gesetzt werden kann.

2.1.6 Struktur der DIN EN ISO für QM-Systeme

Eine Norm ist eine Art der Vereinheitlichung. Durch die Veröffentlichung der ISO 9000-Normen für Qualitätsmanagementsysteme als branchenunabhängige Zertifizierung erhielt die weltweite Qualitätsmanagement-Welle für fast alle Wirtschaftszweige einen weiteren kräftigen Schub in Richtung Business Excellence (umfassendes Qualitätsmanagement). Dieser positive Aufwind wird auch durch die revidierte Version der ISO 9001:2007-10 und insbesondere durch die Revision der ISO 9004:2007-12 noch einmal wesentlich vorangetrieben. Zum einem durch die Instrumente zur kontinuierlichen Weiterentwicklung von QM-Systemen und zum anderen durch den systemischen Ansatz, die Gesamtleistung einer Organisation ständig zu verbessern.

Die DIN EN ISO 9000-Normenfamilie besteht aus **drei** wichtigen Leitfäden und zwar derzeit aus der DIN EN ISO 9000: 2005-12, 9001:2000-12 und der DIN EN ISO 9004:2000-12. Die »2000-12« setzt sich aus der Jahreszahl der Revision und dem jeweiligen Monat zusammen, da in regelmäßigen Abständen (ca. alle fünf Jahre) bei allen Normen Revisionen durchgeführt werden.

Unterstützt wird die Umsetzung der »Anforderungen« aus der ISO 9001:2000 mit ihren Normforderungen durch die »Grundlagen und Begriffe« aus der ISO 9000:2005-12 sowie durch den »Leitfaden zur Leistungsverbesserung« der ISO 9004:2000. Durch die ISO 9004:2007-12 »Leiten und Lenken zu nachhaltigen Erfolg – Ein Qualitätsmanagementansatz« kann die Organisationen zukünftig in Reifegrade (Selbstbewertung) eingeteilt werden und der Übergang zu anderen Excellence Modellen (z. B. EFQM – Ein Modell zum Erreichen von Spitzenleistungen) wurde somit verbessert.

Die Normen 9000:2000ff. wurden vom Europäischen Komitee für Normung CEN (Comité Européen de Normalisation) am 15. Dezember 2000 angenommen. Seit 1987 wurden die Normen für Qualitätsmanagementsysteme insgesamt viermal revidiert (1987 – 1. Fassung,

1994 – 2. Fassung, 2000 – 3. Fassung und 2007 – 4. Entwurfsfassung, die nach derzeitigem Kenntnisstand im Dezember 2008 in Kraft treten soll).

Die drei Leitfäden der Norm für Qualitätsmanagementsysteme im Überblick:

- **ISO 9000:2005** Qualitätsmanagementsysteme – Grundlagen und Begriffe
  Beschreibt die Grundlagen für Qualitätsmanagementsysteme und die Begriffe des Qualitätsmanagements. Die hier genannte DIN EN ISO ist ein unterstützender Leitfaden, um die Anforderungen aus der DIN EN ISO 9001:2000 (»Forderungskatalog«) bzw. die neue ISO 9001:2008-12 (voraussichtliche Veröffentlichung) umsetzen zu können.
- **ISO 9001:2000** Qualitätsmanagementsysteme – Anforderungen
  Das Zertifizierungsmodell von Qualitätsmanagementsystemen aller Branchen enthält im Wesentlichen die Anforderungen an das Qualitätsmanagementsystem für den Fall, dass eine Organisation (Einrichtung) ihre Fähigkeiten demonstrieren muss, Dienstleistungen zu erbringen, die den Erfordernissen der Kunden und der gesetzlichen und behördlichen Forderungen entsprechen. Die Wirksamkeit des QM-Systems ist auf die Erfüllung der genannten Anforderungen gerichtet!
- **ISO 9004:2000** Qualitätsmanagementsysteme – Leitfaden zur Leistungsverbesserung
  Ein Leitfaden für Qualitätsmanagementsysteme einschließlich der Prozesse für ständige Verbesserung, die zur Zufriedenheit der Kunden in einer Einrichtung und anderer interessierten Parteien beitragen. Die ISO 9004 gibt über die in der ISO 9001 enthaltenen Anforderungen hinausgehende Informationen und Anleitungen, um sowohl die Wirksamkeit als auch Effizienz eines QM-Systems und damit die Möglichkeiten der Leistungsverbesserung einer Einrichtung (Organisation) zu berücksichtigen.
  Die neue **DIN EN ISO 9004:2007-12** (Normenentwurf) hat eine völlig neue Struktur und dadurch keine direkte Zuordnung zur DIN EN ISO 9001 mehr. Die revidierte Version der ISO 9004 stellt einen Leitfaden für Organisationen dar, die den Nutzen der ISO 9001 erweitern möchten. Sie besteht aus zehn Kapiteln mit den Kriterien zum nachhaltigen Erfolg einer Einrichtung und den Anhängen A und B mit den Werkzeugen und Arbeitsblättern zur Selbstbewertung. Die in der neuen ISO 9004 beschriebene Selbstbewertung dient als Standortbestimmung des Reifegrades und erfolgt dabei in fünf Reifegrade: *»Stufen in Richtung des nachhaltigen (langfristigen) Erfolgs.«*
  Dieses Klassifikationsschema in unterschiedlichen Reifegraden bezieht sich darauf, eine gesamte Organisation auf ein gleiches Qualitätsniveau in allen Bereichen anzuheben und den Erfolg nachhaltig zu sichern. Nachfolgend werden die Bezeichnungen der fünf Reifegrade in Richtung des nachhaltigen Erfolgs der neuen DIN EN ISO 9004:2007-12 vorgestellt:

	Kurze beispielhafte Darstellung der Stufen anhand der PDCA-Arbeit:
Stufe 1: Anfänger-Organisation	– PDCA-Anwendung erfolgt hier zufällig
Stufe 2: Initiative zeigende Organisation	– In einigen Prozessen findet sich der PDCA in Erstnutzung
Stufe 3: Anpassungsfähige Organisation	– In Schlüsselprozessen wird der PDCA-Zyklus vollständig eingesetzt
Stufe 4: Innovative Organisation	– PDCA-Zyklus wird selbstlaufend angewandt, unterstützt durch Innovation
Stufe 5: Nachhaltige Organisation	– PDCA-Zyklus wird von allen interessierten Parteien angetrieben

Die endgültigen neuen Normen (9001 und 9004) sollen voraussichtlich im Dezember 2008 in englischer Sprache und ab Januar 2009 in deutscher Fassung vorliegen. Übergangszeiten zur Umstellung der QM-Systeme auf die neue ISO 9001 und 9004 werden durch die ISO und IAF festgelegt.

Kapitel 4 bis 10 der ISO 9004:2007-12:

4. Leiten und Lenken zu nachhaltigem Erfolg – Plan
5. Das Umfeld der Organisation – Plan
6. Politik und Strategie – Plan
7. Ressourcen – Do
8. Prozessmanagement – Do
9. Messung und Analyse – Check
10. Verbesserung, Innovation und Lernen – Act

Die ISO definiert den nachhaltigen Erfolg einer Organisation als die Fähigkeit einer Organisation oder eines Aufgabenbereichs, ihre Leistungsfähigkeit auf lange Sicht zu erhalten oder zu entwickeln (langfristiger Unternehmenserfolg!). Eine Unternehmensstrategie für eine nachhaltige Entwicklung muss die Organisation auf neue Gegebenheiten und Aufgaben einer sich verändernden Gesellschaft und Wirtschaft vorbereiten.

DIN EN ISO 9004:2007-12 – Anmerkung 1: *»Nachhaltiger Erfolg unterstreicht die Notwendigkeit für eine Ausgewogenheit zwischen den wirtschaftlich/finanziellen Interessen einer Organisation und denen ihres sozialen und ökologischen Umfelds«.*

Diese Europäischen Normen der ISO bestehen i.d.R. in drei offiziellen Fassungen (Deutsch, Englisch, Französisch). Die CEN-Mitglieder sind gehalten, diesen Europäischen Normen ohne jede Änderung den Status einer nationalen Norm zu geben. Auch wenn die Wortwahl der ISO sehr allgemein gehalten wird, lassen sich die Anforderungen auch in andere »Branchensprachen«, z. B. von Pflegeeinrichtungen, interpretieren und übersetzen. Die richtige Übersetzung der ISO in die Pflegebranche ist später der Garant dafür, dass sich Qualitätsmanagement zum Vorteil der Pflegeeinrichtung weiter entwickeln und kontinuierlich verbessern kann. Die ISO 9001:2000-12 sowie die revidierte Version ISO 9001:2007-10 besteht aus mehreren Kapiteln, von denen sich fünf mit dem eigentlichen Thema »Qualitätsmanagement« auseinandersetzen.

4. Kapitel »Qualitätsmanagement«
5. Kapitel »Verantwortung der Leitung«
6. Kapitel »Management von Ressourcen«
7. Kapitel »Produktrealisierung«
8. Kapitel »Messung, Analyse und Verbesserung«

Durch die ISO 9001 sind wesentliche Verbesserungen im Hinblick auf die Anwendung, auf das Verständnis und die Übertragung der Norm für Heim- und Pflegedienstbetreiber festzustellen. Gerade die Kriterien und Qualitätsmindestanforderungen in den Bereichen der Struktur-, Prozess- und Ergebnisqualität nach dem Pflege-Weiterentwicklungsgesetz (PfWG) lassen sich in dieser europäischen Qualitätsnorm und in der novellierten Version der DIN EN ISO 9001 hervor-

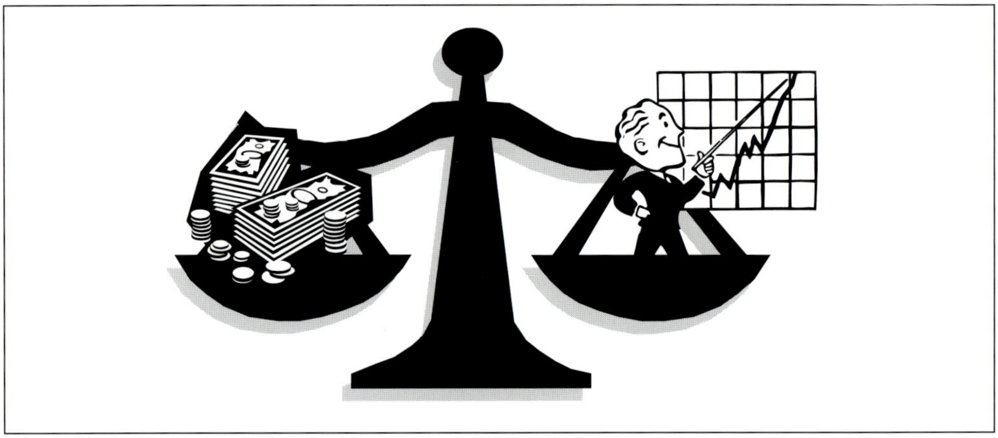

Abb. 11: Umfang des Erfolgs zu vertretbaren Kosten.

ragend verwirklichen und integrieren. Die ISO-Entwicklungen[2] zeigen, dass Deutschland mit 46458 ISO-Zertifikaten im weltweiten Vergleich an 5. Stelle (2006) steht, hinter China (162259), Italien (105799), Japan (80518) und Spanien (57552).

Der Qualitätsgedanke in der Pflege, Versorgung und Betreuung von alten, kranken und pflegebedürftigen Menschen hat mit Anbruch der Pflegeversicherung und mit dem Beginn der längst überfälligen Pflegereform neue Konturen, eine veränderte Gestalt und eine mehrdimensionale Bedeutung erhalten. Qualität und Qualitätsmanagement stellen außerordentlich wichtige Methoden dar, um die Wettbewerbssituation einer Einrichtung vorteilhaft zu verbessern und Vereinbarungen und festgelegte Qualitätsanforderungen einzuhalten.

Die neue ISO 9000:2005 und der derzeitige Normenentwurf 9004:2007 orientieren sich weiterhin an den o. g. acht Grundsätzen (vgl. Abbildung 12) des Qualitätsmanagements.
Um eine Qualitäts- und Leistungsverbesserung auch erreichen zu können, müssen acht Qualitätsmanagement-Grundsätze in einem Qualitätsmanagement beherzigt werden.

1. **Grundsatz: Kundenorientierung (Mitarbeiterorientierung!)**
   Organisationen hängen von ihren Kunden ab und sollten daher die jetzigen und künftigen Erfordernisse der Kunden verstehen, Kundenforderungen erfüllen und danach streben, die Erwartungen ihrer Kunden zu übertreffen.

2. **Grundsatz: Führung**
   Führungskräfte legen die Einheit der Zielsetzung, der Ausrichtung und das interne Umfeld der Organisation fest. Sie schaffen das Umfeld, in dem Menschen sich voll und ganz für die Erreichung der Ziele der Organisation einsetzen.

3. **Grundsatz: Einbeziehung der Menschen**
   Menschen sind auf allen Ebenen das Wesentliche einer Organisation und ihre vollständige Einbeziehung gestattet die Nutzung ihrer Fähigkeiten zum größtmöglichen Nutzen der Organisation.

[2] Quelle: TÜV Rheinland – Entwicklung der ISO 9001 – Zertifikate TOP 10-Länder

4. **Grundsatz: Prozessorientierter Ansatz**
   Ein gewünschtes Ergebnis lässt sich auf effizientere Weise erreichen, wenn zusammengehörige Mittel und Tätigkeiten als ein Prozess geleitet und gelenkt werden.

5. **Grundsatz: Systemorientierter Ansatz**
   Das Erkennen, Verstehen, Leiten und Lenken eines Systems miteinander in Wechselbeziehung stehender Prozesse für ein gegebenes Ziel trägt zur Wirksamkeit und Effizienz der Organisation bei.

6. **Grundsatz: Ständige Verbesserung**
   Ein permanentes Ziel der Organisation ist die ständige Verbesserung.

7. **Grundsatz: Fachlicher Ansatz zur Entscheidungsfindung**
   Wirksame Entscheidungen beruhen auf der logischen oder intuitiven Analyse von Daten und Informationen.

8. **Grundsatz: Lieferantenbeziehungen zum gegenseitigen Nutzen**
   Die Fähigkeit der Organisation und ihrer Lieferanten, Werte zu schaffen, wird durch Beziehungen zum gegenseitigen Nutzen gesteigert.

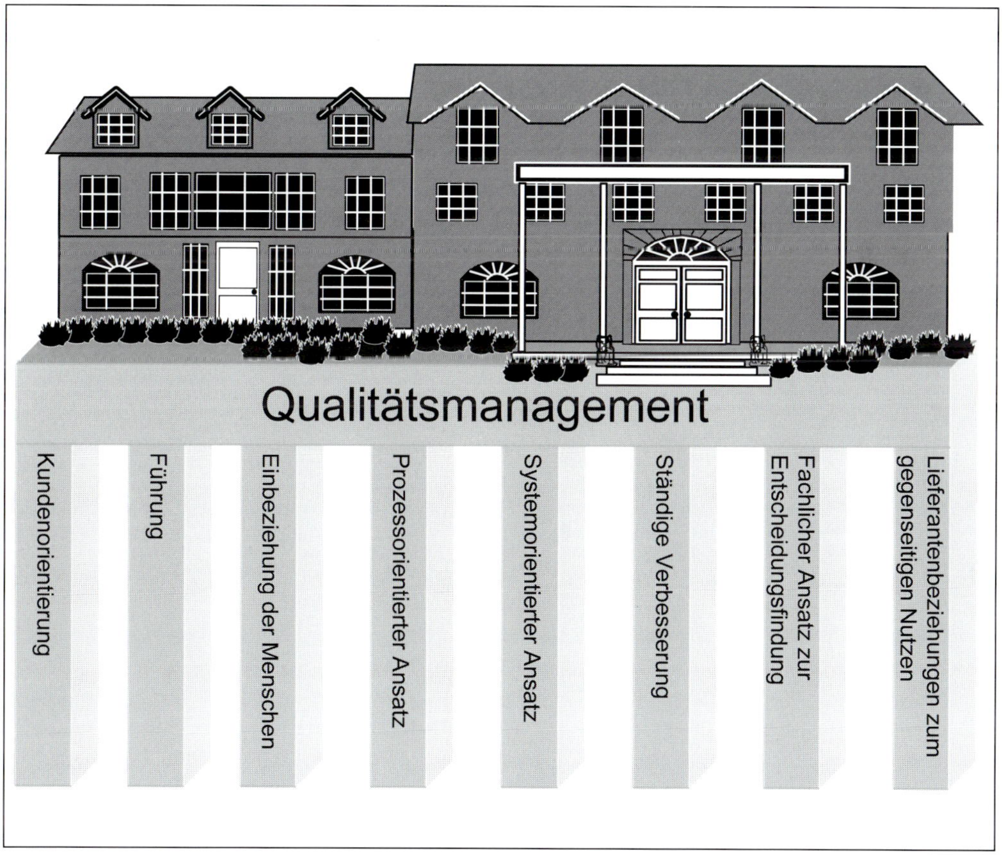

Abb. 12: Die acht Grundsätze eines Qualitätsmanagements.

Die acht Grundsätze bilden auch die Grundlage dafür, eine Einrichtung zu leiten und zu lenken mit dem Ziel, eine ständige Verbesserung der Prozesse (Abläufe und Verfahren) und Weiterentwicklung der Einrichtung zu bewirken im Sinne einer Kundenorientierung.

2.2 Gründe für ein Qualitätsmanagementsystem

Gründe, die für ein Qualitätsmanagementsystem sprechen, sind:

- Qualitätsanforderungen seitens der Kunden (Bewohner, Kostenträger etc.) zu **realisieren** (die Verantwortung für die Einhaltung zu übernehmen) und zu erfüllen.
- Gesetzliche Forderung und verbindlicher Auftrag der Leitung (Selbstverpflichtung), ein einrichtungsinternes Qualitätsmanagementsystem zu implementieren (externer Druck, z.B. durch Kostenträger), aufrechtzuerhalten und **nachzuweisen**.
- Gesundheitsschutz und Gesundheitserhaltung der Mitarbeiter in einer Einrichtung (Einhaltung von Maßnahmen des Arbeits- und Gesundheitsschutzes).
- Effektivitäts- und Effizienzsteigerung (Wirtschaftlichkeit und Versorgung).
- Nachweisbare Sicherung der Qualität in der Pflegeeinrichtung (Bringschuld).
- Kundenzufriedenheit ständig zu verbessern (Bewohner, Patienten, Angehörige, Betreuer, Ärzte, Kostenträger usw.).
- Verbesserung und Optimierung von Arbeitsabläufen.
- Motivationsschub bei den Mitarbeitern durch Transparenz und Sicherheit, die Maßnahmen des Qualitätsmanagements zu kennen und mitzutragen (Wissensmanagement).
- Wettbewerbsfähigkeit dauerhaft zu sichern und zu verbessern (Vorsprung anderen gegenüber) durch Innovationen.
- Unternehmensziele in der Aufbau- und Ablauforganisation systematisch umzusetzen.
- Schaffung von Transparenz und Nachvollziehbarkeit von Leistungen.
- Evaluation und Darstellung der Ergebnisqualität in einer Einrichtung bezogen auf die Qualitätsziele.
- Frühzeitige Feststellung von Optimierungsmöglichkeiten und Einleitung von Korrektur- und Vorbeugungsmaßnahmen.
- Darstellung der Qualitätsentwicklung in einer Pflegeeinrichtung gegenüber Dritten.
- Frühzeitige Erkennung von Förderungs- und Gefährdungspotenziale der Bewohner, um Pflegeschäden zu verhindern, im Sinne des Pflegeprozesses.
- Kontinuierliche Verbesserung und Weiterentwicklung der Dienstleistungsprozesse.
- Kostensenkung und Kosteneinsparung durch Verhinderung von Doppelarbeit, Fehl- und Blindleistungen im Wertschöpfungsprozess durch Transparenz und Rückverfolgbarkeit.
- Schwachstellen frühzeitig zu erkennen und zu beseitigen.
- Einbeziehung und Nutzung von Mitarbeiterpotenzialen und Erfahrungen.
- Verbesserung der Motivation der Mitarbeiter.
- Verbesserung der Kommunikation, Informationsweitergabe (Verhinderung von Informationsdefiziten) und Verbesserung der Zusammenarbeit, insbesondere mit den Schnittstellen (andere Arbeitsbereiche) in einer Pflegeeinrichtung.

Es gibt viele Bewegmotive für Heim- und ambulante Pflegedienstbetreiber, sich für ein nach der DIN EN ISO zertifiziertes Qualitätsmanagementsystem zu entscheiden. Hier werden die **drei** wichtigsten Hauptgründe zusammenfassend dargestellt, über den Aufbau, Einführung, Sicherstellung und Aufrechterhaltung eines einrichtungsinternen Qualitätsmanagementsystem ernsthaft nachzudenken und sich dafür zu entscheiden (vgl. Abbildung 13).

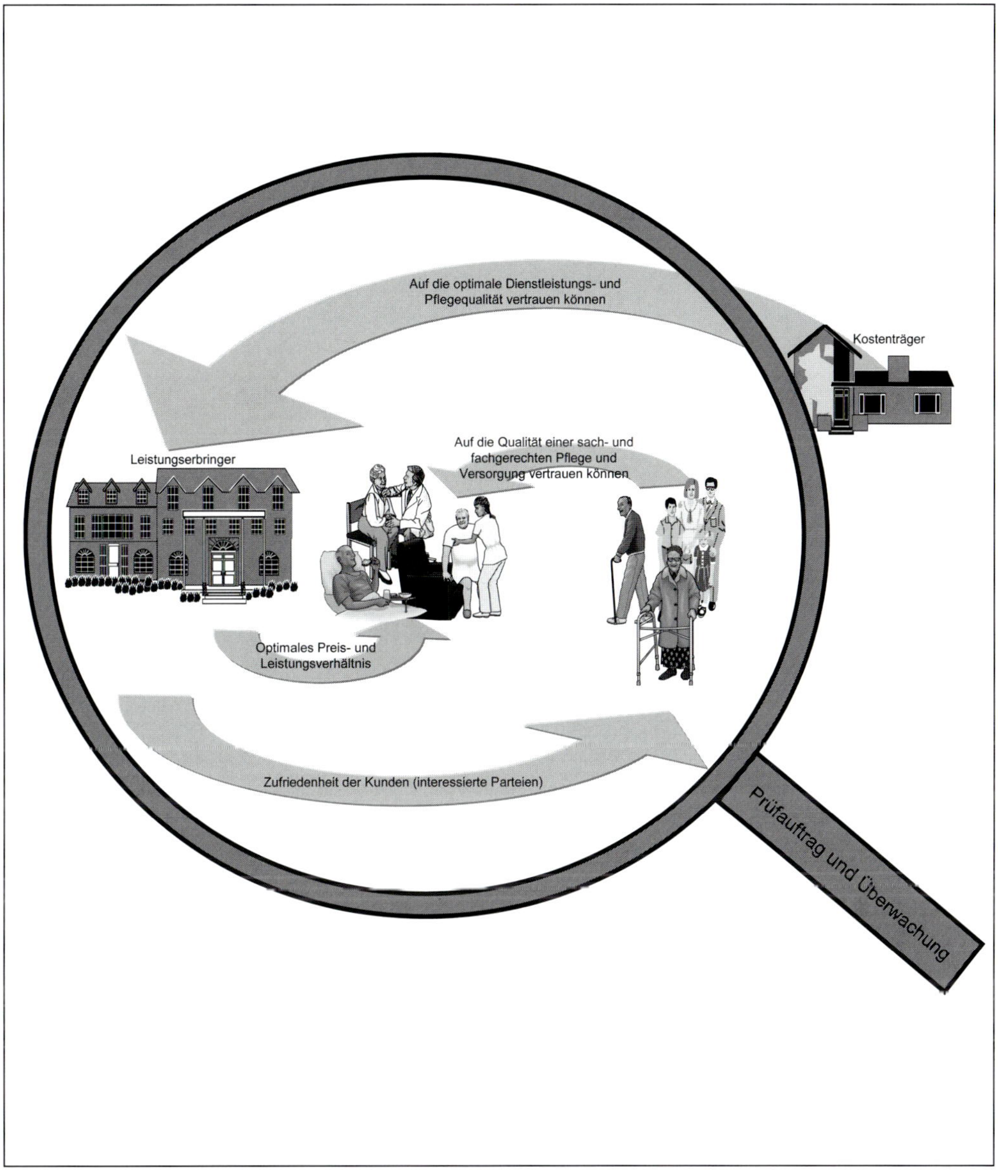
Auf die optimale Dienstleistungs- und Pflegequalität vertrauen können
Kostenträger
Leistungserbringer
Auf die Qualität einer sach- und fachgerechten Pflege und Versorgung vertrauen können
Optimales Preis- und Leistungsverhältnis
Zufriedenheit der Kunden (interessierte Parteien)
Prüfauftrag und Überwachung

Abb. 13: Warum Qualitätsmanagement ...?

Qualitätsmanagement ist ein:

1. Gesetzlicher Auftrag und grundlegende Selbstverpflichtung der Leitung,
2. Motivationsschub bei den Mitarbeitern durch die Verleihung eines Zertifikates,
3. Nachweis (Transparenz und Sicherheit) gegenüber Kunden und anderen interessierten Parteien, ein verlässlicher Partner zu sein.

1. Motiv »Gesetzlicher Auftrag und grundlegende Selbstverpflichtung der Leitung«
Unabhängig von persönlichen und trägerspezifischen Beweggründen, sich für die Implementierung eines Qualitätsmanagementsystems zu entscheiden, gibt es verschiedene gesetzliche und rechtliche Verpflichtungen, ein Qualitätsmanagement vorzuhalten und Maßnahmen zur internen Qualitätssicherung zu ergreifen und darzulegen (Branchenspezifische Darlegung).

Der wichtigste gesetzliche Aspekt für Krankenhäuser beruht auf dem Krankenversicherungsgesetz nach § 135a Abs. 1 und Abs. 2 (Verpflichtung zur Qualitätssicherung) des SGB V. Hier heißt, dass *»die Leistungserbringer zur Sicherung und Weiterentwicklung der Qualität, der von Ihnen erbrachten Leistungen verpflichtet sind«* und dass die *»zugelassenen Krankenhäuser, stationäre Vorsorge- und stationäre Rehabilitationseinrichtungen nach Maßgabe der §§ 137 und 137d SGB V »Qualitätssicherung bei zugelassenen Krankenhäusern« verpflichtet sind, einrichtungsintern ein Qualitätsmanagement einzuführen und weiterzuentwickeln«* sowie Maßnahmen zur Qualitätssicherung getroffen werden müssen.

Nach § 93 Abs. 2 Satz 1 Nr. 1 i.V.m. § 93 a Abs. 1 Bundessozialhilfegesetz (BSHG) übernimmt der Träger der Sozialhilfe die Vergütung von Leistungen in Pflegeeinrichtungen, wenn eine Leistungs- und Prüfungsvereinbarung zwischen dem Träger der Einrichtung und dem Träger der Sozialhilfe abgeschlossen worden ist (Inhalt, Umfang und Qualität der Leistung/Leistungsmerkmale etc.).

Mit der Einführung der Pflegeversicherung als vierter Säule der sozialen Grundabsicherung (neben Kranken-, Arbeitslosen- und Rentenversicherung) ist die Implementierung eines einrichtungsinternen Qualitätsmanagements und die Qualitätssicherung ein gesetzlicher Auftrag der ambulanten und stationären Pflegeeinrichtungen. Dieser Auftrag und diese Selbstverpflichtung der Leitung ist auf der Grundlage des § 113 ff. SGB XI »Maßstäbe und Grundsätze zur Sicherung und Weiterentwicklung der Pflegequalität« und im Heimgesetz vom 5. November 2001 (§§ 3, 11 Abs. 1 und Abs. 2 ff. HeimG) verankert worden.

Die Anforderungen der §§ 80 und 80a »Leistungs- und Qualitätsvereinbarungen« wurden durch das neue Pflege-Weiterentwicklungsgesetz aufgehoben und neu in den § 112 SGB XI »Qualitätsverantwortung« und § 113 SGB XI »Maßstäbe und Grundsätze zur Sicherung und Weiterentwicklung der Pflegequalität« festgelegt. Durch den Wegfall der Leistungs- und Qualitätsvereinbarungen (§ 80a SGB XI – LQV) sollen im Pflege-Weiterentwicklungsgesetz die Einrichtungen in den Pflegesatzvereinbarungen entsprechende Leistungs- und Qualitätsmerkmale festlegen (vgl. § 84 Abs. 5 Nr. 1–3 SGB XI).

Die neuen Anforderungen nach § 113 ff. SGB XI »Maßstäbe und Grundsätze zur Sicherung und Weiterentwicklung der Pflegequalität« benennen diesbezüglich detaillierte Vorgaben, die im Pflege-Weiterentwicklungsgesetz modifiziert und konkretisiert wurden. Neu ist beispielsweise, dass sich die Einrichtung verpflichten muss, alle Expertenstandards nach dem neuen § 113a SGB XI anzuwenden. Die Anwendung der Expertenstandards soll demnach auch eine Verpflichtung beim Abschluss eines Versorgungsvertrages werden. Bestehende Pflegeeinrichtungen sind durch den neuen § 112 Abs. 2 SGB XI verpflichtet, die Expertenstandards anzuwenden.

Alle zugelassenen Pflegeeinrichtungen müssen sich an den Maßnahmen zur Qualitätssicherung beteiligen und ihre qualitätsbezogenen Maßnahmen durch geeignete Dokumentation und die Umsetzung sowie den Umsetzungsgrad (Ergebnisqualität) in qualitätssichernden Konzepten darlegen.

Maßnahmen der Qualitätssicherung nach dem Pflege-Weiterentwicklungsgesetz verfolgen das Ziel, die Qualitätsanforderungen in den Bereichen der Struktur-, der Prozess- und der Ergebnisqualität (Qualitätsdimensionen nach *Donabedian*) nachhaltig zu erfüllen. Der Ergebnisqualität (als individuelle Prüfung), häufig mit dem Abgleich der Eintragungen zu den Pflegedokumentationen der Einrichtung, Bewertung der Pflegeleistung in Verbindung mit dem Zielerreichungsgrad nach dem aktuellen pflegewissenschaftlichen Erkenntnisstand und der Zufriedenheit der Bewohner, muss dabei besonders Rechnung getragen werden.

2. Motiv: »Motivationsschub bei den Mitarbeitern durch die Verleihung eines Zertifikates«
Ein weiteres Motiv für eine Zertifizierung eines Qualitätsmanagementsystems ist, dass durch den Aufbau und Zertifizierung gemeinsam mit den Mitarbeitern neue Anstöße und Impulse gegeben werden, bestehende Strukturen, Abläufe und die Arbeitsbeziehungen untereinander neu zu bewerten, zu strukturieren, zu verbessern und weiterzuentwickeln. Durch die Neubewertung und einer damit verbundenen qualitätsorientierten Reorganisation, im Rahmen der Implementierungsphase eines QM-Systems, von Abläufen und Strukturen bezüglich der Qualität, werden die Arbeitsbedingungen und -beziehungen (Schnittstellen) für die Mitarbeiter durch die Optimierung von Arbeitsabläufe oftmals verbessert.

Durch ein Qualitätsmanagement werden aber auch Innovationen in Gang gesetzt, projektiert und gemeinsam mit dem Team umgesetzt (z. B. Entwicklung neuer Arbeitszeitmodelle etc.). Die Einführung und Anwendung eines Qualitätsmanagementsystems führt mittelfristig zu einem optimierten Betriebsklima und zur nachhaltigen Verbesserung der Arbeitsbelastung der Einzelnen. Da in der Zukunft der Bedarf an Pflegefachkräften und parallel die Entwicklung der Pflegebedürftigkeit in den kommenden zwei Jahrzehnten enorm ansteigt, sollte hier an dieser Stelle dringend trägerspezifisch – aber auch durch die Politik – angesetzt werden.

Weitere Gründe für die Einführung eines Qualitätsmanagementsystems sind die zu erwartende Minimierung von Fehl- und Blindleistungen, die Steigerung des Qualitätsniveaus und die Zufriedenheit der Mitarbeiter in der gesamten Einrichtung.

Durch die verbindliche Regelung von wiederkehrenden Arbeitsabläufen werden Einarbeitungszeiten für neue Mitarbeiter verkürzt, Prüfungen erleichtert und die Sicherheit erhöht. Das schafft wiederum Sicherheit im täglichen Handeln und führt zur Steigerung der Motivation der Mitarbeiter. Darüber hinaus können durch die Implementierung von geeigneten Instrumenten die Zufriedenheit der Bewohner und die Wünsche der Mitarbeiter dauerhaft erfasst, dokumentiert und bewertet werden. Das frühzeitige Erkennen von Erwartungen und/oder Wünschen sowie eine Kundenunzufriedenheit vorhandener bzw. auch potenzieller Kunden sind durch geeignete Methoden ebenso möglich. Letztendlich wird durch den Aufbau, die Implementierung und die Aufrechterhaltung eines Qualitätsmanagementsystems die Auslastungssituation mittel- bis langfristig gesichert und gesteigert und somit auch die Arbeitsplätze in einer Pflegeeinrichtung gesichert.

Eine Zertifizierung (Beglaubigung des QM-Systems durch eine unabhängige neutrale Stelle) eines QM-Systems kann der Motor und der Ausgangspunkt für alle Mitarbeiter sein, da durch eine Zertifizierung und den damit verbundenen jährlichen Überwachungsaudits als Fixpunkte auch Hilfen durch das QM-Auditorenteam gegeben werden, nicht nur das System aufrechtzuerhalten sondern auch kontinuierlich Verbesserungen aufzugreifen, durchzusetzen und zu stabilisieren.

Durch eine Zertifizierung mit der Einbindung der Anforderungen nach dem Pflegeversicherungs- und Heimgesetz (stationäre Pflege) wird der Nachweis dafür erbracht, ein individuelles und wirksames Qualitätsmanagementsystem in der Praxis implementiert zu haben. Mit jeder Zertifizierung nach der ISO-Norm, deren Implementierungsprozess erfahrungsgemäß 18 Monate betragen kann, werden durch die Heim- und Pflegedienstbetreiber auch Hoffnungen und Erwartungen an das Qualitätsmanagementsystem geknüpft.

Das Gelingen und die Dauer der Implementierung eines QM-Systems nach der DIN EN ISO 9001 ist sehr stark von der Wahrnehmung und Verantwortung der Selbstverpflichtung der Leitung zum QM-System und seiner Strategie, Planung, Motivation, Schulung sowie von der Qualifikation der Mitarbeiter und von den infrastrukturellen Rahmenbedingungen abhängig. Eine Zertifizierung eines QM-Systems nach der ISO 9001 bestätigt natürlich die Qualitätsfähigkeit einer Einrichtung und setzt Ressourcen und Fähigkeiten frei, auf ein gemeinsames Ziel hinzuarbeiten, das ein neutraler Außenstehender (QM-Auditor) jährlich beurteilt.

3. Motiv »Nachweis gegenüber den Kunden, ein verlässlicher Partner zu sein«
Zertifizierung schafft Transparenz und Sicherheit hinsichtlich der Leistungs- und Qualitätsfähigkeit einer Pflegeeinrichtung bzw. eines ambulanten Pflegedienstes.

Die Transparenz bezieht sich auf:

- die Bewohner, Patienten und Angehörigen (Betreuer) im Sinne einer Hilfe für die Entscheidung, an welche Einrichtung sie sich wenden möchten,
- Transparenz gegenüber den Kostenträgern (Vertragspartnern) und Behörden im Sinne einer ausreichenden Beurteilung der Sicherung und Weiterentwicklung der Pflegequalität in der Pflegeeinrichtung bzw. des ambulanten Pflegedienstes,
- für die Mitarbeiter der Pflegeeinrichtung im Sinne einer Informations- und Wissensvermittlung bezüglich der Qualität der angebotenen Dienstleistungen und der Maßnahmen des Qualitätsmanagements und
- Transparenz und Sicherheit für die Pflegeeinrichtung selbst im Sinne einer validen rechtskonformen Außendarstellung nach erfolgreicher Zertifizierung.

Bestätigung bzw. Beglaubigung des internen Qualitätsmanagementsystems durch eine akkreditierte Institution (z. B. durch ein Zertifizierungsunternehmen) gegenüber den Kunden und als Ansporn und Motor, sich mit Qualitätsmanagement zu beschäftigen. Eine Zertifizierung verfolgt das Ziel der stetigen Qualitätsverbesserung und sichert dadurch auch die eigene Wettbewerbsfähigkeit und die Wettbewerbsvorteile auf dem Markt (vorteilhaft für die eigene Marktpositionierung!).

Das Erlangen eines QM-Zertifikates wird oft verbunden mit einem Güte- oder Qualitätssiegel, um die eigenen Vorteile frühzeitig und zukunftsorientiert zu verankern. Nicht zuletzt wollen viele »geprüfte« und zertifizierte Heim- und Pflegedienstbetreiber durch eine unabhängige

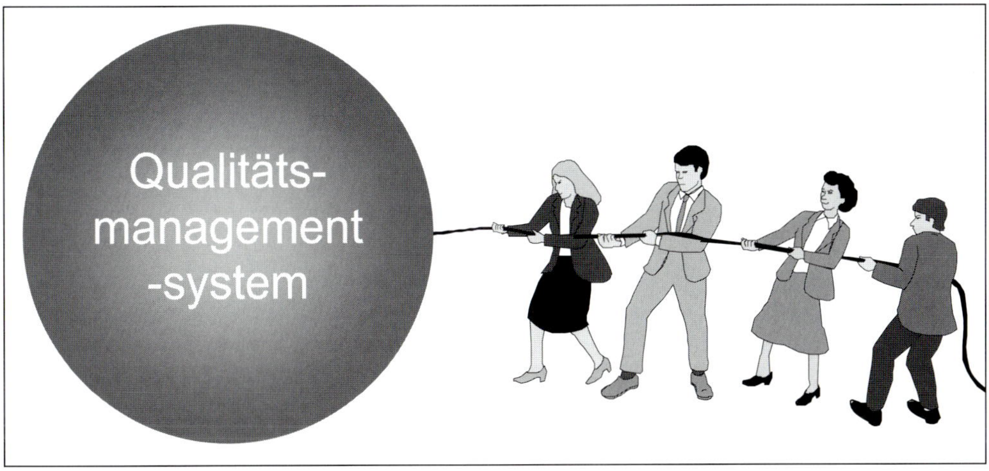

Abb. 14: Gemeinsam zum Ziel.

dritte Stelle einen schriftlichen Nachweis als Zertifikat bzw. »Urkunde«, um die Qualitätsfähigkeit und das interne Qualitätsmanagementsystems nach außen transparent darzulegen (gegenüber den Kostenträgern und interessierten Parteien).

Durch die progressive Darlegung eines Qualitätsmanagementsystems wollen die Leitungen nach außen hin zeigen, dass sie eine kundenorientierte und rechtskonforme Einrichtung sind und somit ein verlässlicher Partner von Alten, Kranken, Hilfe- und Pflegebedürftigen Menschen. Eine branchenunabhängige oder branchenspezifische Zertifizierung mit Integration der gesetzlichen und behördlichen Qualitätsanforderungen im Qualitätsmanagementsystem, bestätigt nicht nur als Etappenziel die Qualitätsfähigkeit einer gesamten Einrichtung, sondern ist auch Garant dafür, dass die wichtigsten Kernprozesse (Geschäftsprozesse: »Womit verdienen wir unser Geld?), Abläufe und Verfahren innerhalb der Pflegeeinrichtung im Sinne einer Weiterentwicklung geregelt, dargelegt und organisiert sind (Vertrauen in die Qualitäts- und Leistungsfähigkeit!).

2.2.1 Hat die ISO-Zertifizierung an »Wert« verloren?

Einige Ergebnisse von Qualitätsprüfungen nach §§ 112 Abs. 3 und 114 SGB XI durch den MDK und Überwachungen nach § 15 HeimG in Pflegeeinrichtungen haben leider gezeigt, dass auch zertifizierte Pflegeeinrichtungen nicht schlechter oder besser in der Ergebnisqualität abgeschnitten haben als nicht zertifizierte Einrichtungen.

Die Gründe sind zwar vielschichtig, aber lassen sich zusammenfassen:

1. Nichtbeachtung und/oder ungenügende Integration und Beachtung anderer Managementforderungen sowie gesetzlicher, behördlicher und normativer Anforderungen.
2. Unterschätzung der Mindestanforderungen nach dem Pflegeversicherungsgesetz und mangelhafte Umsetzung in den Pflegeeinrichtungen.
3. Ungenügende Evaluation der Pflegezustände und Pflegesituationen der Bewohner bzw. der Patienten im Sinne der Ergebnisqualität.

4. Mangelhafte Pflegedokumentation und Planung der Pflege nach dem Pflegeprozess und deren Evaluation und Anpassung bei Veränderungen der Pflegesituation.
5. Ungenügende Ermittlung und Berücksichtigung der Kundenforderungen: »Was erwarten und wollen meine Kunden?« und: »Welche Leistungen und Anforderungen müssen erbracht werden?«
6. Qualitätsmanagement als »ruhende« Sicherheit und als gutes Gefühl, jetzt nichts mehr tun zu müssen.
7. Qualitätsmanagement als Alibifunktion gegenüber Dritten, um den »guten Schein nach außen hin zu wahren.«
8. Qualitätsmanagement und Zertifizierung ausschließlich als Werbung und für Marketingzwecke.
9. Qualitätsmanagement verstanden als »universeller Problemlöser« und/oder »Allheilmittel.«

Auch wenn die ISO-Normenfamilie und insbesondere die Zertifizierungen nach der sehr alten ISO-Norm 9000:1994ff. in den letzten Jahren im Bereich der ambulanten, teil- und stationären Pflege negativ gesehen wurde, ist diese europäische Qualitätsnorm (insbesondere die ISO 9000:2000ff. bzw. durch die revidierte Version 9001:2007) nach wie vor ein geeignetes Modell, um alle Qualitätsanforderungen für Pflegeeinrichtungen nachhaltig nach außen hin dazulegen, um auch am Markt die Nase vorn zu haben – wenn sie nicht als Alibifunktion missbraucht wird.

Viele Pflegeeinrichtungen haben zu Beginn des Pflegeversicherungsgesetz (1996) ein zertifizierungsfähiges Qualitätsmanagementsystem nach den 20 Elementen der DIN EN ISO 9000:1994ff (Zertifizierungsnorm nach der 9001 oder 9002 ohne »Designlenkung«) aufgebaut und sich danach »schnell« zertifizieren lassen. Aus dem Sicherheitsbedürfnis des Menschen heraus war es ein Ziel, **schnell** ein internes und – scheinbar sicheres – Qualitätsmanagementsystem aufzubauen und darzulegen, damit zügig – noch bevor die Gutachter des MDK in die Einrichtung kommen – eine Zertifizierung eingeleitet bzw. abgeschlossen ist. Die Betonung liegt hier bei »abgeschlossen«, denn viele Träger, die sich nach der ISO-Normenfamilie 9001/9002:1994 zertifizieren ließen, dachten, das »Große« erreicht zu haben und jetzt aufhören zu können.

Die Einrichtungen wollten damit nach außen darlegen, ein Qualitätsmanagementsystem eingeführt zu haben, um somit glaubhaft zu versichern, **alle** Mindestanforderungen nach § 80 SGB XI erfüllt zu haben. Denn, so dachten viele der Leitungen, *»wer zertifiziert ist, hat von vornherein die besseren Karten«* gegenüber dem MDK und anderen Prüfinstanzen. Dies ist ein Trugschluss, wie wir alle in der Vergangenheit in den Medien gelesen haben. Die Belange und Anforderungen der verschiedenen interessierten Parteien wurden dabei leider häufig stark vernachlässigt oder schlichtweg vergessen. Auch bei den »alten« Zertifizierungsnormen der DIN EN ISO 9001:1994 (umfassendere Norm) oder 9002:1994, war das »Wie« nicht aus den 20 Elementen abzuleiten und musste durch die Einrichtung eigenverantwortlich übersetzt und einrichtungsspezifisch geregelt werden.

Die Einsicht, das Bewusstsein und der Erfahrungswert, dass eine ISO-Zertifizierung nur ein Etappenziel und eine Aufforderung und Verpflichtung zum »Weitermachen« ist, kamen oft viel später oder auch gar nicht. Viele Träger und Leitungen haben bei diesem »Zertifizierungsboom« Mitte der 90er Jahre vergessen, dass auch sämtliche gesetzlichen Mindestanforderungen nach § 80 SGB XI und vor allen Dingen die Anforderungen **aller** sonstigen interessierten Parteien mit in das Qualitätsmanagementsystem integriert und nachhaltig erfüllt werden müssen, da sie einen existenziellen Bestandteil in einem effizienten Qualitätsmanagementsystem haben. Auch wurde der Ergebnisqualität in der Vergangenheit zu wenig Aufmerksamkeit gewidmet.

Neben den Qualitätsvereinbarungen nach dem Pflegeversicherungsgesetz müssen selbstverständlich auch noch andere gesetzliche und behördliche Anforderungen ermittelt und in das QM-System eingebettet und nachhaltig erfüllt werden! Die damaligen und »alten« 20 Elemente und die dahinter stehenden Anforderungen wurden zwar oft hinreichend bearbeitet und auch umgesetzt (sonst hätten diese Einrichtungen auch kein ISO-Zertifikat erhalten), aber wichtige gesetzliche und rechtliche Anforderungen für Heim- und Pflegedienstbetreiber wurden zu wenig beachtet.

Die QM-Auditoren fragen bei einer branchenunspezifischen Zertifizierung nach einem Pflege- oder Hygienekonzept und führen eine ausführliche Dokumentationsprüfung der eingereichten QM-Handbücher durch. Sie fragen aber nicht danach, inwieweit sich das zugrunde gelegte und favorisierte Pflegemodell in der Pflegedokumentation und in der Pflegeplanung wiederfindet. Die QM-Auditoren führen bei einer branchenunspezifischen Zertifizierung auch keine Individualbegutachtung von Bewohnern bzw. Patienten in den Bewohnerzimmern oder im häuslichen Umfeld durch. Sie begutachten keine Bewohner oder Patienten, um Pflegesituationen, Pflegedefizite oder gar schwere Pflegeschäden aufzudecken. Sie werten auch keine Flüssigkeitsbilanzen aus oder prüfen die Häufigkeit von Lagerungen und die pflegefachliche Reflexion im Sinne des Pflegeprozesses. Funktioniert hat das zertifizierte Qualitätsmanagementsystem in der Praxis, bis das Gutachterteam des MDK zu einer Qualitätsprüfung gekommen ist.

Der MDK stellte auch in zertifizierten Pflegeeinrichtungen oftmals fest, dass wichtige qualitätssichernde Maßnahmen und Konzepte, die nach § 80 SGB XI in Verbindung mit den *»Gemeinsamen Grundsätzen und Maßstäben zur Qualität und Qualitätssicherung einschl. des Verfahrens zur Durchführung von Qualitätsprüfungen nach § 80 SGB XI«* gefordert wurden, bei Aufbau und Einführung der ISO-Normenfamilie (insbesondere nach der alten Norm mit den 20 Elementen) unberücksichtigt geblieben bzw. gar nicht vorhanden waren.

Das MDK-Gutachterteam stellte aber auch im Rahmen der Ergebnisqualität bei der Individualbegutachtung der Versicherten mit einem Abgleich der Pflegedokumentation fest, dass die Klienten nicht besser oder schlechter versorgt wurden, als in nicht zertifizierten Pflegeeinrichtungen. Dies ist leider eine traurige Tatsache, da die QM-Auditoren der Zertifizierungsgesellschaften bei einer branchenunabhängigen Zertifizierung (ISO-Norm) nicht »unter die Bettdecke« der Bewohner sehen und auch keine Pflegeschäden und sonstige Risiko- und Gefährdungspotenziale aufnehmen oder Förderungspotenziale bewerten sollen.

Wichtig:
Zertifizierte Pflegeeinrichtungen und Pflegedienste müssen in der Zukunft unbedingt auch die Impulse aus einer ISO-Zertifizierung in der Betreuungs- und Versorgungsqualität nutzen. Sie müssen im Sinne der Selbstverpflichtung der Leitung zum QM-System auch in der Praxis wahrgenommen werden!

QM-Auditoren bewerten bei einer branchenunabhängigen Zertifizierung nach der DIN EN ISO 9001 ausschließlich ein Qualitätsmanagementsystem nach einem europäischen Modell mit seinen Anforderungen und den normenkonformen Umsetzungsgrad im Praxisfeld. Auftrag der QM-Auditoren ist es, eine Übereinstimmung mit der Zertifizierungsnorm 9001:2000 (d.h. eine Normenkonformität) festzustellen – unabhängig von der jeweiligen Produktqualität.

Die QM-Auditoren sollen im Zertifizierungsaudit von QM-Systemen in der Pflegeeinrichtung feststellen, ob die Qualitätspolitik und die Strategie geeignet sind, die Qualitätsziele zu erreichen und inwieweit die Anforderungen des Qualitätsmanagementsystem nach einer internationalen Norm in vollem Umfang implementiert worden sind. Sie bewerten nicht die Pflege- und Versorgungsqualität innerhalb der Einrichtung im Detail, sondern ein komplexes Qualitätsmanagementsystem mit seinen Normenanforderungen (Normenkonformität)! Deshalb bieten mittlerweile einige akkreditierte Zertifizierer (Zertifizierungsstellen) zusätzlich eine branchenspezifische **Tandemzertifizierung** (z.B. »ISO 9001:2000-PLUS«-Zertifizierung, EQ-ZERT aus Ulm, DIN EN ISO **und** trägerspezifische Qualitätsstandards wie z.B. AWO-Qualitätsstandards oder das Diakonie-Siegel Pflege) an, in der auch die Umsetzung der Mindestanforderungen nach dem Pflegeversicherungsgesetz durch die QM-Auditoren bewertet und zertifiziert werden.

Bei manchen Zertifizierungsgrundlagen kann dabei zwischen einer träger- bzw. verbandsspezifischen Zertifizierung, z.B. nach dem »Diakonie-Siegel Pflege« und der Tandemzertifizierung »Diakonie-Siegel« **und** nach der DIN EN ISO 9001:2000, gewählt werden. Hier wurden durch den Träger weiterreichende Qualitätsanforderungen – unabhängig von den ISO-Anforderungen – für das einrichtungsinterne Qualitätsmanagementsystem festgelegt.

Pflegeeinrichtungen gleicher Trägerschaft und mit identischer Unternehmensausrichtung (vertragliche Verbundenheit) führen nach der Einführung eines zertifizierungsfähigen Qualitätsmanagementsystems häufig eine **Matrixzertifizierung** (Gruppenzertifizierung) als Verbundzertifizierung (auch Multi-Site-Certification genannt) durch.

Bei einer Matrixzertifizierung in subsidiären Verbandsstrukturen werden bei einem Zertifizierungsaudit nicht alle Einrichtungen begutachtet, sondern nur ein kleiner Teil. Jede Einrichtung erhält aber bei einer erfolgreichen Zertifizierung (Stichprobenverfahren) ein eigenes Zertifikat. Bei jeder Zertifizierung ist die methodische Verlässlichkeit von Zertifizierungs- und Prüfverfahren durch den Auftraggeber zu überprüfen, da die Verfahren bezüglich der Anerkennung, die MDK-Richtlinien als Mindestanforderungen für die Prüfung der in Pflegeeinrichtungen erbrachten Leistungen und deren Qualität (Qualitätsprüfungs-Richtlinien – QPR – der MDK) entsprechen müssen! Durch die Gleichstellung mit anderen Prüfverfahren soll jetzt durch die Pflegereform die MDK-Prüftiefe und -häufigkeit verringert werden.

Nach der Zertifizierung als Etappenziel beginnt die eigentliche Arbeit erst, um im nächsten Überwachungsaudit (einmal jährlich) seine positiven Ergebnisse und Erfolge im Hinblick auf eine Leistungs- und Qualitätsverbesserung und Weiterentwicklung präsentieren zu können.

Das Zertifikat für ein Qualitätsmanagementsystem besitzt eine Gültigkeit von drei Jahren. Die Aufrechterhaltung des Qualitätsmanagementsystems wird jährlich durch sogenannte Überwachungsaudits von der Zertifizierungsstelle überwacht. Im dritten Jahr erfolgt eine komplette Rezertifizierung des Qualitätsmanagementsystems.

Es ist nicht von der Hand zu weisen, dass diese Misserfolge von zertifizierten Pflegeeinrichtungen bei Qualitätsprüfungen durch den MDK auch darin begründet liegen, dass die QM-Auditoren oftmals keine medizin-pflegerische Kompetenz hatten. Diese Tatsache haben mittlerweile viele Zertifizierer erkannt. Akkreditierte Zertifizierer haben Pflegefachkräfte und Pflege-Qualitätsexperten gewonnen und zu QM-Auditoren (Fachexperten) ausgebildet. Es ist davon auszugehen, dass berufserfahrene »Pflegeprofis« die Umsetzung der Maßnahmen der Struktur-, Prozess- und insbesondere der **Ergebnisqualität** und den gesamten Terminus in der Pflegelandschaft besser verstehen und beherrschen.

Trotz negativer Erfahrungen ist die ISO-Normenfamilie, wenn die Umsetzung richtig geplant, durchdacht und konsequent angegangen wird (insbesondere die DIN EN ISO 9000:2005 ff. und der neuen ISO 9001:2007), aufgrund ihrer branchenübergreifenden Anwendbarkeit) hervorragend geeignet, um ein QM-System nach außen darzulegen.

Voraussetzung ist allerdings, dass der Kunde, d. h. der Bewohner bzw. die Patienten, von Anfang an im Mittelpunkt stehen und dass alle gesetzlichen und behördlichen Anforderungen im Qualitätsmanagementsystem ermittelt, integriert und berücksichtigt werden. Nur dann ist garantiert, dass sich die bestehenden Abläufe und Strukturen in einer Pflegeeinrichtung auch tatsächlich weiterentwickeln, optimieren und verbessern können, so wie die ISO dies »verspricht.«

Auch wenn durch die Qualitätsprüfungen des MDK sehr nachdenklich stimmende Tatsachen festgestellt wurden, gibt es sehr viele Einrichtungsträger, die bereits seit einigen Jahren sehr erfolgreich ein Qualitätsmanagementsystem nach der DIN EN ISO-Norm eingeführt und hervorragend weiterentwickelt haben. Sie haben es frühzeitig verstanden, unter Einbeziehung aller notwendigen gesetzlichen, behördlichen und normativen Anforderungen, die »Stimme des Kunden«, die spezifischen Ziele, Aufgaben, Vorgehensweisen und Dienstleistungen der Einrichtung in das Qualitätsmanagementsystem als Summe seiner Teile in ein Ganzes einzubeziehen und es auf dieser Grundlage durch ein unabhängiges akkreditiertes Unternehmen zertifizieren zu lassen.

Ein Qualitätsmanagementsystem nach der neuen DIN EN ISO 9001 ist grundsätzlich stark daran interessiert, die Anforderungen und Erwartungen aller interessierten Parteien der Pflegeeinrichtungen zu entsprechen und nachhaltig zu erfüllen.

2.2.2 Interessierte Parteien und ihre Anforderungen

Das wohl am weitesten verbreitete sowie bekannteste Modell zur Einführung und Darlegung eines Qualitätsmanagementsystems ist die ISO 9000-Normenfamilie. Im Vordergrund steht dabei die Erfüllung der Anforderungen der »interessierten Parteien« (ISO 9004:2000). Die ISO 9001:2007 spricht von »Kunden« (in den Normanforderungen, wobei die Begriffserklärung in die ISO 9000:2005 verlagert wurde). Die ISO 9004 verwendet den Begriff »interessierte Parteien.«

Der Unterschied liegt darin, dass die ISO 9004 den Begriff »Kunde« auf alle, die an der Leistung oder am Erfolg einer Organisation (Einrichtung) ein Interesse haben, insbesondere auch die Mitarbeiter, bezieht. Als »interessierte Partei« werden demnach die Kunden, die Mitarbeiter, der Eigentümer, die Lieferanten und die Gesellschaft bezeichnet. Alle interessierten Parteien partizipieren hier am Erfolg eines Qualitätsmanagementsystems, insbesondere auch die Mitarbeiter. Der Begriff »interessierte Partei« ist wichtig, da sich die Anforderungen der Qualitätsnorm der DIN EN ISO »wie ein roter Faden« immer wieder auf die interessierten Parteien einer Organisation (*hier*: Pflegeeinrichtungen) beziehen!

Tabelle 6: Interessierte Parteien in einer Pflegeeinrichtung.

Interessierte Parteien WER?	Pflegeeinrichtung/Organisation, deren Dienstleistungen, Aufgaben und Tätigkeiten	Welche Anforderungen und Erwartungen müssen erfüllt werden?
Kunden Patienten, Bewohner, Klienten, Menschen mit Behinderungen (Rehabilitanden), Angehörige, Betreuer	Dienstleistungspfad: Professionelle Pflege, Betreuung, Versorgung, Unterkunft und Verpflegung	Auftragserfüllung, Therapieerfüllung; fachkundige, optimale, fach- und sachgerechte Pflege und Betreuung; Gesundheitsbildung, Sicherheit und Vertrauen, gute Qualität zu optimalen Preisen
Mitarbeiter/innen	Mitarbeiterbezogene Prozesse, Informations- und Kommunikationsprozesse, Motivations- und gruppendynamische Prozesse, um die Arbeitsergebnisse zielorientiert zu erreichen	Arbeitszufriedenheit, gutes Betriebsklima, Anforderungs- und sicherheitsgerechtes Arbeiten, Zufriedenheit, Vertrauen, Gesundheitserhaltung und Einhaltung von Absprachen, Einkommen, »Geldverdienen«, geregelte Arbeitszeit und sichere Arbeitsplätze
Eigentümer Investoren, Geschäftsführung, Kommanditisten	Leitungs- und Führungsprozesse	Gewinne, Wirtschaftlichkeit, Return on Investment (hohe Renditen), Bekanntheitsgrad des Hauses, gutes Image und Integration in das Gemeinwesen, gesunde und motivierte Mitarbeiter, positive Belegung (mind. 96%) und Auslastungssituation (Aufträge)
Lieferanten	Beschaffungsprozesse zur Dienstleistungsrealisierung	Aufträge (Kosten-Nutzenleistung), kooperative Zusammenarbeit, Einhaltung von Absprachen, Termintreue, Zuverlässigkeit, andauernde und partnerschaftliche Geschäftsbeziehungen mit der Einrichtung
Gesellschaft	Messung und Verbesserung	Verantwortungsvolles Handeln, gute, fach- und sachgerechte Versorgung und gute Pflegequalität, guter Ruf der Organisation, Wirtschaftsfaktor und Arbeitgeber

Sowohl Krankenversicherungsgesetz, Heimgesetz als auch das Pflegeversicherungsgesetz setzen die Erfüllung bestimmter **Anforderungen** der interessierten Parteien für Betreiber grundlegend voraus. Die Kundenorientierung, Ermittlung der Kundenanforderungen (als eine interessierte Partei) und die zu ermittelnde und zu erreichende Kundenzufriedenheit ist eine Selbstverpflichtung und Aufgabe nach der ISO-Norm (Normabschnitt 8.2.1 »Kundenzufriedenheit« nach der revidierten Version der ISO/DIS 9001:2007). Eine wichtige Voraussetzung ist hierfür, dass die Erfordernisse und Erwartungen aller Kunden als einer interessierten Partei

bekannt, erfasst und die bestimmten Spezifikationen einer interessierten Partei durch die Pflegeeinrichtung realisiert werden.
Bei der Betrachtung der interessierten Parteien müssen zunächst durch die Leitung folgende Kernfragen beantwortet werden:

1. Wer sind meine interessierten Parteien?
2. Welche Erwartungen haben sie?
3. Wie sollen die Erwartungen der interessierten Parteien erfüllt werden?
4. Welche strategischen Ziele und operative Ziele werden festgelegt (Zielplanungsprozess als eine »Top-down«-Aufgabe, ausgehend von der Leitung und den Führungskräften)?

Das Qualitätsmanagementsystem muss nach der ISO-Normenfamilie so aufgebaut und umgesetzt werden, dass die Anforderungen und Erwartungen der internen und externen Kunden (also die Anforderungen der interessierten Parteien) im gleichem Maße erfüllt und die festgelegten strategischen und operativen Ziele erreicht werden. Die Zielplanung (auch Zielplanungsprozess bezeichnet) erfolgt gemeinsam mit der Leitungs- und Führungsebene als Topdown Aufgabe. Die Zielerreichung jedoch verläuft Bottom-up direkt mit den Mitarbeitern.

Bei der Festlegung der Ziele (Zielplanungsstruktur) muss in jedem Fall von Anfang an darauf geachtet werden, dass diese Ziele gemessen werden können. Das bedeutet, dass jedes Ziel auf Daten, Fakten, Zahlen und anderen Maßeinheiten beruht. Die Messung der Prozesse (Abläufe und seine Wechselwirkung): »Wie funktioniert der Prozess/Arbeitsbereich und seine dazugehörigen Abläufe?«, und: »Wie gut sind wir?«, genießt im Allgemeinen einen sehr hohen Stellenwert in einem effektiven, effizienten und konsistenten Qualitätsmanagementsystem. Tabelle 6 verdeutlicht die Interessierten Parteien einer Pflegeeinrichtung, die Erfordernisse und Erwartungen der Interessenspartner einer Organisation, deren Zielerreichung durch verschiedene Verfahren und Methoden im Qualitätsmanagement gemessen werden muss.

2.3 Die Qualitätsdimensionen nach dem Pflegeversicherungsgesetz

Die Qualitätsvereinbarungen nach § 80 SGB XI und insbesondere nach den Anforderungen des Pflege-Weiterentwicklungsgesetzes (PfWG) beschreiben aus der Sicht der Bundesregierung (Bundesministerium für Gesundheit), welche Anforderungen bei der Einführung, Umsetzung, Aufrechterhaltung und Weiterentwicklung vom Qualitätsmanagement (zukünftig geregelt nach § 113, 113a ff. SGB XI) in Pflegeeinrichtungen zu Grunde zu legen sind.

Die zu dokumentierenden Maßnahmen zur Qualitätssicherung in den Pflegeeinrichtungen haben sich aus den »*Gemeinsamen Grundsätzen und Maßstäben zur Qualität und Qualitätssicherung einschließlich des Verfahrens zur Durchführung von Qualitätsprüfungen nach § 80 SGB XI*« bis 30. Juni 2008 ergeben. Durch das Pflege-Weiterentwicklungsgesetz sollen in Zukunft die Anforderungen bei den Pflegesatzverhandlungen (§ 84 Abs. 5 ff. SGB XI) in Form von Leistungs- und Qualitätsmerkmalen als Maßstab für die zu erbringende Qualität festgelegt werden. Unterteilt werden die »Maßstäbe und Grundsätze zur Sicherung und Weiterentwicklung der Pflegequalität« (§ 113 ff. SGB XI) in drei Ebenen der Qualität: Struktur-, Prozess- und Ergebnisqualität (vgl. Abbildung 15).

2.3.1 Qualitätssichernde Konzepte und Verfahren

Ganz ohne Aufzeichnungen und Dokumentation von durchgeführten Maßnahmen zur internen Qualitätssicherung, als Nachweis gegenüber Dritten und zur eigenen Weiterentwicklung und Verbesserung, geht es nicht! Die Dokumentation ist außerordentlich wichtig. Sie dient zur Darlegung des internen Qualitätsmanagementsystems und im Sinne der Qualitätsverbesserung und zur Optimierung von Leistungen und Regelungen einer Einrichtung. Wenn Verfahren und Maßnahmen in einer Pflegeeinrichtung dokumentiert, geplant und verwirklicht sind, kann verlässlich festgestellt werden, wie Dinge in einer Einrichtung laufend umgesetzt und realisiert werden. Im Hinblick auf die Qualitätsverbesserung lassen sich diese Maßnahmen dann auch mit verschiedenen Methoden und Techniken messen (Erfolgskontrolle) und steuern. Darüber hinaus sind dokumentierte Verfahren in Konzepten, Standards und sonstigen Checklisten (z.B. Durchführung von Pflegevisiten, Aufnahmegespräche, Krankenhauseinweisung, Notfallmanagement, Sturzereignisprotokolle etc.) wesentlich für die Aufrechterhaltung des Gewinns aus kontinuierlichen Qualitätsverbesserungsmaßnahmen.

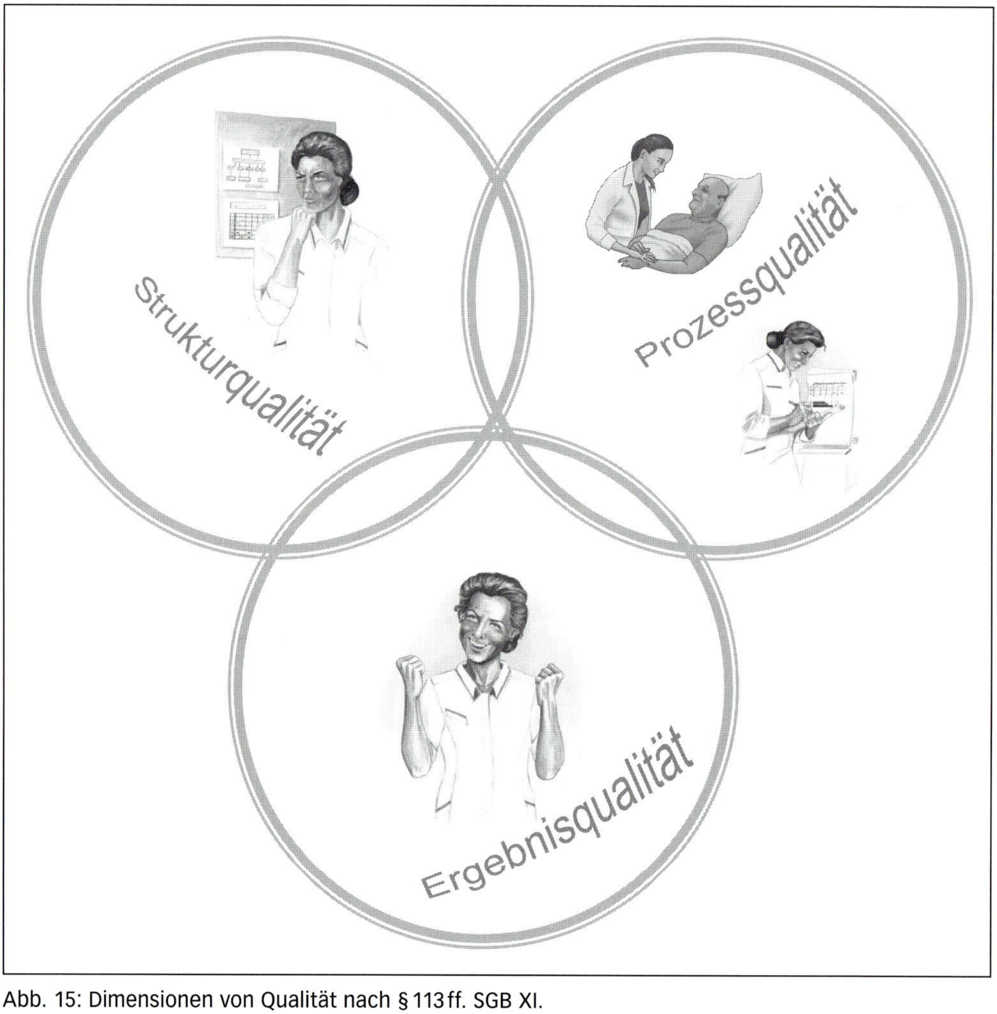

Abb. 15: Dimensionen von Qualität nach § 113 ff. SGB XI.

»Wir bleiben nicht stehen, sondern entwickeln uns stets weiter!«

Die Erstellung und Erarbeitung der geforderten qualitätssichernden Konzepte (Konzeption und Qualitätsmanagement, 5. und 6. Kapitel der MDK-Prüfanleitung) muss als Hausaufgabe von jedem Heim- und Pflegedienstbetreiber erledigt werden. Qualitätssichernde Konzepte bilden die Arbeitsgrundlage für die Mitarbeiter, beschreiben die Arbeitsmethoden, klären Zuständigkeiten, Befugnisse, Verantwortungen und haben einen verbindlichen und handlungsleitenden Charakter für die Pflegeeinrichtung. Die Konzepte dienen den Mitarbeitern als Handlungsanleitung, also dazu, die richtigen Dinge zur richtigen Zeit am richtigen Ort zu tun. In den qualitätssichernden Konzepten sollte die Frage: »**Wie** ist es zu tun?« beantwortet werden.

Es hat sich in der Praxis nicht bewährt, qualitätssichernde Konzepte aus Büchern oder von anderen Einrichtungen zu kopieren oder Konzepte von externen Beratern bzw. Firmen oder »QM-Trainern« unreflektiert »einzukaufen«. Qualitätssichernde Konzepte können erfahrungsgemäß nur dann erfolgreich umgesetzt werden, wenn die Konzepte von den »Anwendern« in der Pflegepraxis angenommen und verstanden werden.

Große Erfolgsaussichten bestehen immer dann, wenn die Mitarbeiter bei der Entwicklung eines Konzepts aktiv beteiligt gewesen sind! Die Unterstützung eines externen »QM-Trainers« (QM-Berater) oder einer Firma mit einem klar umschriebenen Auftrag genießt große Vorteile, wenn die erstellten Dokumente, Konzepte und die damit verbundenen Maßnahmen einrichtungsspezifisch sind und die Mitarbeiter bei der Entwicklung beteiligt gewesen sind.

Modellprojekte zeigen, dass eine externe Koordination und Begleitung durch eine unabhängige Institution oder Personen, die über Erfahrungen mit QM-Systemen verfügen, von großem Nutzen sein können. Die kritische Sichtweise, der »Blick von außen«, ist hier leichter möglich, da die Externen nicht in das Tagesgeschäft der Einrichtung eingebunden sind. Aber Vorsicht: Vor einem »08/15« standardisiertem Konzept, das die Anforderungen und Bedürfnisse der Einrichtung nicht wiedergeben kann, oder vor einer zu technisch orientierten Herangehensweise ist dringend abzuraten. Es besteht dann die Gefahr, dass sich die Mitarbeiter damit nicht identifizieren können, weil nicht ihre Sprache (Terminus) gesprochen wird. Sie aber müssen letztendlich mit dem Konzept arbeiten bzw. die darin beschriebenen Maßnahmen in der Pflegepraxis umsetzen.

Häufig scheiterte der Aufbau und die Einführung eines Qualitätsmanagementsystem nur daran, dass zu technisch herangegangen wurde und spezifische Qualitätsanforderungen nicht richtig für die Einrichtung interpretiert und übersetzt wurden. Häufig fehlten entsprechende Umsetzungshilfen für die Pflegeeinrichtungen. Abstrakte Terminologie, verschachtelte und komplizierte Sätze oder Begriffe ohne direkten Bezug zur Einrichtung und ohne handlungsleitenden Charakter (»Was ist hier zu tun, wie oft, in welcher Form, Beurteilung und Bewertung«), haben erfahrungsgemäß keine Chance, umgesetzt zu werden (außer vielleicht vom Ersteller selbst) und erschweren nur die Arbeit.

Es macht keinen Sinn, nur weil der MDK dies empfiehlt, einen externen Berater als »QM-Trainer« zu beauftragen und die durch ihn erstellten Konzepte, Dokumente, schriftlichen Verfahren und sonstigen Qualitätsstandards in einem »Leitz-Ordner« bei der Heimleitung in einem Schrank aufzubewahren, damit sie beim nächsten MDK-Besuch oder bei Betriebsbegehungen mit der Heimaufsicht vorgehalten und gezeigt werden können. Keine Prüfinstanz fordert eine Loseblattsammlung, theoretische Konzepte oder sonstige Qualitätsstandards in einem Ordner, sondern ein einrichtungsinternes Qualitätsmanagement nach dem PDCA-Zyklus!

Die Einhaltung und Realisierung der gesetzlich festgelegten Qualitätsanforderungen in einer Pflegeeinrichtung ist nachzuweisen und darzulegen. Wem nützt ein umfassendes Hygienekonzept mit einer differenzierten Hygieneplanung, wenn in der Einrichtung die Maßnahmen nicht oder nur sehr unzureichend umgesetzt werden können, weil die Rahmenbedingungen nicht existieren, weil kein Hygienebeauftragter benannt wurde, weil Desinfektionsmittel überhaupt nicht mit dem vorgehaltenen Desinfektionsplan übereinstimmen, weil keine Betriebsanweisungen im Sinne des § 14 der Gefahrstoffverordnung vorhanden sind oder weil die Anforderungen aus dem Arbeits- und Gesundheitsschutz außer Acht gelassen und gröblich verletzt werden?

Nicht umgesetzte Konzepte, Qualitätsstandards und prozesskritische Verfahren bringen genauso große Schwierigkeiten bei externen Qualitätsprüfungen wie fehlende Konzepte. Externe Prüfinstanzen wollen nicht nur Konzepte und theoretische Abhandlungen sehen! Sie stellen durch Stichproben den Umsetzungsgrad von Maßnahmen zur internen Qualitätssicherung in der Einrichtung fest.

Deshalb sollte die Pflegeeinrichtung vor der Beauftragung eines externen Trainers eine umfassende Bestandsanalyse mit einem Soll-Ist-Abgleich machen und folgende Fragen beantworten:
1. Was erwarten wir und wohin soll die »Reise« gehen?
2. In welchem Bereich haben wir einen Bedarf?
3. Was ist nützlich und für uns praktikabel?
4. Was haben wir bereits getan?
5. Was funktioniert gut und wo sind unsere Stärken?
6. Wo sind unsere Schwachstellen und Problembereiche?
7. Was fordern unsere Kunden?
8. Welche rechtlichen Anforderungen gibt es dazu?
9. Welchen Unterstützungsbedarf benötigen wir tatsächlich und warum (z. B. aus personellen und zeitlichen Gründen/Zeitmangel)?

Zusammenfassend ist festzuhalten, dass die Maßnahmen zur Umsetzung der Qualitätsmindestvereinbarungen und -anforderungen von den Pflegeeinrichtungen in so genannten qualitätssichernden Konzepten zur internen Qualitätssicherung sowie sonstigen Verfahren, Regelungen und Qualitätsstandards entsprechend zu dokumentieren und gegenüber Dritten (z. B. Prüfteam vom MDK, Heimaufsichten, Gesundheitsämtern etc.) vorzuhalten sind. Die vorzuhaltenden Konzepte – konzeptionellen Grundlagen – und Qualitätsstandards (die auch Checklisten und Formularen beinhalten können) sind vor ihrer Herausgabe und Veröffentlichung inhaltlich auf die Stimmigkeit, Anwendbarkeit, Funktionalität und Praktikabilität zu prüfen. Diese Vorgehensweise ist eine grundsätzliche Empfehlung! Die Art der Prüfung und der Freigabe von Dokumenten erfolgt i. d. R. durch den Qualitätsmanagement-Beauftragten oder durch die prozessverantwortlichen Mitarbeiter in Abstimmung mit dem QM-Beauftragten. Als Prozessverantwortliche werden diejenigen Personen bezeichnet, die für einen Arbeitsbereich die Verantwortung in leitender Funktion tragen und weisungsbefugt sind.

Ein Beispiel:

- Pflegedienstleitung für den Pflegedienst,
- Hauswirtschaftsleitung für den hauswirtschaftlichen Bereich,
- usw.

Grundsätzlich sind alle qualitätssichernden Konzepte und sonstigen QM-Dokumente nicht nur vor ihrer Herausgabe zu prüfen, sondern sie müssen auch ihre Aktualität und den Revisionsstand (z.B. 1. Ausgabe vom: XX.XX.XXXX/Datum oder »Erprobung bis …«) beinhalten. Um sich bei der Vielzahl der Konzepte nicht zu verzetteln, ist Einrichtungen der ambulanten, teil- und vollstationären Pflegeeinrichtungen sowie der Behindertenhilfe dringend anzuraten, frühzeitig ein Konzept (in Form einer Struktur z.B. durch eine Dokumentenmatrix) zur Dokumentationsstruktur und zum Dokumentationsaufbau zur Darlegung des Qualitätsmanagements der qualitätssichernden Konzepte nach den Anforderungen des Pflegeversicherungsgesetzes festzulegen und zu erarbeiten.

Dokumentationspyramide der qualitätssichernden Konzepte und konzeptionellen Grundlagen

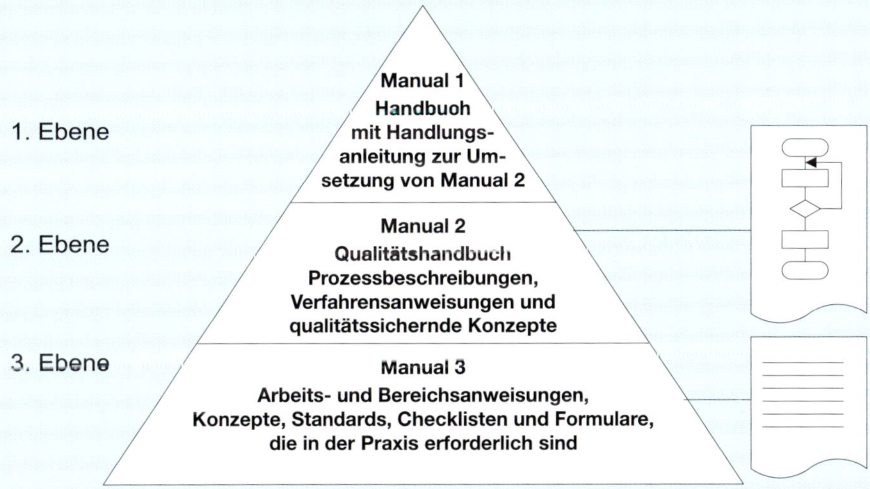

Manual 1 = Qualitätsmanagement-Handbuch »Gebrauchsanleitung«
Allgemeine Grundlagen und Handlungsanleitung zum einrichtungsinternen Qualitätsmanagement und Qualitätssicherung

Manual 2 = Prozessbeschreibungen, Verfahrensanweisungen und Konzepte (Pflegeleitbild, Pflege- und Betreuungskonzept, Arbeitsschutz, Notfallmanagement, Einarbeitungskonzept, Pflegevisite, Qualitätsanalysen etc.)

Manual 3 = Arbeits- und Betriebsanweisungen, Formulare, Checklisten, Standards

Abb. 16: Dokumentationspyramide der qualitätssichernden Konzepte.

Erfahrungsgemäß entwickeln ambulante und stationäre Pflegeeinrichtungen hier häufig so genannte »Qualitätsordner« oder »Qualitätshandbücher« (als »Manual« bezeichnet), in denen das Qualitätsmanagement mit seinen Anforderungen sowie die Umsetzung der Maßnahmen zum internen Qualitätsmanagement und zur Qualitätssicherung (s. 6. Kapitel der MDK-Prüfanleitung) dokumentiert und nachgewiesen werden können. Die Art und Bearbeitungstiefe und der Detaillierungsgrad (»Wie genau müssen Abläufe beschrieben werden?«) in den verschiedenen qualitätssichernden Konzepten und Standards ist von der Größe, dem zu versorgenden Personenkreis, der Betriebsart, von den rechtlichen normativen und kundenspezifischen Anforderungen sowie vor allen Dingen vom Engagement der Mitarbeiter, ihrer Qualifikation und kontinuierlichen Schulung (u.a. auch Wissensmanagement) abhängig.

Die Dokumentationsdichte und -tiefe wird allerdings auch stark beeinflusst vom individuellen Regelungsbedarf (Notwendigkeit) der Einrichtung.

Wichtig ist es, sich von Anfang an darüber Gedanken zu machen, wie das Qualitätsmanagementsystem mit seinen Anforderungen schriftlich dargelegt, umgesetzt und Dritten gegenüber glaubhaft nachgewiesen werden kann!

2.3.2 Dokumentationspyramide der QM-Handbücher nach dem Pflegeversicherungsgesetz

Die Dokumentationspyramide (vgl. Abbildung 16) zur progressiven Darlegung des einrichtungsinternen Qualitätsmanagements ist in drei Ebenen aufgeteilt.

- In der **ersten Ebene** wird Stellung bezogen zum allgemeinen Aufbau, Struktur und Verantwortung des einrichtungsinternen Qualitätsmanagements (»Allgemeine Grundlagen zum Betriebsmanagement«) sowie zur Handhabung der zugrunde gelegten qualitätssichernden Konzepte und konzeptionellen Grundlagen in der zweiten Ebene.
- Die **zweite Ebene** der Dokumentationsstruktur beinhaltet die Konkretisierung der praktischen Umsetzung der Qualitätsanforderungen sowie die notwendigen Prozess- und Ablaufbeschreibungen, Verfahrensanweisungen und entsprechende Umsetzungshilfen zum Beispiel im Hinblick auf Medizinproduktebuch, Gefahrstoffverzeichnis und Hygienemanagement mit der Hygienekonzeption, Hygiene- und Desinfektionspläne und anderen Verfahren und Arbeitshilfen für die Praxis. Die in der zweiten Ebene hinterlegten Konzepte etc. sollen bei externen Qualitätsprüfungen verschiedener Prüfinstitutionen herangezogen werden.
- Die **dritte Ebene** beinhaltet zur Umsetzung der qualitätssichernden Konzepte (der zweiten Ebene) weitergehende Hilfen zur Umsetzung der genannten Maßnahmen und Verfahren.

Die gesetzlich geforderten Konzepte und konzeptionellen Grundlagen, die zu erfüllenden Anforderungen an ein Qualitätsmanagementsystem und die verschiedenen Arten von Standards und Verfahren zur internen Qualitätssicherung sind der »MDK-Prüfanleitung – Qualitätsprüfung und Qualitätssicherung in der ambulanten und stationären Pflege« (2. Bereich: »Konzeption und Qualitätsmanagement«) zu entnehmen. Diese gesetzlich geforderten Konzepte, Standards, Stellenbeschreibungen, Pflege- und Hygienekonzept, Arbeits- und Betriebsanweisungen usw., die nach dem Heim- bzw. Pflegeversicherungsgesetz und anderen flankierenden Rechtsvorschriften gefordert werden, sind von den Pflegeeinrichtungen in jedem Fall in verschiedenen Qualitätszirkeln zu erarbeiten, freizugeben, gegenüber Dritten jederzeit vorzuhalten und vor allen Dingen in der Praxis nachhaltig zu realisieren. Allein die Absicht, bestimmte Maßnahmen irgendwann einmal umzusetzen (z. B. Expertenstandards des DNQP), sichert nicht die Pflege- und Versorgungsabläufe und somit auch nicht eine kontinuierlich angemessene Pflegequalität einer Pflegeeinrichtung.

Die Umsetzung der Maßnahmen zur Qualitätssicherung durch die verantwortliche Pflegefachkraft und ihr Team ist hier verständlicherweise das Wichtigste für Pflegeeinrichtungen und Pflegedienste überhaupt. Der nachfolgende Vorschlag zum Dokumentationsaufbau kann als Orientierung für den Aufbau eines einrichtungsinternen Qualitätsmanagements nach dem Pflegeversicherungsgesetz (PfWG) und somit zur progressiven Darlegung beispielhaft dienen.

Die Dokumentationsstruktur und Ordnungssystem:

QM-Handbuch – Manual 1 »Allgemeine Information/Organisation«

»Was ist zu tun?«

Es beinhaltet die theoretischen und allgemeinen Grundlagen zur Organisation, zum Träger der Einrichtung, Unternehmensphilosophie, Qualitätspolitik, Personengruppen, die von der Einrichtung betreut und versorgt werden, Dienstleistungsstandards (»Was soll laut Versorgungsvertrag erbracht werden?«) sowie sonstige Regelungsbedarfe zur Umsetzung der gesetzlich geforderten qualitätssichernden Konzepte. Es dient der Einrichtung, der Pflegedienstleitung und den Mitarbeitern als ein allgemeines und schnelles Nachschlagewerk. Es nennt im Wesentlichen die allgemeinen Anforderungen nach § 113 ff. SGB XI für die Pflegeeinrichtung bzw. für den ambulanten Pflegedienst.

QM-Handbuch – Manual 2 »Qualitätskonzepte, Qualitäts- und Strukturstandards«

»Wie ist es zu tun?«

Das »WIE« bezieht sich auf die Umsetzung von Maßnahmen, die in den Konzepten beschrieben sind. In diesem QM-Handbuch sind die Konzepte und konzeptionellen Grundlagen des QM-Systems, zur internen Qualitätssicherung und Qualitätsverbesserung u. a. auch für **externe** Prüfinstitutionen (MDK, Heimaufsicht, Gesundheitsamt, Arbeitssicherheit) hinterlegt. In diesem QM-Handbuch werden die Konzepte, dokumentierten Verfahren in Form von Checklisten, Verfahrens- oder Prozessstandards (»Wie soll es erbracht werden?«), Formularen etc. hinterlegt, um Dritten gegenüber nachweisen zu können, ein Qualitätsmanagementsystem nach den Anforderungen des § 113 ff. SGB XI eingeführt und verwirklicht zu haben.

Bei Qualitätsprüfungen durch das Prüfteam des MDK nach § 114 SGB XI »Qualitätsprüfungen« müssen verschiedene aktuelle Unterlagen, Konzepte und sonstige Nachweisdokumente von der Einrichtung vorbereitet und zur Einsichtnahme vorgelegt werden, wie z. B.:

- Versorgungsvertrag,
- Qualifikationsnachweis der Leitenden Pflegefachkraft (Kopie),
- Anerkennungsurkunden aller Pflegefachkräfte
- Dienstpläne der letzten drei Monate,
- Handzeichenliste der Mitarbeiter,
- Schriftliches Pflegekonzept, Konzept zur sozialen Betreuung, Hauswirtschaftskonzept,
- Verfahrensregelungen bei Einzug (Standards und Checklisten),
- Retro- und prospektive Fortbildungspläne (inkl. Teilnahmezertifikate) für Pflege, soziale Betreuung und Hauswirtschaft,

- Aktueller Stellenplan aller Mitarbeiter der Einrichtung (Stellenanteil, Name und Qualifikation),
- Stellenbeschreibungen (Mustervorlagen),
- Einarbeitungskonzept und die Checklisten zur Einarbeitung in Anwendung,
- Hilfsmittelliste der Einrichtung,
- Übersicht aller Bewohner bzw. Patienten nach den Pflegestufen,
- Übersicht aller Bewohner bzw. Patienten mit besonderen Pflegesituationen,
- Protokolle durchgeführter Pflege- bzw. Betreuungsvisiten,
- Protokolle durchgeführter Dienst- und Mitarbeiterbesprechungen (nach Konferenzstruktur),
- Hygienekonzept, Hygienepläne und Checklisten,
- Dokumentationen zu Qualitätszirkelrunden und durchgeführten Fallbesprechungen,
- Maßnahmen zur externen und internen Qualitätssicherung und des einrichtungsinternen QM-Systems,
- Projektbezogene Unterlagen zur Umsetzung des PDCA-Zyklus (Projektmanagement),
- Maßnahmen zum internen Beschwerdemanagement,
- Fortbildungskonzept,
- Pflegestandards und -leitlinien, Notfallstandards,
- Pflegedokumentationen inkl. aller Einlegeblätter (Mustermappe),
- etc.

Diese dokumentierten Verfahren und Konzepte sichern den nahhaltigen Erfolg einer Einrichtung, wenn sie von den Mitarbeitern verstanden und in der Praxis umgesetzt werden. In diesem Teil des QM-Handbuchs sollten auch Kontroll-, Lenkungs- und Ergebnisstandards (»War es richtig und hat es geklappt?«) definiert, beschrieben und hinterlegt werden, unter Berücksichtigung der gewünschten Ergebnisse, sowie die zu vermeidenden unerwünschten Folgen (Korrektur- und Vorbeugungsmaßnahmen).

QM-Handbuch – Manual 3 »Umsetzungshilfen«
Im dritten QM-Handbuch werden ergänzende Hinweise und Durchführungsbestimmungen, die immer wieder in der Praxis benötigt werden, als Arbeitsunterlagen (z. B. in Form von Kopiervorlagen) hinterlegt. Beispiele hierfür könnten sein: Betriebsanweisungen, Dienstanweisungen, Pflegestandards, Formulare und Checklisten verschiedener Art.

2.3.3 Strukturqualität

Im Rahmen der Strukturqualität (Rahmenbedingungen) werden die aufbauorganisatorischen, inhaltlichen sowie alle institutionellen Rahmenbedingungen, die den Dienstleistungsprozess »Pflege, Betreuung und Versorgung« betreffen und die Leistungserbringung (laut Versorgungsvertrag) erfasst. Hierunter werden die Angaben zur räumlichen, personellen und sächlichen Ausstattung einer Pflegeeinrichtung verstanden (inkl. Leistungen für Unterkunft und Verpflegung sowie die Zusatzleistungen), um für jede denkbare sich aus der pflegerischen, sozialen und hauswirtschaftlichen Versorgung ergebende Situation eine bewohnerorientierte Regelung sicherstellen zu können. Die Strukturqualität verlangt die Orientierung an den Wünschen und Bedürfnissen der Bewohner und ihrer Angehörigen.

Zur Erfüllung der Strukturqualität gehört u. a. auch, dass der Pflegebereich von einer hauptberuflich und sozialversicherungspflichtig tätigen verantwortlichen Pflegefachkraft geleitet wird, die verpflichtend über die entsprechende Qualifikation verfügt (Weiterbildungsnachweis von mindestens 460 Stunden für leitende Funktionen). § 71 Abs. 3 SGB XI regelt die gesetzlichen Voraussetzungen für die Anerkennung als verantwortliche leitende Pflegefachkraft (PDL). Die Pflegedienstleitung ist auch für die interne Qualitätssicherung verantwortlich! Diese verantwortliche leitende Pflegefachkraft hat mit ihren Mitarbeitern den umfassenden geplanten Pflegeprozess, mit all seinen Schritten, in einem geeigneten Dokumentationssystem nachvollziehbar und jederzeit überprüfbar festzuhalten.

Weitere Elemente dieser Qualitätsdimension:

- der transparente Nachweis über Anzahl und Einsatz der Mitarbeiter (durch geeignete Dienstpläne bzw. Einsatz- und Tourenpläne in der ambulanten Pflege),
- ein entsprechendes Angebot von funktions- und aufgabenbezogene Fort- und Weiterbildungsmöglichkeiten (durch eine Schulungsbedarfsermittlung und Erstellung eines prospektiven Fortbildungsplans und deren Ergebnissicherung),
- die Sicherstellung eines angenehmen Verhältnisses zwischen Mitarbeiter und Bewohner, z. B. durch Anwendung des Pflegesystems der Bezugspflege und
- die Betreuung der Bewohner durch Bezugspflegemitarbeiter.

2.3.4 Prozessqualität

Die Prozessqualität bezieht sich auf die Sicherstellung eines bewohnerorientierten fachlich korrekten und einer fach- und sachgerechten Pflege-, Betreuungs- und Versorgungsqualität unter besonderer Berücksichtigung der Wünsche und Bedürfnisse. Der wohnlichen Gestaltung der Unterkünfte der Bewohner in der stationären Pflege ist ebenfalls besonderer Aufmerksamkeit zu widmen. Die Prozessqualität bezieht sich allerdings auch auf den Praxistransfer pflegewissenschaftlicher Grundlagen (allgemein anerkannter Stand der medizinisch-pflegerischen Erkenntnisse sowie die Anwendung von Expertenstandards), die allgemeinen Pflegebedingungen, die Arbeitsorganisation und Arbeitszeitorganisation, das interne Qualitätsmanagement sowie die Führung einer einheitlichen, aussagekräftigen, lückenlosen und nachvollziehbaren Pflegedokumentation, Planung und Evaluation des Pflegeprozesses.

Die Prozessqualität umfasst den Ablauf, die Erhebung, Planung, Durchführung sowie die regelmäßige reflektierte Evaluation der Leistungserbringung. Die Pflegeleistungen sind in unterschiedlichen Leistungsnachweisen aufzuzeigen, dabei können Pflegestandards hilfreich sein, bzw. die Dokumentation erheblich vereinfachen. Betrachtet und bewertet werden in dieser Qualitätsdimension die Inhalte der täglichen Arbeit (vorgehaltenes Leistungsangebot und die dafür zu zahlenden Preise) und Leistungserbringung (qualitativ und quantitativ) gegenüber den Pflegebedürftigen und die Einbeziehung der ärztlichen Kompetenz. Hier geht es also darum, den Stand der Informationen über die Bewohner bzw. Patienten durch geeignete Verfahren (z. B. durch die Erhebung einer Pflegeanamnese) darzulegen und die Durchführung einer fachlich adäquaten Pflege sowie Pflegedokumentation und Pflegeplanung, die alle Schritte einer fachlichen Planung des Pflegeprozesses beinhalten muss. Die Mindestanforderungen einer Pflegedokumentation (gem. § 75 Abs. 1 SGB XI, die Anforderungen nach §§ 3, 11 HeimG und § 80 SGB XI bzw. in der Zukunft im § 113 ff. SGB XI) müssen hierbei umfassend erfüllt werden!

2.3.4.1 Pflegedokumentation und Pflegeplanung

Im Zuge des derzeitigen Gesetzgebungsverfahren (Pflege-Weiterentwicklungsgesetz) sollen in den »Maßstäben und Grundsätzen zur Sicherung und Weiterentwicklung der Pflegequalität« insbesondere auch die Anforderungen an eine praxistaugliche Pflegedokumentation (u.a. Berücksichtigung wirtschaftlicher Aspekte) neu geregelt werden. Eine aussagekräftige, **professionelle**, sach- und fachgerechte Pflegedokumentation muss auch weiterhin die Grundlage bieten für eine:

- geplante,
- bewohnerorientierte,
- gesicherte,
- kontinuierliche,
- zielgerichtete und
- nachvollziehbare Pflege im **gesamten** Pflege- und Betreuungsprozess.

Die Pflegedokumentation darf auf keinen Fall defizitorientierte, lückenhafte oder betriebsorientierte (betriebsinterne) Arbeitsanweisungen, Verfahren, Techniken und Informationen enthalten. Sie hat sich auf den tatsächlichen Hilfe- und Pflegebedarf sowie die Reaktionen daraus und vor allen Dingen auf die tatsächliche Ist-Situation des Bewohners zu beziehen. Einer genauen Zustands- und Verlaufsdokumentation im Berichteblatt ist hierbei besonders Rechnung zu tragen, außerdem der pflegefachlichen Reflexion bei Veränderungen (Feststellungen und Tatsachen) des Gesundheitszustandes des Bewohners. Die pflegefachliche Reflexion und die Wirkung der Pflege (Ergebnisqualität) wird häufig in der Praxis stark vernachlässigt: Sie ist aber grundsätzlich erforderlich bei erhobenen pflegerelevanten Informationen und führt häufig zu pflegerischen Interventionsmaßnahmen (z.B. Einleiten von geeigneten Pflegemaßnahmen oder auch Hinzuziehung der ärztlichen Kompetenz). Wie nachfolgend dargestellt, kann der Aufbau einer einheitlichen, aussagekräftigen, lückenlosen und nachvollziehbaren Pflegedokumentation mit Hilfe verschiedener Pflicht- und indikationsspezifischer Formulare (beispielsweise auch selbsterstellter Dokumente) in der stationären und der ambulanten Pflege nach den Pflegeprozess wie folgt zugeordnet werden:

1. Klientenbezogene, persönliche Daten sowie **Informationssammlung**[3]
   a) Stammblatt mit Biografie – Dokumentationsintervalle (Zeitpunkt): Innerhalb der ersten 24 Stunden nach Aufnahme
   - *Pflegeanamnese bei Aufnahme* mit Ressourcen und Problemen – Dokumentationsintervalle (Zeitpunkt): Innerhalb der ersten 24 Stunden nach Aufnahme
   - *Fragen und Infos an den Arzt* – Dokumentationsintervalle (Zeitpunkt): Bei aktuellen Ereignissen, Veränderungen im Rahmen der ärztlichen Visite
   - *Medikamentenblatt* – Dokumentationsintervalle (Zeitpunkt): Sofort bei ärztlichen Verordnungen
   - *Braden-Skala* – Dokumentationsintervalle (Zeitpunkt): In der Regel einmal im Monat; ansonsten ist diese Ermittlung auch von der Pflegebedürftigkeit abhängig (Pflegestufe) und von der Mobilität eines Klienten. Bei gravierender gesundheitlicher Änderung sollte sofort die Braden-Skala angepasst werden
   - usw.

[3] Weigert, J: (2007): 100 Tipps für die Qualitätssicherung in der stationären und ambulanten Pflege. Schlütersche Verlagsgesellschaft, Hannover.

2. **Planung** pflegerischer und/oder therapeutischer Leistungen
   - *Pflegeplanung* (Ressourcenorientierung) – Dokumentationsintervalle (Zeitpunkt): Innerhalb von zwei Wochen nach der Aufnahme (Dauerpflege) mit Ausnahme bei Kurzzeitpflegegästen, da bei der Kurzzeitpflege wesentlich früher eine Pflegeplanung erarbeitet werden muss
   - usw.
3. **Durchführung** der Leistungen
   - *Grundpflegenachweise für* Früh-, Spät- und Nachdienstdienst; aufgeteilt nach den Leistungskomplexen – Dokumentationsintervalle (Zeitpunkt): Eintragungen sind abhängig von dem individuellen Hilfebedarf und den durchgeführten pflegerischen Leistungen sowie von der jeweiligen Pflegestufe des Klienten
   - usw.
4. **Evaluation**
   - *Auswertung der Pflegeplanungen* und Ziele und Maßnahmen im Rahmen der sozialen Betreuung – Dokumentationsintervalle (Zeitpunkt): Regelmäßig, wobei die Häufigkeit der Evaluationen von verschiedenen Kriterien abhängig gemacht werden muss. Wenn sich Änderungen in der Planung ergeben, sind diese sofort zu dokumentieren. Im Rahmen der nächsten geplanten Auswertung kann es bereits zu spät sein!

Die Pflegeplanung, unter besonderer Berücksichtigung von Pflegediagnosen, muss in jedem Fall auf der Grundlage einer oder auch mehreren pflegewissenschaftlichen Theorie(n) oder Modell(en) erarbeitet werden. Die Pflegedokumentation ist ein wichtiges Fundament zur Beurteilung einer kontinuierlichen, fach- und sachgerechten sowie prozessorientierten Pflege! Die Maßnahmen in der Pflegeplanung müssen einen handlungsleitenden Charakter (Art, Umfang, Uhrzeit, Häufigkeit, evtl. Hinweise auf Pflegestandards, etc.) enthalten, sodass eine umfassende ganzheitliche pflegerische Versorgung anhand der Pflegeplanung möglich erscheint.

Die Pflegeprobleme (besser sind Pflegediagnosen mit **T**itel, **U**rsache und **A**usmaß – kurz als »TUA-Prinzip« bezeichnet) müssen in der Pflegeplanung nachvollziehbar beschrieben und den Ressourcen des Bewohners gegenübergestellt werden, sodass eventuell noch vorhandene Fähigkeiten abgeleitet und gefördert werden können. Die geplanten Maßnahmen sind nach pflegewissenschaftlichen Erkenntnissen auszuwählen. Die regelmäßige und festgelegte Evaluation (Evaluationskalender einsetzen!) im Sinne einer Beurteilung der Wirkung der Pflege und ggf. Maßnahmenanpassung ist hierbei elementar und in der Pflegeplanung zu dokumentieren (Ergebnisqualität).

Besonders wichtig bei der Erstellung einer Pflegeplanung ist, dass die **Risiko- und Gefährdungspotenziale** (z. B. Sturz, Kontrakturen, Dekubitus, Exsikkose, Gewichtsverlust und Untergewicht, Infektionsgefahren bei immun- und abwehrgeschwächten Menschen etc.) in der Planung im Sinne des Pflegeprozesses erkannt und dokumentiert werden. Ziel ist es hier, festgestellte bewohnerbezogene Gefährdungen zu beseitigen oder zu minimieren. Dies ist ein zentraler Handlungsschwerpunkt im Rahmen der Pflege, der unbedingt in jeder Pflegeanamnese erkannt und in der Planung der Pflege im Sinne des Pflegeprozesses angegangen werden muss. Risiko- und Gefährdungspotenziale werden beseitigt oder minimiert, indem Risikokomponenten, Eintrittswahrscheinlichkeit und Schadensausmaß so weit wie möglich verringert werden. Mit der Erkennung, Festlegung und Durchführung geeigneter Präventionsmaßnahmen werden Krankenhausaufenthalte für die Bewohner verhindert, sowie unfallbedingte Sekundärerkrankungen und Verletzungen (z. B. Sturz mit Knochenbrüchen) und Schadensfälle weitestgehend vermieden, außerdem Pflegefehler verhindert (nicht sach- und fachgerechte Pflege).

Qualitätsmanagement und Qualitätssicherung nach § 80 SGB XI	Muster-Einrichtung	Einrichtung Muster-Einrichtung am Musterberg
Seite 1 von 1	**Qualitätsmanagement – Handbuch**	Risiko- und Gefährdungspotentiale

Ermittlung und Einschätzung von Risiko- und Gefährdungspotentiale

Name des Bewohners / Patienten: ____________________ Jahr: __________

(Handzeichen der Pflegefachkraft)

	Jan.	Feb.	März	April	Mai	Juni	Juli	Aug.	Sept.	Okt.	Nov.	Dez.
Sturzgefahr												
Weglauftendenz bzw. Hinlauftendenz												
Dekubitusgefahr												
Gefahr einer Inkontinenz												
Gefahr von Kontrakturen												
Gefahr von Immobilität												
Gefahr des sozialen Rückzugs (Vereinsamung)												
Gefahr einer Austrocknung (Exsikkose)												
Gefahr einer Stuhlverstopfung (Obstipation)												
Gefahr einer Blasenentzündung (bei Dauerkatheter)												
Gefahr von Hautschäden (außer Dekubiti)												
Gefahr von Untergewicht												
Gefahr von Übergewicht												
Gefahr von Erkrankung der Atmung												
Gefahr einer Infektion												
Gefahr von												
Gefahr von												
Gefahr von												

Auszufüllen von der Schicht- oder Wohngruppenleitung

	Datum/Hdz.	Datum/Hdz.	Datum/Hdz.	Datum/Hdz.	Datum/Hdz.	Datum/Hdz.	Datum/Hdz.	Datum/Hdz.	Datum/Hdz.	Datum/Hdz.	Datum/Hdz.	Datum/Hdz.
Zur Kenntnis genommen:												

	Datum/Hdz.	Datum/Hdz.	Datum/Hdz.	Datum/Hdz.	Datum/Hdz.	Datum/Hdz.	Datum/Hdz.	Datum/Hdz.	Datum/Hdz.	Datum/Hdz.	Datum/Hdz.	Datum/Hdz.
Pflegeplanung für o.g. Gefährdungen erstellt und Maßnahmen eingeleitet:												

Erstellungsdatum: XX.XX.XXXX	Mitwirkende Mitarbeiter: PDL, WBL	Prüfung und Freigabe am: XX.XX.XXXX Handzeichen QM-B.

Abb. 17: Ermittlung und Einschätzung von Risiko- und Gefährdungspotenziale.

Förderungspotenziale sind ebenfalls in die Planung der Pflege aufzunehmen und umzusetzen. Um die Risiko- und Gefährdungspotenziale frühzeitig zu erkennen, hat es sich in der Pflegepraxis bewährt, eine Matrix zur Ermittlung und Einschätzung von Gefahren zu entwickeln. Diese Matrix (vgl. Abbildung 17) sollte bei jedem Bewohner erstellt werden und Bestandteil einer Pflegedokumentation sein.

Die Schicht- bzw. Wohnbereichsleitung sollte mit Hilfe einer Matrix einmal im Monat die Risikovermeidung überprüfen, inwieweit die Gefahren ermittelt und richtig eingeschätzt worden sind und ob eine aussagekräftige sowie geeignete Pflegeplanung erstellt worden ist.

2.3.4.2 Verantwortungsmatrix zur Erstellung von Pflegeplanungen

Als unterstützende Maßnahme bei der Erstellung und Weiterentwicklung von Pflegeplanungen auf der Grundlage der Pflegeanamnesen – unter Berücksichtigung vorhandener Pflegediagnosen (»TUA-Prinzip«) – empfiehlt es sich, eine Verantwortungsmatrix für Überblick und Kontrolle des aktuellen Sachstandes zu erarbeiten. Eine Verantwortungsmatrix für die Erstellung der Pflegeplanungen ist deshalb wichtig, weil bestimmte Bezugspflegemitarbeiter für eine bestimmte Anzahl von Bewohnern oder Klienten (ambulante Pflege) für die Erstellung und Überarbeitung von Pflegeanamnesen verantwortlich gemacht werden. Die Pflegeplanungen inkl. der Pflegediagnosen, auf der Grundlage der Pflegeanamnesen und nach dem zugrunde gelegten und favorisierten Pflegemodell, werden dann vom jeweiligen Bezugspflegemitarbeiter in den Pflegeplanungsgesprächen vorgestellt und im Pflegeteam des Wohnbereichs gemeinsam besprochen. In jeder Pflegeplanung sollten die Pflegediagnosen aufgenommen und berücksichtigt werden.

Tabelle 7 bietet ein Beispiel für eine **Verantwortungsmatrix** zur Erstellung der Pflegeplanung auf der Grundlage der Pflegeanamnesen.

Tabelle 7: Verantwortungsmatrix »Pflegeplanungen«.

Nr.:	Wohnbereich: Name des Bewohners und Wohnbereich:	Pflegeanamnese	Pflegeplanung	Name der Bezugspflegekraft (Mitarbeiter)	Bemerkungen/ Datum und Handzeichen der Bezugspflegekraft
01	Wohnbereich I Frau E. Huber	x	x	Frau Weiß	Erledigt am 07.01.08 In Ordnung Evaluation am 28.01.08 in der Wochenbesprechung
02	Wohnbereich II Herr K. Szemke	x	Noch in Arbeit	Frau Romeis	Pflegeplanung ist noch bis zum 15.01.08 in Arbeit
03	Wohnbereich II Frau K. Lintz	Noch in der Erhebungsphase		Herr Meisner	Pflegeanamnese bis zum 28.01.08 erarbeiten dann erfolgt die Erstellung der Pflegeplanung im Team des Wohnbereichs

2.3.4.3 Bedeutung der sozialen Betreuung

Die Prozessqualität verlangt neben anderen qualitätssichernden Konzepten und konzeptionellen Grundlagen (z. B. Einarbeitungskonzept für neue Mitarbeiter; Hygienekonzeption, Hygiene- und Desinfektionspläne, Notfallstandards, Notfallmanagement, Krisenmanagement, usw.) die Erstellung einer schriftlich dokumentierten Pflegekonzeption unter Berücksichtigung des Pflegeleitbildes der Pflegeeinrichtung sowie der Beschreibung der tagesstrukturierenden Maßnahmen und Aktivitäten in der sozialen Betreuung (Betreuungskonzept).

In der Betreuung von demenziell veränderten Menschen stehen in der Praxis viele Instrumente, die die Demenzschwere einschätzen (kognitive Beeinträchtigungen) sollen oder Instrumente zur Einschätzung des Verhaltens zur Verfügung. Ein häufig genutztes Instrument ist der Mini-Mental-Status-Test (MMST) neben den Methoden der Validation, Erinnerungspflege, Basale Stimulation, Snoezelen, Bewegungsförderung und Stärkung der Alltagskompetenz und -orientierung. Als weiteres wertvolles Qualitätssicherungselement im Bereich der Pflege und der sozialen Betreuung von Menschen mit Demenz – gerade für gerontopsychiatrische Einrichtungen – empfiehlt u. a. auch das Kuratorium Deutsche Altershilfe (KDA) das Beobachtungsverfahren »Dementia Care Mapping« (DCM). Es handelt sich dabei um ein Beobachtungs- und Messverfahren, das eingesetzt wird, um die Betreuung und den Umgang von Menschen mit demenziellen Erkrankungen systematisch einschätzen zu können.

Das DCM-Verfahren wurde von einer britischen Arbeitsgruppe (Professor *Tom Kitwood und Kathleen Bredin, 1990*) an der Universität Bradford in England entwickelt. Bei diesem Verfahren wird das relative Wohlbefinden von Menschen mit einer Demenz detailliert festgehalten (strukturierte Beobachtung), um Rückschlüsse auf die Qualität der Pflege zu erhalten. In einem sechsstündigen Zeitraum wird die Pflege und Betreuung abgebildet, »gemappt«. Ein passiv anwesender Beobachter (»Mapper«) erfasst alle fünf Minuten das Verhalten bzw. das »relative« Wohl- oder Missempfinden einer Gruppe von demenzerkrankten Menschen und notiert dies in einer umfangreichen Kategorienliste (sehr aufwändig!).

Das erhobene Datenmaterial wird nach festgelegten Kriterien ausgewertet und beurteilt. Diese gewonnenen Ergebnisse werden kommentiert und dem Team übergeben. Dort werden dann mögliche und/oder sinnvolle Veränderungs- und Verbesserungsmaßnahmen im Hinblick auf die Betreuung dieser Personengruppe entwickelt.

2.3.5 Ergebnisqualität

Die Ergebnisqualität soll letztlich durch die pflegefachliche Reflexion die Wirksamkeit der Pflege- und Betreuungsmaßnahmen (inklusive des Bereichs der sozialen Betreuung in der stationären Pflege) sowie das Wohlbefinden und den Pflegezustand der Pflegebedürftigen durch Ergebnisprotokollierung der Pflegefachkräfte erfassen. Die Ergebnisqualität kann als Resultat der Zielerreichung des gesamten Pflege-, Betreuungs- und Versorgungsvertrags verstanden werden. Können die gesteckten Ziele, Erwartungen und pflegefachlichen Anforderungen eingehalten und erfüllt werden (Ergebnisqualität)? Wesentliche Qualitätssicherungselemente sind hier die Überprüfung der Zufriedenheit der Bewohner aufgrund der Wahrnehmung und Berücksichtigung ihrer Wünsche und Bedürfnisse. Ferner bedarf es in dieser Qualitätsdimension einer Reihe von Maßnahmen zur kontinuierlichen Bewertung von Pflegemaßnahmen (durch Pflege- bzw. Betreuungsvisiten, Fallbesprechungen, Teambesprechungen etc.), mit der Beantwortung der Fragen: *»Konnten die angestrebten Ziele erreicht werden, welche Hindernisse haben bestanden, sind Verbesserungen und/oder Verschlechterungen bei den Bewohnern eingetreten und müssen die pflegerischen Maßnahmen oder Pflegeziele neu festgelegt werden?«*

Somit bilden die Anforderungen und Regelungen der »Maßstäbe und Grundsätze zur Sicherung und Weiterentwicklung der Pflegequalität« den Sockel jeder Pflegeeinrichtung. Kann eine Einrichtung die Qualität ihrer Leistungen, deren Sicherung und Weiterentwicklung ausreichend nachweisen, ist sie wettbewerbs- und konkurrenzfähig. Werden jedoch die gesetzlich geforderten Anforderungen (festgelegten Leistungs- und Qualitätsmerkmale) und die abgeschlossenen vertraglichen Vereinbarungen in einem Bereich der Einrichtung nicht eingehalten, müssen Korrekturmaßnahmen eingeleitet und die Ursachen (z. B. durch eine Ursachenanalyse) beseitigt werden, um Folgen und gravierende Pflegeschäden und Pflegerisiken für die Bewohner zu vermeiden. Ebenfalls ist in diesem Zusammenhang in der stationären Pflege die Frage zu klären, inwieweit der Heimbeirat oder der Heimfürsprecher in den Heimalltag in wichtigen Entscheidungen der Einrichtung unter Berücksichtigung des Heimgesetzes (§ 10 HeimG »Mitwirkung der Bewohnerinnen und Bewohner«) einbezogen wird.

Die nachfolgende Matrix (Abbildung 18) verdeutlicht exemplarisch noch einmal die bewertenden Prüfabschnitte aus der MDK-Prüfanleitung vom 10 November 2005für die stationäre Pflege (ohne den 11. Prüfabschnitt »Ist-Erhebung«), die ebenso im **»Self-Quick-Verfahren«** (Interne Qualitätssicherung) von jeder verantwortlichen Pflegefachkraft (Pflegedienstleitung) eingesetzt werden kann.

1	**Angaben zur Prüfung**	**nr**	**na**	**--**	**-**	**o**	**+**	**++**
1.5	Vorzulegende Unterlagen							
1.8	Bewohner mit besonderen Pflegesituationen							
1.11	Externe Kooperationen							

2	**Allgemeine Angaben**	**nr**	**na**	**--**	**-**	**o**	**+**	**++**
2.5	Verfahrensweisen bei Einzug							

3	**Aufbauorganisation Personal**	**nr**	**na**	**--**	**-**	**o**	**+**	**++**
3.1	Regelungen der Verantwortungsbereiche							
3.6	Stellvertretende PDL							
3.8	Anerkennungsurkunden (HW/PD)							

4	**Ablauforganisation**	**nr**	**na**	**--**	**-**	**o**	**+**	**++**
4.1	Pflege im Sinne der Bezugspflege organisiert							
4.2	Aufgabenwahrnehmung der PDL							
4.4	Geeignete Dienstpläne für die Pflege							

5	**Konzeptionelle Grundlagen**	**nr**	**na**	**--**	**-**	**o**	**+**	**++**
5.2	Schriftliches Pflegekonzept							
5.3	Pflegekonzept / Bekanntheitsgrad							
5.4	Konzept zur sozialen Betreuung							
5.5	Konzept zur hauswirtschaftlichen Versorgung							

▶

6	Qualitätsmanagement	nr	na	--	-	o	+	++
6.2	Maßnahmen zur externen QS							
6.3	Berücksichtigung von Expertenstandards							
6.4	Maßnahmen zur internen QS							
6.5	Maßnahmen zur internen QS in der Hauswirtschaft							
6.6	Anwendung des PDCA							
6.7	Handzeichenliste mit Qualifikation der MA							
6.8	Fortbildungsplan alle Bereiche							
6.9	Fortbildungen auch für MA in der soz. Betreuung und HW							
6.10	Fachliteratur zugänglich							
6.11	Einarbeitungskonzept							
6.12	Informationsweitergabe							
6.13	Regelungen für die Erste Hilfe							
6.14	Regelungen zum Umgang mit Beschwerden							

7	Pflegedokumentationssystem	nr	na	--	-	o	+	++
7.1	Geeignetes Dokumentationssystem							
7.2	Alle Dokumentationsblätter vorhanden							

8	Hygiene	nr	na	--	-	o	+	++
8.1	Gesamteindruck in punkto Hygiene							
8.2	Angemessenes Hygienemanagement in der Pflegeeinrichtung							
8.2	Hygieneanforderungen bei MRSA							

9	Verpflegung	nr	na	--	-	o	+	++
9.1	Speiseplan veröffentlicht							
9.2	Bedarfsgerechtes Speisenangebot							
9.4	Zeiten der Mahlzeiten							
9.6	Erfordernisse der Nahrungs- und Flüssigkeitszufuhr (z.B. Demenz, Diabetes mellitus.)							

10	Soziale Betreuung	nr	na	--	-	o	+	++
10.1	Leistungsangebot							
10.2	Angebote / Struktur der Klienten							
10.5	Angebot der sozialen Betreuung in der Einrichtung ausreichend							
10.6	Transparenz der Angebote innerhalb der Einrichtung							
10.7	Wahrnehmung der Beratungskompetenz der MA in der sozialen Betr.							

12	Bewohnerzufriedenheit	nr	na	--	-	o	+	++
12.1 – 12.20	Zufriedenheitsbefragung der Bewohner nach dem Zufallsprinzip							

13	Ist-Erhebung der Pflegesituation unter Berücksicht. der Pflegedokumentation	nr	na	--	-	o	+	++
13.6	Sturzrisiko und Sturzassessmentverfahren der Einrichtung							
13.7	Chronische Schmerzen / Schmerzermittlung							
13.8	Mundzustand / Zähne							

▶

13.9	Körperpflege							
13.11	Dekubitusprophylaxe und Dekubitusermittlung							
13.12	Wundmanagement							
13.13	Verwendete Materialien zur Behandlung von Wunden (Dokumentation)							

14	**Umsetzung des Pflegeprozesses und Pflegedokumentation**	**nr**	**na**	**– –**	**–**	**o**	**+**	**++**
14.1	Gespräch vor/beim Einzug (Dokumentation)							
14.2 – 14.3	Datensammlung / Pflegeanamnese und Informationssammlung							
14.4	Biografiearbeit							
14.5	Individuelle Pflegeziele							
14.6	Individuelle Maßnahmenplanung							
14.7	Pflegeplan: Soziale Betreuung							
14.8	Evaluation der Pflegeprozessplanung durch Bezugspflegekräfte							
14.9	Anwendung von Standards							
14.10ff.	Formale Dokumentation und Kontinuität der Versorgung (anhand der Dokumentation)							

15	**Behandlungspflege**	**nr**	**na**	**– –**	**–**	**o**	**+**	**++**
15.1 – 15.5	Umsetzung der AVO / Medikamentenverwaltung etc.							
15.6	Sachgerechte Wundversorgung							

16	**Prozess- und Ergebnisqualität**	**nr**	**na**	**– –**	**–**	**o**	**+**	**++**
16.1	Dekubitus / Umgang							
16.3	Inkontinenz / Umgang / Kontinenzprofil							
16.4	Umgang bei Blasenkatheter							
16.5	Sturzrisiko / Sachgerechter Umgang							
16.6	Kontrakturengefahr / sachgerechter Umgang							
16.7	Pflegerisches Schmerzmanagement							
16.8	Nahrungs- und Flüssigkeitsaufnahme / Umgang							
16.9	Sachgerechter Umgang bei PEG							
16.10 – 16.11	Gerontopsychiatrische Beeinträchtigungen / Sachgerechter Umgang mit dieser Pflegesituat.							
16.12	Umgang mit freiheitsentziehenden Maßnahmen							
16.13 – 16.14	Körperpflege / Mund- und Zahnpflege							

Legende:

nr nicht relevant

na nicht auditiert

– – nicht erfüllt, kritische Abweichung (0–24 %)

– teilweise erfüllt (25 %–49 %)

o akzeptabel, Hinweis im Bericht beachten (50 %–74 %)

+ Erfüllt (75 %–99 %)

++ gut erfüllt (100 %)

Abb. 18: Matrix der MDK-Prüfabschnitte vom 10. November 2005 (stationäre Pflege).

2.4 Aufbau- und Arbeitsablauforganisation

Wer eine bedürfnis- und bewohnerorientierte Arbeitsorganisation und mitarbeiterfreundliche Arbeitszeitorganisation (d.h. auch familienfreundlich) postuliert, muss sich über einen dauerhaften und zweckmäßigen Betriebsablauf bzw. über seine Pflegeorganisation im Sinne einer »bezugsorientierten« Pflege Gedanken machen. Bei einer mitarbeiterfreundlichen und innovativen *Arbeitszeitorganisation* steht die Verbesserung der internen Kommunikation – insbesondere im Schnittstellenbereich –, die Mitentscheidung der Mitarbeiter bei der Dienstplangestaltung, Beruf, Freizeit und Familie, die Reduzierung oder gar das Vermeiden von Arbeitsspitzen (z.B. durch entzerren von dogmatisch festgelegten Abläufen), die Reduzierung der Krankenquote, sowie die Mitarbeiter- und Kundenzufriedenheit absolut im Vordergrund!

Es ist nicht von der Hand zu weisen, dass gute und vor allen Dingen angemessene Pflegebedingungen Zeit brauchen, die durch qualitätsorientierte Reorganisation, nach dem Motto »Wir bleiben nicht stehen sondern entwickeln uns stets weiter!« und durch ein Umdenken erst einmal geschaffen werden muss. Zu einem kongruenten Betriebsablauf mit angemessenen oder optimalen Bedingungen gehören Regelungen, Standards, Verfahrensanweisungen und Zielvereinbarungen, die zusammenwirken und sich in der Aufbau- und Ablauforganisation einer Einrichtung ergänzen und positiv bemerkbar machen müssen. Das Wichtigste im Bereich der Ablauforganisation ist die Arbeitszeitorganisation einer Arbeitsschicht (*noch oft anzutreffen*: Früh-, Spät- und Nachtdienst – schlimmstenfalls der »Schaukeldienst«) und die Zusammenarbeit der Bereiche unter dem Fokus der zu betreuenden Bewohner bzw. Patienten, die in jedem Qualitätsmanagement kritisch unter die Lupe genommen werden sollte.

Gerade in der Arbeitszeitorganisation sind viele Verbesserungen und Innovationen möglich (z.B. Einführung neuartiger Arbeitszeitmodelle), um die Arbeitsbelastung und insbesondere die Arbeitsspitzen der Mitarbeiter aufzuspüren, zu analysieren und im Sinne einer mitarbeiterfreundlichen Organisation positiv zu verändern. Bei diesem Vorhaben sind nicht nur die Mitarbeiter zu begeistern, sondern es ist vielfach auch Überzeugungsarbeit bei den Mitarbeitervertretungen (z.B. durch das Tarifrecht, Betriebsvereinbarungen etc.) notwendig, um diese Aufbruchsituation aktiv mitzugestalten. Wenn neue Arbeitszeitmodelle für die Mitarbeiter eingeführt werden, sollte zunächst ein zeitlich begrenzter Probelauf (Pretest) gestartet werden, damit noch an Veränderungen gearbeitet werden kann und die Mitarbeiter im Probelauf auch das gute Gefühl haben: *»Hier ist das letzte Wort noch nicht gesprochen!«*

Die Harmonisierung im Qualitätsmanagement bedeutet, dass alle Teile und Bereiche einer Einrichtung (Schnittstellen) sinnvoll zu einem Ganzen zusammengefügt werden und harmonieren. Die Harmonisierung der verschiedenen Arbeitsbereiche und das Miteinander sind in jedem Qualitätsmanagement von außerordentlicher Wichtigkeit und dürfen niemals unterschätzt werden.

Die Implementierung und Aufrechterhaltung eines Qualitätsmanagementsystems wirkt sich somit direkt auf die gesamten Dienstleistungsbereiche und Versorgungsqualität der »Pflege, Betreuung und Versorgung« aus. Die Arbeitszeit- und Arbeitsablauforganisation, die Strategie und die zu erreichenden Ziele, die Personalpolitik und -struktur, die Kunden- und Mitarbeiterzufriedenheit sowie das Erscheinungsbild und das Führungsverhalten von Leitungskräften

(Vorbildfunktion) sind betroffen. Darüber hinaus werden vom Qualitätsmanagement alle qualitätsbezogenen Tätigkeiten, vertrauensbildenden Maßnahmen, Verantwortungen, Befugnisse und Zielsetzungen unmittelbar miterfasst.

Eine **Aufbauorganisation** bezieht sich zunächst auf die Analyse von Teilaufgaben und strukturell-organisatorischen Rahmenbedingungen in einem Betriebsablauf (Strukturqualität). Bei der Betrachtung der Aufbauorganisation sind folgende Aspekte für die Leitung einer Pflegeeinrichtung von Bedeutung:

- Transparenz und Sicherheit aller Beteiligten,
- Stellenplanbesetzung in der Einrichtung,
- Harmonisierung der Dienstplangestaltung sowie der Einsatz- und Tourenplanung (für ambulante Pflegedienste),
- Qualifikationsprofile der Mitarbeiter,
- Leitungsstruktur und Hierarchieebene,
- Offener Informations- und interne Kommunikationsstruktur und -austausch,
- Zuständigkeiten, Verantwortungen und Kompetenzen, insbesondere der Fach- und Führungskräfte,
- Schnittstellen in- und außerhalb der Einrichtung und deren Zusammenwirken,
- Ermittlung und Erfüllung von gesetzlichen, rechtlichen Bestimmungen, Verordnungen und Richtlinien,
- Institutioneller und infrastruktureller Rahmen.

Eine durchdachte und vernünftige Aufbauorganisation und Stellenplanplanbesetzung unter Berücksichtigung formaler Kriterien ist von außerordentlichem Wert.

Die Einführung eines Qualitätsmanagements hat eine Umstrukturierung der Aufbau- und Ablauforganisation zur Folge, d.h. das Projekt »Einführung und Anwendung eines Qualitätsmanagementsystems« muss von anderen Aufgaben einer Einrichtung klar und deutlich abgegrenzt werden.

Die Organisationsstruktur wird häufig als Schaubild (Organigramm) dargestellt, das den Aufbau einer Organisation (Einrichtung) erkennen lässt. Die Darstellung eines Organigramms (sollte in jedem Pflegekonzept enthalten sein) als einrichtungsinternes Schaubild ist auch notwendig, um das gesamte Zusammenwirken aller Bereiche einer Einrichtung zu verdeutlichen. Das Organigramm gibt Auskunft über die Kompetenzen oder über die Zuweisung bestimmter Aufgabenbereiche der Führungskräfte in den verschiedenen Hierarchieebenen.

Durch ein Organigramm wird aber auch erkennbar, wie die Strukturen und Verantwortungen verteilt sind und wie die Funktionen von Dienst- und Fachvorgesetzten innerhalb einer Einrichtung und ggf. ihre Vertretungsverhältnisse geregelt sind.

Wichtig bei dieser Darstellung ist es, die Stabsstellen als wichtigen Bestandteil des Organigramms mit aufzunehmen:

- Qualitätsmanagement-Beauftragte Person,
- ggf. KVP-Beauftragte Person,
- Sicherheitsbeauftragte Person **und/oder** Fachkraft für Arbeitssicherheit,

- Hygienebeauftragte Person,
- Betriebsarzt,
- Betriebsrat bzw. Mitarbeitervertretung.

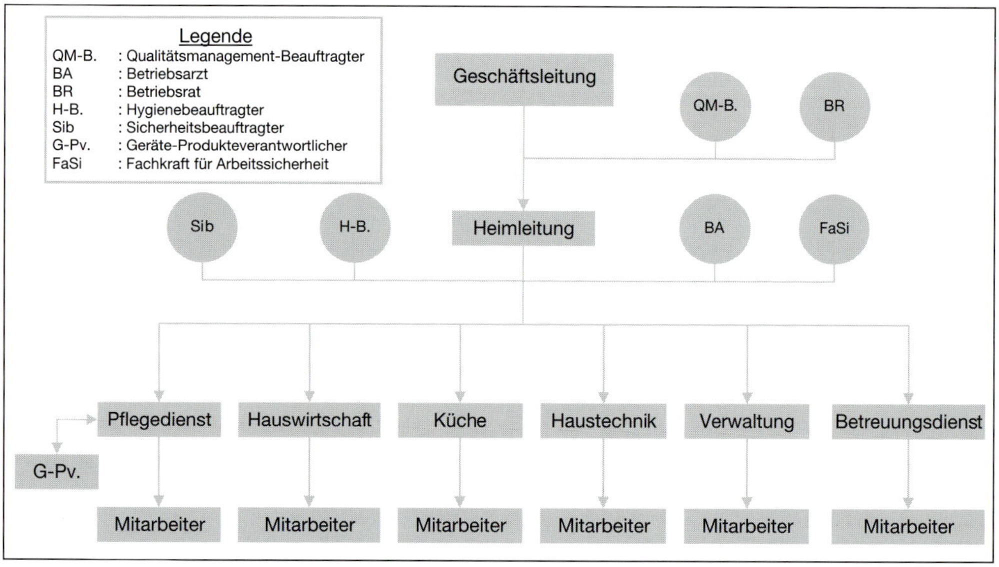

Abb. 19: Organigramm einer Beispielorganisation.

2.4.1 Führungssysteme im Qualitätsmanagement

Weil sich die Verantwortung der Leitung in einem Qualitätsmanagementsystem zur Qualität verpflichtet hat, müssen bestimmte aufbau- und ablauforganisatorische Strukturen durch die Verantwortung der Leitung (Träger) erst einmal geschaffen und geklärt werden, damit die Qualitätsanforderungen des QM-Systems umfassend erfüllt werden können. Als Verantwortung der Leitung wird die Geschäftsleitung (Betreiber oder ein Mitglied der GL) bzw. eine Geschäftsführung (Unternehmensleitung) in einem Qualitätsmanagementsystem nach der ISO-Norm bezeichnet.

Die Verantwortung der Leitung hat innerhalb des Qualitätsmanagements eine wichtige Schlüsselposition, da sie die Qualitätspolitik und die Festlegung der strategischen und auch operativen Qualitätsziele vorgeben muss. Die Qualitätsziele werden aus der Qualitätspolitik heraus entwickelt. Zu den Aufgaben der Verantwortung der Leitung gehört es auch, die erforderlichen Ressourcen der Einrichtung zu ermitteln und bereitzustellen, damit ein Qualitätsmanagementsystem aufgebaut, verwirklicht und dargelegt werden kann. Um das Erreichen der Qualitätsziele voranzutreiben, schließt die Leitung mit den Führungskräften, die für die Umsetzung dieser Vorgaben und des Projektes »Qualitätsmanagement« unmittelbar verantwortlich sind, häufig Zielvereinbarungen im gegenseitigen Einverständnis ab.

Wesentliche Verbesserungen im Sinne einer »qualitätsorientierten Reorganisation« in einer Einrichtung können nur dann erreicht werden, wenn die Pflegeeinrichtung von Anfang an die personelle Besetzung der Fach-, Führungs- und Beratungsfunktionen, die damit verbundenen Verantwortlichkeiten und Befugnisse sowie die Rechte und Pflichten auf die Belange und Erfordernisse aller interessierter Parteien (Bewohner, Patienten, Angehörige, Betreuer etc.) ausrichtet.

2.4.1.1 Qualitätsmanagement – Steuerungsguppe (QM-Stg.)

Ableitend aus dem Organigramm müssen in einem funktionierenden Qualitätsmanagement interne Strukturen von Arbeits- bzw. Projektgruppen zur Einführung eines Qualitätsmanagementsystems geschaffen und verbindlich festgelegt werden.

Denn: Qualität und Qualitätsmanagementsysteme brauchen Initiatoren und Verbündete als dauerhafte Multiplikatoren. Zur Erlangung einer reibungslosen Zusammenarbeit muss dazu der interne Informations- und Kommunikationsfluss im Voraus geregelt werden. Nur gut informierte Mitarbeiter partizipieren am gemeinsamen festgelegten Ziel (deren nachhaltigen Erfolg) und können geregelte Sachverhalte und -zusammenhänge nachvollziehen.

Qualitätsmanagement darf bei den Mitarbeitern nicht als ein »Überstülpen« empfunden werden. Nur wenn erforderliche Informationen und das Wissen durch eine geeignete Konferenzstruktur an allen Stellen zur Verfügung stehen und Regelungen zur Zusammenarbeit bei den Mitarbeitern bekannt sind, können die betriebsinternen Abläufe und Verfahren optimiert werden. Darüber hinaus erhöht eine aktive Kommunikation bei den Mitarbeitern und ihre Beteiligung das Bewusstsein für ihre Aufgaben im Sinne eines umfassenden QM-Systems und motiviert zur Übernahme von qualitätsbezogenen Aufgaben. Die Einbeziehung der Mitarbeiter ist erfahrungsgemäß für die Zielerreichung (Bottom-up) und Ergebnissicherung von größter Bedeutung.

Bei dem Aufbau und der Einführung eines Qualitätsmanagementsystems werden deshalb vier Ebenen (für Arbeitsgruppen) innerhalb der Konferenzstruktur voneinander differenziert (vgl. Abbildung 20) betrachtet und mit der Verantwortung der Leitung abgestimmt. Der Aufbau dieser vier Ebenen ist notwendig, um arbeitsteilig am gesamten Einführungs- und Implementierungsprozess effektiv und effizient arbeiten zu können. Die Inhalte der Sitzungen (Qualitätskonferenzen) sind für das Gelingen und die Erreichung der Projekt- und Qualitätsziele von außerordentlicher Wichtigkeit und müssen protokolliert werden (Ergebnissicherung, d.h. Projektfortschrittsbericht). In diesen Sitzungen und Konferenzen werden ausschließlich Themen des Qualitätsmanagements festgelegt und erarbeitet.

Arbeitsteilige Gruppen
Die vier Ebenen der Konferenzstruktur zur Einführung und Begleitung eines Qualitätsmanagementsystems sind:

1. Ebene: Verantwortung der Leitung (Träger, d.h. Betreiber),
   Häufigkeit der Meetings bzw. der Konferenzen in der Geschäftsführung:
   - Alle 3 Monate à 2 Stunden.

2. Ebene: Qualitätsstabstelle oder Qualitätskommission. Das Team besteht aus einem Kernteam aus dem Träger, der Heimleitung bzw. Einsatzleitung, dem *QM-Beauftragten als Projektleitung*, den Fachkräften für Arbeitssicherheit, dem Betriebsarzt, den Sicherheitsbeauftragten und der Mitarbeitervertretung etc.), KVP-Beauftragte,
   Häufigkeit der Meetings bzw. der Konferenzen:
   - Alle vier Wochen à 2–3 Stunden.
3. Ebene: QM-Steuerungsgruppe (Leitende Fach- und Führungskräfte in wichtiger Stellung in einer Einrichtung), d.h. Prozessverantwortliche (Prozesseigentümer),
   Häufigkeit der Meetings bzw. der Konferenzen:
   - Alle 2 Wochen à 2–3 Stunden (zu Beginn des QM einmal in der Woche à 2 Std.).
4. Ebene: Qualitätszirkelrunden (Mitarbeiter aus den Fachbereichen) und Projektsitzungen,
   Häufigkeit der Meetings bzw. der Konferenzen:
   - Auftrags- und Themenbezogen jede Woche 2 Stunden.
   - Es können mehrere Qualitätszirkel bzw. Projektsitzungen an unterschiedlichen Wochentagen stattfinden.

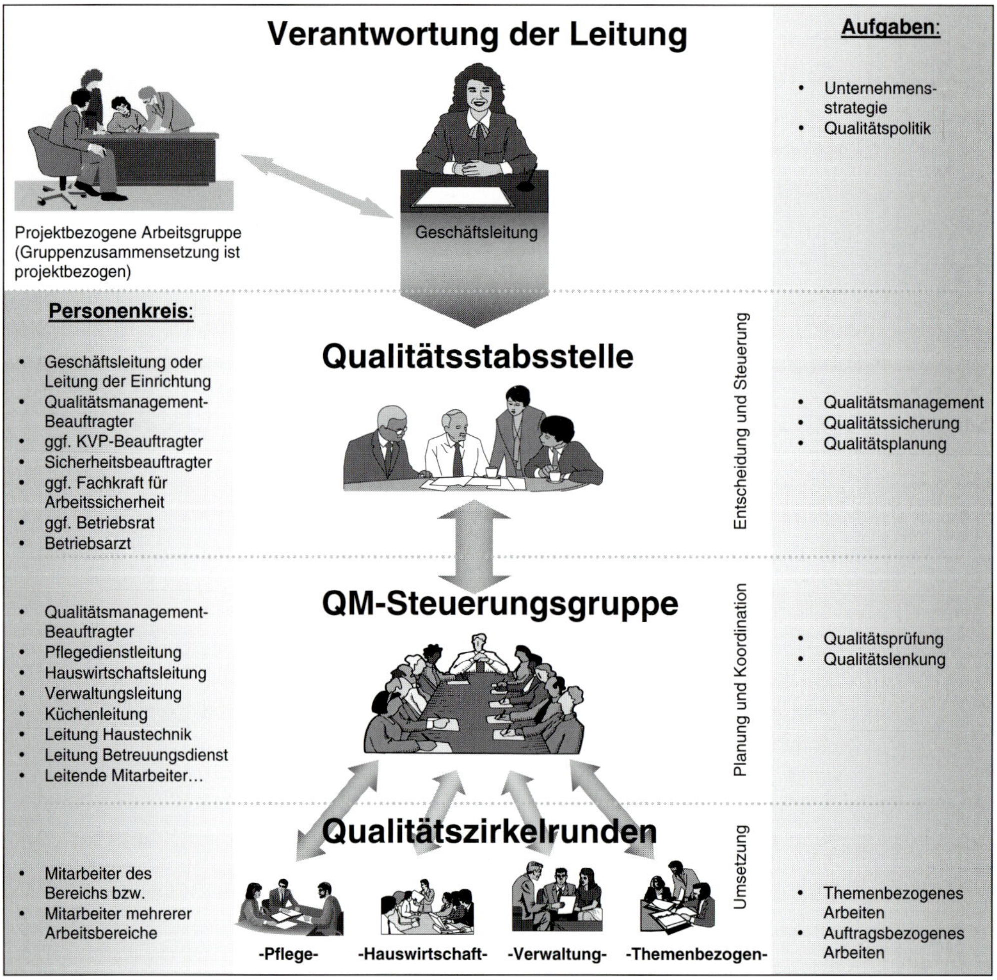

Abb. 20: Qualitätsbezogene Prozesse organisieren.

Die Gruppenzusammensetzung (Teammitglieder) muss durch die Leitung einer Einrichtung festgelegt und kontinuierlich eingehalten werden. Um effektiv zu arbeiten, ist es von außerordentlicher Wichtigkeit, bestimmte Wochentage (beispielsweise jeden ersten Dienstag im Monat in der Zeit von 13.00 bis 16.00 Uhr) für die Meetings der verschiedenen Gruppen in den Ebenen verbindlich festzulegen. Für den Projekterfolg ist es auch wichtig, gemeinsam mit den Projektmitgliedern einige »Spielregeln« verbindlich festzulegen.

In der ersten Ebene werden die Qualitätspolitik (Unternehmensphilosophie) und daraus abgeleitet die Zielplanungsstruktur und Zielplanungsprozesse (Qualitätsziele) durch die Geschäftsleitung festgelegt. Die gesamte Strategie muss durch die Verantwortung der Leitung als Richtschnur (»roter Faden«) vorgegeben werden, damit die Qualitätsanforderungen der interessierten Parteien auch erfüllt werden.

Das beratende, informierende und prüfende Team wird der zweiten Ebene (Qualitätsstabsstelle oder auch der Qualitätskommission) als Kernteam zugeordnet. Hier erfolgt die gesamte Projektstrukturierung und Projektplanung, sodass entsprechende Aufgaben- und Arbeitspakete geschnürt und Meilensteine vereinbart werden (Projekt- und Maßnahmenplanung).

In der dritten Ebene arbeiten die leitenden Führungskräfte im Sinne einer Qualitätsprüfung und der daraus resultierenden Qualitätslenkung mit dem Qualitätsmanagement-Beauftragten als sogenannte »QM-Steuerungsgruppe« zusammen. Hier werden Aufgabenpakete und Meilensteine im Detail besprochen, in der Praxis erarbeitet, entwickelt und umgesetzt. In dieser Gruppenkonstellation werden die einzelnen leitenden Mitarbeiter auch als »Prozesseigentümer« oder »Prozessverantwortliche« bezeichnet. Prozesseigentümer bzw. Prozessverantwortliche sind Führungskräfte in einem Fachbereich der Einrichtung und haben laut Arbeitsvertrag als Fachvorgesetzte die Verantwortung für eine bestimmte Anzahl von Mitarbeitern.

Die QM-Steuerungsgruppe ist die Gesamtheit aller Führungskräfte in einer Einrichtung, die qualitätsbezogene und vertrauensbildende Aufgaben und Maßnahmen innerhalb eines Qualitätsmanagementsystems zur Qualitätsprüfung und Qualitätslenkung wahrnehmen. Sie sind, zusammen mit dem Qualitätsmanagement-Beauftragten als *Moderator*, maßgeblich dafür verantwortlich, dass Projekt- und Maßnahmenpläne umgesetzt sowie geforderte dokumentierte Verfahren erstellt, in der Praxis validiert und nach Freigabe in der Pflegeeinrichtung eingehalten werden. Diese Führungskräfte erarbeiten gemeinsam mit ihren Mitarbeitern bestimmte Prozessbeschreibungen (Verfahren) und Regelungen im Sinne der festgelegten Qualitätsanforderungen. Die Arbeitsergebnisse werden von der QM-Steuerungsgruppe besprochen, korrigiert, nachgebessert und in Absprache mit dem QM-Beauftragten freigegeben (d.h. in der Praxis nach der Validierung umgesetzt) oder auch nur mit anderen Fachbereichen der Einrichtung (Arbeitsbereiche) kompatibel und konform gemacht. Die Arbeitsergebnisse werden auch der Verantwortung der Leitung mitgeteilt (Feedback).

Häufig scheitern Verfahren in einem Qualitätsmanagement auch nur deswegen, weil die Kompatibilität wichtiger Schlüsseltätigkeiten der Schnittstellen innerhalb der Einrichtung nicht eindeutig geregelt werden konnte. In solchen Situationen der Inkompatibilität weiß beispielsweise die Küchenleitung nicht von den Bewohnern, die diätetisch ernährt werden müssen oder die Pflege ist darüber verärgert, dass wieder bestimmte Bewohner passierte Kost erhalten, obwohl diese ganz normale Kost zu sich nehmen könnten. Informations- und Kommunikationsdefizite sind hier nicht nur sehr ärgerlich, sondern führen auch zu Wissenslücken und letztendlich können diese Kommunikationsschwächen auch nachhaltige Folgen und Auswirkungen für den Bereich der Sicherheit der zu betreuenden Bewohner nach sich ziehen (Pflegeschäden und andere Risiko- und Gefährdungspotenziale).

Die Leitung einer Pflegeeinrichtung oder eines ambulanten Pflegedienstes muss das Zusammenwirken (z.B. durch die Harmonisierung) innerhalb der Einrichtung so festlegen und fördern, dass die vertrauensbildenden und qualitätsbezogenen Aufgaben des Qualitätsmanagements einschließlich der internen Qualitätssicherung in allen Arbeitsbereichen angemessen berücksichtigt werden. Im Rahmen des organisatorischen Aufbaus müssen dazu die Verfahren für die innerbetriebliche Zusammenarbeit bestimmter Bereiche festgelegt werden. Das Zusammenwirken betrieblicher Führungs-, Fach- und Beratungsfunktionen ist bei der Einführung eines funktionierenden Qualitätsmanagements ebenso eindeutig und unverwechselbar zu regeln wie bei der Einführung neuer Arbeitstechniken und Methoden oder neuer Arbeitsverfahren, zur Planung und Durchführung von Fortbildungsmaßnahmen, zur Planung und Vorbereitung von Genehmigungsverfahren usw.

Alle Führungskräfte sind Multiplikatoren und sollen ihren Mitarbeitern im Hinblick auf das Qualitätsbewusstsein ein Vorbild sein. Dadurch fördern sie das Verhalten der Mitarbeiter und ihre Motivation, am Qualitätsgeschehen z.B. an Qualitätszirkeln und Projektsitzungen aktiv mitzuwirken.

2.4.2 Qualitätszirkelarbeit als Maßnahme des Qualitätsmanagements

In einem Qualitätszirkel als vierter Ebene arbeitet eine bestimmte Anzahl von Mitarbeitern aus der Pflegeeinrichtung auftrags- und themenbezogen, um z.B. einen Standard zu entwickeln, ein Einarbeitungskonzept für neue Mitarbeiter oder die Erstunterweisung bzw. wiederholende Unterweisung von Mitarbeitern nach dem Arbeits- und Gesundheitsschutz zu überarbeiten. Das Thema oder der Auftrag sowie die Anzahl der Mitwirkenden erfolgt durch die QM-Steuerungsgruppe. Aufgabenbefristet kann das Team in einem Qualitätszirkel durchaus erweitert werden. Die Arbeit in Qualitätszirkeln und die damit verbundene Ergebnissicherung sollte von einem oder mehreren speziell für diese Aufgaben geschulten Moderatoren oder durch den Qualitätsmanagement-Beauftragten der Einrichtung koordiniert und die Ergebnisse bewertet werden. Die Betreuung der Teamarbeit in Qualitätszirkeln durch die Moderatoren ist außerordentlich wichtig und umfasst:

- Bereitstellung der Räume, Moderationshilfsmittel und Abstimmen der Zusammenkunftstermine,
- Vorhaltung geeigneter Arbeitsmittel und Arbeitsmethoden und Techniken anwenden (Brainstorming, Metaplan, Pareto-Methode, Ursachen-Wirkungs-Diagramm usw.),
- Beschaffung von Unterlagen und Dokumenten,
- Berichterstellung und Dokumentation zur Nachvollziehbarkeit der Arbeitsergebnisse (Fortschrittsberichterstattung),
- Projektplanung mit Termin- und Ergebnisplanung inkl. der Fortschrittsverfolgung.

Ein Moderatorentraining ist an dieser Stelle empfehlenswert, da interessierte Mitarbeiter mit den Grundlagen, Arbeitsmethoden und möglichen Anwendungsfeldern des modernen Qualitätsmanagements vertraut gemacht werden. Vor allem bietet dieses Moderatorentraining konkrete Anregungen und praktische Hinweise für die erfolgreiche Gestaltung von Qualitätszirkeln. Die

Implementierung von Qualitätszirkeln ist auch eine Qualitätsanforderung nach dem Pflege-Weiterentwicklungsgesetz (SGB XI).

Typische Aufgabenstellungen für Qualitätszirkeln sind z. B. die:
- Analyse und Verbesserung der bekannten Prozesse und Verfahren im Einvernehmen mit dem Qualitätsmanagement-Beauftragten und der Geschäftsleitung,
- Analyse und Verbesserung von Arbeitsabläufen in der Dienstleistungserbringung,
- Entwicklung sowie die Auswertung von Dokumentationssystemen,
- Entwicklung und Modifikation von Leitlinien, Qualitätszielen und Standards.

2.4.3 Arbeitsablauforganisation

Im Gegensatz zur Aufbauorganisation beschäftigt sich die **Arbeitsablauforganisation** mit den räumlichen und zeitlichen Bedingungen (Prozessqualität). Durch die Einführung eines Qualitätsmanagementsystems werden Arbeitsabläufe neu bewertet und oftmals zugunsten der Bewohner, Patienten und auch der Mitarbeiter optimiert. In dem Zusammenhang treten Fragen hinsichtlich der Arbeitseinteilung (Pflegesystem der Einrichtung) auf, wie zum Beispiel: Wo, wie, wer und wann sollen die pflegerischen Tätigkeiten (Arbeitsablaufgestaltung im Tages- und Nachtdienst) erfolgen und in welchem sinnvollen zeitlichen Rahmen und inwieweit arbeiten die einzelnen Fachbereiche der Einrichtung kooperativ zusammen? Wie sind die Dienstplangestaltung und das Management einer gesamten Arbeitsschicht organisiert und festgelegt? Inwieweit besteht dabei ein Mitbestimmungsrecht der Pflegemitarbeiter bei der Dienstplangestaltung? Erfolgt die Dienstplangestaltung unter Berücksichtigung formaler Kriterien, wie z. B. wird der Dokumentencharakter gewahrt, ist die Regelarbeitszeit und die Soll-/Ist-Arbeitszeit, die Qualifikation der Mitarbeiter aus dem Dienstplan zu erkennen?

Übrigens: die Entwicklung von innovativen Arbeitszeitmodellen in der Pflege ist eine Herausforderung für jeden QM-Beauftragten bzw. KVP-Beauftragten!

2.5 Projektstrukturplanung

Für alle Implementierungsprozesse nach den »Maßstäben und Grundsätzen zur Sicherung und Weiterentwicklung der Pflegequalität« (§ 113 SGBXI) muss mit den Mitgliedern der Qualitätsstabsstelle oder der Projektgruppe zunächst ein detaillierter Projektstrukturplan und darauf aufbauend ein Maßnahmenplan (auch als Implementierungsplan bezeichnet) als »roter Faden« erarbeitet werden!

Ohne schriftliche, vorherige Planung und detaillierte Projektstrukturierung (inkl. der Projektphasen) über einen längeren Zeitraum geht es nicht. Die gesamte Projektstrukturierung ist eine zentrale Aufgabe der Projektgruppe und seiner Projektleitung. Es ist wichtig, dass die Projektleitung entsprechende Fachkompetenz besitzt, damit das Projekt (vgl. Projektmanagement s. ISO 10006) ergebnis- und zielorientiert gesteuert werden kann. Das Projekt (z. B. Entwicklungs-, Marketing- oder Organisationsentwicklungsprojekte) ist zu visualisieren, die Projektdauer (Projekt: Start- und Endtermin) und Aufgabenstellung ist eindeutig festzulegen. Vor Projekt-

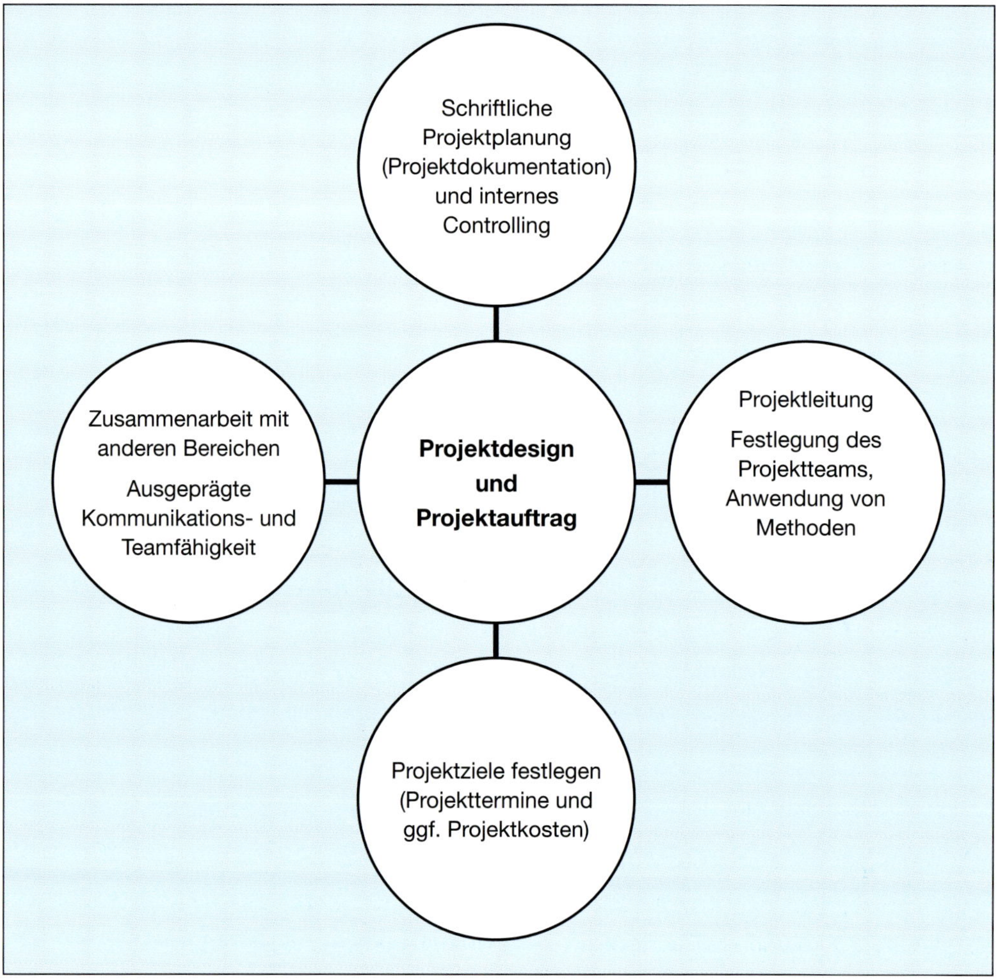

Abb. 21: Aspekte des Projektmanagements.

beginn sind mit der Projektgruppe schriftliche »Spielregeln« zu vereinbaren (Projekterfolg!). Eine schriftliche Projektplanung (nach der Projektidee) ist notwendig, um die Entscheidung auf eine erste Abschätzung im Hinblick auf den Aufwand gegenüber dem Nutzen, stützen zu können. Die Projektidee ist schriftlich festzuhalten (Auslöser könnte ein KVP sein) und eine Projektdefinition vorzunehmen: »Was wollen wir erreichen?«, und der Projektrahmen (Projektinhalt, Projektziele(e) des Projektes, Angaben zum zeitlichen Projektumfang) zu formulieren.

Die schriftlich festgelegten Projektziele müssen konkret, eindeutig, realistisch, widerspruchsfrei, messbar, positiv formuliert und lösungsneutral sein. Zu Beginn des Projektmanagements (nach dem PDCA-Zyklus) ist die Projektfreigabe durch die oberste Leitung erforderlich (Projektauftrag). Nach Genehmigung und Freigabe wird das Projekt chronologisch sortiert und in eine fortlaufende Projektliste aufgenommen. In jedem Projektmanagement sind Projektstatusberichte zu verfassen, d.h. alle Projektfortschrittsprotokolle (inkl. der Anwesenheitslisten) sind zur Nachvollziehbarkeit und zur Bewertung der Zielerreichung von festgelegten Meilensteinen in einem Projektordner abzuheften.

Auch wenn die Projektstrukturplanung einen zusätzlichen Zeitaufwand erfordert, ist sie aufgrund der Komplexität des Projekts, der Dauer und der Anzahl der beteiligten Personen und verschiedener Arbeitsbereiche unabdingbar. Sie bietet darüber hinaus die Möglichkeit, jederzeit den Projektentwicklungsstand aufzuzeigen und nach Abschluss des Projekts die Effektivität festzuhalten.

Die Erstellung eines Projekt- und Maßnahmenplans inkl. der zeitlichen Planung (als Vorplanung) ist im ersten Schritt deshalb von außerordentlicher Wichtigkeit, weil die einzelnen Phasen und das bereits geplante oder bereits begonnene Vorhaben strukturiert, geplant und durchdacht werden müssen. Ziel ist es hier, die einzelnen Tätigkeiten, Maßnahmen, Aufgaben, Termine sowie die Zuständigkeiten und Verantwortungen für einzelne Maßnahmen zeitlich vorzubereiten und systematisch zu strukturieren. In einem Projektplan werden die einzelnen Aufgaben den einzelnen Phasen zugeordnet. Ein Projektplan wird im Gegensatz zu einem Maßnahmenplan nicht operationalisiert, er benennt nur in sehr groben Zügen die zeitliche Abfolge (geplante Wochen oder Monate) und die entsprechenden Maßnahmen.

Der Projektplan als Balkendiagramm enthält zwei Achsen: Auf der vertikalen Ebene werden die Aufgaben und Tätigkeiten (Arbeitspakete) festgehalten, die in Handlungen umgesetzt werden müssen. Die Zeitschiene und Terminplanung wird horizontal dargestellt. Im Projektplan sind auch die Zuständigkeiten für die einzelnen Tätigkeiten und Aufgaben festzuhalten. Am Ende eines Projektplans sollte eine Legende stehen, um die im Projektplan verwendeten Abkürzungen zu erklären. Zum Projektabschluss gehört es in jedem Fall, eine Projektbewertung vorzunehmen (projektbezogene Checkliste erarbeiten) und einen Abschlussbericht (ggf. Workshop veranlassen) zu verfassen.

Mitarbeiter, die noch nie einen Projektstrukturplan erarbeitet haben, sollten zunächst einen Projektplan für ein »kleines« Projekt in einem überschaubaren Zeitraum entwickeln und daran üben. Es bedarf einiger Erfahrung für die Entwicklung eines umfassenden Projektstrukturplans. Um sich zur Erstellung eines Projektplans einzuüben, wird im Folgenden ein einfaches Beispiel für einen Projektplanaufbau vorgestellt, der mit wenig Aufwand erstellt werden kann.

2.5.1 Projektplan (Muster)

Der folgende Projektstrukturplan zur Implementierung eines Qualitätsmanagements nach § 113 SGB XI wurde in fünf Phasen unterteilt:

1. Phase: IST-Analyse,
2. Phase: Prozessgestaltung I,
3. Phase: Prozessgestaltung II,
4. Phase: Implementierung (Einführung und Sicherstellung),
5. Phase: Bestätigung des Qualitätsmanagementsystems.

Pflegeeinrichtung: ______________________

Anschrift: ______________________

Träger: ______________________

Heim- und Pflegedienstleitung (verantwortliche Pflegefachkraft): ______________________

Trainer (extern): ______________________

Projektleitung und Projektteam: ______________________

			Datum der Maßnahmen			
			Fortschrittsbericht			
Tätigkeiten und Maßnahmen	Prozessverantwortlicher	Beginn	1. Bericht	2. Bericht	3. Bericht	Solltermin (Datum)
1. Phase: Ist-Analyse als Bestandsaufnahme (Soll-Ist-Vergleich) *Gespräche mit der Geschäftsführung führen zur Festlegung von Unternehmensstrategie und -politik im Hinblick auf das QM-System.* ***Entscheidung der Leitung zur:*** *Unternehmensstrategie und -politik festlegen, Benennung des Qualitätsmanagement-Beauftragten (QM-B.) durch die Leitung,*	*GF EL*	*Oktober 07*	*November 07*			
Ermittlung der gesetzlichen und rechtlichen Forderungen an: Qualitätssicherung gem. §§ 135a, 137d SGB V (ambulante Einrichtungen) Qualitätsvereinbarung gem. § 113 SGB XI (ambulante, teil- und vollstationäre Einrichtungen), Arbeitsmanagementsystems (AMS) gemäß SGB VII ...	*GF EL* ...	*Oktober 07* ...	*November 07* ...	...	...	...

Projekt freigegeben: durch: am: (Datum)

Abb. 22: Projektfortschrittsbericht.

Legende zum Projekt- und Maßnahmenplan: (siehe hierzu ergänzend auch das Abkürzungsverzeichnis):

AMS = Arbeitsschutzmanagementsystems,
EL = Einrichtungsleitung synonym auch Heimleitung,
Ext. = Externe Dienstleister (DL),
Fb = Fortbildungsbeauftragte/r in einer Pflegeeinrichtung,
GF = Geschäftsführung,
GL = Geschäftsleitung,
KL = Küchenleitung,
Kd. = Kunden (interessierte Parteien),
KVP = KVP-Beauftragter (für neue Projektentwicklungen mitverantwortlich),
MA = hier: Mitarbeiter mit besonderen Funktionen und Aufgaben (Hygiene, Arbeitssicherheit, Geräte-Produktverantwortliche für die Medizinprodukte),
PDL = Pflegedienstleitung,
PK = Pflegekassen/Kostenträger (z. B. Sozialhilfeträger etc.),
Proei = Prozesseigentümer sind verantwortliche Führungskräfte in einem Fachbereich, d. h. sie werden auch als prozessverantwortliche Mitarbeiter bezeichnet und übernehmen häufig auch die Moderation von Qualitätszirkeln und Projektsitzungen,
PV = Projektverantwortliche (Fach- und Führungskräfte),
Pb. = Projektbeteiligte Personen (Mitarbeiter einer Einrichtung, d. h. Prozessbeteiligte Mitarbeiter in einem Fachbereich bzw. Arbeitsbereich),
QM-B. = Qualitätsmanagement-Beauftragter,
QM-Stg. = QM-Steuerungsgruppe (Führungskräfte der Einrichtung),
SGB = Sozialgesetzbuch,
VW = Verwaltung.

Einrichtungsinternes Qualitätsmanagement nach § 113 ff. SGB XI	Muster-Einrichtung	Einrichtung: Mustereinrichtung am Musterberg
Seite 1 von 4	**Projektstrukturplan zur Implementierung eines einrichtungsinternen Qualitätsmanagements**	„5-Phasen-Plan“ / 2. Ausgabe 09/2007

1. Phase	2. Phase	3. Phase	4. Phase	5. Phase
IST-Analyse Mitarbeiter haben Bestandsanalyse aufgenommen **„Übersicht verschaffen“**	**Prozessgestaltung I** Mitarbeiter erarbeiten Veränderungen **„Renovieren / Hausputz“**	**Prozessgestaltung II** Ergänzen bzw. verfestigen des Handwerkzeugs **„Der Weg ist das Ziel“**	**Implementierung** Qualitätsorientierte Reorganisation **„Schulen / Lernen / Anwenden“**	**Bestätigung** Leistungen der Einrichtung werden durch Dritte bestätigt **„Bewertung und Anpassung“**
• Strukturelle und organisatorische Rahmenbedingungen mit der Geschäftsleitung (GL) klären (Strukturstandards?) • Stelle eines Qualitätsmanagement-Beauftragten (QM-B.) schaffen und für die Funktion und Aufgaben qualifizieren, d.h. schulen lassen (Projektleitung) • Qualitätsstabsstelle und Projektgruppe (QM-Stg.) in der Einrichtung implementieren • Ermittlung der rechtlichen Forderungen sowie anderer Rechtsvorschriften • Anforderungen aller interessierten Parteien ermitteln • Projektstruktur- und Maßnahmenplan von der Qualitätsstabsstelle (Implementierungsplan) entwickeln, genehmigen und freigeben lassen (Geschäftsleitung) • *Erste Bestandsanalyse* in der gesamten Pflegeeinrichtung (Struktur-, Prozess- und Ergebnisqualität) durch PDL und QM-B. durchführen lassen • Ergebnisbericht und Maßnahmendokumentation an die GL weiterleiten (Handlungsbedarf)	• Ausgewählte Mitarbeiter (QM-Stg.) aus den Arbeitsbereichen zu Moderatoren schulen, damit die Qualitätszirkel progressiv, ziel- und ergebnisorientiert geleitet werden können • Motivation und Information der Mitarbeiter (Interner Eröffnungsworkshop in der Einrichtung) • Qualitätszirkel implementieren • Anzahl und die Notwendigkeit der qualitätssichernden Konzepte ermitteln und festlegen • Erstellung, Überarbeitung bzw. Aktualisierung und Austausch von veralteten Dokumenten, Verfahren, Konzepten etc. • Erarbeitung von Arbeits-, Betriebs- und QM-Verfahrensanweisungen sowie Standards • Änderung von Arbeitsabläufen vornehmen (setzt Tätigkeits- und Arbeitsanalysen voraus!) • ggf. Harmonisierung der Dienstplangestaltung der Einrichtung • Festlegung der internen Informations- und Kommunikationsstrukturen und die Zusammenarbeit mit anderen Bereichen der Einrichtung	• Struktur und Aufbau der QM - Handbücher (Manual 1- bis 3) festlegen; Verteilersystematik für die Dokumente in den QM-Handbüchern festlegen unter Berücksichtigung der internen und externen Anforderungen • Fortbildungsplan nach einer durchgeführten Bedarfsermittlung erarbeiten und freigeben • Verfügt die Einrichtung über einen Fortbildungsbeauftragten? Schulungen über den Umgang mit Arbeits-, Betriebs- und Verfahrensanweisungen, Standards durchführen • Schulung der Führungskräfte (QM-Stg.) im Umgang und in der Handhabung der QM-Handbücher • QM-Schulungen und pflegefachliche Fortbildungen durchführen und dokumentieren (z. B. Pflegekonzept, Pflege- bzw. Betreuungsvisiten, Aufnahme eines Bewohners, Einarbeitung neuer Mitarbeiter) • Fort- und Weiterbildung von Mitarbeitern mit speziellen Funktionen und Aufgaben, z. B. Hygienebeauftragter, Geräte-Produkteverantwortlicher etc.	• Optimierung und Einführung von Abläufen und Verfahren im Sinne des QM; Erstellung, Überwachung und Einhaltung der Maßnahmenpläne • Werden alle Anforderungen der interessierten Parteien der Einrichtung nachweislich eingehalten und erfüllt? • Sind die Medikamente ordnungsgemäß gekennzeichnet und gelagert? Sind prüfpflichtige Anlagen und Geräte (insbesondere nach der MPBetreibV.) aufgenommen und werden diese nachweislich geprüft und überwacht (Medizinproduktebuch angelegt?) • Durchführung von Pflege- bzw. Betreuungsvisiten und sonstigen Maßnahmen zur internen Qualitätssicherung durch die PDL bzw. durch den QM-B. • *Zweite Bestandsanalyse* nach 6 Monaten nach Projektbeginn durchführen und Berichterstattung an die GL (Erfolg?) • ggf. Maßnahmenverfolgungsplan in der QM-Stg. erarbeiten; Qualitätsindikatoren für die Pflegeorganisation und das Pflegemanagement festlegen	**„Wir bleiben nicht stehen und entwickeln uns weiter“** • Es wurde die Übereinstimmung der Tätigkeiten, Abläufe und Maßnahmen durch Dritte mit den Verfahren und Regelungen nach § 113 ff SGB XI (einschließlich der internen Qualitätssicherung) festgestellt • Die Qualitäts- und Leistungsfähigkeit im Sinne eines effektiven, effizienten und konsistenten Qualitätsmanagements nach 113 ff SGB XI wurde durch einen positiven MDK-Prüfbericht oder durch ein Audit dargelegt • Maßnahmen zur kontinuierlichen Qualitäts- und Leistungsverbesserung der Pflegeeinrichtung werden im Sinne der Weiterentwicklung initiiert und dokumentiert • Kontinuierliche Verbesserung der Dienstleistungsprozesse im Sinne des KVP • Aufrechterhaltung des nachhaltigen Erfolgs!

Einrichtungsinternes Qualitätsmanagement nach § 113 ff. SGB XI	Muster-Einrichtung	Einrichtung: Mustereinrichtung am Musterberg
Seite 2 von 4	**Projektstrukturplan zur Implementierung eines einrichtungsinternen Qualitätsmanagements**	**Projektplan Nr. 02**

* **Qualitätsplanung**:

Zuständigkeiten festlegen

1. Phase: Ist-Analyse und Bestandsaufnahme (Soll-Ist-Vergleich) **Monate**	**Okt. 07**	**Nov. 07**	**Dez. 07**	**Jan. 08**	**Febr. 08**	**März 08**	**Apr. 08**	**Mai 08**	**Juni 08**	**Juli 08**	**Aug. 08**	**Sept. 08**	**Okt. 08**
Verantwortung und Verpflichtung der Geschäftsführung zur Festlegung der Unternehmensstrategie im Hinblick auf das gesetzlich geforderte Qualitätsmanagement. **Maßnahmen und Verantwortung der Leitung zur:** ❖ Unternehmensstrategie und -politik sowie Konferenzstruktur festlegen. ❖ Benennung des Qualitätsmanagement-Beauftragten (QM-B.) durch die Leitung. ❖ Ermittlung der Anforderungen der interessierten Parteien: ➢ Qualitätssicherung gem. §§ 135a, 137d SGB V (ambulante Einrichtungen) Qualitätsvereinbarung gemäß §§ 84 Abs. 5, 113 ff SGB XI (Maßstäbe und Grundsätze zur Sicherung und Weiterentwicklung ddr Pflegequalität) Anforderungen für Heime nach §§ 3,11 HeimG., AMS nach SGB VII etc. ➢ Hygienemanagement und Ermittlung der hygienerechtlichen Vorschriften: ➢ Lebensmittelhygiene nach der EU-VO 852/2004 (Küche) unter Berücksichtigung von Hygienestandards, der Hygieneplanung, Hygieneschulungen für Mitarbeiter von Gemeinschaftseinrichtungen sowie jährliche Hygieneschulung (DIN 10514) und nach den Anforderungen des § 36 IfSG „Einhaltung der Infektionshygiene" sowie Belehrungen nach dem Infektionsschutzgesetz (Erstbescheinigung) ➢ ggf. Leistungsvereinbarung gem. § 93 BSHG (Eingliederungshilfe für Menschen mit Behinderungen) und Ermittlung anderer zutreffender Rechtsvorschriften.	GL EL												
❖ Festlegung der Rahmenbedingungen und Freisetzung von Ressourcen (infrastrukturell). Kompetenzen und Befugnisse klären, z.B. der Projektleitung und des QM-B. Übertragung von Kompetenzen und Befugnisse an den QM-B. und diesen für die Funktion und Aufgabe qualifizieren lassen. Stellenbeschreibung erarbeiten.	GL EL												
❖ Schnittstellen der Einrichtung definieren sowie die Arbeitsbeziehungen untereinander herausarbeiten. Maßnahmenplan erarbeiten.	QM-B KVP	GL/EL											
❖ Deduktive (Top-down) und induktive (Bottom-up) Prozessanalyse durchführen, dokumentieren und strukturieren (Prozesslandschaft).	EL QM-B	EL QM-B											
❖ *Erste* Bestandsanalyse in der Einrichtung durchführen, um den Ist-Zustand in den Qualitätsdimensionen der Struktur-, Prozess- und Ergebnisqualität und anderen gesetzlichen Vorgaben (z. B. EU-VO 852/2004 etc.) zu ermitteln: ➢ Schulung und Befähigung der Projektverantwortlichen (Mitglieder der QM-Stg.) zur Durchführung der Bestandsanalyse. ➢ Durchführung der Bestandsanalyse im Hinblick auf die Umsetzung der Anforderungen nach § 113 SGB XI mit Untrestützung der MDK-Prüfanleitung etc. Auswertung und Darstellung der Ergebnisse durch den QM-B. im Einvernehmen mit der QM-Stg. ➢ Stärken- und Schwächenanalyse herausarbeiten sowie Soll-Ist-Vergleich im Abgleich mit den rechtlichen Anforderungen wie z. B. Pflegeversicherungsgesetz, HeimG., EU-VO 852/2004 (HACCP etc.) etc. vornehmen (QM-Stg.). ➢ Berichterstellung durch QM-B (ggf. Benchmarking i.S. des strategischen Marketings) und an die GL weiterleiten. ➢ Optimierungs- und Handlungsbedarf aufzeigen (ggfs. Ursachenanalyse).			QM-B. PDL Fb	QM-B. PDL Fb									

	Revisionsstand:	Revision am:	Geprüft:	Freigabe am (s. Stempel der Einrichtung):
Datum:	22.10.2003	07.09.XXXX	10.09.XXXX	
Name:	J. Weigert	J. Weigert	Qualitätsmanagement	
Mitwirkende:	Mitarbeiter in der QM-Steuerungsgruppe			

Einrichtungsinternes Qualitätsmanagement nach § 113 ff. SGB XI	Muster-Einrichtung	Einrichtung: Mustereinrichtung am Musterberg
Seite 3 von 4	**Projektstrukturplan zur Implementierung eines einrichtungsinternen Qualitätsmanagements**	**Projektplan Nr. 02**

2. Phase: Prozessgestaltung I — **Monate**	**Okt. 02 07**	**Nov. 02 07**	**Dez. 02 07**	**Jan. 02 08**	**Febr. 02 08**	**März 02 08**	**Apr. 02 08**	**Mai 02 08**	**Juni 02 08**	**Juli 02 08**	**Aug. 02 08**	**Sept. 02 08**	**Okt. 02 08**
❖ Internen Eröffnungsworkshop zum Thema *„Qualitätsorientierte Reorganisation"* durch die Projektverantwortlichen (QM-Stg.) in der Einrichtung durchführen lassen und den kurz-, mittel- und langfristigen Optimierungs- und Handlungsbedarf aufzeigen. ❖ Maßnahmenplan mit Aufgaben und Zuständigkeiten erarbeiten (Erstentwurf).				QM-B. KVP Proei									
❖ Mitarbeiter der QM-Steuerungsgruppe zu Moderatoren qualifizieren/schulen. ❖ Erste Qualitätszirkel in der Einrichtung initiieren und themen- bzw. auftragsbezogen beauftragen (ggfs. Projektmanagement implementieren). ❖ Maßnahmenplan festschreiben, vereinbaren und freigeben (Endfassung). ❖ Projektteams bilden, Verantwortlichkeiten im Projektteam (QM-Stg.) festlegen und Informationsfluss an die betroffenen Mitarbeiter sicherstellen.					GL/EL QM-B PDL Proei Fb KVP	GL/EL QM-B PDL Proei Fb KVP							
❖ Tätigkeits- und Aufgabenverteilung in der Einrichtung vornehmen und Ergebnisse sichern sowie Sicherstellung der internen Informations- und Kommunikationsstrukturen (Feedback).			Meilensteine festlegen		EL QM-B	EL QM-B							

* **Qualitätsprüfung**:

3. Phase: Prozessgestaltung II — **Monate**	**Okt. 02 07**	**Nov. 02 07**	**Dez. 02 07**	**Jan. 02 08**	**Febr. 02 08**	**März 02 08**	**Apr. 02 08**	**Mai 02 08**	**Juni 02 08**	**Juli 02 08**	**Aug. 02 08**	**Sept. 02 08**	**Okt. 02 08**
❖ Struktur für den Aufbau der **Manual 1-3** festlegen und gestalten (Gliederung, Inhaltverzeichnis, Dokumentationsstruktur, Anzahl und Art der qualitätssichernden Konzepte und konzeptionelle Grundlagen usw.). Verteilersystematik für die Einrichtung festlegen. ➢ Manual 1 = Handlungsanleitung, Manual 2 = Prozessbeschreibungen, Verfahrensanweisungen etc. und Manual 3 = Arbeitsanweisungen und Standards.						EL QM-B. Proei	EL QM-B. Proei	EL QM-B. Proei	EL QM-B. Proei	EL QM-B. Proei	EL QM-B. Proei		
❖ Interne und externe Anforderungen bei der Erstellung von qualitätssichernden Konzepten berücksichtigen, prüfen und bewerten sowie in das Qualitätsmanagement nach § 113 SGB XI einschließlich der internen Qualitätssicherung integrieren. ❖ Arbeits-, Betriebs- und Verfahrensanweisungen (Prozessbeschreibungen) entwickeln und für die Einrichtung freigeben.							QM-B. Proei	QM-B. Proei	QM-B. Proei	QM-B. Proei	QM-B. Proei	QM-B. Proei	⇨
❖ Schulungsbedarfsermittlung und prospektiven Fortbildungsplan erarbeiten, besprechen und freigeben. Praxistransfer sowie Wissenstransfer sicherstellen.							Fb QM-B. Proei	Fb QM-B. Proei					
❖ Pflegefachliche Fort- und Weiterbildungen durchführen und dokumentieren. ➢ Fort- und Weiterbildungen zu dem Thema „Qualitätsmanagement und Qualitätssicherung" in der Pflegeeinrichtung anbieten. ➢ Fort- und Weiterbildungen für Mitarbeiter mit besonderen Funktionen und Aufgaben im Sinne der internen Qualitätssicherung durchführen.							Fb QM-B. Ext. MA		Fb QM-B. Ext. MA		Fb QM-B. Ext. MA		⇨

	Revisionsstand:	Revision am:	Geprüft:	Freigabe am (s. Stempel der Einrichtung):
Datum:	22.10.XXXX	07.09.XXXX	10.09.2007	
Name:	J. Weigert	J. Weigert	Qualitätsmanagement	
Mitwirkende:	Mitarbeiter in der QM-Steuerungsgruppe			

Einrichtungsinternes Qualitätsmanagement nach § 113 ff. SGB XI	Muster-Einrichtung	Einrichtung: Mustereinrichtung am Musterberg
Seite 4 von 4	**Projektstrukturplan zur Implementierung eines einrichtungsinternen Qualitätsmanagements**	**Projektplan Nr. 02**

*** Qualitätslenkung:**

4. Phase: Implementierung als letzte Phase der Qualitätsorientierten Reorganisation **Monate**	**Okt. 02 07**	**Nov 02 07**	**Dez. 02 07**	**Jan. 02 08**	**Febr. 02 08**	**März 02 08**	**Apr. 02 08**	**Mai 02 08**	**Juni 02 08**	**Juli 02 08**	**Aug. 02 08**	**Sept. 02 08**	**Okt. 02 08**
Optimierung und Einführung des Qualitätsmanagements. Überwachung und Durchführung von Maßnahmen zur internen Qualitätssicherung: ❖ Abstimmung, Einführung, Sicherstellung, Optimierung, Genehmigung und Freigabe der QM – Abläufe und Verfahren. ❖ Erstellung, Überprüfung und Überarbeitung der QM-Dokumentation (Handbuch, Verfahrens- und Arbeitsanweisungen sowie Formulare gemäß Manual 1 bis 3). ❖ Prüfung, Genehmigung und Freigabe der QM-Handbücher durch GL/EL.							GL EL QM-B						
❖ Maßnahmen entwickeln und die Umsetzung in der Einrichtung zielorientiert planen, durchführen sowie die Erstellung und Überwachung von Ergebnisberichten / Auswirkungen verfolgen. ❖ Optimierungsbedarf ermitteln und Handlungsbedarf festlegen und sowie in die Praxis umsetzen. ❖ Erstellung und Überwachung von Maßnahmenplänen.								QM-B. Proei	QM-B. Proei	QM-B. Proei	QM-B. Proei	QM-B. Proei	QM-B. Proei
❖ Durchführung von „Kleinen" und „Großen" Pflege- bzw. Betreuungsvisiten, Fallbesprechunen und sonstiger Maßnahmen zur internen Qualitätssicherung.								PDL	PDL	PDL	PDL	PDL	
❖ *Zweite* Bestandsanalyse in der Einrichtung durchführen, um den jetzt erreichten Ist-Zustand im Verlauf der Qualitätsorientierten Reorganisation in den Qualitätsdimensionen der Struktur-, Prozess- und Ergebnisqualität zu erhalten. ➢ Auswertung und Darstellung der Ergebnisse durch QM-B. und der QM-Stg. ➢ Auswertung und Berichterstellung durch QM-B. an die GL und ggf. weiteren Handlungsbedarf aufzeigen (Maßnahmenplan, Vorbeugungs- und Korrekturmaßnahmen einleiten und Risikomanagement installieren).										QM-B. PDL Proei	QM-B. PDL Proei		
5. Phase: Bestätigung **Monate**	**Okt. 02 07**	**Nov. 02 07**	**Dez. 02 07**	**Jan. 02 08**	**Febr. 02 08**	**März 02 08**	**Apr. 02 08**	**Mai 02 08**	**Juni 02 08**	**Juli 02 08**	**Aug. 02 08**	**Sept. 02 08**	**Okt. 02 08**
❖ Durchführung von internen Qualitätsaudits (Teilnahme: Personen mit qualitätsbezogenen Aufgaben z. B. PDL) als „Systemprüfung" (Self-Quick-Verfahren): ➢ Sicherung/Abstimmung der Ergebnisse und Maßnahmen. ➢ Kontrolle der eingeleiteten Maßnahmen und nachhaltig die Erfolge sichern (Ergebnissicherung).											Fb QM-B. PDL	Fb QM-B. PDL	
❖ ggf. Struktur-, Prozess- und Ergebnisqualität nach § 113 SGB XI testieren lassen, ❖ Kontinuierliche Verbesserung im Sinne eines kontinuierlichen Verbesserungsprozesses und gemeinsam mit den Mitarbeitern „am Ball bleiben"… ❖ Projektmanagement im Sinne des einrichtungsinternen Qualitätsmnagaments nach dem PDCA-Zyklus planen, durchführen und dokumentieren.													PK GL EL QM-B. KVP

Erstellungsdatum:	Mitarbeitende:	Prüfung und Freigabe am:
22.10.2002	EL, QM-B. und GL/GF	Revisionsstand: 22.10.2002

	Revisionsstand:	Revision am:	Geprüft:	Freigabe am (s. Stempel der Einrichtung):
Datum:	22.10.2003	07.09.XXXX	10.09.XXXX	
Name:	J. Weigert	J. Weigert	Qualitätsmanagement	
Mitwirkende:	Mitarbeiter in der QM-Steuerungsgruppe			

2.5.2 Maßnahmenplan mit Fortschrittsbericht

Im zweiten Schritt sollte nun ein operationalisierter und detaillierter **Maßnahmenplan** mit genauer Aufgabenverteilung und Benennung von Projektverantwortlichen zur Umsetzung der geplanten Arbeitsschritte erfolgen. Ein Maßnahmenplan benennt häufig den kurz-, mittel- und langfristigen Optimierungs- und Handlungsbedarf, der unmittelbar von den Mitarbeitern der Einrichtung angegangen werden muss. Der Maßnahmenplan wird deshalb oft als »Maßnahmenkatalog« bezeichnet, der verschiedene Aufgaben, einzuleitende Maßnahmen, Regelungen, Verantwortliche und Zuständigkeiten enthält, die etwas Bestimmtes bewirken sollen. Auch kann es in einem längerfristig angelegten Maßnahmenplan von Bedeutung sein, noch zusätzliche Projektinformationen im Hinblick auf die Projektressourcen (Meilensteine) aufzunehmen wie z. B.:

a) Personalkapazität (h),
b) Investitionen (€),
c) Gemeinkosten (€),
d) Schulungskosten (€).

Jeder Maßnahmenplan sollte in Projektziele unterteilt sein. So kann überprüft werden, inwieweit festgelegte Ziele auch tatsächlich erreicht worden sind. Der aktuelle Projektentwicklungsstand wird ebenfalls im Maßnahmenplan festgehalten (zur Ergebnissicherung). Das Team überwacht anhand des Plans die Maßnahmen und Termine. Jede abgeschlossene Maßnahme muss nach Beendigung einer erneuten Kontrolle unterzogen werden! Der Projekt- und Maßnahmenplan wird durch die Qualitätsstabsstelle einer Einrichtung (nach 113 ff. SGB XI auch oft von der Pflegedienstleitung) im Einvernehmen mit der Geschäftsleitung und den Projektverantwortlichen Mitarbeitern (QM-Stg.) gemeinsam entwickelt und dann mit den Projektbeteiligten einer Pflegeeinrichtung besprochen und zielorientiert umgesetzt. Es ist grundsätzlich von großer Bedeutung, die betreffenden Mitarbeiter so früh wie möglich über einen bestehenden Maßnahmenplan zu informieren. Hier sollte den betreffenden Mitarbeitern die Gelegenheit gegeben werden, das gesamte Projekt, seine Aufgaben und Maßnahmen im Detail kennenzulernen und Verständnisfragen zu klären. Ein **Maßnahmenverfolgungsplan** als eine Methode wird notwendig, wenn bestimmte Aufgaben und Tätigkeiten im Detail geplant, umgesetzt, Zuständigkeiten und Verantwortungen geregelt und der Erfolg (Zielerreichungsgrad) der festgelegten Maßnahmen nach einer bestimmten Zeit bewertet, d. h. verifiziert werden muss. Der nachfolgend dargestellte Maßnahmenplan ist ein Auszug und bezieht sich auf den Projektstrukturplan und die darin benannten Projektphasen sowie auf die dort enthaltenen Aufgaben.

Er ist gegliedert in:

1. Benennung der Projektphasen in Bezug zu dem Projektplan,
2. Arbeitsschritte,
3. Aufgaben und Tätigkeiten,
4. Projektverantwortliche Personen,
5. Projektbeteiligte Mitarbeiter,
6. Projektziel(e),
7. Terminfestlegung und Ergebnisbewertung.

Einrichtungsinternes Qualitätsmanagement nach § 113 ff. SGB XI	Mustereinrichtung	Einrichtung: Mustereinrichtung am Musterberg
Seite 1 von **XX**	**Maßnahmenplan zur Implementierung eines einrichtungsinternen Qualitätsmanagements**	**Maßnahmenplan Nr. 02**

Qualitätsplanung:

Arbeitsschritte **1. Phase: IST – Analyse und Bestandsaufnahme (Soll-Ist-Vergleich)**	**Aufgaben und Tätigkeiten**	**Projektverantwortung**	**Projektbeteiligte**	**Projektziel (e)**	**Termine und kontinuierliche Ergebnisbewertung als Fortschrittsbericht festhalten**
Verantwortung und Verpflichtung der Geschäftsführung zur Umsetzung der Maßnahmen eines Qualitätsmanagements nach den rechtlichen Anforderungen für die Pflegeeinrichtung. Benennung eines Qualitätsmanagement-Beauftragten durch die Leitung zur Implementierung der Anforderungen.	Aufgaben, Kompetenzen und Befugnisse in einer Stellenbeschreibung für den Qualitätsmanagement-Beauftragten klären und Mitarbeiter beauftragen (Bestellung) und für die Tätigkeiten sowie anstehende Aufgaben qualifizieren und schulen lassen.	GF	EL	Mitarbeiter wurde für die Funktion eines QM-B. gewonnen und für diese Aufgaben qualifiziert/geschult (Weiterbildung zum QM-B.). Stellenbeschreibung ist erarbeitet und beiderseitig unterzeichnet und somit freigegeben.	... (Datum festlegen)
Festlegung der Rahmenbedingungen und Freisetzung von Ressourcen (infrastrukturell organisatorisch und inhaltlich) durch die Geschäftsführung sowie Positionierung im Hinblick der Unternehmensstrategie und -politik.	Festlegung der Unternehmensstrategie und -politik durch die Geschäftsführung. Projektgruppe zur Umsetzung der Maßnahmen installieren (z. B. Qualitätsstabsstelle).	GF EL, QM-B.	Proei	Unternehmensstrategie und -politik im Hinblick auf „Qualität" und das Qualitätsmanagement als verbindliche Erklärung durch die Leitung ist entwickelt, freigegeben und bekannt.	...
Ermittlung der Anforderungen der interessierten Parteien der Pflegeeinrichtung.	Ermittlung der rechtlichen Anforderungen die von der Pflegeeinrichtung einzuhalten und nachweislich zu erfüllen sind.	GF EL QM-B.	PDL VW	Anforderungen für die Pflegeeinrichtung sind im Hinblick auf das interne Qualitätsmanagement ermittelt und bekannt. Anforderungen und Erwartungen wurden durch die Leitung bewertet.	...
Freigabe und Genehmigung des Projektes durch die Geschäftsführung/Einrichtungsleitung	Rahmen- und Zeitplan mit der Geschäftsführung vereinbaren und abstimmen. Maßnahmenplan und formulierte Aufgaben mit der Projektgruppe besprechen.	GF QM-B	Proei	Projekt- und Maßnahmenplan ist stimmig, hat Gültigkeit und ist durch die Geschäftsführung im Einvernehmen mit der Einrichtungsleitung freigegeben.	...
Interne Konferenz- und Kommunikationsstrukturen klären sowie die Art der Zusammenarbeit mit andern Bereichen der Pflegeeinrichtung besprechen und gemeinsam vereinbaren.	Feste Meetings vereinbaren mit den Projektverantwortlichen und –beteiligten Personen (Qualitätsstabsstelle, QM-Steuerungsgruppe und Qualitätszirkel)	GL EL QM-B Proei	MA	Meetings werden durchgeführt, die Ergebnisse dokumentiert (Protokoll und Verteilung) und gesichert.	...

	Revisionsstand:	Revision am:	Geprüft:	Freigabe am (s. Stempel der Einrichtung):
Datum:	25.01.2003	14.11.XXXX	17.11.XXXX	
Name:		J. Weigert	Qualitätsmanagement	
Mitwirkende:	Mitarbeiter in der QM-Steuerungsgruppe			

Einrichtungsinternes Qualitätsmanagement nach § 113 ff. SGB XI	Mustereinrichtung	Einrichtung: Mustereinrichtung am Musterberg
Seite 2 von **XX**	**Maßnahmenplan zur Implementierung eines einrichtungsinternen Qualitätsmanagements**	**Maßnahmenplan Nr. 02**

* Qualitätsplanung:

Arbeitsschritte **1. Phase: IST – Analyse und Bestandsaufnahme (Soll-Ist-Vergleich)**	**Aufgaben und Tätigkeiten**	**Projektverantwortung**	**Projektbeteiligte**	**Projektziel (e)**	**Termine und kontinuierliche Ergebnisbewertung als Fortschrittsbericht festhalten**
Deduktive (Leitung – Mitarbeiter) und induktive Prozessanalyse (Mitarbeiter – Leitung) im Hinblick auf die rechtlichen Anforderungen und deren Erfüllung in der Pflegeeinrichtung feststellen, dokumentieren und strukturieren.	Sammlung der rechtlichen Anforderungen bzgl. Qualitätsmanagement und -sicherung in allen Fachgebieten (z.B. nach §§ 39, 72, 93 BSHG §§ 135a, 137d SGB V, § 78 SGB VII, §§ 113 ff SGB XI, §§ 3, 11 HeimG. etc.). Materialsammlung und Analyse im Hinblick auf Konformität mit dem aufzubauenden QM-System (EU-VO 852/2004 und Umsetzung der HACCP, AMS, Hygiene). Durchführung von Kunden- und Mitarbeiterbefragungen (Kundenanforderungen und Kundenerwartungen?).	QM-B.	Proei EL Kd. PMA	Permanente Sicherung der Übereinstimmung der Leistungen mit den rechtlichen Forderungen sowie die Anforderungen durch die Kunden und anderen interessierte Parteien (z.B. der Bewohner bzw. der Patienten, Mitarbeiter, Kostenträger).	...(Datum festlegen)
	Erstellung einer Verfahrensanweisung (VA) zur „Ermittlung rechtlicher Anforderungen".	QM-B.	EL Proei	Die Verfahrensanweisung zur „Ermittlung rechtlicher Anforderungen" ist erarbeitet und freigegeben worden. Einzuhaltende Gesetze sind bekannt und befinden sich bei den Verantwortlichen im Arbeitsbereich.	....
Projektziele definieren und vereinbaren (Projektstrukturierung)	Struktur und Aufbau der QM-Handbücher (Manual) welches das QM-System festlegen (<u>Grobstruktur</u>): Manual 1 = Handlungsanleitung Manual 2 = Prozessbeschreibungen, Verfahrensanweisungen, qualitätssichernde Konzepte verschiedener Art Manual 3 = Arbeitsanweisungen und Standards	QM-B. EL	Proei	Notwendige geforderte sowie qualitätssichernde Konzepte, Regelungen und Verfahren sind im QM-System nach 113 ff SGB XI und nach § 11 HeimG. und anderen rechtlichen Bestimmungen aufgenommen, ermittelt und inhaltlich bewertet worden.	...

	Revisionsstand:	Revision am:	Geprüft:	Freigabe am (s. Stempel der Einrichtung):
Datum:	25.01.2003	14.11.XXXX	17.11.XXXX	
Name:		J. Weigert	Qualitätsmanagement	
Mitwirkende:	Mitarbeiter in der QM-Steuerungsgruppe			

3 Branchenunspezifische und branchenspezifische Zertifizierungen

3.1 Integration verschiedener Systemanforderungen

In diesem Kapitel wird ein Überblick der häufigsten Zertifizierungsgrundlagen über Qualitätsmanagement und Normung für Pflegeeinrichtungen gegeben. Grundsätzlich gibt es bei allen Heim- und Pflegedienstbetreibern nicht nur unterschiedliche Motive, ein Qualitätsmanagementsystem mit seinen spezifischen Anforderungen einzuführen, sondern auch die Möglichkeit, sich für ein spezielles Qualitätsmanagementmodell zu entscheiden bzw. ein integriertes Managementsystem zu wählen. Außerdem hat man die Wahl, das Qualitätsmanagementsystem durch eine unabhängige dritte Stelle zertifizieren zu lassen.

Für viele Heim- und Pflegedienstbetreiber stellt sich in diesem Zusammenhang die Frage, ob sie ein branchenunabhängiges (DIN EN ISO-Zertifizierung) **oder** einer branchenspezifisches Zertifizierungsverfahren nach den Anforderungen eines bestimmten systemspezifischen, verbandsspezifisches bzw. pflegespezifischen Qualitätsmanagementmodell einleiten. Viele Pflegeeinrichtungen und ambulante Pflegedienste favorisieren auch eine Tandemzertifizierung.

Träger von teil- und vollstationären Pflegeeinrichtungen und ambulanten Pflegediensten können sich für ein branchenübergreifendes Modell (z.B. DIN EN ISO 9001:2000), oder für ein QM-System nach dem EFQM und alternativ für ein branchenspezifisches Modell, speziell für Pflegeeinrichtungen, entscheiden.

EFQM (TQM) steht für »European Foundation for Quality Management« und ist ein Unternehmensführungsmodell für ein umfassendes Qualitätsmanagementsystem.

Die Grundlage für branchenspezifische oder auch systemspezifische Zertifizierungen von Pflegeeinrichtungen nach dem Scope 38 (EAC-Branchenschlüssel) ist häufig die branchenunabhängige DIN EN ISO 9001, in Ankoppelung an die branchenspezifischen Anforderungen, z.B. nach den Anforderungen des Pflegeversicherungsgesetzes etc. mit Hilfe der »QPR- MDK-Prüfanleitungen für die stationäre und ambulante Pflege.« An dieser Stelle sei darauf hingewiesen, dass die Implementierung und die Darlegung eines Qualitätsmanagementsystems gegenüber Dritten, unabhängig nach welchem Modell es ausgerichtet ist, ein außerordentliches Team- und Prozessdenken, Fleiß, Durchhaltevermögen, Weitsicht, Engagement und Disziplin von den Initiatoren und auch von den Mitarbeitern erfordert! Der Satz: »Am gleichen Strang ziehen«, hat in diesem Fall eine besondere Bedeutung für alle beteiligten Personen und zeigt sich in deutlicher Form während der gesamten qualitätsorientierten Reorganisation.

Übrigens: Der Prüfturnus kann verlängert werden und der Umfang der Regelprüfung nach § 114 SGB XI kann verringert werden, wenn andere anerkannte Prüfverfahren eine Anwendung finden.

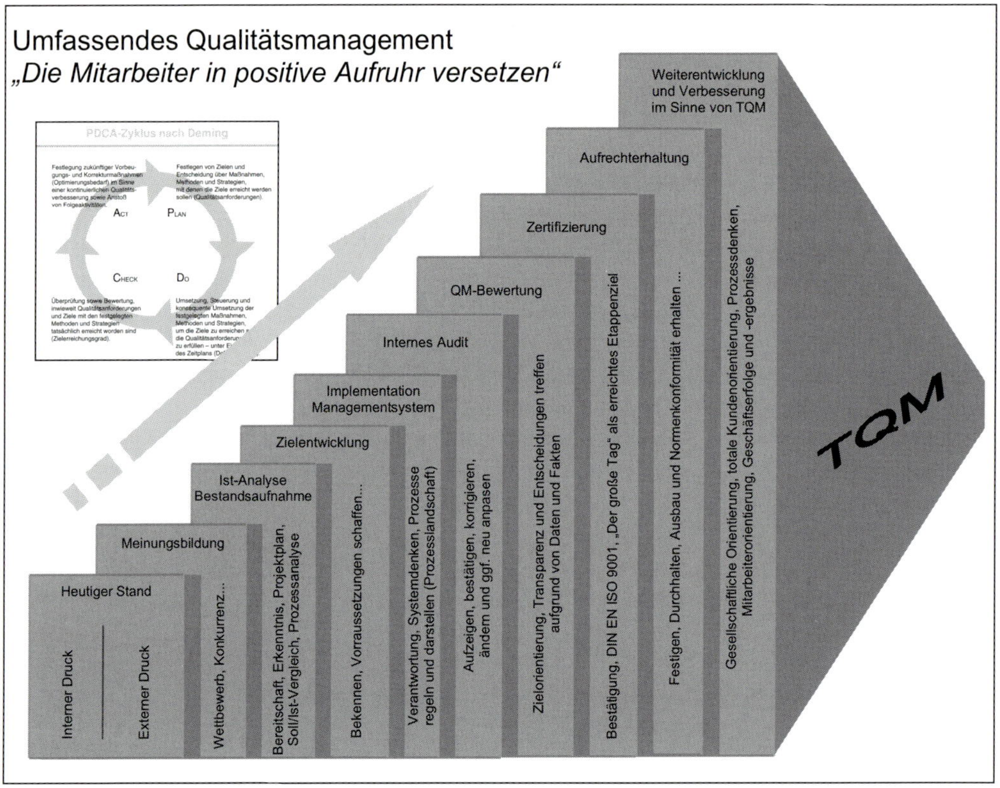

Abb. 23: Umfassendes Qualitätsmanagement.

Wer Qualitätsmanagement postuliert, muss Verfahren und Prozesse entwickeln und für andere zugänglich machen (Transparenz). Er muss auch die Mitarbeiter für ihr tägliches Tun und Handeln im Sinne eines langfristig ausgerichteten QM-Systems befähigen, qualifizieren (schulen) und das Qualitätsmanagement als eine Art der Selbstverpflichtung der obersten Leitung verstehen. Qualitätsmanagement(-systeme) entwickeln sich nicht über Nacht. Das Gelingen ist nicht allein vom QM-Beauftragten abhängig oder von den Qualitätszirkelmoderatoren. Ein Qualitätsmanagementsystem wird hauptsächlich von der Leitung und dem Träger einer Einrichtung (Selbstverpflichtung!) sowie ihrer Grundeinstellung zum Vorhaben und ihren Beweggründen geprägt und beeinflusst. Dies beinhaltet neben den klaren Vorgaben, Strukturen, Zielen und Visionen eine ganz klare Positionierung und aktives Mitwirken des Heim- und Pflegedienstbetreibers zum gewählten Qualitätsmanagementmodell – losgelöst von einer möglichen Zertifizierung.

Die meisten branchenspezifischen Zertifizierungen von Qualitätsmanagementsystemen basieren auf der Grundlage einer DIN EN ISO 9001:2000 Zertifizierung bzw. werden an die DIN EN ISO-Norm gekoppelt. D.h. ISO-Zertifizierung **und** branchenspezifische Anforderungen (als sog. »Tandemzertifizierung«), wie beispielsweise nach den Kriterien des »Diakonie-Siegel-Pflege« (DSP in der 2. Version) für diakonische Pflegeeinrichtungen **mit** den Qualitätsanforderungen nach dem Pflegeversicherungsgesetz (QPR, MDK-Prüfanleitungen).

Als Zertifizierungsgrundlage für alle diakonischen Pflegeeinrichtungen hat bspw. das Zertifizierungsunternehmen »EQ ZERT« seit 2001, in Kooperation mit dem Diakonischen Institut für

Qualitätsmanagement (DQF), ein Zertifizierungsverfahren nach dem »Diakonie-Siegel-Pflege« (Bundesrahmenhandbuch zum »Diakonie-Siegel« Pflege) entwickelt.

So hat das Zertifizierungsunternehmen »EQ ZERT« auch ein Zertifizierungsverfahren mit dem pflegespezifischen »ISO PLUS für Pflegeeinrichtungen« für stationäre Pflegeeinrichtungen und ambulante Pflegedienste entwickelt. Es verbindet die Anforderungen aus der ISO 9001 mit den Qualitätsanforderungen aus den jeweiligen QPR, MDK-Prüfanleitungen. Auch die Kriterien des »Qualitätssiegel Geriatrie« erinnern stark an die Qualitätsdimensionen (Struktur-, Prozess- und Ergebnisqualität) der »Maßstäbe und Grundsätze zur Sicherung und Weiterentwicklung der Pflegequalität« die ebenfalls an die ISO 9001 als Tandemzertifizierung gekoppelt werden kann.

Die Berufsgenossenschaft (qu.int.as®) bietet die Möglichkeit an, die gesetzlich festgelegten Arbeitsschutzanforderungen (MAAS-BGW nach DIN EN ISO 9001, Fassung: Juli 2004) als »Schriftliche Festlegungen« in bestehende QM-Systeme, z. B. nach der DIN EN ISO 9001, ISO-PLUS (ambulante und stationäre Pflegeeinrichtungen), proCum-Cert, Degemed, KTQ® oder in das EFQM-Modell (TQM – MAAS-BGW für EFQM in der Fassung: August 2007) zu integrieren (integrierte Managementsysteme). Die prozessorientierte Integration der Managementanforderungen aus dem betrieblichen Arbeitsschutz für das spezifische Qualitätsmanagementverfahren (QEP – Qualität und Entwicklung in Praxen®«) befindet sich derzeit noch in einer Pilotphase.

Bei dem modularen Prüf- und Bewertungssystem der TÜV Rheinland Group für ambulante Pflegedienste »TÜV-geprüfter ambulanter Pflegedienst«, und »TÜV-geprüfte Pflegeeinrichtung« müssen durch die Träger definierte Mindestkriterien erfüllt werden, um nach erfolgreicher Zertifizierung das Zertifikat »Qualitätsprüfung plus: Pflege« durch den TÜV-Rheinland zu erhalten.

Nicht nur für Heim- und ambulante Pflegedienstbetreiber ist ein branchenunabhängiges oder pflegespezifisches Qualitätsmanagement gesetzlich gefordert (d. h. es besteht keine gesetzliche Pflicht einer Zertifizierung!), sondern auch für alle deutschen Krankenhäuser und niedergelassene Arzt-, Zahnarztpraxen und Vertragspsychotherapeuten. Das SGB V beschreibt im § 137 (Verpflichtung zur Qualitätssicherung nach § 135a Abs. 2 SGB V) die Anforderungen zur Qualitätssicherung und einrichtungsinternen Qualitätsmanagement für Krankenhäuser (vgl. strukturierter Qualitätsbericht nach § 137 Abs. 1 Satz 3 Nr. 6 SGB V alle zwei Jahre). Auf der Grundlage des § 137 SGB V müssen demnach alle Krankenhäuser seit 2005 einen Nachweis erbringen, ein internes Qualitätsmanagement implementiert zu haben wobei eine Zertifizierung auch hier keine gesetzliche Pflicht ist. An dieser Stelle ist besonders das krankenhausspezifische Zertifizierungsverfahren nach dem KTQ®-Verfahren (Kooperation für Transparenz und Qualität im Krankenhaus) oder nach der Bewertungssystematik (Kategorien) der proCum-Cert inkl. KTQ® (seit April 2002) bzw. nur KTQ® erwähnenswert sowie das Zertifizierungsverfahren auf der Grundlage der ISO 9001 **und** den »DEGEMED«-Qualitätsgrundsätzen (für Krankenhäuser, medizinische Reha- und Nachsorgeeinrichtungen, Soziotherapeutische Einrichtungen etc.). Seit dem 1. März 2007 steht der neue Auditleitfaden der DEGEMED in der Version 4.0 zur Verfügung. Das proCum-Cert-Verfahren, kurz »pCC«, für Einrichtungen konfessioneller Trägerschaft und kirchliche soziale Einrichtungen wurde 2007 völlig überarbeitet.

Viele deutsche Krankenhäuser, Rehabilitationskliniken implementieren seit Frühjahr 2002 ein krankenhausspezifisches Zertifizierungsverfahren namens KTQ®, um die spezifischen Anforderungen im Gesundheitswesen nachweislich zu erfüllen.

Durch die »Qualitätsmanagement-Richtlinie vertragsärztliche Versorgung« des GBA (seit 1. Januar 2006) sind alle Vertragsärzte, medizinische Versorgungszentren und Vertragspsychotherapeuten zur Qualitätssicherung (§ 135a Abs. 2) und zur Implementierung eines Qualitätsmanagements (§ 136a Abs. 1) verpflichtet. Es besteht hingegen auch hier keine Pflicht, das QM-System zertifizieren zu lassen. Niedergelassene Arzt-, Zahnarztpraxen und psychotherapeutische Einrichtungen können sich seit dem 1. Oktober 2004 nach dem KTQ-Verfahren zertifizieren lassen. Ebenso können sich seit Oktober 2006 stationäre, teilstationäre und ambulante Einrichtungen, -dienste, Hospize und alternative Wohnformen nach KTQ zertifizieren lassen.

Das KTQ® wird getragen von der Bundesärztekammer (BÄK), der Deutschen Krankenhausgesellschaft (DKG), dem Deutschen Pflegerat (DPR) als Bundesarbeitsgemeinschaft der Pflegeorganisationen, den Spitzenverbänden der gesetzlichen Krankenversicherungen und dem Hartmannbund (Verband der Ärzte).

Die KTQ® (»Kooperation für Transparenz und Qualität im Gesundheitswesen«) besteht aus einem Leitfaden – mit sechs Kategorien – zur Einführung eines Qualitätsmanagement in Krankenhäuser. Durch die Zertifizierung (KTQ-GmbH in Berlin) sollen Anstöße gegeben werden, neue Elemente des Qualitätsmanagements auf der Grundlage einer Analyse (Selbst- und Fremdbewertung durch speziell geschulte Visitoren) und die Weiterentwicklung bestehende Strukturen und Arbeitsabläufe zu implementieren. Auf Basis der Selbstbewertung und einer anschließenden Fremdbewertung durch speziell geschulte Visitoren erhalten die Krankenhäuser, wenn sie besondere Leistungen zu den sechs festgelegten Kategorien darlegen können, durch Repräsentanten der KTQ® das KTQ®-Zertifikat.

Der KTQ®-Katalog, der Teil des sogenannten KTQ®-Manuals ist, teilt sich in einen »Strukturerhebungsbogen« und in sechs »Kategorien« auf:

1. Patientenorientierung in der Krankenversorgung,
2. Sicherstellung der Mitarbeiterorientierung,
3. Sicherheit im Krankenhaus,
4. Informationswesen,
5. Krankenhausführung,
6. Qualitätsmanagement.

Das Zertifikat bescheinigt den Krankenhäusern die erfolgreiche Durchführung der Selbst- und Fremdbewertung und besitzt eine Gültigkeit von drei Jahren.

Die Einführung eines Qualitätsmanagementsystems ist immer ein komplexes Vorhaben, da es verschiedene Veränderungen für eine Einrichtung mit sich bringen wird. Jede stationäre Pflegeeinrichtung und jeder ambulante Pflegedienst braucht zwar sein ureigenes und maßgeschneidertes Qualitätsmanagement mit seinen pflegespezifischen Indikatoren, aber die gesetzlichen und rechtlichen Anforderungen müssen von jedem Pflegeanbieter ausnahmslos erfüllt und in das gewählte Managementsystem integriert werden (vgl. Abbildung 24).

Bei dem Gedanken der Implementierung und eventueller Zertifizierung eines Qualitätsmanagementsystems sollte sich die Leitung (Träger) einer Einrichtung mit der Integration von harmonisierten Systemanforderungen für Pflegeeinrichtungen auseinander setzen – sowie mit der Möglichkeit, eine Zertifizierung des QM-Systems anzustreben. Die Zertifizierung des Qualitätsmanagements, nach den Anforderungen der DIN EN ISO, ist freiwillig und kann die Wett-

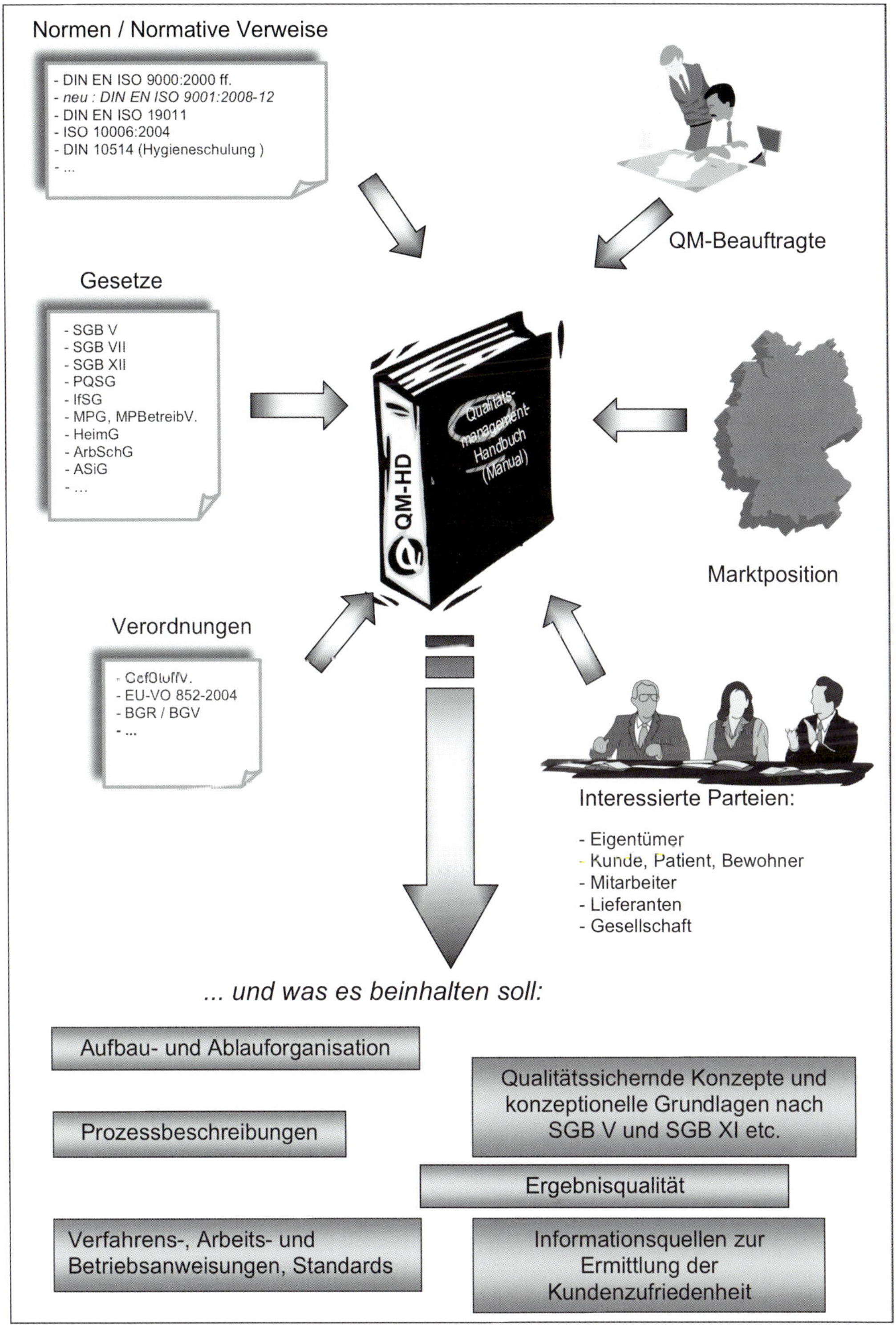

Abb. 24: QM-Manual und was dabei berücksichtigt werden muss.

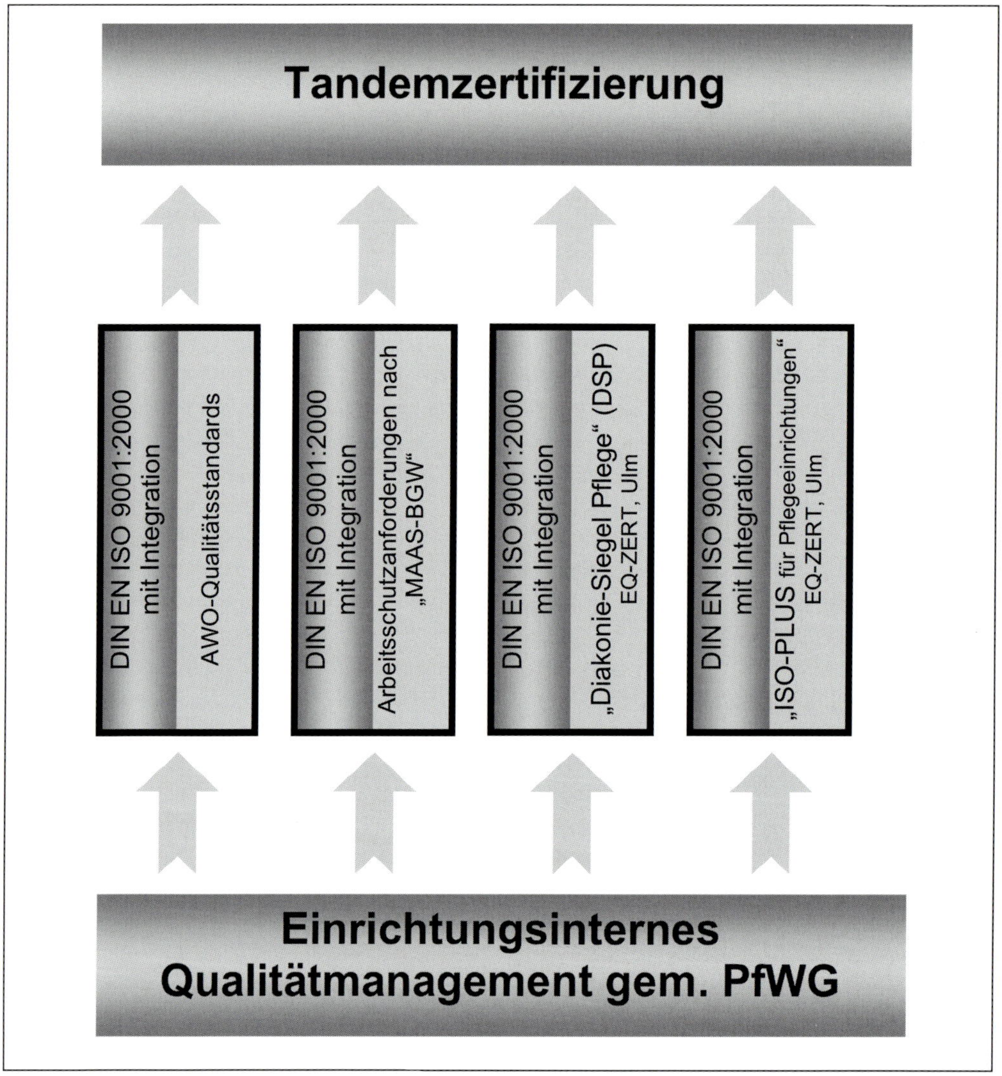

Abb. 25: Systemanforderungen für Pflegeeinrichtungen.

bewerbssituation (z. B. Alleinstellungsmerkmal etc.) auf dem Markt dauerhaft verbessern! Die Ziele und Maßnahmen zur Verbesserung der Marktpositionierung sollten bei der Entscheidung zur Zertifizierung ebenso bewertet werden, z. B. durch eine Mitbewerberanalyse und Multiplikatorenbefragung (Ärzte, Therapeuten, Patienten, Betreuer, Angehörige usw.). Auf dieser Grundlage ist es dann möglich, eine mittelfristige Marketingplanung vorzunehmen.

Die Basis und der Ausgangspunkt einer Zertifizierung nach der DIN EN ISO 9001 ist selbstverständlich, dass die Mindestanforderungen nach § 80 (neu: § 113 ff. SGB XI) des Pflegeversicherungsgesetzes bzw. Pflege-Weiterentwicklungsgesetz bereits erfüllt werden. Falls dies nicht der Fall sein sollte, sollte im ersten Schritt eine Bestandsanalyse vorgenommen werden und ein Soll-Ist-Vergleich stattfinden.

Die Implementierung der DIN EN ISO 9001 kann dann auch als Chance genutzt werden, die rechtlichen Mindestanforderungen für ambulante Pflegedienste und stationäre Pflegeeinrichtungen umfassend zu bearbeiten und im zweiten Schritt in die Qualitätsnorm der ISO zu implementieren. Diese Vorgehensweise ist nicht einfach und bedarf einiger Übung und Projekterfahrung. Die gesetzlich genannten Qualitätsanforderungen sind in einem sinnvollen Kontext in das beabsichtigte Qualitätsmanagementmodell der ISO-Norm mit **oder** ohne Integration anderer systemspezifischer Anforderungen zu integrieren. Viele Zertifizierungsstellen stellen – in Absprache und Genehmigung durch die TGA – nach einem positiv abgeschlossenen Zertifizierungsverfahren (Tandemzertifizierung) sowohl ein Zertifikat nach ISO 9001 als auch ein zweites Zertifikat aus, das die Erfüllung der branchenspezifischen Anforderungen für Dritte darlegt (z. B. ISO-Zertifikat *und* ein DEGEMED-Zertifikat).

Auf gar keinen Fall dürfen bei der Tandemzertifizierung zwei unterschiedliche QM-Handbücher (1. Buch: ISO-Anforderungen, 2. Buch: MDK-Anforderungen) oder Managementsysteme parallel aufgebaut oder noch mehr QM-Bücher und damit unnötiger Bürokratieaufwand betrieben werden. Die Kunst ist es hier, branchenspezifische Systemanforderungen in die branchenunabhängige DIN EN ISO-Qualitätsnorm zu integrieren und die Anforderungen zu harmonisieren.

Nachfolgend wird die Integration des Arbeitsschutzes als feste Unternehmensphilosophie und -politik in ein bestehendes Qualitätsmanagementsystem vorgestellt. Die Integration und Einbindung eines Arbeitsschutzmanagementsystem in betriebliche Abläufe ist systemunabhängig, da hier von jedem Unternehmer gesetzliche Anforderungen hinsichtlich der Einhaltung arbeitsschutzrechtlicher Bestimmungen und Verordnungen einzuhalten sind. Auch bei einem Qualitätsmanagement nach dem Pflegeversicherungs- und Heimgesetz ist die Integration und Beachtung der Maßnahmen aus dem Arbeits- und Gesundheitsschutz von besonderer Wichtigkeit. Die nachfolgend genannten Anforderungen aus dem Arbeitsschutz sind für jeden Heim- und Pflegedienstbetreiber obligatorisch und demnach ausnahmslos zu erfüllen.

3.2 »Auch Sicherheit braucht Management«

Arbeitsschutzmanagementsysteme (AMS, OHSAS 18001 etc.) sind weltweit zu einem zentralen Thema im Arbeitsschutz geworden. Die Erkenntnis, dass solche Systeme ein nachhaltig wirkendes Instrument zur Prävention und zur deutlichen Verbesserung des Arbeitsschutzes darstellen und damit dem Wohle der Mitarbeiter und deren Gesundheitserhaltung dienen, hat sich allgemein durchgesetzt. Dass sie darüber hinaus auch zum wirtschaftlichen Erfolg eines Unternehmens beitragen, fördert ihre Akzeptanz und Verbreitung (Unfallversicherung/ SGB VII).

Die Einführung und die Anwendung eines Arbeitsschutzmanagementsystems und die damit verbundene Gewährleistung, sicherer und gesundheitsgerechterer Arbeitsbedingungen in verschiedenen Einrichtungen, gewinnen immer mehr an Bedeutung. Der Schutz der Gesundheit der Mitarbeiter in einer Einrichtung und die Abwehr gesundheitsbedingter Gefahren haben bei allen Qualitätsmanagementsystemen einen hohen Stellenwert. Das Arbeitsschutz- bzw. Umweltschutzmanagementsystem (z. B. nach ISO 14001:2004 »Umweltmanagementnorm« oder »EMAS«) sind eigenständige Managementsysteme oder Teil eines übergreifenden Managementsystems, das sicherstellt, dass eine Unternehmenspolitik für Sicherheit, Gesundheitsschutz, Ökologie und Ökonomie umgesetzt wird. Gesundheitsschutz und Sicherheit am Arbeitsplatz ist eine humane und deswegen auch vom Gesetzgeber obligatorische Selbstverpflichtung gegenüber den Mitarbeitern. Der Schutz Dritter vor Anlagen mit erhöhtem Gefährdungspotenzial gilt als unternehmerische Zielsetzung. Arbeitsschutz- bzw. Umweltschutzmanagementsysteme schützen die Gesundheit der Mitarbeiter, steigern deren Motivation zu gesundheitsbewusstem und sicherheitsgerechtem Handeln und die Leistungsbereitschaft, führen zu einer höheren wirtschaftlichen Leistung des Unternehmens und garantieren sichere Arbeitsplätze.

Mit dem Entschluss, den Arbeitsschutz als Unternehmensziel gleichrangig neben andere Unternehmensziele zu stellen, macht die Einrichtung die Sicherheit und den Arbeits- und Gesundheitsschutz zur verpflichtenden Vorgabe für alle Mitarbeiter.

Ein Arbeitsschutzmanagementsystem unterstützt eine Pflegeeinrichtung auf vielfache Weise bei der Erfüllung gesetzlicher Anforderungen in punkto Sicherheit und Gesundheitsschutz. Die Umsetzung arbeitssicherheitstechnischer und arbeitschutzrechtlicher Bestimmungen und Verordnungen ist für jedes Unternehmen eine gesetzliche und obligatorische Selbstverpflichtung der Leitung und keine Freiwilligkeit. Freiwillig ist die Integration eines Arbeitsschutzmanagementsystems in ein europäisches Qualitätsmanagementsystem und deren Zertifizierung als Unternehmenspolitik und -strategie, z.B. in eine Qualitätsnorm nach der DIN EN ISO 9000-Normenfamilie. Unter diesem Gesichtspunkt hat die Berufsgenossenschaft für Gesundheitsdienst und Wohlfahrtspflege vor einigen Jahren das Projekt *»Qualitätsmanagement mit integriertem Arbeitsschutz«* (*neu:* qu.int.as®) mit dem Leitsatz: *»Auch Sicherheit braucht Management«* ins Leben gerufen.

Durch die Integration des Arbeitsschutzes in das QM-System soll der Arbeits- und Gesundheitsschutz der Beschäftigten verbessert werden. Seit Sommer 2005 haben unterschiedliche Branchen ihre »qu.int.as«-Zertifizierung (damalige Bezeichnung: »Normatives Dokument« der BGW) auf der Grundlage der **Managementanforderungen** der BGW zum Arbeitsschutz (kurz: »MAAS-BGW«) erfolgreich absolviert. Die Berufsgenossenschaft für Gesundheitsdienst und Wohlfahrtspflege hat mittlerweile die Anwendung der MAAS-BGW durch »qu.int.as« neben der Zertifizierung auf der Grundlage der DIN EN ISO 9001 auf der Basis anderer Managementsysteme erheblich erweitert (z.B. KTQ, Diakonie-Siegel Pflege, proCum Cert, EFQM, DEGEMED, ISO PLUS und QEP ab Sommer 2008). Die BGW unterstützt hier ihre Mitgliedsbetriebe und vermittelt speziell fortgebildete »qu.int.as-Berater« oder MAAS-Auditoren (s. qu.int.as-Gelbe Seiten) bzw. Zertifizierungsstellen, die durch die BGW akkreditiert wurden (s. qu.int.as-online).

Das Ziel:
»Verbesserung des Arbeitsschutzes in den Mitgliedsbetrieben z.B. durch die Integration des Arbeitsschutzes in ein Qualitätsmanagementsystem nach DIN EN ISO 9000:2000ff.«

Die Integration von Arbeitsschutzmanagementsystemen z.B. in ein internationales Qualitätsmanagementsystem genießt heute große Aufmerksamkeit. Deshalb gibt es für Einrichtungen des Gesundheitswesens das Angebot der BGW, die Anforderungen aus dem Arbeits- und Gesundheitsschutz in andere Qualitätsmanagementsysteme zu integrieren und letztendlich auch zertifizieren zu lassen. Akkreditierte Zertifizierungsstellen können dann nach Zulassung durch die BGW die Anforderungen aus dem »Arbeits- und Gesundheitsschutz« nach der »MAAS-BGW« zusätzlich zertifizieren, sofern die Arbeitsschutzanforderungen in das Regelwerk z.B. nach der DIN EN ISO 9001:2000 integriert worden sind.

Ziel der Implementierung eines Qualitätsmanagementsystems mit den Anforderungen aus dem Arbeitsschutz ist es, eine Tandemzertifizierung einzuleiten. Als Nachweis und unabhängige Bestätigung dafür, dass alle anzuwendenden **arbeitersicherheitstechnischen** und **arbeitschutzrechtlichen Vorschriften** und Bestimmungen eingehalten und erfüllt werden.

Die Implementierung lohnt sich, denn: »Auch Sicherheit braucht Management!«

> Die Bemühungen und Anstrengungen der Implementierung und Zertifizierung eines Qualitätsmanagementsystems mit integriertem Arbeitsschutz für Einrichtungen des Gesundheitswesens werden von der BGW mit einer Prämie für ihre qu.int.as-Zertifizierung nach MAAS-BGW belohnt.

Bei der qu.int.as-Zertifizierung nach MAAS-BGW hat sich die BGW u. a. an die Normanforderungen der Qualitätsnorm der DIN EN ISO 9001:2000 angelehnt und Managementanforderungen zum Arbeitsschutz in der MAAS-BGW festgehalten.

Die Managementanforderungen der »MAAS-BGW« sind bei einer angestrebten Zertifizierung nach der DIN EN ISO 9001:2000 wie folgt gegliedert:

4.0 Qualitätsmanagementsystem
5.0 Verantwortung der Leitung
6.0 Management von Ressourcen
7.0 Produktrealisierung
8.0 Messung, Analyse und Verbesserung

In diesen fünf komplexen Normabschnitten und ihren Anforderungen hat die BGW, auf operationalisierte und praktikable Weise, ihre arbeitssicherheitstechnischen und arbeitschutzrechtlichen Anforderungen in der »MAAS-BGW« formuliert und in die Anforderungen beispielsweise nach der DIN EN ISO 9001 als einen wichtigen Teil eingebunden (integriertes Qualitätsmanagementsystem).

Die BGW legt dabei **sieben** geforderte Verfahren als »Schriftliche Festlegungen« sowie bestimmte Anforderungen an das Managementsystem mit integriertem Arbeitsschutz in den jeweiligen Normabschnitten fest. Diese »Schriftlichen Festlegungen« (Prozessbeschreibungen) und Managementanforderungen sind sowohl nach der ISO-Norm als auch nach der BGW eine Selbstverpflichtung der Leitung bei der Einführung eines Qualitätsmanagements mit integriertem Arbeitsschutz.

Als besonderer Ansporn ist hier zu nennen, dass die Mitgliedsbetriebe der BGW (Krankenhäuser, Heim- und Pflegedienstbetreiber, Arztpraxen, Apotheken, Bildungseinrichtungen etc.) nach erfolgreicher »qu.int.as«-Zertifizierung eine durchaus lohnende **Prämie** erhalten.

Abbildung 26 verdeutlicht, dass neben den aus der ISO 9001:2000 und dem Arbeitsschutzmanagement geforderten dokumentierten Verfahren weitere dokumentierte Verfahren für Pflegeeinrichtungen notwendig und sinnvoll sind. Dokumentierte Verfahren bzw. »Schriftliche Festlegungen« sind dargestellte Abläufe in Form von Verfahrensanweisungen, also Prozessbeschreibungen (siehe Kapitel 4.3).

Zur Unterstützung der Implementierung bietet die BGW seit einiger Zeit Seminare für Pflegeeinrichtungen, Krankenhäuser, Rehabilitationskliniken und Werkstätten für Menschen mit Behinderungen an, um Verantwortliche aus den Bereichen der Arbeitssicherheit mit den Qualitätsanforderungen nach der MAAS-BGW vertraut zu machen. Personen, d.h. Fachkräfte für Arbeitssicherheit, Qualitätsbeauftragte und Betriebsärzte, die ein Qualitätsmanagementsystem planen, Grundlagen über die MAAS-BGW für ihr Managementsystem erhalten möchten oder bereits mit der Einführung begonnen haben, können an diesen Seminaren (z.B. FQMPQ oder FQMKQ etc.) teilnehmen.

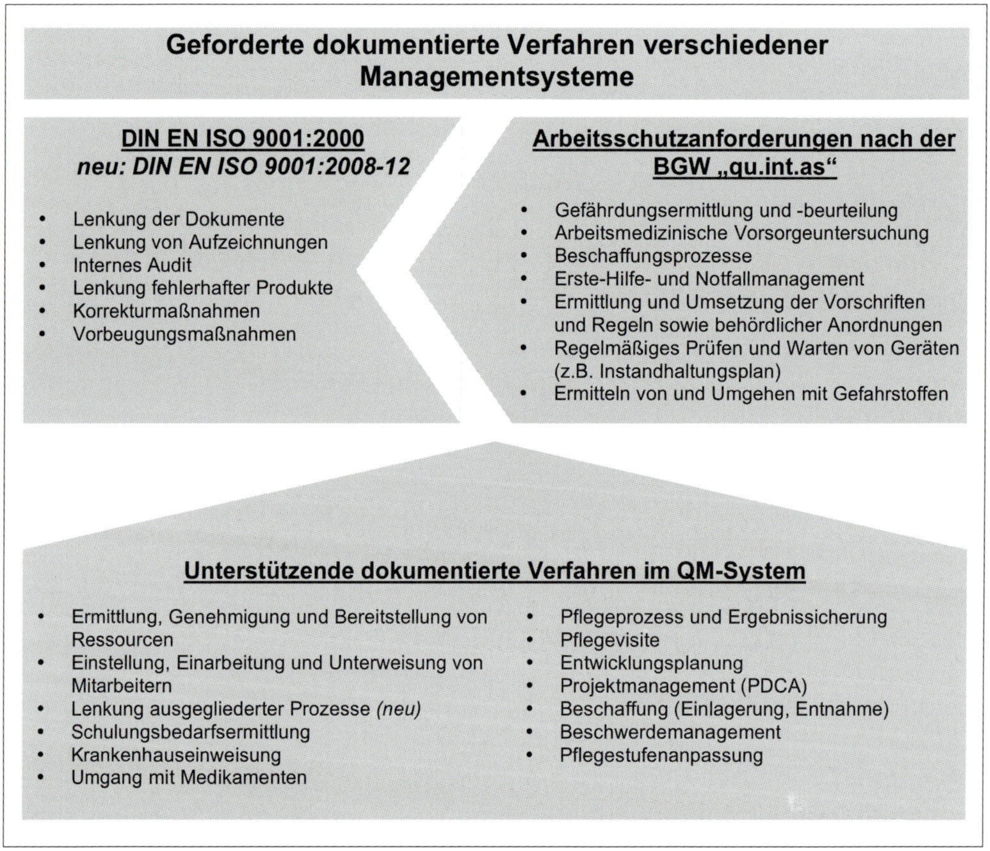

Abb. 26: Dokumentierte Verfahren.

4 Qualitätsmanagementsystem nach der Qualitätsnorm

4.1 Anforderungen an das Qualitätsmanagementsystem

Weil die DIN EN ISO 9001:2000 danach ausgerichtet ist, die Erfordernisse und Erwartungen aller interessierter Parteien einer Pflegeeinrichtung gleichermaßen und in großer Intensität zu entsprechen (unverändert auch in der neuen DIN EN ISO 9001:2008-12), bietet sich dieses Managementsystem für Pflegeanbieter hervorragend an. Es lassen sich darin andere Managementanforderungen (z.B. nach § 113ff. SGB XI) sowie rechtliche Spezifikationen integrieren. Die derzeitig noch gültige DIN EN ISO 9004:2000 als Leitfaden zur Verbesserung wird als Grundlage der bestehenden Norm das Prozessmodell vorgestellt, das alle Bestandteile der Qualitätsnorm in einem strukturellen Zusammenhang bringt (vgl. Abbildung 27).

Die DIN EN ISO 9000:2000 (ebenso die neue DIN EN ISO 9001:2008) ist auf die Prozesse einer Organisation (Pflegeeinrichtung) ausgerichtet, daher der Begriff »Prozessorientiertes« Qualitätsmanagementsystem. Durch die Prozessorientierung sollen nicht mehr isolierte Abläufe betrachtet werden, sondern es müssen die miteinander verknüpften Tätigkeiten und Abläufe erkannt und zu einem sinnvollen Ganzen geregelt werden.

Die Prozessorientierung setzt demnach ein prozessorientiertes, d.h. vernetztes Denken, in einem Qualitätsmanagementsystem voraus und beinhaltet die Identifikation, Beschreibung, Darlegung

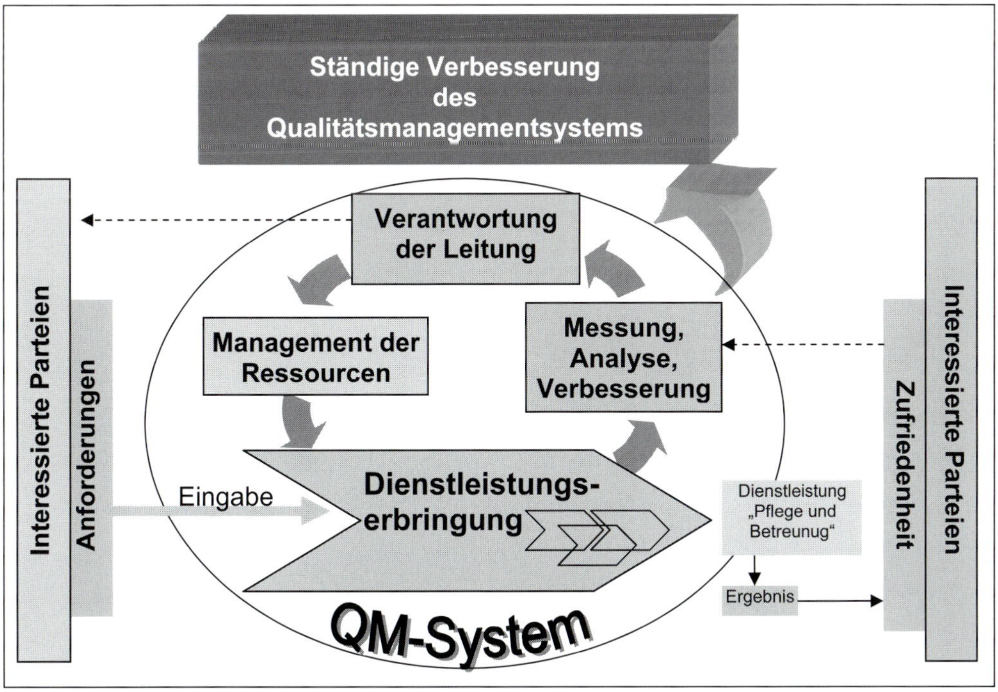

Abb. 27: Prozessmodell nach der DIN EN ISO.

und Beurteilung (Messung) der Prozesse (Abläufe) im Sinne des PDCA-Zyklus in einem Qualitätsmanagement-Handbuch (QM-HD) als eine der wichtigsten Aufgaben:

- Verantwortlichkeiten,
- Schnittstellen,
- Wechselwirkung und Zusammenwirken,
- Beurteilung (Messung) und Bewertung der Prozesse und
- ggf. die Festlegung von quantitativen Kennzahlen.

Prozesse haben grundsätzlich immer Eingaben (z. B. durch die Anforderungen der interessierten Parteien), die in Ergebnisse umgewandelt werden. Prozesse sind oft wertschöpfend (als Kernprozess bezeichnet) für eine Einrichtung! Auch wenn es keine Normanforderung ist, erfolgt in der Praxis eine Unterscheidung der Prozesse: z. B. Managementprozesse (z. B. auch Führungsprozesse genannt), Kernprozesse bzw. Geschäftsprozesse und unterstützende Prozesse.

Heim- und Pflegedienstbetreiber, die ein konsistentes und prozessorientiertes Qualitätsmanagementsystem nach der Qualitätsnorm der DIN EN ISO 9001 mit ihren unterschiedlichen Anforderungen implementieren, müssen bei der Einführung folgende Aspekte berücksichtigen:

1. Die wichtigsten Abläufe (Prozesse) und geforderten dokumentierte Verfahren müssen dokumentiert und aufgezeichnet werden. Die Pflegeeinrichtungen müssen ihre Prozesse (vgl. Normabschnitt 4.1, 9001:2007), von der Aufnahme eines Bewohners über die Pflege, Betreuung und Versorgung bis hin zur Beendigung der Pflege **festlegen** (*neue Anforderung* in der ISO 9001:2007-10 – *vorher: »identifizieren«* bzw. *»erkennen«*) und die Wechselwirkung der Prozesse (gegenseitige Beziehungen) schriftlich darlegen können (Prozessabfolge).
   Vielfach wurden in einigen Einrichtungen bestimmte Prozesse nicht eindeutig beschrieben und auch nicht im Sinne der ISO festgelegt, weil es sich beispielsweise um **ausgegliederte Prozesse** gehandelt hat, deren Lenkung nach der »alten« Norm 9001:2000 nicht gefordert, sondern lediglich erkennbar sein musste.
   Bei den ausgegliederten Prozessen (durch eine externe Partei z. B. bei der Fremdvergabe der Wäschereinigung, der Gebäudereinigung oder ein externer Seminaranbieter etc.) müssen nach Entwurf der neuen Norm (ISO 9001:2007-10) jetzt auch Art und Umfang der Lenkung im QM-System in Übereinstimmung mit den Anforderungen der Qualitätsnorm vollständig festgelegt werden. Im neuen Normentwurf heißt es: *»Die Sicherstellung der Lenkung der ausgegliederten Prozesse entbindet die Organisation nicht von der Verantwortung für die Erfüllung der Kundenanforderungen und gesetzlichen und behördlichen Anforderungen.«*
   Das Festlegen der Prozesse und die damit verbundene Herangehensweise werden auch als Prozessstrukturierung bezeichnet. Es entsteht eine Prozesslandschaft (grafische Übersicht aller Prozesse). Die wichtigsten Schnittstellen (z. B. andere Arbeitsbereiche in einer Einrichtung) müssen dabei berücksichtigt werden, da es hier erfahrungsgemäß zu erheblichen Informationsverlusten kommen kann. Die Wechselbeziehungen sowie das Zusammenwirken der einzelnen Prozesse müssen ebenfalls dargelegt werden. Die Kriterien und Methoden zur effektiven Umsetzung des Realisierungsprozesses (Kernprozess) sind ebenso festzulegen, um das wirksame Durchführen und Lenken dieser Prozesse sicherzustellen. Zeitgleich müssen neben der Festlegung der Prozesse unweigerlich die Anforderungen der interessierten Parteien, die Anforderungen der Dienstleitungsqualität (Produktkonformität: »Versorgungsqualität«) und des Qualitätsmanagementsystems ermittelt und bei der Prozessdarstellung integriert werden.

2. Nach der Festlegung der im QM-System erforderlichen Prozesse, insbesondere auch Art und Umfang der Lenkung ausgegliederter Prozesse, der wichtigsten Abläufe und dokumentierten Verfahren müssen diese Prozesse von allen Mitarbeitern verwirklicht, d.h. eingehalten und dauerhaft aufrechterhalten werden. Die Leitung einer Einrichtung (Träger) muss dabei sicherstellen, dass hierzu alle notwendigen Ressourcen, verfügbar und sichergestellt werden. Die Verfügbarkeit der Ressourcen (personelle, sächliche und materielle Mittel) muss dauerhaft sichergestellt werden, damit die festgelegten Prozesse realisiert, gelenkt und gesteuert werden können.
3. Im letzten Schritt der Implementierung (Qualitätsorientierte Reorganisation) muss die Wirksamkeit der festgelegten Prozesse (Abläufe und dokumentierte Verfahren) im Qualitätsmanagementsystem zu einem Ganzen zusammengefügt werden, damit die Prozesse überwacht, gemessen (quantifiziert) und analysiert werden können. Ebenso ist es wichtig, die erforderlichen Maßnahmen durch die Leitung zu treffen, um die geplanten Ergebnisse sowie eine ständige Verbesserung der Prozesse zu erreichen.
   Als Ergebnis entsteht eine Abbildung, die im Qualitätsmanagement als »Prozessmodell« bezeichnet wird. Die Überwachung und Messung der Prozesse (soweit zutreffend »Analyse«) ist wichtig, um frühzeitig Schwachstellen zu erkennen und Korrektur- und Vorbeugungsmaßnahmen einzuleiten. Durch diese Vorgehensweise werden Verbesserungen im Sinne der ständigen Qualitätsverbesserung (PDCA-Arbeit!) quantitativ oder qualitativ ermittelt und erkannt. Im Vordergrund steht dabei, bestehende Prozesse und Prozessabläufe im Sinne eines prozessorientierten und anwenderfreundlichen Qualitätsmanagementsystems zu optimieren und die Auswirkungen zu verfolgen, die durch neue eingeführten Maßnahmen hervorgerufen werden.

Schließlich sind alle Prozesse (insbesondere auch die kritischen Erfolgsfaktoren) – Haupt- und Teilaufgaben einer Pflegeeinrichtung – nach der Qualitätsnorm durch die Leitung (Träger) zu erfassen (Prozesse für Leitungstätigkeiten, Bereitstellen von Ressourcen, Produktrealisierung und für Messung, Analyse und Verbesserung), zu strukturieren und ihr Ergebnis kontinuierlich zu bewerten. Die Bewertung, Beurteilung, Analyse und Verbesserung der Prozessleistung erfolgt durch verschiedene Analyse- und Messverfahren.

Die Analyse- und Messverfahren, die eine Auskunft über die Prozessfähigkeit und Prozessleistung geben, müssen einrichtungsintern ausgewählt werden. Will man beispielsweise den Pflegeprozess mit seinen Teilprozessen bewerten, z.B. durch die Sichtung und Prüfung der Pflegedokumentation anhand von Checklisten oder den Pflegezustand und die Pflegesituation eines Bewohners/Patienten durch eine Pflege- bzw. Betreuungsvisite erfassen – müssen andere Prüf- und Messmittel eingesetzt werden, als bei der Beurteilung der Speisenversorgung in einer stationären Pflegeeinrichtung.

4.2 Prozessorientiertes Qualitätsmanagementsystem

Der wichtigste Regelkreis des Prozessmodells (vgl. Abbildung 27) geht über die Organisation als Leistungserbringer gegenüber Kunden hinaus und schließt die Kunden und sonstige interessierte Parteien mit ihren Anforderungen (interne und externe Forderungen) mit ein. Das zugrunde gelegte Prozessmodell (der ISO 9001:2000 **und** ISO 9004:2000) versucht, das interne prozessorientierte Qualitätsmanagementsystem in einer Organisation mit seinen Wechselbeziehungen und dem Zusammenwirken verschiedener Abläufe (»Prozessabläufe«) inkl. seiner ausgegliederten Prozesse bildhaft zu veranschaulichen.

Bei der Festlegung ausgegliederter Prozesse können folgende Leitfragen unterstützen:
1. Welche für das QM-System wichtigen Prozesse wurden ausgegliedert? (Vergabe an eine externe Partei)
2. Wurden Maßnahmen zur Lenkung dieser ausgegliederten Prozesse festgelegt? (Prozessbeschreibung usw.)
3. Wie wurden die Schnittstellen und die Lenkungsmaßnahmen der ausgegliederten Prozesse festgelegt? (z. B. Vertrag)
4. Wie kann ein Nachweis zur Sicherstellung der Lenkung ausgegliederter Prozesse durch die Einrichtung erbracht werden? (z. B. interne Audits, Lieferantenbewertungen etc.)

Abbildung 27 veranschaulicht die in den fünf ISO-Normabschnitten (4.0–8.0) vorgestellten Prozessverknüpfungen. Der Kunde hat dabei eine wichtige Rolle bei der Umsetzung der Anforderungen, deren Erfüllungsgrad messbar gemacht werden muss (Kundenzufriedenheit). Im Modell wird deutlich, dass alle Anforderungen der interessierten Parteien in den Prozess hineinfließen. Die Anforderungen durchlaufen alle Prozessschritte, d.h. die Anforderungen in den Gruppierungen der Normabschnitte mit ihren zugrunde gelegten Anforderungen. Zum Abschluss einer Dienstleistungserbringung (Ergebnis liegt vor!) ist jedes Ergebnis eines Prozesses zu bewerten. Dies geschieht durch die Beurteilung von Informationen, die mit Hilfe folgender Fragen beantwortet werden:
1. Waren wir wirklich gut und sind unsere Kunden mit der Dienstleistungserbringung zufrieden?
2. Mit welchen Parametern messen wir den Zielerreichungsgrad?
3. Wo können wir uns verbessern?
4. Müssen wir Korrekturmaßnahmen zur Neuausrichtung einleiten?
5. In welchen Bereichen müssen wir unsere Prozessleistung verbessern bzw. optimieren?

Korrekturmaßnahmen zur Verbesserung der Leistungsfähigkeit einer Einrichtung (Fehlerbeseitigung), um die Kundenzufriedenheit aufrechtzuerhalten und zu verbessern, sind Auslöser für den erneuten Durchlauf des Regelkreises. Nach dem Prozessmodell wird das Ergebnis der Bewertung als Auslöser und Anstoß für einen neuen Durchlauf wieder in das prozessorientierte Managementsystem, unter Berücksichtigung der Gruppierungen der Forderungen an das Qualitätsmanagementsystems, zurückfließen (vgl. Abbildung 27), d.h. zurück gemeldet (Input-Output-Feedback). Das strategische Management einer Einrichtung steuert kybernetisch, lenkt und leitet insgesamt alle Prozesse und ist mit seinen Führungskräften maßgeblich dafür verantwortlich, dass alle internen und externen Anforderungen des Managementsystems erreicht und konsequent im Sinne der Kunden (interessierten Parteien) erfüllt werden.

Darüber hinaus hat das operative Management auch die dafür notwendigen materiellen, sächlichen und personellen (qualifizierte und vor allen Dingen motivierte Mitarbeiter) Mittel zur Verfügung zu stellen, damit der Kernprozess (Dienstleistungserbringung *»Pflege, Betreuungs- und Versorgungsprozess«*) reibungslos funktionieren kann und im Einklang mit den Wechselbeziehungen anderer Bereiche steht.

Aus diesem immer wiederkehrenden Regelkreis resultiert eine kontinuierliche Verbesserung, d.h. eine Einrichtung entwickelt sich ständig weiter, unter dem Aspekt einer »kundenorientierten« Organisation bzw. »patienten-/bewohnerorientierten« Pflegeeinrichtung, im Sinne eines konsistenten und prozessorientierten Qualitätsmanagementsystems.

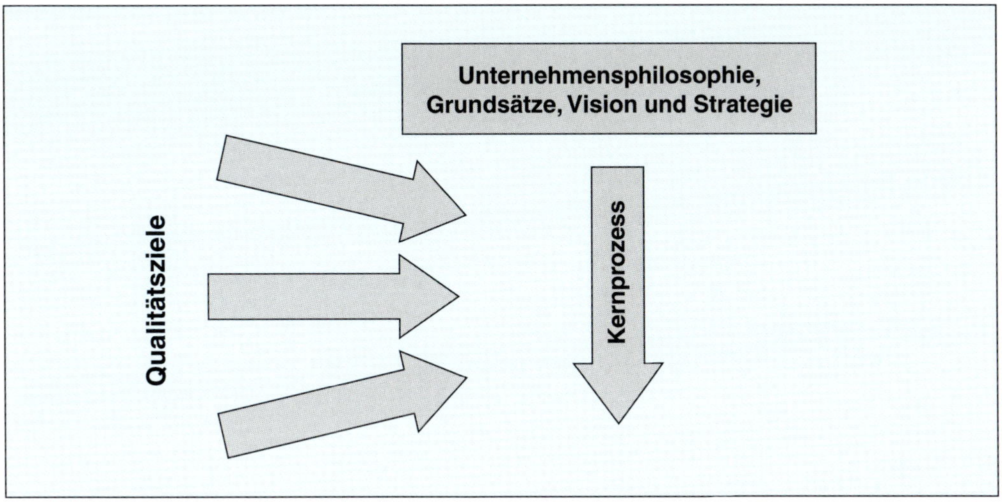

Abb. 28: Kernprozess als Wertschöpfung.

Die Zufriedenheit der Kunden wird durch verschiedene Informationswege, -quellen und Analysetätigkeiten im Rahmen eines prozessorientierten und konsistenten Qualitätsmanagementsystems nach dieser Norm kontinuierlich überwacht: z. B. durch Kundenzufriedenheitsermittlungen, Kundendaten in Bezug auf die Qualität der Dienstleistungserbringung, Multiplikatorenbewertungen, Anerkennungen u.v.m. Die Einrichtung muss hier die Methoden zur Erlangung und zum Gebrauch dieser Informationen schriftlich festlegen, kontinuierlich bewerten und dokumentieren. Die Überwachung und Festlegung der Methoden zur Erlangung von Eingaben unterschiedlicher Informationsquellen (vgl. Normabschnitt 8.2.1 der ISO 9001:2007-10) ist wichtig, damit ggf. entsprechende Maßnahmen zur Lenkung auch der erfolgskritischen Prozesse und kritischen Erfolgsfaktoren zeitnah eingeleitet werden können (Ursachenanalyse und Korrekturmaßnahmen).

Heim- und Pflegedienstbetreiber haben mit der Gründung oder Übernahme einer Pflegeeinrichtung oder eines Pflegedienstes festgelegt, welche Leistungen dem Kunden (Bewohner/Patienten) gegenüber erbracht werden sollen. Die Anforderungen der Kunden an den Dienstleister ergeben die wesentlichen Vorgaben für die unternehmensspezifischen wertschöpfenden Prozesse (Kernprozess und Ausführungsprozesse: *»Womit verdient die Einrichtung ihr Geld?«*) und den Inhalt der Kundenbezogenen Prozesse (Vertragliche Grundlagen, wie z. B. der Pflegevertrag nach § 120 SGB XI in der ambulanten Pflege, Pflege-Weiterentwicklungsgesetz, Heimvertrag nach § 3 HeimG, Serviceverträge, Wohnverträge etc.).

Die Qualitätsgüte bei der Umsetzung und Realisierung der Dienstleistungen wird maßgeblich bestimmt durch die Erfüllung der Kundenanforderungen durch die Einrichtung (oder anderen Organisation) und anderen interessierten Parteien einer Pflegeeinrichtung sowie durch den Grad (Überwachung durch die Festlegung verschiedener Methoden!) der ermittelten Zufriedenheit: *»Wie zufrieden sind die Kunden in der Einrichtung?«* Die kundenorientierte Prozessorientierung und -ausrichtung aller wichtigen Abläufe steht bei diesem Qualitätsmanagementmodell nach der DIN EN ISO 9000 absolut im Vordergrund.

Die Überwachung der Kundenzufriedenheit und -aufrechterhaltung sowie die stetige Verbesserung der Kundenzufriedenheit und die fortdauernde Weiterentwicklung des internen Qualitätsmanagementsystems ist der oberste Anspruch dieses Qualitätsmanagementsystems nach der ISO-Qualitätsnorm.

Daneben sind selbstverständlich noch andere unterstützende Prozesse notwendig, damit der Kernprozess und seine Ausführungsprozesse überhaupt erst realisiert werden können (z. B. Wäscheservice, Verpflegung, haustechnische Leistungen, Dokumentations- und verwaltungsbezogene Prozesse etc.). Diese Prozesse (meist als unterstützende Prozesse, Hilfsprozesse oder Teilprozesse bezeichnet) werden in einem prozessorientierten und konsistenten Qualitätsmanagementsystem miterfasst und ebenfalls einer ständigen Bewertung unterworfen. Auch diese Teilprozesse (Unterstützungsprozesse) müssen mit dem Kernprozess und den Ausführungsprozessen in Einklang stehen (Wechselbeziehung untereinander) und reibungslos funktionieren, damit der wertschöpfende Kernprozess (damit verdient die Einrichtung ihr Geld!) kundenorientiert erfolgen kann. Hier werden der kommunikative und informierende Gehalt eines Qualitätsmanagementsystems sowie die Zusammenarbeit der verschiedenen Arbeitsbereiche und ihre Arbeitsbeziehungen untereinander sehr deutlich. Nur gut informierte, motivierte und geschulte Mitarbeiter sichern den Unternehmenserfolg durch einwandfreie Durchführung auch der erfolgskritischen Prozesse durch:

1. Prozesssicherheit durch Transparenz,
2. Engagement und Motivation,
3. Einhaltung von Regelungen und Vereinbarungen,
4. Klärung von Kompetenzen und Befugnissen,
5. Sicherstellung der erfolgskritischen Prozesse und Faktoren.

Weil der Kernprozess und seine Ausführungsprozesse durch die Leitung (Träger) überwacht und durch die Prozessverantwortlichen Mitarbeiter gemessen werden muss, erhält die Leitung im Sinne des Prozessmodells (vgl. Abbildung 27) eine Vielzahl von verdichteten Informationen, die als Grundlage zur Datenanalyse herangezogen werden müssen. Ziel der Datenanalyse in einem Qualitätsmanagementsystem ist es, bestehende Verfahren und Prozesse zu verbessern, um den Kernprozess besser lenken, leiten, managen und überwachen zu können. Im Folgenden wird als Überblick die Struktur der ISO 9001:2000 dargestellt und näher erklärt. Die im neuen Normentwurf ISO 9001:2007-10 enthaltenen Klarstellungen und sonstigen Neuerungen sind ebenfalls berücksichtigt worden. Die Kapitel 4 bis 8 mit ihren Unternormabschnitten geben in der ISO 9001 nur die zu erfüllenden Normanforderungen für eine jeweilige Einrichtung vor. Die richtige Interpretation und Übersetzungsarbeit muss von der Einrichtung eigenverantwortlich vorgenommen werden. Denn, wie bereits erläutert, benennt die ISO in ihren Anforderungen immer nur das »Was.« Das »Wie« muss von der Einrichtung und ihrer Professionalität im Team geleistet werden.

4.3 Prozessbeschreibungen als dokumentierte Verfahren

Ein Qualitätsmanagementsystem nach der DIN EN ISO 9001:2000-12 bzw. revidierden ISO 9001: 2007-12 fordert bestimmte dokumentierte Verfahren als Prozessbeschreibungen:

1. Lenkung von Dokumenten (Normabschnitt 4.2.3)
2. Lenkung von Aufzeichnungen (Normabschnitt 4.2.4)
3. Internes Audit (Normabschnitt 8.2.2)
4. Lenkung fehlerhafter Produkte (Normabschnitt 8.3)
5. Korrekturmaßnahmen (Normabschnitt 8.5.2)
6. Vorbeugungsmaßnahmen (Normabschnitt 8.5.3)

Prozesse beschreiben den Ablauf (Prozessablauf), Maßnahmen und Regelungen und verfolgen ein übergeordnetes Ziel und Ergebnis. Ein Prozess wird im Wesentlichen bestimmt durch die zugrunde liegenden internen und externen Anforderungen an das Qualitätsmanagement. Darüber hinaus kann ein Prozess noch in weitere kleinere (Teil)-Prozesse zerlegt werden. Mit Hilfe von Prozessbeschreibungen (Prozessabläufe) werden Regelungen von organisatorischen Abläufe und arbeitsplatzbezogene Tätigkeiten identifiziert. Das Vorgehen: *»Wie funktioniert ein bestimmter Prozess, ein Ablauf, ein Verfahren, die Überwachung und welche Personen sind daran beteiligt?«* wird auch als **Prozessanalyse** bezeichnet.

Nach einer Prozessanalyse erfolgt häufig auch eine Prozessbeschreibung. Durch Prozessbeschreibungen (als »QM-Verfahrensanweisungen«) mit ihrem Detaillierungsgrad und ihrer Detallierungstiefe ist es sehr gut möglich, Aufgaben und die damit verbundenen Tätigkeiten zu identifizieren, festzulegen und in eine geeignete logische Abfolge zu bringen. Mit Hilfe von Prozessbeschreibungen können auch Optimierungsbedarfe, Problemstellen und Verbesserungsmöglichkeiten erkannt und geregelt werden. Prozessbeschreibungen sollten grundsätzlich unternehmensspezifisch als Flussdiagramme dargestellt werden. Ist die Darstellungsform einmal entschieden worden, so ist diese Struktur in einem Qualitätsmanagementsystem ab diesem Zeitpunkt für alle Prozessbeschreibungen anzuwenden. Die Art der Prozessbeschreibung wird auch als »QM-Verfahrensanweisung« (QM-VA) bezeichnet.

QM-Verfahrensanweisungen (QM-VA):
In Qualitätsmanagement-Verfahrensanweisungen (QM-VA) wird beschrieben, wie Prozesse in einer Pflegeeinrichtung ablaufen. In den QM-VA's werden Aussagen gemacht zum Zweck der Anweisung (Ziel), zum Anwendungsbereich, über die Zuständigkeiten, die erforderlichen Tätigkeiten, die Art der Dokumentation, den Änderungsdienst und den Verteiler. Die in QM-VA's aufgestellten Forderungen und Regelungen müssen mit der Praxis übereinstimmen. Die Akzeptanz von QM-VA's ist höher, wenn die Mitarbeiter daran aktiv mitgewirkt haben (z. B. im Projektmanagement). Das erleichtert auch die notwendige Schulung der Mitarbeiter. QM-VA's haben grundsätzlich einen handlungsleitenden und verbindlichen Charakter für eine Einrichtung und sind einer **Dienstanweisung gleichzusetzen**.

In größeren Pflegeeinrichtungen, in denen QM-VA's von verschiedenen Stellen aufgestellt werden, ist es sinnvoll, eine Verfahrensanweisung zur »Erstellung einer Verfahrensanweisung« herauszugeben. Die erstellten QM-VA's sind zwischen den jeweiligen Bereichen der Pflegeeinrichtung abzustimmen und vom Qualitätsmanagement-Beauftragten freizugeben. Ein Kennzeichnungssystem für die QM-VA's und die Zuordnung zu den einzelnen Gliederungsabschnitten des Qualitätsmanagement-Handbuches sollte eingeführt und festgelegt werden.

Arbeitsanweisungen (AA):
Im Vergleich zu den QM-Verfahrensanweisungen werden in Arbeitsanweisungen (AA) die einzelnen Tätigkeiten beschrieben. Sie regeln formlos tätigkeitsbezogene Abläufe. Die inhaltliche

Darstellung von Arbeitsanweisungen ist an keine einheitliche Form gebunden, da die Art der Darstellung von der Aufgabe abhängig ist.

Wie in Tabelle 8 dargestellt, wird erfahrungsgemäß zur Erstellung von QM-Verfahrensanweisungen ein Flussdiagramm (»Flow-Chart«) gewählt.

Durch ein Flussdiagramm können Tätigkeiten, Abläufe und Prozesse in ihrer logischen Abfolge von oben nach unten dargestellt werden. Mit Hilfe des Flussdiagramms können bestehende komplexe Prozesse transparent und übersichtlich abgebildet werden. Die logischen Tätigkeiten oder die zeitliche Abfolge von Prozessen werden dabei zentriert in einem rechteckigen Kasten hineingeschrieben. Die für eine Tätigkeit oder für einen Prozess notwendigen Dokumente fließen als

Tabelle 8: Symbole zur Erstellung von Flussdiagrammen (QM-Verfahrensanweisungen).

Tätigkeit/Ablauf 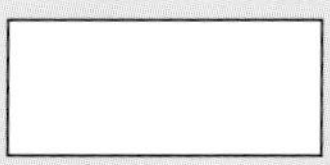	Ein Prozess besteht aus einer Folge von Tätigkeiten. Falls weiterführende Detailregelungen für die Ausführung einer Tätigkeit erforderlich sind, ist an der entsprechenden Stelle darauf zu verweisen.
Prüfung 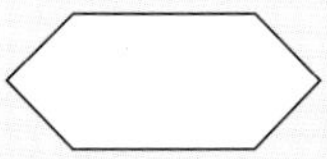	Symbol für durchzuführende Prüfungen. Für eine durchzuführende Prüfung sind folgende Punkte zu klären bzw. bei Bedarf in weiterführenden Detailregelungen zu definieren: Prüfkriterien, Ablauf der Prüfung, Aufzeichnung des Prüfergebnisses, Art des Prüfmittels (falls relevant), Vorgehen bei einem negativen Prüfergebnis, Prüfzeitpunkt/-zyklus.
Entscheidung 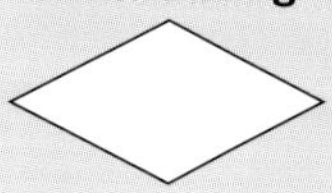	Entscheidung, die von einem Verantwortlichen getroffen wird oder die sich aus einer logischen Verzweigung ergibt (Entscheidungsraute).
Schnittstelle 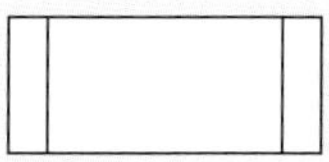	Schnittstellen sind Übergänge von oder zu einem anderen Prozess bzw. Verfahren, ggf. auch in einem anderen Arbeitsbereich. Schnittstellen können innerhalb oder am Ende eines Prozesses stehen und lösen einen Folge- oder Folgeteilprozess aus.
Dokument/ Aufzeichnung 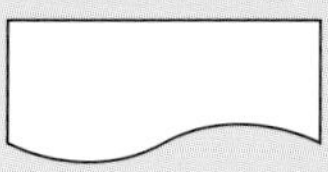 – Nachweisdokumente zur Nachweisführung –	Symbol für Nachweisdokumente bzw. Aufzeichnungen. Hier handelt es sich um Dokumente, die von besonderer Bedeutung sind, weil sie in bestimmter Art und Weise gelenkt (aufbewahrt etc.) werden und nach der Bearbeitung nicht mehr verändert werden können. Zugeordnet zu Tätigkeiten und Prüfungen sollten die jeweils geltenden Dokumente genannt werden. Ebenso sind in Flussdiagrammen die zu erstellenden Aufzeichnungen zuzuweisen und zu benennen.
Vorgabedokumente 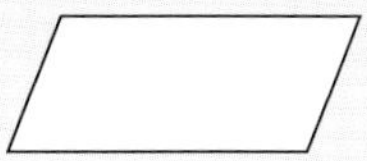	Vorgabedokumente sind bestimmte Dokumente, die vom Anwender ausgefüllt bzw. auch verändert werden können (Durchführungsbestimmungen).
Start oder Übergang 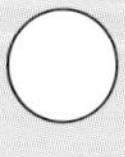 **Ende** 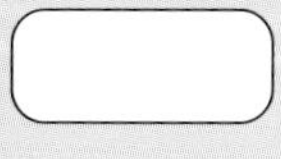	Übergang: Ablauf wird an einer anderen Stelle fortgesetzt. Ende: Ende eines Ablaufs, wenn dieser nicht in eine andere Schnittstelle oder Verfahren mündet.

Vorgabedokument links in die Tätigkeit hinein. Auf der rechten Seite einer Tätigkeit oder eines Prozesses werden jene Aufzeichnungen als Nachweisdokumente genannt, die ein Ergebnis sein könnten oder als Konsequenz einer Tätigkeit oder eines Prozesses entstehen. Die verschiedenen Symbole werden, damit diese beim Lesen eine Logik ergeben, miteinander durch Pfeile verbunden.

Die Zuständigkeiten und Verantwortlichkeiten werden bei einer Prozessbeschreibung in einer »E-D-I-K-Leiste« dargestellt.
E = Entscheidung?
D = Durchführung?
I = Information?
K = Kontrolle (Überprüfung)?

Ziele und Vorteile von QM-Verfahrensanweisungen:

- Erfüllung der Kundenanforderungen (aller interessierten Parteien),
- Klärung von Verantwortlichkeiten und Zuständigkeiten (Befugnisse),
- Verbesserung der Zusammenarbeit zwischen den Mitarbeitern und den Bereichen,
- Absicherung der Abläufe und Tätigkeiten,
- (unnötige) Fehler werden vermieden und früher erkannt (aufwändige Nacharbeiten und nachträgliche Klärungen werden minimiert),
- bessere Einarbeitung in neue Arbeitsfelder bzw. von neuen Mitarbeitern,
- klare und eindeutige Bestimmungen vermitteln Übersicht und Sicherheit (Vermeidung von Missverständnissen oder Schuldzuweisungen),
- Unterlagen als Grundlage für Verbesserungsmöglichkeiten.

Die Struktur von QM-Verfahrensanweisungen zur Darstellung von Prozessen kann wie folgt aussehen:

Deckblatt	Prozessbeschreibung als Verfahrensanweisung
1.0 Ziel der Verfahrensanweisung 2.0 Bereich (Organisationseinheit, z. B. Pflegedienst, Küche etc.) 3.0 Verteiler (Wer bekommt diese Verfahrensanweisung?) 4.0 Verantwortungen und Zuständigkeiten 5.0 Begriffserklärungen 6.0 Mitgeltende Dokumente (Welche Arbeitsunterlagen werden zur Umsetzung benötigt?)	7.0 Prozessdarstellung (Abfolge der Verfahrensanweisung mit Hilfe der Symbole) 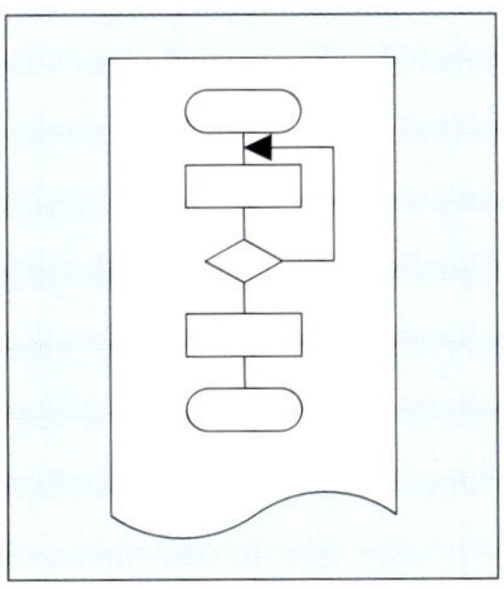 Die Detaillierungstiefe von QM-Verfahrensanweisungen ist von der Einrichtung abhängig!

Abb. 29: Muster einer Prozessbeschreibung.

Die Änderungshistorie (Revisionsstand durch das Datum und ggf. Nummer der Ausgabe) wird häufig in der Fußzeile von Dokumenten dargestellt, um die Aktualität und Gültigkeit daraus ableiten zu können. Der Revisionsstand ist im Qualitätsmanagement bekannt. Durch das Lenken von Dokumenten und deren Identifikation (um welches Dokument handelt es sich?) soll verhindert werden, dass sich veraltete und ungültige Dokumente im Umlauf befinden. Es muss grundsätzlich immer gewährleistet werden, dass Mitarbeiter eine gültige und freigegebene Version von Dokumenten besitzen.

Nachfolgend wird exemplarisch eine Verfahrensanweisung zur Durchführung einer Pflegevisite und deren logischen Abfolge als Flussdiagramm dargestellt.

Qualitätsmanagementsystem nach der DIN EN ISO 9001:2000 *neu: 9001:2008-12*	Muster-Einrichtung	Einrichtung Muster-Einrichtung am Musterberg
Seite 1 von 4	**Qualitätsmanagement – Handbuch**	QM-PD-B-Pflegevisite-CH 01

QM-Verfahrensanweisung zur Durchführung einer Pflegevisite

1.0 Ziele der Verfahrensanweisung:

- die Pflegesituation und den Pflegezustand eines Bewohners bzw. Patienten zu betrachten und zu bewerten (**Ergebnisqualität**)
- einen Optimierungsbedarf festzustellen
- die Pflegedokumentation auf Stimmigkeit der erbrachten Leitungen zu überprüfen
- Umsetzung der Planung der Pflege im Sinne des Pflegeprozesses
- Überprüfung auf Stimmigkeit des individuellen Hilfebedarfs entsprechend der Pflegestufe (ggf. Pflegestufenanpassung auslösen)
- der **PDCA**-Zyklus findet Anwendung bei der Umsetzung der Pflegevisite

2.0 Bereich (Organisationseinheit, z.B. Pflegedienst, Küche etc.):

- Pflegedienst bzw. Pflegewohnbereiche (stationäre Pflege) oder im häuslichen Umfeld eines Patienten (ambulante Pflege)

3.0 Verteiler (Wer bekommt diese Verfahrensanweisung?):

- verantwortliche Bezugspflegekraft und Wohnbereichsleitung

4.0 Verantwortung und Zuständigkeiten:

- verantwortliche Pflegefachkraft (Pflegedienstleitung) oder deren Stellvertretung

5.0 Begriffserklärungen:

- PDL: Pflegedienstleitung
- WBL: Wohnbereichsleitung
- PMA: Pflegemitarbeiter
- Bew.: Bewohner
- Ang.: Angehöriger

6.0 Mitgeltende Dokumente (Welche Arbeitsunterlagen werden zur Umsetzung benötigt?):

- Checkliste zur Durchführung „Große Pflegevisite“ bzw. „Kleine Pflegevisite“ **(Hinweis: Die ausgefüllte Checkliste einer durchgeführten Pflegevisite ist ein Nachweisdokument (ND) und muss im Sinne von „Aufzeichnungen“ entsprechend gelenkt und aufbewahrt werden!)**
- Pflegedokumentation (Pflicht- und Indikationsformulare)
- Einstufungsbescheid durch den MDK (Pflegekasse)
- Dienstplan bzw. Einsatz- und Tourenplan (in der ambulanten Pflege)

7.0 Prozessdarstellung (Abfolge der Verfahrensanweisung mit Hilfe der Symbole):

	Revisionsstand:	Revision am:	Geprüft:	Freigabe am (Stempel der Einrichtung):
Datum:	03/2003	07.02.2008	12.02.2008	
Name:		J. Weigert	Qualitätsmanagement	
Mitwirkende:				

Abb. 30: Verfahrensanweisung zur Pflegevisite, Seite 1–4.

Qualitätsmanagementsystem nach der DIN EN ISO 9001:2000 *neu: 9001:2008-12*	Muster-Einrichtung	Einrichtung Muster-Einrichtung am Musterberg
Seite 2 von 4	**Qualitätsmanagement – Handbuch**	QM-PD-B-Pflegevisite-CH 01

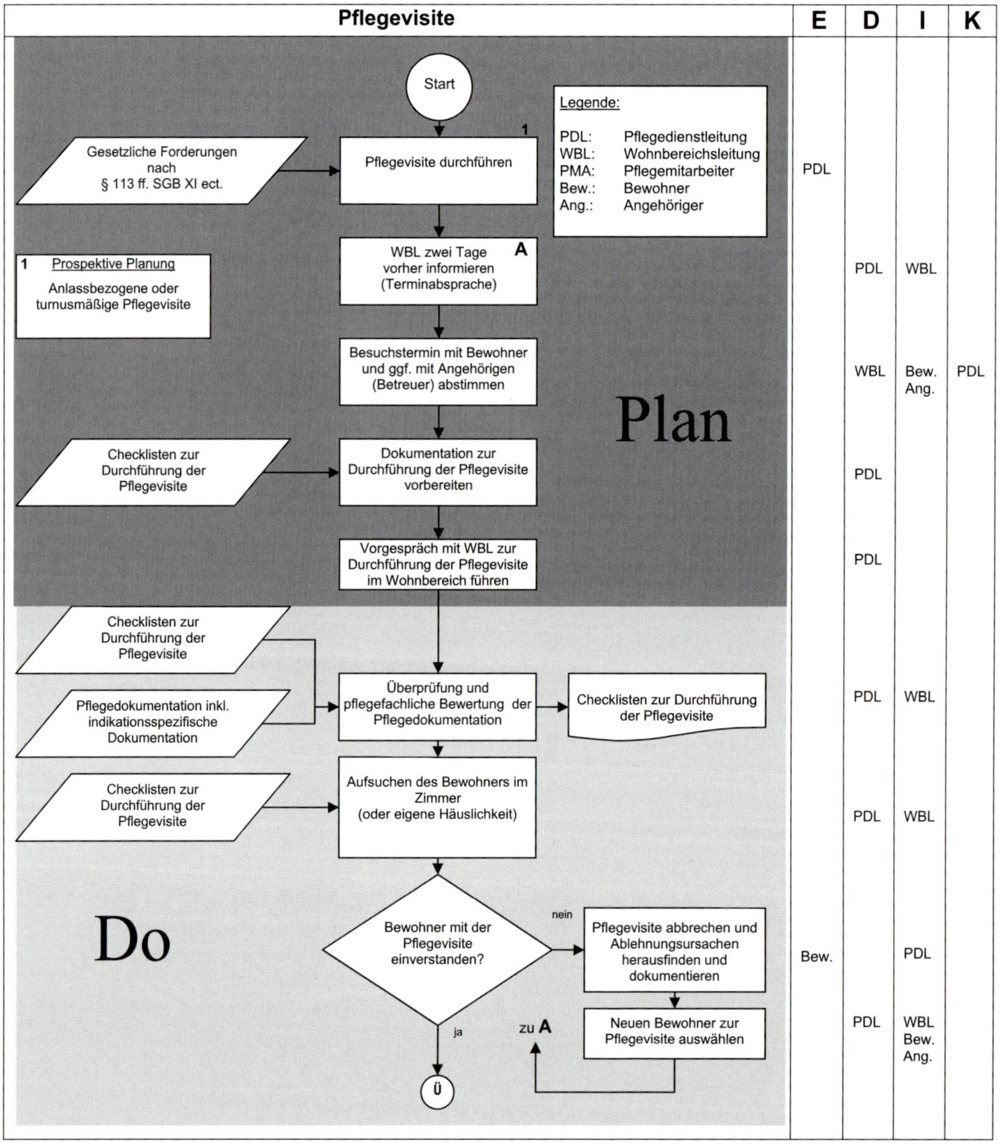

	Revisionsstand:	Revision am:	Geprüft:	Freigabe am (Stempel der Einrichtung):
Datum:	03/2003	07.02.2008	12.02.2008	
Name:		J. Weigert	Qualitätsmanagement	
Mitwirkende:				

Abb. 30: Verfahrensanweisung zur Pflegevisite, Seite 1–4.

Qualitätsmanagementsystem nach der DIN EN ISO 9001:2000 *neu: 9001:2008-12*	Muster-Einrichtung	Einrichtung Muster-Einrichtung am Musterberg
Seite 3 von 4	**Qualitätsmanagement – Handbuch**	QM-PD-B-Pflegevisite-CH 01

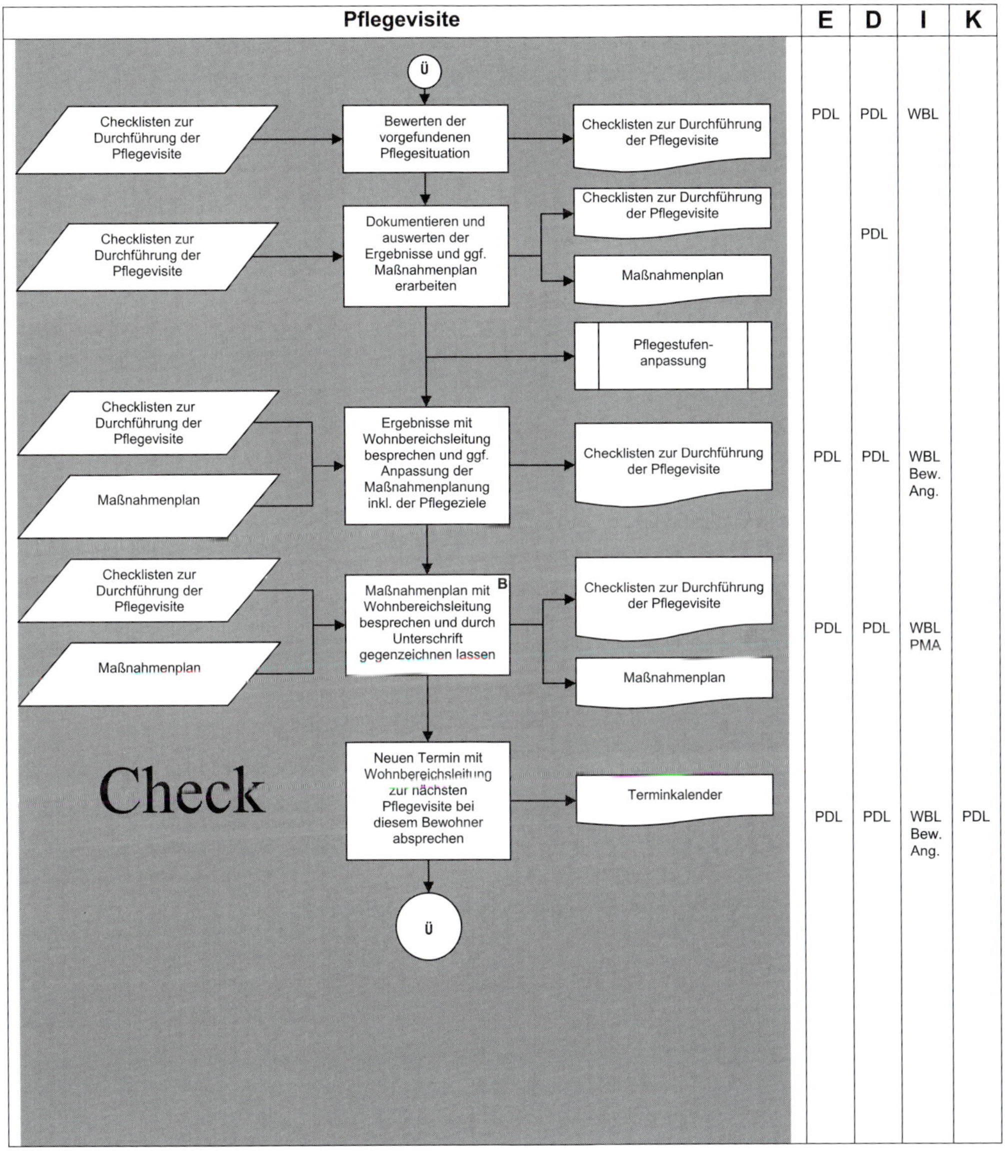

	Revisionsstand:	Revision am:	Geprüft:	Freigabe am (Stempel der Einrichtung):
Datum:	03/2003	07.02.2008	12.02.2008	
Name:		J. Weigert	Qualitätsmanagement	
Mitwirkende:				

Abb. 30: Verfahrensanweisung zur Pflegevisite, Seite 1–4.

Qualitätsmanagementsystem nach der DIN EN ISO 9001:2000 *neu: 9001:2008-12*	Muster-Einrichtung	Einrichtung Muster-Einrichtung am Musterberg
Seite 4 von 4	**Qualitätsmanagement – Handbuch**	QM-PD-B-Pflegevisite-CH 01

Pflegevisite

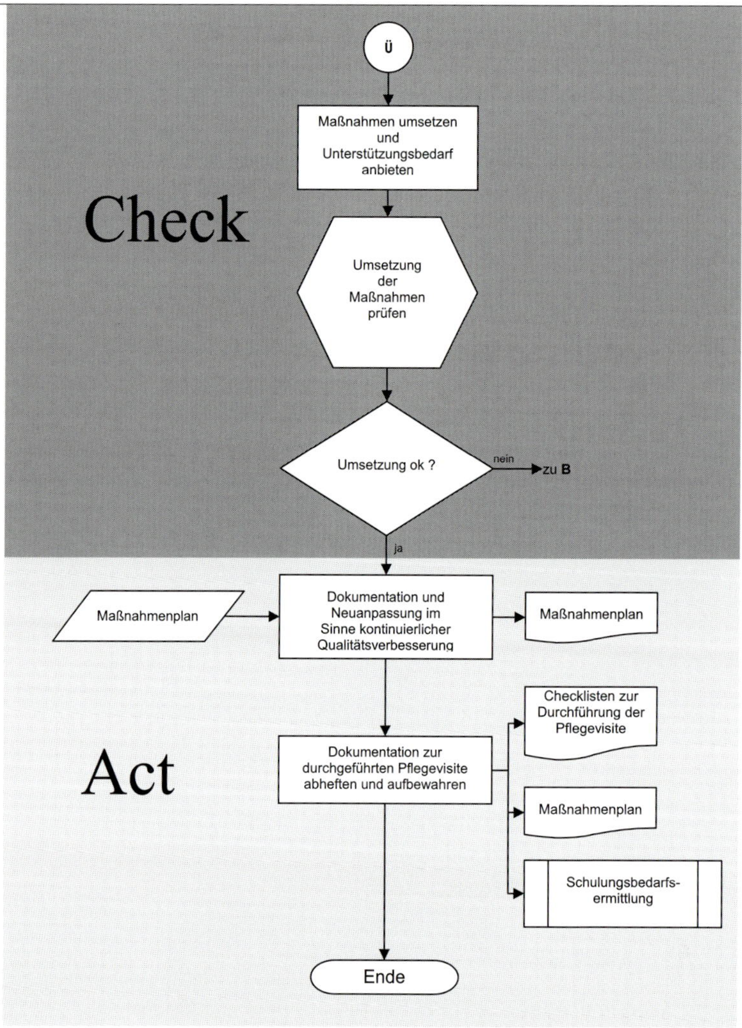

E	D	I	K
	WBL PMA	PDL	
			PDL
PDL		WBL PMA	
	WBL		PDL
	PDL		

	Revisionsstand:	Revision am:	Geprüft:	Freigabe am (Stempel der Einrichtung):
Datum:	03/2003	07.02.2008	12.02.2008	
Name:		J. Weigert	Qualitätsmanagement	
Mitwirkende:				

Abb. 30: Verfahrensanweisung zur Pflegevisite, Seite 1–4.

Teil B:
Darlegung und Umsetzung der Normanforderungen der ISO-Norm

5 Struktur der DIN EN ISO 9001 mit ihren Anforderungen

5.1 Gliederungsabschnitte der Norm

Im Folgenden wird der Aufbau eines Qualitätsmanagementsystems für ambulante Pflegedienste und stationäre Pflegeeinrichtungen nach der Qualitätsnorm beschrieben. Diese Handlungsanleitung hilft dabei, dies mit einem akzeptablen Aufwand zu erreichen. Die Vorgehensweise bei der Einführung eines Qualitätsmanagementsystems anhand der Arbeitsschritte ist in ihrer zeitlichen Abfolge und in ihrem Zusammenwirken im nachfolgenden Schema dargestellt. Voraussetzung dafür ist allerdings, dass für die Umsetzung der Normanforderungen die richtige Übersetzung vorgenommen wird: *»Was bedeutet die Realisierung und Einführung dieses Verfahrens zur Erfüllung der Anforderung für uns?«* (interne Anforderungen) und: *»Welche gesetzlichen und behördlichen Anforderungen müssen dabei beachtet und erfüllt werden«* (externe Anforderungen)?

Insgesamt sind die Texte in der Norm 9001 mit ihren Abschnitten 4.0 bis 8.0 sehr allgemein verfasst, sodass sie nur wichtige Anregungen und Hinweise für die Implementierung in einer Einrichtung geben können. Durch den neuen Normentwurf 9001:2007 sind keine Änderungen in den Normabschnitten vorgenommen worden. Die ISO-Norm bietet nach wie vor keine allgemein gültigen Lösungen an. Diese müssen von der Einrichtung – und vor allen Dingen: gemeinsam mit den Mitarbeitern – selbstständig erarbeitet werden.

Für jede Normanforderung kann es viele unterschiedliche Lösungs- und Realisierungsansätze geben!

Bei der Gliederung der DIN EN ISO 9001:2000 (Normentwurf 9001:2007) ist zu beachten, dass es sich hierbei lediglich um eine Zuordnung von Anforderungen zu fünf wesentlichen Normabschnitten handelt. Diese Struktur ist für die Einrichtungen nicht zwingend vorgeschrieben (chronologischer Aufbau), um die Prozessstruktur und Prozesslandschaft (d.h. die grafische Darstellung aller Prozesse) incl. der ausgegliederten Prozesse eines Unternehmens darzustellen. Die ISO-Normen sind Handlungsleitfäden, um die jeweilige Normanforderung in den fünf Bausteinen des einrichtungsspezifischen Prozessmodells darzustellen, zu integrieren und zu erfüllen. Die Projektverantwortlichen (Qualitätsstabsstelle und QM-Steuerungsgruppe) müssen die variablen Umsetzungsmöglichkeiten und -hilfen gemeinsam im Team diskutieren, für eine Einrichtung festlegen und progressiv in einem Qualitätsmanagementhandbuch (QM-H.) darlegen.

Eine wichtige und **neue** Voraussetzung in dem neuen Normentwurf ISO 9001:2007 ist die »Selbstverpflichtung« der Leitung (Normabschnitt 5.1 – in der Norm 9001:2000 übersetzt als »Verpflichtung«) zum Qualitätsmanagementsystem.

Demnach reicht es nicht mehr aus, eine Verpflichtungserklärung für den QM-Beauftragten zu verfassen, die dann die Mitarbeiter verpflichtet, festgelegte Qualitätsgrundsätze und -anforderungen umzusetzen. Qualitätsexperten gehen davon aus, dass in der Norm 9001:2000 die Übersetzung der »Verpflichtung« aus dem englischen (»provide evidence of its commitment«) nicht ganz korrekt erfolgte.

Nachfolgend werden die **fünf wichtigsten und ersten Schritte** beim Aufbau eines Qualitätsmanagementsystems nach der ISO-Norm dargestellt, um die Prozesse nach außen hin darzulegen und ihre Prozessabfolge zu visualisieren. Die Identifikation der Prozesse ist hier besonders wichtig, da die ISO-Norm eine Prozesssicherheit und -abfolge unter »beherrschten Bedingungen« abverlangt. Im Anschluss daran wird erst das Prozessmodell für eine Pflegeeinrichtung oder für einen ambulanten Pflegedienst entwickelt.

Tabelle 9: Qualitätsmanagementanforderungen nach der DIN EN ISO 9001:2000.

4.0 Qualitätsmanagementsystem 4.1 Allgemeine Anforderungen 4.2 Dokumentationsanforderungen	
5.0 Verantwortung der Leitung 5.1 Verpflichtung der Leitung 5.2 Kundenorientierung 5.3 Qualitätspolitik 5.4 Planung 5.5 Verantwortung, Befugnis und Kommunikation 5.6 Managementbewertung	**6.0 Management von Ressourcen** 6.1 Bereitstellung von Ressourcen 6.2 Personelle Ressourcen 6.3 Infrastruktur 6.4 Arbeitsumgebung
7.0 Produktrealisierung 7.1 Verpflichtung der Leitung 7.2 Kundenbezogene Prozesse 7.3 Entwicklung 7.4 Beschaffung 7.5 Produktion und Dienstleistungserbringung 7.6 Lenkung von Überwachungs- und Messmittel	**8.0 Messung, Analyse und Verbesserung** 8.1 Allgemeines 8.2 Überwachung und Messung 8.3 Lenkung fehlerhafter Produkte 8.4 Datenanalyse 8.5 Verbesserung

(Im Anhang befinden sich die genaueren Gliederungspunkte der DIN EN ISO 9001:2000.)

5.1.1 Prozesse festlegen und gestalten

Das Vorhaben zur Implementierung eines prozessorientierten Qualitätsmanagementsystems kann als »Prozessmanagement« bezeichnet werden. Es hat das Ziel, die unterschiedlichen Prozesse (Arten) und ihre Anwendung in der gesamten Einrichtung festzulegen (Normabschnitt 4.1 »Allgemeine Anforderungen«) sowie ein Prozessnetzwerk (Ablauforganisation) mit seinen spezifischen QM-Anforderungen für die Einrichtung zu entwickeln.

In der ISO 9001:2000 reichte es bisher aus, wenn die Prozesse durch die Leitung identifiziert wurden. Dies führte oft dazu, dass z.B. ausgegliederte Prozesse (durch Outsourcing) nicht beschrieben wurden, weil deren Lenkung bisher nur sehr ansatzweise »erkennbar« sein musste oder weil diese Prozesse nicht als Teil des Qualitätsmanagementsystems gesehen wurden. Die Lenkung der ausgegliederten Prozesse (Leistungen werden durch eine externe Partei erbracht) sollte sich dabei auf den potenziellen Einfluss des ausgegliederten Prozesses, der unmittelbar auch den Kernprozess – also die Konformität mit den Anforderungen – beeinflusst (Art und Umfang der Lenkung!), beziehen. Derartige ausgegliederte Prozesse können sein: Hausnotruf in der ambulanten Pflege, externe Unterhalts- und Glasreinigung durch eine Fremdfirma in der stationären Pflege etc. Die Lenkung dieser ausgegliederten Prozesse muss im Qualitätsmanagementsystem zukünftig festgelegt werden. Die Festlegung kann bereits bei der Prozessdarstellung erfolgen und als Prozessbeschreibung dargelegt werden (Vertragsgestaltung: Lasten- und Pflichtenheft erarbeiten!).

Die Festlegung der Prozesse (aus »identify« wurde in dem Normentwurf 9001:2007-10 jetzt »determine«) und die Lenkung der ausgegliederten Prozesse sowie die Zuordnung wird in fünf Schritten durchgeführt und steht in unmittelbarem Kontext zu den Projektphasen bei der Einführung eines Qualitätsmanagementsystems.

5.1.2 Erster Schritt: Prozesslandschaft entwerfen

Um die internen und externen Anforderungen einer Pflegeeinrichtung bzw. eines Pflegedienstes ermitteln zu können, muss im Hinblick auf die Aufbauorganisation in der Vorplanung ein Organigramm (vgl. Abbildung 19) erarbeitet und abgebildet werden. Durch diese grafische Darstellung werden Arbeitsbeziehungen und Schnittstellen zwischen den einzelnen Bereichen transparent. Wie bereits dargestellt, stehen die festgelegten Prozesse als Prozesslandschaft bei der Implementierung eines konsistenten Qualitätsmanagementsystems im Vordergrund. Daraus ergibt sich, dass die Prozesse in einer Pflegeeinrichtung zunächst einmal in mehreren QM-Sitzungen und Konferenzen (mit den Führungskräften) identifiziert werden müssen.

Tabelle 10: Prozesse versus Projektphasen.

Prozesse identifizieren und gestalten in fünf Schritten:	Projektphasen bei der Einführung eines Qualitätsmanagementsystems nach der ISO:
	1. Phase: Analysephase (Soll-Ist-Vergleich)
1. Schritt: Prozesslandschaft entwerfen	
2. Schritt: Anforderungen ermitteln	2. Phase: Anforderungen ermitteln
3. Schritt: Prozesse strukturieren und Prozesskette festlegen	3. Phase: Prozessgestaltung
4. Schritt: Prozesse zuordnen	
5. Schritt: System zu einem Ganzen strukturieren	4. Phase: Implementierung des QM-Systems
	5. Phase: Verbesserung und Zertifizierung

Die Festlegung der Prozesse und die Lenkung ausgegliederter Prozesse muss gemeinsam mit der Leitung und den Prozesseigentümern (Verantwortliche in einem Arbeitsbereich) in einem Brainstorming eingeleitet werden. Die Schlüsselfragen lauten dabei. *»Welche Verfahren, Vorgänge und Abläufe werden zum Pflege- und Versorgungsablauf für die Bewohner/Patienten tagtäglich geleistet?«* und *»Welche Dienstleistungen sind ausgelagert, d.h. durch Dritte (externe Partei) erbracht, die einen potenziellen Einfluss im Hinblick auf die Vertragserfüllung (s. Kapitel 4.2 »Prozessorientiertes Qualitätsmanagement«) haben?«*

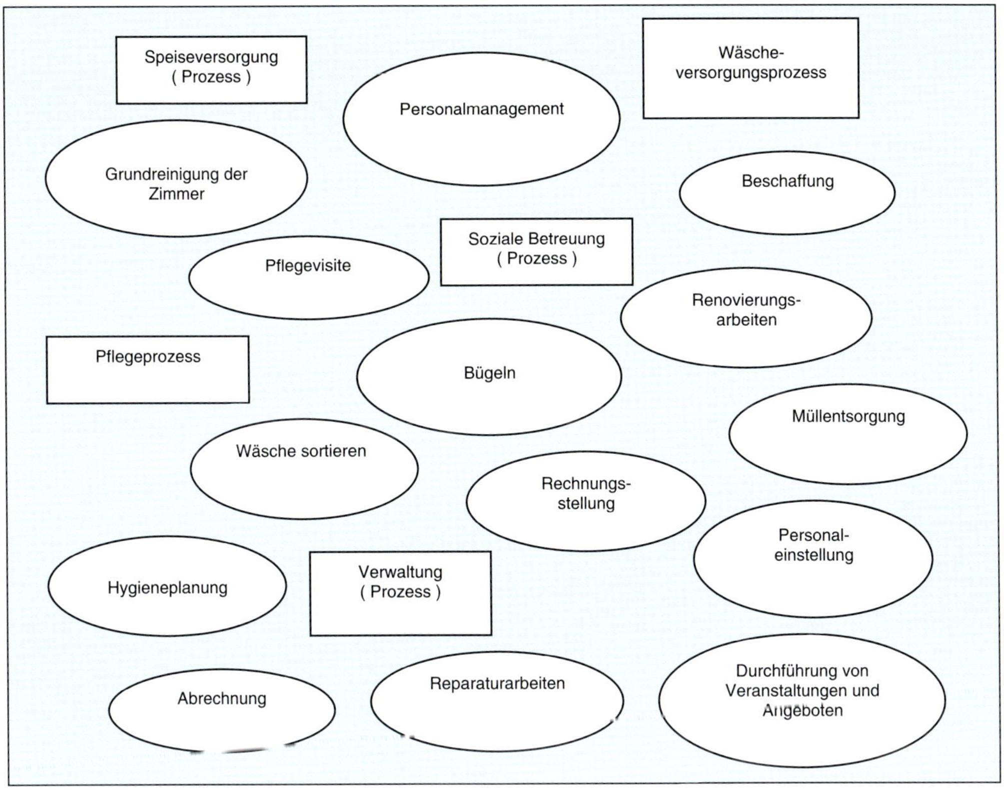

Abb. 31: Prozesslandschaft und Prozessnetzwerk.

Unter einem »Brainstorming« wird die Ermittlung von verschiedenen Ideen, Problemlösungen, Ansichten und Meinungen mehrerer Personen verstanden, die hinsichtlich des Themas über unterschiedliche Kenntnisse verfügen bzw. verschiedene Standpunkte und Interessengruppen vertreten.

Nach diesem Brainstorming und dem Notieren der Wortbeiträge entsteht eine bunte Prozesslandschaft. Im Anschluss daran muss eine Bewertung und Evaluation der Vollständigkeit und Dokumentation der Verfahren, Tätigkeiten und Abläufe durch die QM-Steuerungsgruppe erfolgen, damit später eine deduktive (vom Besonderem zum Allgemeinen) und induktive Prozessanalyse vorgenommen werden kann.

5.1.3 Zweiter Schritt: Anforderungen an das QM-System ermitteln

Im zweiten Schritt nach der Analysephase müssen die zu Forderungen abgeleitet sowie alle externen (Qualitätsnorm, Gesetze, Kunden etc.) und internen (einrichtungsspezifische und ausgegliederte Prozesse) Anforderungen konsequent und systematisch ermittelt, festgelegt und dokumentiert werden. Die Festlegung ist wichtig, um Methoden und Kriterien festlegen zu können und das wirksame Durchführen und Lenken dieser Prozesse sicherzustellen.

Die Pflegeeinrichtung muss dabei die Ursachen für Abweichungen von Soll-Anforderungen analysieren, um bei Abweichungen Korrekturen durchführen zu können, also kontinuierlich Verbesserung und Weiterentwicklung zu unternehmen. Jede Abweichung muss dabei mit statistischen Methoden und Verfahren bewertet werden, um ggf. zeitnah Korrekturmaßnahmen durchführen zu können. Bei jeder Korrekturmaßnahme muss die Wirkung im Sinne einer kontinuierlichen Verbesserung verfolgt werden. Die Anforderungen sind neben dem Soll-Ist-Vergleich auch durchzuführen, damit die festgelegten Prozesse im dritten Schritt zu einem sinnvollen Ganzen strukturiert werden können. Die Ermittlung und die Bedeutung der Erfüllung der internen und externen Anforderungen (vgl. Abbildung 32) sowie die Integration in das Qualitätsmanagementsystem ist eine verbindliche und zentrale Aufgabe jeder Leitung im Sinne einer Selbstverpflichtung (Normentwurf 9001:2007, Normabschnitt 5.1 »Verpflichtung der Leitung«).

Die Anforderungen beziehen sich sowohl auf die rechtlichen Vorgaben und andere Rechtsvorschriften als auch auf die Verantwortung der Leitung (Selbstverpflichtung!), auf Grundsätze des Qualitätsmanagements, Dokumentation, Beurteilung der Wirksamkeit (als Systemüberprüfung, z. B. Qualitätsanalyse, »Self-Quick-Verfahren« als Maßnahme zur internen Qualitätssicherung oder Audits) und auf die Leistungsangebote und Leistungserbringung der Pflegeeinrichtung.

Pflegeeinrichtungen orientieren sich bei der Einführung und Anwendung eines prozessorientierten und konsistenten Qualitätsmanagementsystems oft an der Struktur der ISO-Norm (normenorientierter Aufbau). Diese Herangehensweise ist in der Praxis allerdings nur dann sinnvoll, wenn die einrichtungsspezifischen Abläufe, Ziele, Prozesse und Rahmenbedingungen (Anforderungen) mit Hilfe der Normenanforderungen abgebildet werden können und wenn sie im Mittelpunkt der Pflegeeinrichtung stehen. Dabei darf die Struktur der Normanforderungen aus der DIN EN ISO 9001 nicht als Inhaltsverzeichnis für ein Qualitätsmanagement-Handbuch verstanden werden!

In der Vergangenheit hat es sich sehr bewährt, das Handbuch – unter Berücksichtigung aller Anforderungen aus der ISO 9001 – praxisorientiert und einrichtungsspezifisch darzulegen und abzubilden.

Die Normen und deren zugrunde gelegten Anforderungen geben dem Anwender lediglich eine Richtschnur für das »Was?« an die Hand und sind als Handlungsanleitung für die Umsetzung des »Wie« zu verstehen.

5.1.4 Dritter Schritt: Prozesse strukturieren und Prozesskette festlegen

Für den langfristigen Unternehmenserfolg (s. 9004:2007 »Nachhaltiger Erfolg!«) und die Akzeptanz eines Qualitätsmanagementsystems ist es von außerordentlicher Wichtigkeit, die internen und externen Anforderungen an das unternehmensspezifische Qualitätsmanagementsystem zu ermitteln (z. B. auch die Kundenanforderungen etc.), darauf aufzubauen und sie als einen »roten Faden« im dritten Schritt zu einem sinnvollen Ganzen zu strukturieren (Prozessstrukturierung).

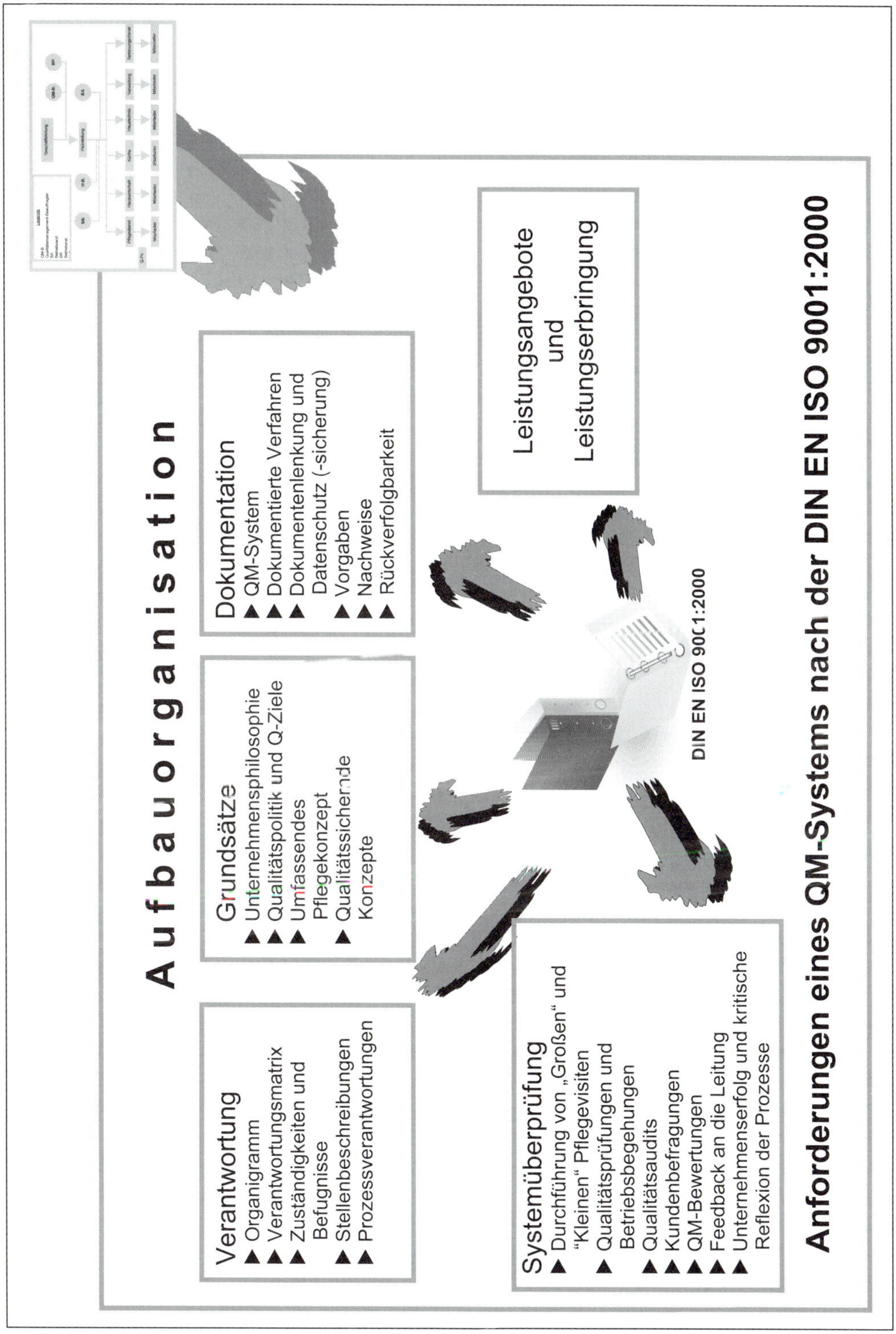

Abb. 32: Anforderungen des QM-Systems.

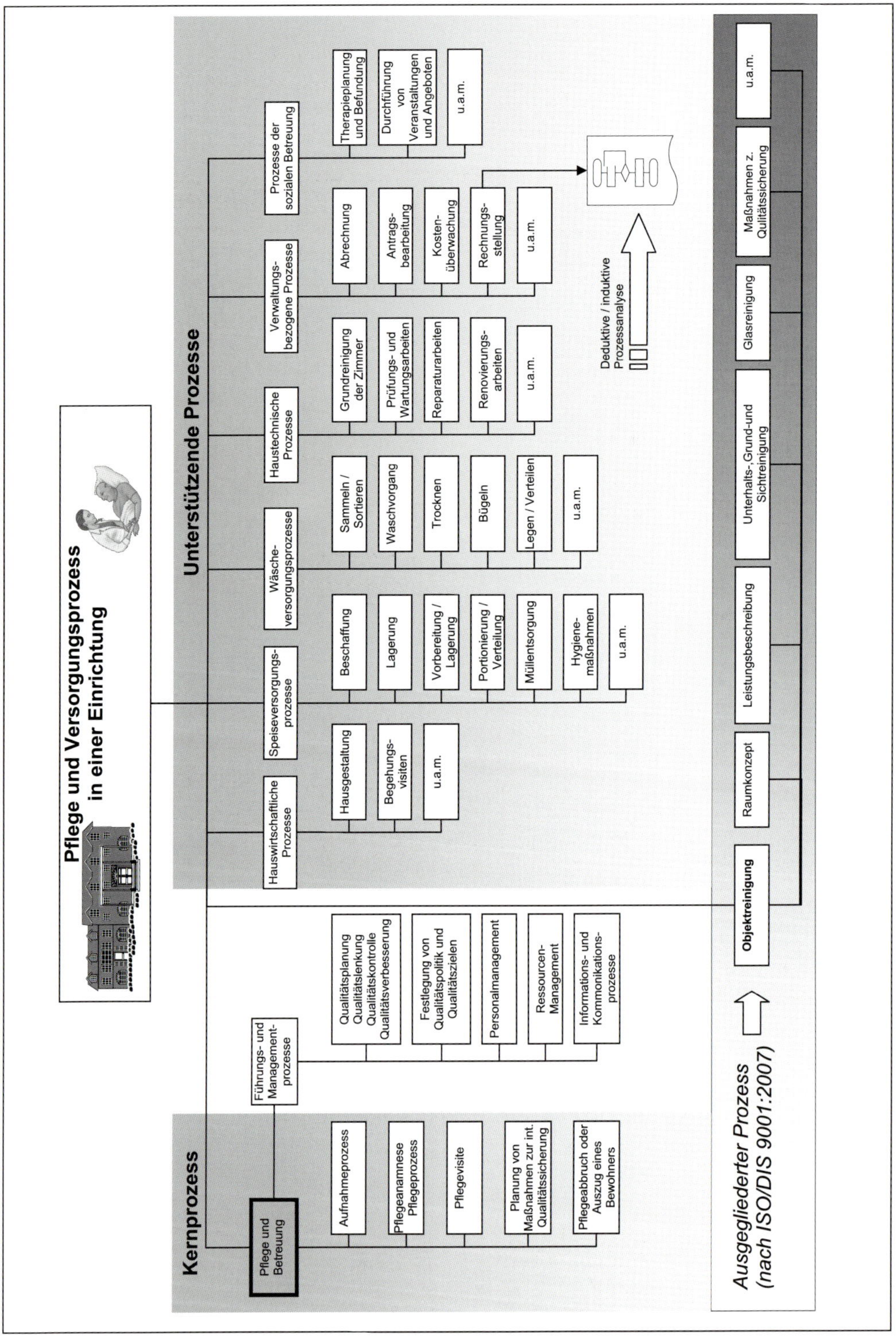

Abb. 33: Prozesse strukturieren.

Im dritten Schritt werden die internen und externen Anforderungen, Abläufe und Vorgänge (Erster und Zweiter Schritt) sinnvoll strukturiert, festgelegt und ggf. analysiert, damit Korrekturmaßnahmen eingeleitet werden können und im weiteren Verlauf eine detaillierte Prozesszuordnung erfolgen kann. Diese Prozessstrukturierung ist die Grundlage für die spätere Gliederungsstruktur des Qualitätsmanagement-Handbuchs.

Im Qualitätsmanagement wird dabei zwischen folgenden Prozessarten unterschieden:
1. Kernprozesse (Geschäftsprozesse: Wertschöpfend!),
2. Führungs- oder Managementprozesse,
3. Unterstützungsprozesse (Küche, Haustechnik, Wäscherei etc.),
4. Ausgegliederte Prozesse (Leistungserbringung durch eine externe Partei)

Die Prozessstrukturierung wird mit Hilfe eines Verwandschaftsdiagramms durchgeführt. Durch das Verwandtschaftsdiagramm werden eine große Anzahl an Ideen, Ansichten oder Meinungen zu einem vorgegebenen Thema wenigen Gruppen zugeordnet. Diese Methode wird oft im Anschluss an ein Brainstorming angewendet, um die gesammelten Informationen und Wortbeiträge zu gruppieren. Die Anwendung der Methode »Verwandtschaftsdiagramm« eignet sich besonders unter Einbeziehung mehrerer Personen. Durch das eingesetzte Verwandschaftsdiagramm wird eine Prozessstrukturierung vorgenommen.

Ziel der Prozessstrukturierung ist es, eine Prozesskette (Abfolge von Prozessen und deren Wechselbeziehung und das Zusammenwirken mit anderen Bereichen) zu erarbeiten. Dabei müssen die prozessverantwortlichen Mitarbeiter die einzelnen Abläufe und Vorgänge genau unter die Lupe nehmen. Die ausgegliederten Prozesse (Art und Umfang bzw. Ausmaß, in dem die Lenkung des Prozesses aufgeteilt wird) sowie die Schnittstellen und die Maßnahmen zur Ergebnisqualität sollten hier nicht vergessen werden. Bei der Festlegung und Darstellung der ausgegliederten Prozesse sollte bereits ein Hinweis zu dem Normabschnitt 7.4 »Beschaffung« gemacht werden. Dieses gesamte o.g. Vorgehen wird als Prozessanalyse bezeichnet. Die Detaillierungstiefe muss vom Ziel und den Anwendern des Verfahrens abhängig gemacht werden. Die Analyse von Verfahren und Vorgänge kann prinzipiell durch zwei Vorgehensweisen angegangen werden:
a) Deduktive Prozessanalyse
b) Induktive Prozessanalyse

Bei einer deduktiven Prozessanalyse wird »Top-down« vorgegangen, d. h. ein übergeordneter Prozess wird in weitere (Sub-)Teilprozesse aufgeschlüsselt. Wird induktiv bzw. »Bottom-up« vorgegangen, werden vereinzelte Vorgänge und Abläufe zu übergeordneten Prozessen zusammengefasst. Die Ergebnisse beider Arten der Prozessanalyse werden häufig in Form von Verfahrensanweisungen zusammengefasst.

Als Methode zur Prozessanalyse kann ein Baumdiagramm angefertigt werden. Mit Hilfe des Baumdiagramms werden Themen, Aufgaben oder Prozesse in verschiedene Detaillierungsstufen (als Äste) gegliedert, wobei Zusammenhänge und Verbindungen zwischen den einzelnen Ebenen aufgezeigt werden. Mit dieser Methode können Teilprozesse von komplexen größeren Prozessen, Lösungsmöglichkeiten von Problemstellungen oder Einzelschritte von Prozessen systematisch ermittelt und transparent dargestellt werden, um eine Orientierungshilfe zu geben, Optimierungsbedarfe zu erkennen oder eine Entscheidungsfindung zu unterstützen.

5.1.5 Vierter Schritt: Prozesse zuordnen

Im vierten Schritt erfolgt nach der Ermittlung der Vorgänge, Abläufe und der Festlegung der Prozesse sowie der ausgegliederten Prozesse mit einer genauen Prozessanalyse eine Prozesszuordnung. Dieses Vorgehen ist außerordentlich wichtig – im Hinblick auf die Erfüllung der Normanforderungen der DIN EN ISO 9001 und die Frage: *»Haben wir alle Normanforderungen in unserem Qualitätsmanagementsystem erfasst?«* Dazu empfiehlt es sich, eine Matrix zu entwickeln, in der dargestellt wird, wo sich die Normanforderungen in den Prozessen des einrichtungsspezifischen Systems wieder finden lassen (vgl. Abbildung 34).

Mit Hilfe der Zuordnungsmatrix wird dann die entwickelte Prozessstruktur mit den Anforderungen und der Struktur der Norm 9001 in Beziehung gesetzt und verglichen. Mit der Zuordnungsmatrix lässt sich also feststellen, inwieweit alle anzuwendenden Normanforderungen eines Qualitätsmanagementsystems realisiert worden sind und in welchen Prozessen der Einrichtung dies geschehen ist. Sie verhilft aber auch dazu, die Gliederungsabschnitte des zu erstellenden Qualitätsmanagement-Handbuchs zu visualisieren und ausgegliederte Prozesse zu erkennen.

5.1.6 Fünfter Schritt: System zu einem integralen Ganzen strukturieren

Die Strukturierung der Prozesse erfolgt wie auch die Prozessanalyse mittels eines Ansatzes, der die höheren Ebenen deduktiv (»Top-down«) und die unteren Ebenen induktiv (»Bottom-up«) strukturiert. Durch diese Strukturierung entsteht ein Prozessnetzwerk, das die Ablauforganisation und die Schnittstellen der verschiedenen Bereiche sowie deren Wechselbeziehung zueinander und das Zusammenwirken veranschaulicht. Auf der ersten wichtigsten Strukturebene

Zuordnungsmatrix

Die Anforderungen aus der DIN EN ISO 9001 finden sich in: Prozesse des einrichtungsinternen QM-Systems

Anforderungen der DIN EN ISO 9001	Prozess 1	Prozess 2	Prozess 3	Prozess 4	Prozess ...	Prozess ...	Prozess ...	Prozess ...	Prozess ...
4.0 Qualitätsmanagementsystem	●					◑			○
4.1 Allgemeine Anforderungen			●				◑		
4.2 Dokumentationsanforderungen		●			◑		○		
5.0 Verantwortung der Leitung		◑					●		
8.4 Datenanalyse	●								
8.5 Verbesserung	◑			●		○			○

Bedeutung:
○ = gering
◑ = mittel
● = hoch

Abb. 34: Zuordnungsmatrix für die QM-Anforderungen.

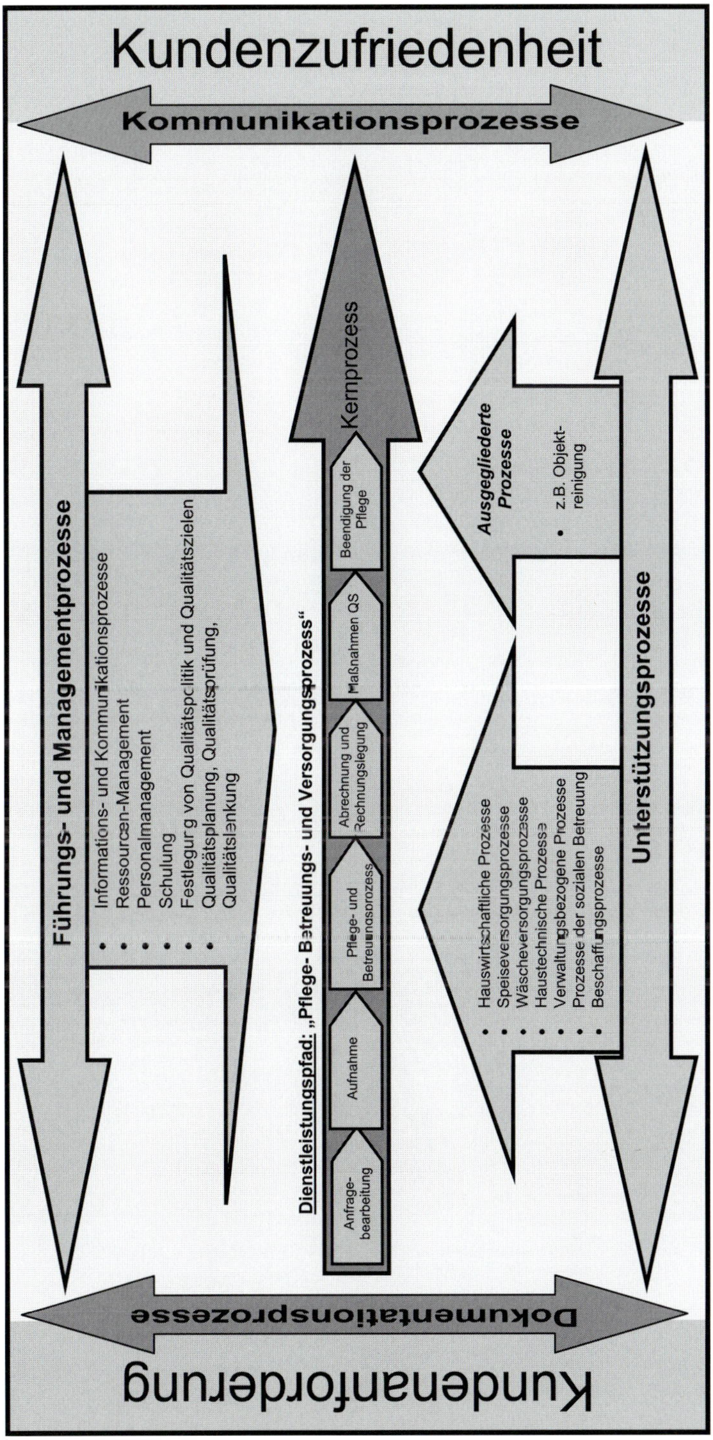

Abb. 35: Prozessmodell einer Pflegeeinrichtung.

(Prozessarten) wird unterschieden zwischen dem Kernprozess und Ausführungsprozessen, Führungs- oder Managementprozessen, Unterstützungsprozessen und ausgegliederten Prozessen, die für das Qualitätsmanagementsystem der Einrichtung erforderlich sind (vgl. Abbildung 35).

Durch die Strukturierung der Prozesse zu einem sinnvollen Ganzen ergeben sich im Qualitätsmanagementsystem vier Ebenen:

1. Kernprozess und Ausführungsprozesse (Geschäftsprozesse: Wertschöpfend!)
   »Womit verdienen wir unser Geld?«
2. Führungs- und Managementprozesse
   »Welcher Einsatz von angemessenen Ressourcen wird benötigt?«
3. Unterstützungsprozesse (Küche, Haustechnik, Wäscherei etc.)
   »Welche Arbeitsbereiche unterstützen und fördern die Aufgabenerfüllung?«
4. Festlegung der **ausgegliederten Prozesse** (Gebäudereinigung, Essen auf Rädern, Seminare, Hausnotrufsystem, Wäscheversorgung etc.)
   »Welche Prozesse, die einen Einfluss auf den Kernprozess haben, wurden an eine externe Partei (vertraglich) vergeben?«

Das Prozessmodell verdeutlicht die strukturelle Ausgestaltung des Qualitätsmanagement-Handbuchs, dass das Qualitätsmanagementsystem der Pflegeeinrichtung dokumentieren und darlegen muss. Im Qualitätsmanagement-Handbuch müssen grundsätzlich der Aufbau des QM-Systems und die Erfüllung der Normanforderungen erkennbar sein.

5.2 Kernprozess und Ausführungsprozesse

Der Kernprozess und die Ausführungsprozesse werden oft auch als »Geschäftsprozesse« bezeichnet. Sie leiten sich aus den festgelegten Kernaufgaben einer Einrichtung und zeichnen sich durch folgende Aspekte aus:

- Wertschöpfung
- Der externe Kunde steht am Anfang und am Ende eines Prozesses
- Sie tragen wesentlich zum Unternehmenserfolg und der Kundenzufriedenheit bei
- Sie haben direkten Kundenbezug bzw. direkte Kundenauswirkung
- Der Kunde ist bereit, für die Dienstleistungserbringung des Prozesses zu bezahlen

Der Kernprozess und seine Ausführungsprozesse bestehen aus einzelnen Vorgängen und Abläufen, die strukturiert darzulegen sind (Prozessablauf).

Kernprozess im Krankenhaus (Phasen):
a) Patientenaufnahme und Patientenanamnese
b) Behandlungsplanung (inkl. Diagnostik)
c) Behandlungsdurchführung (Therapie: Konservativ oder Operativ), Visiten und Pflege
d) Behandlungsabschluss und Entlassung (Rechnungsstellung)
e) Planung von Kontrollen/Ambulante Nachbetreuung etc.

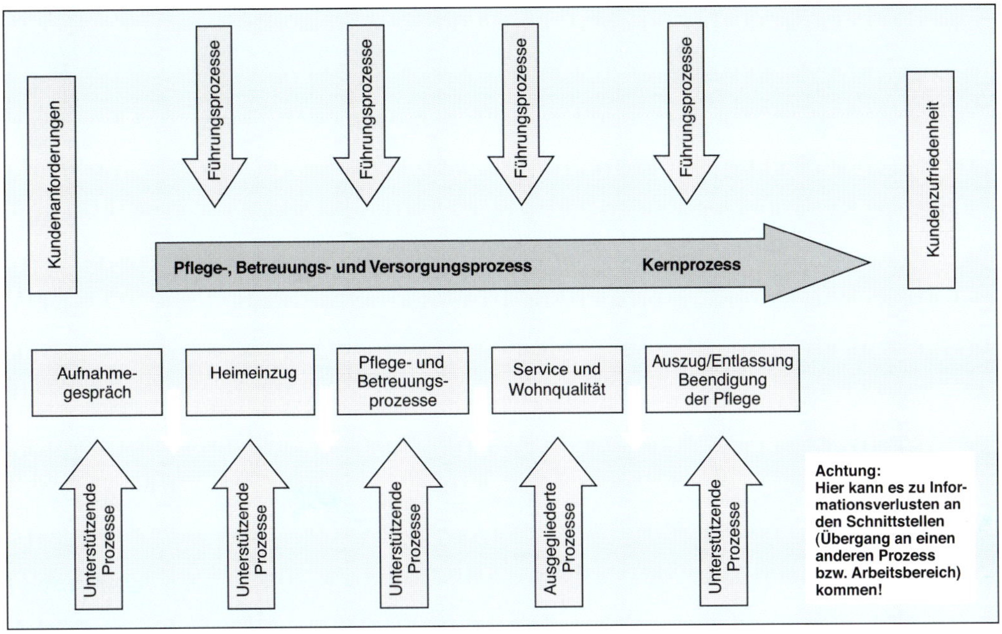

Abb. 36: Prozessmdodell als vereinfachtes Schaubild.

Kernprozess in einer stationären Pflegeeinrichtung (Phasen):

a) Vertragsabschluss Aufnahmeprozess und Pflegeanamnese
b) Pflegeprozess inklusive der Betreuungs- und Versorgungsprozesse
c) Pflegevisite und Planung von Maßnahmen zur internen Qualitätssicherung
d) Auszug, Beendigung oder Unterbrechung der Pflege (vgl. Abbildung 36)

5.2.1 Führungs- oder Managementprozesse

Führungs- und Managementprozesse verhelfen der Leitung (Träger) dazu, eine Einrichtung im Sinne des Qualitätsmanagementsystems kybernetisch zu steuern, zu lenken und zu leiten. Das Lenken und Leiten durch die oberste Leitung ist für die Wirksamkeit des gesamten Qualitätsmanagementsystems von großer Wichtigkeit.

Zu den Führungs- und Managementprozessen gehört die Festlegung einer Qualitätspolitik, der Qualitätsziele, die Erfüllung der Kundenanforderungen inkl. der rechtlichen Anforderungen, die Managementbewertung durch die oberste Leitung und die Kundenorientierung.

Dafür ist es notwendig, dass bestimmte materielle, sächliche und personelle Mittel durch die Leitung einer Einrichtung zur Dienstleistungserbringung zur Verfügung gestellt werden. Personalmanagement, -gewinnung und -entwicklung sind hier die Schlüsselbegriffe, die prozesshaft dargelegt und prozessorientiert organisiert werden müssen. Daneben ist für eine einwandfreie Informations- und Kommunikationsstruktur (auch als »Konferenzstruktur« bezeichnet) gegenüber den Mitarbeitern zu sorgen. Auch Personalschulung, Qualifizierung und Weiterbildung ist in diesem

Zusammenhang durch die Leitung einer Einrichtung ausreichend Rechnung zu tragen, damit die Mitarbeiter für die Dienstleistungserbringung die erforderlichen Kenntnisse und Fähigkeiten besitzen. Der regelmäßige Managementreport bzw. die Managementbewertung ist ebenfalls den Führungs- und Managementprozessen zuzuordnen und als oberste Verantwortung anzusehen.

5.2.2 Unterstützungsprozesse

»Welche Bereiche unterstützen und fördern die Aufgabenerfüllung?« Obwohl Unterstützungsprozesse gemäß ihrer Definition keinen unmittelbaren wertschöpfenden Charakter besitzen, ist ihre Einbeziehung und Aufrechterhaltung ebenso wichtig wie der Kernprozess. Unterstützungsprozesse – wie auch die ausgegliederten Prozesse – sind notwendig und verhelfen oft dazu, überhaupt erst einen Kernprozess auszuführen. Unterstützende Prozesse sind solche, die den Kernprozess und die dazugehörenden Ausführungsprozesse unterstützen, wie z. B.:

- Finanzcontrolling
- Dokumentationsprozesse
- Beschaffungsprozesse und Lagerung
- Wäscheversorgungsprozesse
- Reinigung
- Speisenversorgungsprozesse
- Lagerung/Umgang mit Medikamenten
- Lagerung/Umgang mit Lebensmitteln
- etc.

5.3 Das Qualitätsmanagement-Handbuch

Die Dokumentation und progressive Darlegung eines Qualitätsmanagementsystems erfolgt in einem übersichtlichen und strukturierten Qualitätsmanagement-Handbuch (QM-H) als zentralem und wichtigstem Dokument. Das Qualitätsmanagementsystem wird dokumentiert in diesem QM-Handbuch, in Verfahrensanweisungen (VA), in Pflege- und Arbeitsanweisungen (PA und AA) sowie in Pflegestandards. Die Anzahl und die Gestaltung aller QM-Handbücher und Bereichshandbücher (z. B. für Küche, Hauswirtschaft, Therapie etc.) ist nicht nur individuell zu regeln und im QM-Handbuch festzuhalten, sondern auch vom Anwendungsbereich eines Qualitätsmanagementsystems nach der Norm der DIN EN ISO 9001:2000 (sowie nach dem Normentwurf 9001:2007) abhängig.

Die Leitung einer Einrichtung (Träger) entwickelt im Sinne ihrer Selbstverpflichtung ihre Unternehmenspolitik (Qualitätspolitik) zu dem Qualitätsmanagementsystem und legt diese in einer Grundsatzerklärung (bzw. auch Verbindlichkeitserklärung) zur ständigen Weiterentwicklung und Verbesserung im QM-Handbuch fest.

Die Qualitätspolitik (z. B. ein Pflegeleitbild) kann nicht unmittelbar in operationalisierte Maßnahmen umgesetzt werden. Dazu müssen im Qualitätsmanagementplan, abgeleitet aus der Qualitätspolitik, einzelne konkrete, messbare, bewertbare Qualitätsziele und umzusetzende Maßnahmen festgelegt werden (ISO-Normbezug: 5.3 Qualitätspolitik und 5.4 Planung).

Im QM-Handbuch werden die festgelegten Maßnahmen und Aktivitäten zur Qualitätssicherung und zum Qualitätsmanagement sowie die Einhaltung der internen und externen Anforderungen beschrieben. Diese Aufzeichnungen bilden die Grundlage für die Umsetzung und Aufrechterhaltung des QM-Systems. Das Handbuch soll Aufbau- und Ablauforganisation der Einrichtung abbilden und die Schnittstellen transparent machen. Der größte Teil des Qualitätsmanagement-Handbuchs besteht aus Text und QM-Verfahrensanweisungen.

Das Qualitätsmanagement-Handbuch ist die Verkörperung des implementierten Qualitätsmanagementsystem mit seiner Qualitätspolitik, den Qualitätszielen in punkto Qualität, der Umsetzung der Managementanforderungen und der Nachweis der geforderten dokumentierten Verfahren – unter Einhaltung der internen und externen Anforderungen der interessierten Parteien.

Das QM-Handbuch spiegelt aber auch das Wertegefüge der Einrichtung, die Aufbau- und Ablauforganisation und das Funktionieren der identifizierten und auch der erfolgskritischen Prozesse wider. Ohne diese Aufzeichnungen kann weder ein Qualitätsmanagementsystem nach außen dargelegt noch seine Funktions- und Leistungsfähigkeit nachgewiesen werden. Nach Freigabe aller Dokumentationsteile des QM-Systems (QM-Handbuch, QM-VA, AA, Checklisten, Formblätter) kann das QM-System in Kraft gesetzt werden.

QM-Handbuch, Verfahrensanweisungen, Arbeitsanweisungen, Checklisten usw. werden den leitenden Mitarbeitern ggf. in kopierter Form ausgehändigt oder per Intranet übermittelt. Das Original verbleibt beim Qualitätsmanagement-Beauftragten.

Das Qualitätsmanagement-Handbuch ist bei einem Zertifizierungsaudit außerordentlich wichtig. Vor der Zertifizierung einer Pflegeeinrichtung bzw. eines ambulanten Pflegedienstes erfolgt durch das Zertifizierungsunternehmen eine Dokumentationsprüfung des Qualitätsmanagement-Handbuchs als erste Phase vor dem Zertifizierungsaudit in der Pflegeeinrichtung bzw. im Pflegedienst. Bei der Dokumentationsprüfung anhand des Qualitätsmanagement-Handbuchs werden die Inhalte und die Darlegung des implementierten Qualitätsmanagementsystems auf Konformität (Übereinstimmung mit den Normanforderungen) inhaltlich durch den beauftragten QM-Auditor (QM-Auditorenteam) geprüft und auf Erfüllung der festgelegten Anforderungen bewertet. Nach erfolgreicher Dokumentationsprüfung und einem Bericht wird durch den QM-Auditor (QM-Auditorenteam) eine Zertifizierung der Einrichtung nach der Qualitätsnorm empfohlen.

Für das QM-Handbuch wird folgender Aufbau vorgeschlagen:

1. Deckblatt

- Pflegeeinrichtung
- Titel: Qualitätsmanagementhandbuch mit systemspezifischen Anforderungen
- Lfd. Nummer des QM-Handbuchs
- Inkraftsetzungs- bzw. Verbindlichkeitserklärung
- Hinweise auf den Anwendungsbereich
- Vermerk über den Vertraulichkeitscharakter bzw. Rechtsschutz (Copyright, Weitergabe an Dritte unzulässig)
- Vermerk, ob das QM-Handbuch dem Änderungsdienst unterliegt

2. Benutzerhinweise
- Erklärung der im QM-Handbuch verwendeten Abkürzungen und Begriffe
- Ausschlüsse aus der DIN EN ISO 9001:2000 bzw. im Normentwurf 9001:2007 (nur im Bereich 7. Normabschnitt »Produktrealisierung« möglich)
- Anwendungsbereiche des Qualitätsmanagementsystems
- Angaben der Stelle, die für die Bearbeitung und den Änderungsdienst des QM-Handbuchs zuständig ist
- Benutzerhinweise bzgl. Einordnung und Austausch geänderter oder ergänzender Abschnitte des QM-Handbuchs
- Festlegung der ausgegliederten Prozesse im Überblick

3. Inhaltsverzeichnis der gültigen Abschnittsausgaben
- Übersicht über den aktuellen Änderungszustand des QM-Handbuchs durch Auflisten der Abschnitte des QM-Handbuchs mit Ausgabekennzeichnung und Freigabevermerk des Qualitätsmanagement-Beauftragten
- Bei jeder Änderung und Ergänzung ist ein neues Inhaltsverzeichnis der gültigen Abschnittsausgaben zusammen mit den Unterlagen freizugeben und zu verteilen

4. Vorwort
- Erklärung des Trägers bzw. der Leitung der Pflegeeinrichtung zur QM-Politik und ggf. Pflegeleitbild (Bedeutung)

5. Abschnitte bzw. Gliederungsstruktur des QM-Handbuchs
- Beschreibung des praktizierten QM-Systems (Prozesse) entsprechend der gewählten Gliederungsstruktur nachdem die Prozesse strukturiert worden sind (siehe Kapitel 5.1.4)

6. Anhang
- Auflistung der zugehörigen Verfahrensanweisungen mit Ordnungsnummer und Titel
- Wenn zweckmäßig für den Empfänger: Aufnahmen ausgewählter Verfahrensanweisungen im Teil III (dokumentierte Verfahren)
- Heiminformations- bzw. Imagebroschüre, Heimzeitung etc.
- Literaturverzeichnis

Grundsätzlich ist dem Heim- und Pflegedienstbetreiber der Aufbau und die Struktur des Qualitätsmanagement-Handbuchs nach der ISO-Norm 9001, ähnlich wie beim Qualitätsmanagement nach § 80 SGB XI bzw. zukünftig nach § 113 ff. SGB XI freigestellt.

> Dokumentationsaufwand und Bearbeitungsumfang und -tiefe eines QM-Handbuchs im Rahmen eines Qualitätsmanagementsystems wird allein von der Pflegeeinrichtung festgelegt und bestimmt.

Der Aufbau und die Gliederung des QM-Handbuchs sind in keiner Qualitätsnorm festgeschrieben. Die Gliederung des Qualitätsmanagement-Handbuchs wird im Wesentlichen durch die Prozesse (-arten) und die Prozessstrukturierung (incl. der ausgegliederten Prozesse) sowie vom individuellen einrichtungsinternen Regelungsbedarf bestimmt. Aus diesen Anforderungen und Rahmenbedingungen heraus lassen sich die Gestaltungsregeln für den Aufbau eines Qualitätsmanagement-Handbuchs ableiten.

Analog des Qualitätsmanagement-Handbuchs nach dem Pflege-Weiterentwicklungsgesetz empfiehlt es sich hier, eine Dreiteilung (Teil I bis Teil III) vorzunehmen.

Die Dreiteilung (vgl. Abbildung 37) ist bezüglich der Verteilung der Dokumente und QM-Handbücher von besonderer Bedeutung:

Teil I Verantwortung der Leitung (Träger), Qualitätsmanagement-Beauftragter und Führungskräfte
Teil II Alle Führungskräfte einer Einrichtung und interessierte Parteien
Teil III Mitarbeiter einer Pflegeeinrichtung bzw. eines Pflegedienstes

Die Handbuchteile I und II werden durch den Qualitätsmanagement-Beauftragten an die Führungskräfte ausgegeben bzw. weitergeleitet. In Teil II wird die Umsetzung der Normenanforderungen, also das »Was«, unter Einhaltung der internen und externen Anforderungen der interessierten Parteien dargestellt. Teil II kann deshalb auch gegenüber Kunden zur Darstellung der Ziele und Leistungen des Unternehmens genutzt werden und sollte optisch ansprechend gestaltet werden.

Die verschiedenen QM-Dokumente von Teil III stehen den betreffenden Mitarbeitern, für die die Inhalte gelten, zur Verfügung. Diese Dokumente sind häufig von handlungsleitendem Charakter geprägt (z.B. durch Arbeitsanweisungen, Pflegestandards, Betriebsanweisungen) etc.

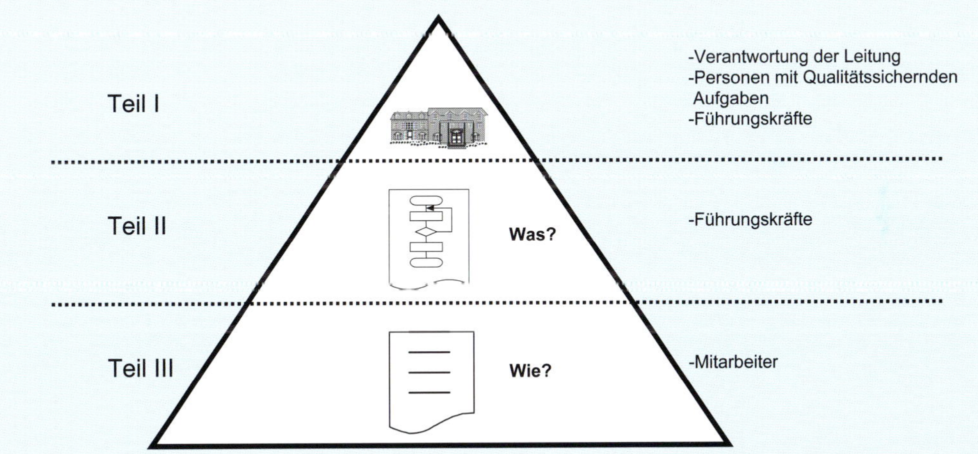

Teil I = Angaben der Pflegeeinrichtung, Anwenderhinweise, Abkürzungs- und Begriffsverzeichnis, Verbindlichkeitserklärung, Geltungsbereich, Herausgabe, Lenkung und Pflege des QM-Handbuches.

Teil II = Umsetzung der Managementanforderungen im Hinblick auf die einrichtungsinternen Prozesse.

Teil III = Anlagen und Umsetzungshilfen als mitgeltende Unterlagen, z.B. Durchführungsbestimmungen, Tätigkeitsbeschreibungen, Dienst-, Arbeits- und Betriebsanweisungen, Checklisten, Formulare, etc.

Abb. 37: Qualitätsmanagement-Handbuch nach der Qualitätsnorm.

Die Dreiteilung des Qualitätsmanagement-Handbuchs (vgl. Abbildung 37) vereinfacht insgesamt die Herausgabe sowie die Verteilung bzw. Weiterleitung der Dokumente und der Qualitätsmanagement-Handbücher an die betreffenden Bereiche oder einzelnen Mitarbeiter. Durch diese Dreiteilung ist es auch jederzeit möglich, veraltete (d.h. nicht mehr gültige Formulare etc.) Kapitel und Dokumente zeitnah auszutauschen und die neuen QM-Dokumente in der Pflegeeinrichtung wieder entsprechend zu verteilen.

Es sollen grundsätzlich nur so viele QM-Handbücher erstellt und in Umlauf gebracht werden, wie unbedingt nötig sind. Das erleichtert und vereinfacht den Änderungsdienst und die Dokumentenlenkung. Es ist empfehlenswert, die gesamte Dokumentation des QM-Systems EDV-gestützt zu erstellen und als Loseblattsammlung (z.B. Kapitel 4.0 »Seite 1 von 19«) anzulegen. Dadurch wird die Einarbeitung von Änderungen erheblich erleichtert.

Personenbezogene Angaben (z.B. Qualifikationsprofile, Befähigung der Mitarbeiter und die Beurteilung der Wirksamkeit der ergriffenen Maßnahmen – *neue Anforderung s. Normentwurf 9001:2007, Normabschnitt 6.2.2*) gehören nicht in das Qualitätsmanagement-Handbuch. Sie sollten gesondert aufbewahrt werden, da hier die häufigsten Änderung zu erwarten und Datenschutzrechtliche Auflagen zu erfüllen sind.

Zur Dokumentenlenkung der QM-Handbücher und der QM-Dokumente sind folgende drei Verfahrensschritte einzuhalten:

1. Schritt: Empfangsbestätigung
Vor der Verteilung der QM-Handbücher (Teil I–II) an die Führungskräfte muss der Empfang durch den jeweiligen Mitarbeiter per Empfangsbestätigung quittiert werden (Dokumentenlenkung).

2. Schritt: Änderungsliste
Vor der Herausgabe von QM-Dokumenten aller Art durch den Qualitätsmanagement-Beauftragten ist es grundsätzlich erforderlich (im Sinne einer Rückverfolgbarkeit), dass der Austausch der Dokumente durch eine Änderungsliste (im Teil 1 »Hinweise zur Benutzung des QM-Handbuchs und Verzeichnis zum Verteiler des Handbuchs«) kontinuierlich durch den QM-B. festgehalten wird (vgl. Tabelle 11).

3. Schritt: Bestätigungsliste
Im dritten Schritt ist der Empfänger von QM-Dokumenten verpflichtet, die entsprechenden QM-Dokumente nach der DIN EN ISO 9001:2000 im kopierten QM-Handbuch abzuheften und verfügbar zu machen sowie veraltete QM-Dokumente selbstständig unverzüglich zu vernichten! Dieser Austausch wird durch den Qualitätsmanagement-Beauftragten gemeinsam mit dem Mitarbeiter in einer Bestätigungsliste durch die Unterschrift des Mitarbeiters (Führungskraft) festgehalten (vgl. Tabelle 12). Die Unterschriften können entfallen, wenn die jeweils aktuellen QM-Dokumente auf einem zentralen Server (z.B. auch Intranet) hinterlegt werden.

Tabelle 11: Beispiel einer Änderungsliste (wird durch den QM-B. verwaltet).

1. Dokumentenname 2. Herausgenommen am:	1. Dokumenten-schlüssel? 2. Revisionsstand?	Erstellungs-datum	Ersteller	Freigabe, wer?	Verteiler, welche Bereiche?	Handzeichen des QM-B.

Tabelle 12: Beispiel einer Bestätigungsliste.

Dokumentenname Eingefügt/Herausgenommen am:	Eingefügt am:	Revisionsstand? Dokumentenschlüssel?	Unterschrift des Mitarbeiters: (Führungskraft)

Im Rahmen der QM-Dokumentenlenkung ist es grundsätzlich wichtig, eine fortlaufende Nummerierung der Seiten (Beispiel: »Seite 1 von 3«) vorzunehmen sowie den aktuellen Ausgabestand (z. B. durch einen Revisionsstand: 1. Ausgabe) auf jeder Seite des Qualitätsmanagement-Handbuchs (nach Kapitel oder Gliederungsstruktur entsprechend dem Inhaltsverzeichnis) und seiner Dokumente, Formulare und Verfahren etc. festzuhalten.

Der Revisionsstand eines jeweiligen QM-Dokumentes wird in der Praxis sehr häufig durch den Dokumentationsschlüssel und/oder über die Bezeichnung des QM-Dokumentes erkennbar. Viele Einrichtungen entwickeln zur Lenkung ihrer Dokumente hier einen einrichtungsinternen Dokumentenschlüssel, um die Dokumente entsprechend zu lenken und zu identifizieren.

Jeder Dokumentationsschlüssel (Identifikationskennzeichnung mit Hilfe von Nummern oder Buchstaben) muss entsprechend entwicklungsfähig sein, damit er auf lange Sicht beibehalten werden kann.

Zur eindeutigen Identifizierung aller Dokumente ist ein System (siehe auch ISO-Norm 4.2.3 »Lenkung von Dokumenten« und 4.2.4 »Lenkung von Aufzeichnungen« in der DIN EN ISO 9001: 2000 und Normentwurf 9001:2007) von möglichst kurzen, übersichtlichen Identifizierungsnummern (Dokumentationsschlüssel) einzuführen (vgl. Tabelle 13).

Diese Handhabung ist empfehlenswert und sollte von Anfang an für alle Bereiche der Einrichtung einheitlich geregelt und festgelegt werden, um sich später nicht durch die Vielzahl der zu lenkenden Dokumente zu verzetteln. Bei rechnergestützten Dokumenten wird bei der Aktualisierung nur das jeweilige veraltete Dokument auf dem Server durch das neue Dokument ersetzt.

Tabelle 13: Beispiel für eine Kopfzeile: QM-HD-A- 2.2 Aufnahme FM 1.0.

Qualitätsmanagementsystem nach der DIN EN ISO 9001:2000	Muster-Einrichtung	Einrichtung Muster-Einrichtung am Musterberg
Seite 1 von 1	**Qualitätsmanagement – Handbuch**	QM-HD-A- 2.2 Aufnahme FM 1.0

1. Stelle: Organisationsbereich »QM-HD« bedeutet Qualitätsmanagement-Handbuch,
2. Stelle: Änderungsstand »A«, d.h. es handelt sich hier um die erste Ausgabe, (In der Kopfzeile kann der Kapitel-Änderungsstand festgehalten werden.)
3. Stelle Bezeichnung »2.2 Aufnahme«,
4. Stelle Dokumentenart »FM« ist eine Abkürzung für Formulare,
5. Stelle Laufende Nummer der Formulare in diesem Kapitel »1.0«.

Tabelle 14: Beispiel für die Gestaltung der Fußzeile.

	Revisionsstand:	Revision am:	Geprüft:	Freigabe am (s. Stempel der Einrichtung):
Datum:	April 2002	07.02.2008	15.02.2008	
Name:		J. Weigert	Qualitätsmanagement	
Mitwirkende:				

Wie in der Fußzeile (vgl. Tabelle 14) zu erkennen ist, werden in dem jeweiligen Handbuchkapitel der Revisionsstand, die vorgenommene Revision, die Prüfung, die Freigabe und die Nennung der Ersteller (Mitwirkende) festgehalten.

5.3.1 Gliederungsschema eines QM-Handbuchs

Gestaltung und Darlegungsform des QM-Systems können relativ frei gewählt werden. Die Darlegung, d.h. die Dokumentation, muss jedoch alle Forderungen der DIN EN ISO 9001 und systemspezifische Anforderungen erfüllen. Es gibt verschiedene Möglichkeiten, ein Qualitätsmanagement-Handbuch übersichtlich zu strukturieren und zu gliedern. Ein strukturiertes QM-Handbuch mit seinen Prozessen erleichtert die Anwendbarkeit in der Einrichtung und ermöglicht auch ein schnelles Auffinden der Informationen.

> Ein strukturiertes QM-Handbuch ist absolut notwendig für die Durchführung von Audits und bei einer angestrebten Zertifizierung.

Daneben muss die Gliederung eines Qualitätsmanagement-Handbuchs die Struktur der jeweiligen Einrichtung und ihrer Prozesse oder Verweise darauf enthalten. Ein überschaubares Gliederungsschema erleichtert ebenfalls ein schnelles Ein- und Zuordnen der gesammelten und erstellten QM-Dokumente, Prozessbeschreibungen und verhindert unnötige Textredundanzen.

Im Folgenden werden zwei in der Praxis gängige Gliederungskategorien kurz vorgestellt:

1. **Gliederung gemäß der DIN EN ISO 9001:2000 bzw. nach der neuen Norm 9001:2008-12 (Normenorientierte Handbuchstruktur)**
   Nachteile:
   - Sie spiegelt nicht das Unternehmen mit seinen Prozessen wider.
   - Abstrakte und ungewohnte Terminologie durch normenorientierte Strukturierung des QM-Handbuchs.

2. **Gliederung nach den Prozessen und Prozessstrukturen (Prozessorientierung)**
   Vorteile:
   - Kundenorientierte Ablichtung der Einrichtung, in der sich die Mitarbeiter auch wesentlich schneller wieder finden können.
   - Anwenderfreundlichkeit und Gebrauchstauglichkeit.
   - Gewohnte Sprache erhöht die Lesbarkeit bei den Mitarbeitern.
   - Verwirklichung des prozessorientierten Ansatzes.

Tabelle 15: Beispiel für den Aufbau eines Inhaltsverzeichnisses.

Kapitel	Titel/Bezeichnung	Dateiname und Revisionsstand (PC)	Prozessverantwortung	Seitenangaben
1.0	Aufbauorganisation	QM-HD-A-2.2 Aufnahme FM 1.0:	Leitung der Einrichtung (Träger)	1 von 3
1.1	Erklärung zur Verantwortung…	…	…	…

Tabelle 16: Gliederungsstruktur innerhalb der Kapitel eines QM-H.

1.	Einführung in das Kapitel und Zielsetzung	In diesem Abschnitt wird nach der Einführung ein Bezug zum Zweck des Kapitels gegeben. Die Notwendigkeit von bestimmten Verfahren und sonstigen Prozessbeschreibungen inkl. seiner ausgegliederten Prozesse sollte genannt werden. Also: »Was ist zu regeln?«
2.	Anwendungsbereich	Welcher Bereich (z. B. Pflegedienst, Hauswirtschaft, gesamte Einrichtung usw.) ist von diesem Kapitel bzw. Abschnitt betroffen?
3.	Prozessverantwortliche	Personen Die in diesem Abschnitt beschriebenen Tätigkeiten sind an bestimmte Personen mit Verantwortungen oder Schnittstellen gebunden. Von daher sollten diese Personen hier angegeben werden.
4.	Beschreibung der Umsetzung von Anforderungen	Hier erfolgt eine Beschreibung des Ablaufes oder der Tätigkeiten als Durchführungsbestimmung, wie z. B. durch eine Verfahrensanweisung. Auf den Teil III des Qualitätsmanagement-Handbuchs kann ebenfalls z. B. bei der Anwendung eines Standards oder einer Arbeitsanweisung bzw. Beachtung einer Betriebsanweisung verwiesen werden.
5.	Messung der Ergebnisse	Durch objektive Daten (qualitative und/oder quantitative Methoden) soll die Wirksamkeit und Effektivität nachgewiesen werden (Qualitätsindikatoren).

Die einheitliche Strukturierung der Kapitel erhöht die Lesbarkeit und ermöglicht ein schnelles Auffinden von gewünschten Informationen.

QM-Dokumente müssen grundsätzlich
- lesbar, datiert, klar und identifizierbar sein,
- genehmigt von bevollmächtigten Personen sein,
- freigegeben und verfügbar gemacht sein,
- verstanden und annehmbar sein,
- entfernt werden, wenn veraltet.

Ein Inhaltsverzeichnis sollte durch seine Gliederungspunkte der Kapitel übersichtlich gestaltet werden. Tabelle 15 zeigt ein Beispiel.

Tabelle 16 zeigt eine gängige Gliederungsstruktur innerhalb der Kapitel im Teil II (bestehend aus fünf Überschriften) des Qualitätsmanagement-Handbuchs.

Im nächsten Kapitel wird exemplarisch ein prozessorientiertes Inhaltsverzeichnis (Teil I – II) für eine Pflegeeinrichtung nach der Qualitätsnorm der DIN EN ISO 9001:2000 bzw. nach der neuen Norm 9001:2008-12 (auf der Grundlage des Normentwurfs 9001:2007-10) als Orientierungsrahmen vorgestellt.

5.3.2 Gliederungsstruktur nach der Qualitätsnorm

Kapitel	Titel/Bezeichnung	Dateiname und Revisionsstand (PC)	Prozess-verantwortung	Seiten-angaben
Einleitung und Vorwort				
I	Vorwort und Einleitung	QM-HD-A-I.	Leitung der Einrichtung (Träger	1 von 4
… …	Inhaltsverzeichnis …			
	Verbindlichkeitserklärung des QM-Systems als Selbstverpflichtung der Leitung und Geltungsbereich des QM-Systems			
II	Hinweise zur Benutzung des QM-Handbuchs und Verzeichnis zum Verteiler des Handbuchs			
III	Ausschlüsse aus der Norm			
IV	Abkürzungsverzeichnis			
V	Ausgegliederte Prozesse (neu in dem Normentwurf 9001:2007-10)			
VI	Begriffsverzeichnis und verwendete Symbole Unternehmensvorstellung (Trägerleitbild, Standort und Ausstattung der Einrichtung)			
VII	Kooperationen und Schnittstellen der Einrichtung			

►

Kapitel	Titel/Bezeichnung	Dateiname und Revisionsstand (PC)	Prozessverantwortung	Seitenangaben
VIII	Einleitung und Aufbau des Qualitätsmanagementsystems			
IX	Systemspezifische Anforderungen (z. B. nach § 113 ff. SGB XI) und Integration anderer Managementsysteme (z. B. AMS)			
Führungs- und Managementprozesse				
1	Selbstverpflichtung (neu in dem Normentwurf 9001:2007-10) der Leitung zum QM-System			
1.2	Aufbauorganisation (Organigramm und Trägerstruktur) und Personalmanagement. Aufgabe des QM-Beauftragten als Mitglied der Leitung der Organisation (neu in dem Normentwurf 9001:2007-10)			
1.2.1	Personalkoordination und Personalentwicklung			
1.2.2	Einarbeitung und Unterweisung von Mitarbeitern (Stellenprofile)			
1.2.3	Infrastruktur, Personalschulung, Qualifikationsstand der Mitarbeiter und Bewertungssystem für die Mitarbeiter (neu in dem Normentwurf 9001:2007-10) sowie Konferenzstruktur			
1.3	Prozessmodell der Einrichtung			
1.3.1	Organisation und Umgang mit weiteren qualitätssichernden Konzepten			
1.3.2	Qualitätspolitik und Pflegeleitbild			
1.3.3	Zielbildung in der Einrichtung (Qualitätsziele)			
1.4	Stellenbeschreibungen (oder Funktionsbeschreibungen) und Verantwortungsmatrix der Einrichtung			
1.5	Dokumentenlenkung und Dokumentenmatrix			
1.6	Verfahrensanweisung zur Dokumentenlenkung und Aufzeichnung			
1.7	Managementplan und Managementbewertung			
1.8	Optimierung des QM-Systems: ■ Audits ■ Qualitätsanalysen ■ Sicherheitskonzept ■ Fortlaufende Entwicklung des QM-Systems			
1.9	Umgang mit Organisationsänderungen und Öffentlichkeitsarbeit (strategisches und operatives Marketing)			

Kapitel	Titel/Bezeichnung	Dateiname und Revisionsstand (PC)	Prozessverantwortung	Seitenangaben
Kernprozess und Ausführungsprozesse				
2	Ablauforganisation und Prozessstrukturen (Gesamtüberblick als Übersicht zu den Prozessen als Prozessnetzwerk)			
2.1	Kernprozess und Dienstleistungspfad: »Pflege, Betreuung und Versorgung« (Betreuungsverlauf) inkl. seiner ausgegliederten Prozesse (neu) sowie deren Validierung			
2.1.1	Anmeldung und Aufnahme von Bewohnern (inkl. Machbarkeitskriterien)			
2.2	Vertragsprüfung und Vertragsabschluss			
2.3	Dienstleistungspfad: Pflege, Betreuung und Versorgung«			
2.3.1	Pflegeprozess und sonstige Betreuungsprozesse			
2.3.2	Verlegung und Pflegeüberleitung			
2.3.3	Pflegestufenanpassung			
2.3.4	Dienstübergabegespräche und interne Kommunikation			
2.4	Entwicklungsplanung neuer Dienstleistungen in der Pflegeeinrichtung			
2.5	Umgang mit Notfällen und Notfallmanagement			
Unterstützungsprozesse				
3	Hauswirtschaftliche Versorgung			
3.1	Speiseversorgungsprozess (inkl. HACCP)			
3.2	Beschaffung, Wareneingang und Warenentnahme			
3.2.1	Umgang mit Ausstattungsgegenständen inkl. Medizinprodukten			
3.2.2	Medikamentenbestellung und -aufbewahrung			
3.3	Hygienemanagement und -planung			
3.4	Einhaltung von Arbeitsschutzvorschriften			
Messung, Analyse und Verbesserung (Qualitätsverbesserung)				
4	Pflegevisite und Prozessbewertungen			
4.1	Prüfmittel			
4.2	Ermittlung der Kundenanforderungen (interessierte Parteien)			
4.3	Beschwerde- und Zufriedenheitsmanagement sowie weitere Quellen zur Ermittlung der Kundenzufriedenheit (neu in dem Normentwurf 9001:2007-10)			

▶

Kapitel	Titel/Bezeichnung	Dateiname und Revisionsstand (PC)	Prozess-verantwortung	Seiten-angaben
4.4	Mitarbeiterbefragungen (Personalentwicklungsgespräche und/oder strukturierter Fragebogen) und Qualität am Arbeitsplatz und deren Bedingungen (neu in dem Normentwurf 9001:2007-10)			
4.5	Verfahrensanweisung zu Audits			
4.6	Lenkung von Fehlern und Fehlermanagement (Umgang mit Fehlermeldungen), Risikomanagement der Einrichtung Verfahrensanweisung zu: ■ Fehlerlenkung ■ Korrektur- und Vorbeugungsmaßnahmen			

Kapitel 5: Systembegleitende Dokumente

5 Anforderungskatalog (Verweis auf mitgeltende Unterlagen)
5.1 ggf. »MAAS-BGW« etc.
5.2 Kundenforderungen (Verträge als Muster)
5.3 Normen, Gesetze, Richtlinien, Vereinbarungen und Rechtsvorschriften
5.4 Betriebliche Anforderungen
5.5 Checklisten und Formulare
5.6 Arbeits- und Betriebsanweisungen
5.7 Standards

Kapitel 6: Bei Integration des Arbeitsschutzes in das QM-System sind sieben schriftliche Festlegungen zum Arbeits- und Gesundheitsschutz nach der »MAAS-BGW« (als QM-Verfahrensanweisungen) ins QM-Handbuch zu integrieren (Prozesszuordnung):

6.1 Arbeitsmedizinische Vorsorgeuntersuchungen
6.2 Beschaffungsprozesse
6.3 Erste Hilfe und Notfallmanagement
6.4 Gefährdungsermittlung und -beurteilung
6.5 Ermittlung und Umsetzung der Vorschriften und Regeln sowie behördlicher Anordnungen
6.6 Regelmäßiges Prüfen und Warten von Geräten
6.7 Ermitteln von und Umgehen mit Gefahrstoffen

Nachdem das Inhaltsverzeichnis gegliedert worden ist, sollte es mit Hilfe der Zuordnungsmatrix (vgl. Abbildung 34) mit den Anforderungen der DIN EN ISO 9001:2000 bzw. der neuen Norm 9001:2008-12 verglichen werden. So wird ausgeschlossen, dass die Umsetzung wichtiger Normanforderungen (ausgenommen: definierte Ausschlüsse) von der Einrichtung schlichtweg vergessen wird.

5.4 Übersetzung und Interpretation der ISO-Anforderungen

Bei einer Implementierung der DIN EN ISO 9001 ist es (Verantwortung der Leitung!) grundsätzlich notwendig, die rechtlichen Anforderungen konzeptionell umfassend in die Qualitätsnorm zu integrieren. Deshalb muss vor der qualitätsorientierten Reorganisation der gegenwärtige Erfüllungsgrad der externen und internen Anforderungen analysiert, bewertet und in einem Soll-Ist-Abgleich verglichen werden.

Im zweiten Schritt wird ein Projektstruktur- und Maßnahmenplan entwickelt. Zur Umsetzung der festgelegten Maßnahmen und zur Verfolgung der Auswirkungen von durchgeführten Aufgaben und Tätigkeiten müssen verantwortliche Personen benannt werden. Diese Personen müssen über die qualitätssichernden Aufgaben informiert und darin eingebunden werden.

Die folgenden Beschreibungen fassen die Anforderungen der DIN EN ISO 9001:2000 bzw. 9001:2007-10 in den fünf Bausteinen charakterisierend zusammen. Jeder der Schritte ist gleich aufgebaut: Im ersten Abschnitt (»Was ist zu tun und wie?«) wird erklärt, welchen Zweck die jeweiligen Anforderungen haben. Der zweite Abschnitt enthält »Empfehlungen, Anleitungen und Ergänzende Hinweise«, die von der Pflegeeinrichtung oder dem ambulanten Pflegedienst noch zusätzlich zu beachten sind (Umsetzungshilfen), um die jeweiligen Anforderungen zu erfüllen. Auch wenn die Normanforderungen in den Normabschnitten differenziert betrachtet werden, greifen sie immer in einander oder beziehen sich auf eine andere Anforderung in einem anderen Normabschnitt.

Ein Normabschnitt darf niemals isoliert von anderen Normanforderungen gelesen oder abgearbeitet werden. Er muss immer im Zusammenhang des gesamten Qualitätsmanagementsystems gesehen werden.

5.4.1 Normabschnitt: »4.0 Qualitätsmanagementsystem«

»Was ist zu tun und wie?«

Die Pflegeeinrichtung hat sich durch die Verantwortung der Leitung (Träger, Geschäftsleitung etc.) entschieden (nach einer durchgeführten Bestandsanalyse zur Selbstbewertung), ein kundenorientiertes Qualitätsmanagementsystem auf der Basis der Anforderungen nach DIN EN ISO 9001:2000 (neue ISO 9001: 2008-12), ggf. unter Einhaltung der Qualitätsanforderungen nach branchenspezifischen, Arbeitsschutzbestimmungen (AMS) und anderen systemspezifischen, gesetzlichen, behördlichen, normativen und kundenspezifischen Anforderungen, einzuführen und anzuwenden. Die Leitung der Einrichtung hat sich zur Qualität und der damit verbundenen Kundenorientierung und zu Maßnahmen der ständigen Qualitätsverbesserung verpflichtet. Der Geltungsbereich des Qualitätsmanagementsystems ist für die Pflegeeinrichtung festzulegen.

Normbezug:
»4.1 Allgemeine Anforderungen.«
Entscheidung und Selbstverpflichtung der Leitung zum QM-System nach der DIN EN ISO 9001:2000 (Verbindlichkeits- bzw. Willenserklärung). Ermittlung der Anforderungen des zu implementierenden QM-System mit der Überlegung, die Anforderungen aus dem Arbeits- und Gesundheitsschutzes nach der »MAAS-BGW« in das QM-System zu integrieren.

▶

Die Leitung der Einrichtung verpflichtet sich, alle Mitarbeiter davon zu unterrichten und selbst bei der Einführung, Anwendung und der ständigen Weiterentwicklung, im Sinne einer Selbstverpflichtung, aktiv mitzuwirken. Durch die Leitung sind die Aufgaben, Befugnisse und die damit verbundenen Verantwortlichkeiten und Kompetenzen im Hinblick auf das QM-System schriftlich festzulegen und in geeigneter Weise bekannt zu geben.

»5.5.3 Interne Kommunikation« festlegen. Vorgesetzte haben Vorbildfunktionen.

Die Leitung einer Einrichtung muss nach der Qualitätsnorm 9001: 2000 (9001:2008-12) eine kundenorientierte Einrichtung schaffen und im Rahmen der Vorplanung als ersten und entscheidenden Schritt alle Prozesse (in Form einer Prozesslandschaft) inkl. der ausgegliederten Prozesse festlegen und ihre Anwendung im QM-System umfassend darlegen.

»5.2 Kundenorientierung.«

Die Prozesse müssen festgelegt und von den Mitarbeitern verstanden, gehandhabt und in ihrer Wirksamkeit und Effizienz ständig verbessert werden. Kernprozess, die Ausführungs-, Führungs-, Management- und Unterstützungsprozesse sowie die ausgegliederten Prozesse müssen im Sinne eines Prozessmodells durch die Einrichtung erarbeitet und als Ganzes sinnvoll zusammengefügt und strukturiert dargestellt werden.

Festlegung der Prozesse als Prozesslandschaft und Prozessstrukturierung vornehmen.

Verantwortlichkeiten, Zuständigkeiten und Befugnisse der Mitarbeiter (insbesondere der Führungskräfte) sind zu klären und festzuschreiben. Die Leitung der Einrichtung muss die entsprechenden Strukturen und Rahmenbedingungen schaffen, damit sich das Qualitätsmanagement als eine Unternehmensstrategie und Qualitätspolitik in der Einrichtung entwickeln kann. Ein Organigramm (Aufbauorganisation) ist zu erarbeiten und freizugeben.

»5.5 Verantwortung, Befugnis und Kommunikation.« – Verantwortungsmatrix – Organigramm erarbeiten. Projektteam bilden und dauerhaft für die Implementierung festlegen.

Die Leitung einer Einrichtung muss hier bereits einen Mitarbeiter als Mitglied der Leitung (neue Anforderung!) zum Qualitätsmanagement-Beauftragten (QM-B.) benennen, schulen und mit der Wahrnehmung der Aufgaben beauftragen. Die Aufgaben, Befugnisse und Verantwortung des QM-Beauftragten müssen schriftlich so festgelegt werden, dass die notwendigen Voraussetzungen für die Entwicklung, Sicherstellung, Anwendung und Überprüfung des QM-Systems hinsichtlich Effizienz und Wirksamkeit gegeben sind. Der QM-B. muss in seinen Entscheidungen unabhängig von übrigen Struktureinheiten sein.

»5.5.2 Beauftragter der obersten Leitung.« als Mitglied der Leitung. Stellenbeschreibung für den QM-B. erarbeiten, besprechen und unterzeichnen lassen. – Berufungsschreiben –

Ein Projektstruktur- und Maßnahmenplan zur »Einführung und Anwendung eines Qualitätsmanagementsystems« ist durch Leitung, QM-B. und gemeinsam mit den Prozessverantwortlichen Mitarbeitern zu erarbeiten und durch die

»6.1 Bereitstellung von Ressourcen.« Personelle, sächliche und materielle Ressourcen bereitstellen.

►

Leitung freizugeben. Alle betroffenen Mitarbeiter sind in einem internen Eröffnungsworkshop (Auftaktveranstaltungen) über das Projekt »Qualitätsmanagementsystem« zu informieren.

Die Dokumentation des QM-Systems ist ein wichtiges Instrument zu seiner Verwirklichung, Aufrechterhaltung und Verbesserung. Die Beschreibung und progressive Darlegung des QM-Systems erfolgt in der Regel in einem Qualitätsmanagement-Handbuch (QM-H). Das QM-H umfasst die Qualitätspolitik, Qualitätsziele, die Beschreibung der Aufbau- und Ablauforganisation des QM-Systems und die Realisierung seiner Prozesse sowie die dafür notwendigen mitgeltenden Dokumente und Arbeitsunterlagen (z. B. QM-Verfahrensanweisungen, Pflegerichtlinien, Pflegestandards, Checklisten, Formulare, Normen, Vorschriften etc.). Gemeinsam mit den Prozessverantwortlichen Mitarbeitern (Prozesseigentümer) wird die Prozessstruktur und der Aufbau des QM-Handbuchs (Geltungsbereich, Gliederungsstruktur und Kapitel von Teil I bis Teil III) und weitere Dokumentationsanforderungen (Systemspezifische Anforderungen) ermittelt, erarbeitet und die Gliederungsabschnitte des Qualitätsmanagement-Handbuchs (QM-H.) verbindlich festgelegt. Das Qualitätsmanagement-Handbuch sollte in Pflegeeinrichtungen und ambulanten Pflegediensten immer prozessorientiert gestaltet werden.

»4.2 Dokumentationsanforderungen.«

»4.2.2 Qualitätsmanagement – Handbuch – (QM-H).« Inhaltsverzeichnis des QM-H festlegen.

Mit dem Abschnitt »Lenkung von Dokumenten« (ISO-Normabschnitt 4.2.3) und der Lenkung von Aufzeichnungen (ISO-Normabschnitt 4.2.4) muss durch die Einrichtung sichergestellt werden, dass die richtigen und aktuellen Dokumente (zur Dienstleistungserbringung) an zentraler Stelle in der Einrichtung vorhanden und auffindbar sind sowie im erforderlichen Umfang zur Verfügung stehen (Organisation der QM-Hauspost bzw. Verteilersystematik).

»4.2.3 Lenkung von Dokumenten.«

Die Anforderungen zur Lenkung von Dokumenten beziehen sich darauf, dass die Einrichtung die Anforderungen an Struktur, notwendigen Umfang, Form und Mindestinhalt der im Rahmen des Qualitätsmanagementsystems erforderlichen Dokumente und Aufzeichnungen festgelegt hat. Der Aufbau der Dokumentation muss in jedem Fall geeignet sein, den Aufbau, die Abläufe und die Wechselwirkung der Prozesse (Abfolge) des QM-Systems exakt darzulegen unter Berücksichtigung der Maßnahmen zur internen Qualitätssicherung im Rahmen des Dienstleistungsprozesses. In diesem Zusammenhang ist es wichtig, notwendige Kriterien und Methoden festzulegen, um das wirksame Durchführen und Lenken der Prozesse sicherzustellen.

▶

Die Lenkung von Dokumenten ist durch ein in der Norm gefordertes dokumentiertes Verfahren sicherzustellen und im QM-Handbuch darzulegen. Aus diesem dokumentierten Verfahren müssen die Zuständigkeit, Erstellung, Freigabe, Verteilung, Aktualität, Zugriffsbefugnisse, Zurücknahme veralteter QM-Dokumente (ungültige Dokumente) sowie die Aufbewahrung der Dokumente durch benannte Personen und der gesamte Umgang mit Dokumenten in der Einrichtung schriftlich festgelegt werden. Jedes QM-relevante und bedeutende Dokument zur Dienstleistungsrealisierung ist im Sinne der Qualitätsnorm in einer geregelten Art und Weise zu lenken. Die Aktualität, Richtigkeit und Benutzerfreundlichkeit von Dokumenten ist für die korrekte Durchführung der Arbeit von grundlegender Bedeutung. Die in der Einrichtung notwendigen Dokumente müssen von Anfang an richtig gelenkt werden, d.h. sie müssen gesichtet, sortiert, geprüft, freigegeben (nur durch befugte Personen oder Stellen), aktuell und an entsprechender Stelle für berechtigte Personen (d.h. Mitarbeiter als Benutzer) zur Verfügung stehen. Es hat sich als sinnvoll erwiesen, alle verwendeten qualitätsrelevanten Dokumente zur Dienstleistungserbringung in einer Liste »zugelassener Dokumente« aufzuführen und zu verwalten.

QM-VA: »Lenkung der Dokumente« ist zu erarbeiten.

Dokumentenmatrix erarbeiten.

Aufzeichnungen (Normabschnitt 4.2.4) dienen als Nachweis erbrachter Leistungen und ihrer Ergebnisse, der Effizienz und der Wirksamkeit des implementierten Qualitätsmanagementsystems. Aufzeichnungen sind die Nachweise über die Erfüllung der erbrachten Qualität, Leistung, Ergebnissicherung sowie über die Erfüllung gesetzlicher und kundenspezifischer Anforderungen. Die Nachweise umfassen allerdings auch die Durchführung und die Ergebnisse von Überprüfungen und Überwachungen, einschließlich der eingeleiteten Korrektur- und Abstellmaßnahmen mit dem Ziel, einer kontinuierlichen Verbesserung der festgelegten Prozesse. *Übrigens: Auch bei ausgegliederten Prozessen bleibt die Verantwortung der Erfüllung der Kundenanforderungen und rechtlichen Anforderungen bei der Einrichtung!* Die Organisationsform, Betriebsart, Betriebsgröße und gesetzliche und behördliche Bestimmungen und sonstige Rechtsvorschriften und Vorgaben bestimmen den Aufwand und den Grad für den Lenkungs- und Regelungsbedarf der verschiedenen Aufzeichnungen in einer Pflegeeinrichtung. Aufzeichnungen müssen besonders sicher und geschützt aufbewahrt werden. Bei Aufzeichnungen sind bestimmte Aufbewahrungszeiten einzuhalten (z.B. ein Verbandsbuch ist fünf Jahre und Arbeitsplatzbeurteilungen zehn Jahre aufzubewahren etc.).

»4.2.4 Lenkung von Aufzeichnungen.«

Aufzeichnungen dienen auch als Nachweisführung zur Beurteilung der Wirksamkeit des QM-Systems, Maßnahmen zur ständigen Verbesserung sowie der Prozessergebnisse und Leistungsparameter der Einrichtung.

▶

Es sollte deshalb im vornherein genau geprüft werden, welche externen und welche internen Anforderungen bezüglich der Nachweisbarkeit von Aufzeichnungen und Rückverfolgbarkeit gegenüber Dritten (als Abgrenzung zu den Dokumenten) in einer Pflegeeinrichtung existieren und welche Aufbewahrungsfristen einzuhalten sind (z. B. für Heimverträge, Dienstpläne, Personalunterlagen, Einlegeblätter des Pflegedokumentationssystem, Leistungsnachweise, Fortbildungsnachweise, Unterweisungsprotokolle u. v. m.).

Für die Lenkung von Aufzeichnungen muss ein dokumentiertes Verfahren entwickelt werden, das die Verwaltung und den Umgang von Aufzeichnungen in der Einrichtung beschreibt und regelt. Das dokumentierte Verfahren als Dokumentationsanforderung ist im QM-Handbuch darzulegen und für die gesamte Pflegeeinrichtung verbindlich zu regeln. Der Hintergrund ist hier, dass die Einrichtung in jedem Fall gewährleisten muss, dass ein System zur Lenkung von Dokumenten (Erstellung, Verteilung, Umgang in der Praxis mit Dokumenten und Zurücknahme von veralteten Dokumenten) und die nachvollziehbare Lenkung von Aufzeichnungen nach der Norm eingeführt und verwirklicht wird.

QM-VA: »Lenkung von Aufzeichnungen« ist zu erarbeiten.

In diesem dokumentierten Verfahren zur »Lenkung von Aufzeichnungen« ist neben dem Aufbewahrungsort und der Festlegung der Aufbewahrungsdauer darzulegen, wie diese Aufzeichnungen (inkl. der Datensicherung bei Computer-Arbeitsplätzen) gekennzeichnet, abgespeichert, gesichert, gesammelt, registriert, abgelegt, archiviert und durch welche Art diese Aufzeichnungen mit Ablauf der Aufbewahrungsfrist vernichtet werden sollen.

An Computer-Arbeitsplätzen ist die Datensicherung durch Berechtigungscode (Kennwörter) o. ä. zu regeln.

Datenschutzrechtliche Bestimmungen sind dabei besonders zu berücksichtigten (z. B. Datenschutzbeauftragter). Der unbefugte Zugang (auch bei Computer-Arbeitsplätzen z. B. bei sensiblen Daten durch Zugriffsbefugnisse durch BIOS-Passwortschutz nur für autorisierte Personen) durch Dritte ist in jedem Fall auszuschließen. Alle zu lenkenden Aufzeichnungen müssen grundsätzlich während der gesamten Aufbewahrungszeit gut leserlich und jederzeit zu identifizieren (inkl. der EDV-gestützten Daten und Aufzeichnungen) sein.

Regelungsbedarf besteht auch, bei der Sicherung von Daten auf CD-ROM, Server und sonstiger Maßnahmen im Hinblick auf Datenschutz und Datensicherung.

Weiterhin müssen Aufzeichnungen entsprechend sicher gelagert werden, um Aufzeichnungen vor Beschädigungen und ungewollter Vernichtung zu schützen (evtl. im Tresor bei sensiblen Daten). Wenn es gesetzlich vorgeschrieben ist bzw. vertraglich geregelt wurde, müssen Aufzeichnungen interessierten Parteien zugänglich gemacht werden (z. B. die Pflegedokumentation bei Qualitätsprüfungen durch die Medizinischen Dienste der Krankenversicherungen oder bei Begehungen durch die Heimaufsicht u. v. m.).

▶

Folgende Aufzeichnungen müssen nach der Qualitätsnorm gelenkt werden:

- Ergebnisse der Qualitätsplanung (Normabschnitt 5.4.2),
- Ergebnisse von Managementbewertungen (Normabschnitt 5.6.3),
- Schulbildung, Erfahrungen, Schulung und Qualifikation (Normabschnitt 6.2.2),
- Bewertung der Dienstleistungsforderungen und Folgemaßnahmen (Audits),
- Entwicklungseingaben (Normabschnitt 7.3.2),
- Entwicklungsergebnisse (Normabschnitt 7.3.3),
- Entwicklungsbewertung (Normabschnitt 7.3.4).

Empfehlungen, Anleitungen und Ergänzende Hinweise

1. Das erfolgreiche Führen und Betreiben einer Organisation erfordert ein systematisches, vernetztes und wahrnehmbares Lenken und Leiten durch die Verantwortung der Leitung. Der Erfolg der Einrichtung sollte aus der Verwirklichung und Aufrechterhaltung des Qualitätsmanagementsystems resultieren, das auf eine ständige Verbesserung der Wirksamkeit und Effizienz der Leistung in der Einrichtung ausgerichtet ist, unter Berücksichtigung der Anforderungen der interessierten Parteien.

Mitwirkung von Fachkräften und Betriebsrat initiieren und die Verantwortungen, Zuständigkeiten und Befugnisse der Mitarbeiter bzw. der Führungskräfte klären.

2. Personen zur Qualitätssicherung (Sicherheitsbeauftragte Person(en), Fachkräfte der Arbeitssicherheit, Brandschutzbeauftragte, Hygienebeauftragte Person, Geräte-/Produkteverantwortlicher, Betriebsarzt usw.) und andere wichtige Funktionen sind unbedingt bei der Einführung und Anwendung des Qualitätsmanagementsystems von Anfang an einzubeziehen (Aufbauorganisation) und fortlaufend zu informieren sowie aktiv zu beteiligen. Die Personen zur Qualitätssicherung sollten eine Stellen- oder Funktionsbeschreibung (alternativ: Stellenprofil) erhalten.

Führungssystem für die Einrichtung festlegen (Organigramm, Projektteams gründen, z. B. für die Qualitätsstabsstelle, QM-Steuerungsgruppe und Qualitätszirkelmoderatoren).

3. Nach dem Pflegeversicherungsgesetz ist für alle Pflegemitarbeiter eine Stellenbeschreibung zu erarbeiten, zu besprechen und freizugeben (s. QPR-MDK-Prüfanleitungen). Das Führungssystem (Verantwortungen, Zuständigkeiten und Befugnisse) sowie die Art der Zusammenarbeit und Arbeitsbeziehungen der einzelnen Arbeitsbereiche (Schnittstellen) ist z. B. durch eine Verantwortungsmatrix für die qualitätssichernden und qualitätsgebundenen Aufgaben und Tätigkeiten in der Einrichtung festzulegen. Die Verantwortungen, Zuständigkeiten und Befugnisse von leitenden Mitarbeitern (Führungskräfte) müssen zum

▶

einwandfreien Funktionieren, d.h. zum Lenken und Leiten des internen Qualitätsmanagementsystems geregelt und im QM-Handbuch festgelegt werden. Alle Führungskräfte (Prozessverantwortliche) der Einrichtung sind hier einzubeziehen sowie zur Mitarbeit zu motivieren, zu verpflichten und zu berechtigen. Aufgaben und Zuständigkeiten sind in diesem Zusammenhang als ein wichtiger Bestandteil eindeutig zu klären und schriftlich (z.B. auch durch Zielvereinbarungen) beispielsweise durch eine Verantwortungsmatrix festzulegen (siehe Abbildung 38).

Verantwortungsmatrix erarbeiten.

4. In dieser ersten Phase ist bereits ein Projektstruktur- und Maßnahmenplan für den gesamten Implementierungsprozess und -zeitraum zu erarbeiten und freizugeben.

Projektstruktur- und Maßnahmenplanung vornehmen. Bestehende Regelungen berücksichtigen und integrieren. Anfangs- und Enddatum für bestimmte Maßnahmen und Aufgaben vereinbaren. Kriterien und Methoden für die ausgegliederten Prozesse festlegen.

5. Es sind durch die Verantwortung der Leitung dahingehende Überlegungen anzustreben, inwieweit ein externer Unterstützungsbedarf durch einen QM-Trainer besteht. Schulungen und Informationsveranstaltungen (Eröffnungsworkshop, Auftaktveranstaltungen etc.) für die Mitarbeiter sind zur »Einführung und Anwendung des Qualitätsmanagementsystems« frühzeitig als Motivationsschub und zur Aufklärung anzubieten.

Ggf. externe QM-Trainer beauftragen (QM-Auditor, BGW-»Gelbe Liste« etc.). Mitarbeiter informieren und motivieren.

6. Eine Konferenzstruktur (wann und mit welchen Personen finden bestimmte festgelegte Besprechungen mit welchen Zielen statt?) ist mit Hilfe einer Besprechungsmatrix zu erarbeiten (vgl. Abbildung 39 auf Seite 174).

Besprechungsmatrix (inkl. Berichtswesen) als Konferenzstruktur erarbeiten, freigeben und verwirklichen.

Konferenzstruktur mit den Tätigkeiten und Aufgaben und sonstigen Arbeitsbeziehungen der Einrichtung abstimmen und verbindlich festlegen.

7. Die Normen der DIN EN ISO 9000:2000ff. bzw. ISO 9001:2008-12 und 9004 (nach Freigabe) und bei integrierten Arbeitsschutzmanagement ggf. die »MAAS-BGW« sind zu besorgen.

Normen durch den Beuth-Verlag in Berlin und ggf. »MAAS-BGW« besorgen.

▶

Qualitätsmanagementsystem nach der DIN EN ISO 9001:2000 *neu: 9001:2008-12*	Muster-Einrichtung	Einrichtung Muster-Einrichtung am Musterberg
Seite 1 von 1	**Qualitätsmanagement – Handbuch**	Dokumentationsschlüssel:

Verantwortungsmatrix:

Verantwortungen und -befugnisse	Heimleitung	Pflegedienst-leitung	Hauswirtschafts-leitung	Küchen-leitung	Therapie	Haustechnik	Verwaltung	QM-Beauftragter	Pflege-mitarbeiter
Urlaubsregelung	**E**	**M**	**M**	**M**					
Auditdurchführung	**E**							**E/D**	
Entscheidung über die Einstellung neuer Mitarbeiter	**E**	**E**	**M**	**M**					
Personalschulung	**E**	**M**	**M**	**M**	**M**			**M**	
Ermittlung des Schulungsbedarfs	**E**	**D**	**D**	**D**	**D**	**M**	**M**	**D**	**M**

E: Entscheidung **M: Mitwirkung** **D: Durchführung**

	Revisionsstand:	Revision am:	Geprüft:	Freigabe am (Stempel der Einrichtung):
Datum:	03/2003	07.02.2008	ˊ2.02.2008	
Name:		J. Weigert	Qualitätsmanagement	
Mitwirkende:				

Abb. 38: Beispiel für eine Verantwortungsmatrix.

Qualitätsmanagementsystem nach der DIN EN ISO 9001:2000 *neu: 9001:2008-12*	Muster-Einrichtung	Einrichtung Muster-Einrichtung am Musterberg
Seite 1 von 1	**Qualitätsmanagement – Handbuch**	Dokumentationsschlüssel:

Konferenzstruktur:

Bezeichnung	**Teilnehmer**	**Turnus**	**Vorgaben**	**Dauer /Minuten**	**Protokoll** **Aufbewahrung**	**Ziele**
Mitarbeiter-versammlung	Alle Mitarbeiter der Einrichtung	Jeder erste Dienstag im Monat 13.30 Uhr-14.15 Uhr	Monats-überblick, Besonder-heiten, …	ca. 45 Min.	Ein anwesender Mitarbeiter Aufbewahrung: **HL- und PDL-Büro**	Informationsaustausch und Zielvereinbarungen festlegen ggf. Korrektur- und Vorbeugemaßnahmen einleiten
QM-Stg.	HL und alle Führungskräfte	Nach Verein-barung	Aufrechter-haltung und Weiterent-wicklung des QMS 9001	ca. 120 Minuten	Rotationsver-fahren ein MA Aufbewahrung: **QM-B.**	Weiterentwicklung und Verbesserung des QMS und seiner Prozesse
ASA-Sitzung	HL, Sib, FaSi, Betriebsrat, Betriebsarzt, QM-B.	alle 3 Monate	BG-liche Vorschriften, sicherheits-technische Bestimmungen, Schwachstellen und Abweichungen, Arbeitsplatz-bezogene Beurteilungen	ca. 60 Min.	Teilnehmer Aufbewahrung: **Sib, FaSi**	Einhaltung der Anforderungen aus dem Arbeits- und Gesundheitsschutz

Abb. 39: Beispiel für eine Konferenzstruktur.

8. Räumlichkeiten müssen für die Besprechungen und Qualitätskonferenzen sowie Qualitätszirkelrunden und für das gesamte Projektmanagement eingeplant und zur Verfügung stehen. Ggf. sind Moderatorenschulungen für die Prozessverantwortlichen anzubieten.

Räumlichkeiten sichern und Moderationsmaterial zur Verfügung stellen. Informations- und Schulungsmaßnahmen zum Thema »Qualitätsmanagement« nach der DIN EN ISO 9001 anbieten.

9. Ein sorgfältig zu erstellendes QM-H muss mit Abschluss der qualitätsorientierten Reorganisation und Implementierung der DIN EN ISO 9001 die Logik und die Umsetzung des aufgebauten und verwirklichten QM-Systems, die Schlüssigkeit der dokumentierten Prozesse, Abläufe, Verfahren, Vorgänge, Zuständigkeiten und deren Ineinandergreifen als sinnvolles Ganzes widerspiegeln. Diese Grundlage ist Ausgangspunkt für eine kontinuierliche Qualitätsverbesserung der Dienstleistung und dient durch die schriftliche Darlegung der Nachweisführung gegenüber Dritten (z.B. Kunden, interessierten Parteien, Zertifizierungsstelle, Lieferanten, Kostenträger etc.).

Gliederungsabschnitte für das QM-H nach der Prozessstrukturierung festlegen und Prozesslandschaft vorstellen.

10. QM-Dokumente liefern wichtige Informationen über die Anforderungen an die Dienstleistungen, deren Erfüllung und Wirksamkeit. Alle Dokumente müssen im Sinne des QM-Systems grundsätzlich eindeutig identifiziert werden können. Dazu hat sich in der Praxis bewährt, einen Dokumentationsschlüssel für die selbsterstellten QM-Dokumente festzulegen.

Dokumentenschlüssel zur Lenkung der QM-Dokumente frühzeitig festlegen und die Systematik für die gesamte Einrichtung vereinbaren.

In einem QM-System wird grundsätzlich immer unterschieden zwischen Vorgabe- und Nachweisdokumente sowie Aufzeichnungen. Aus einem Dokument (z.B. Checkliste zur Durchführung einer Pflegevisite als Vorgabedokument oder Arbeitsanweisungen, Standards, QM-Handbuch, QM-Pläne etc.) kann durchaus nach dem Ausfüllen und nach der Bearbeitung ein Nachweisdokument im Sinne einer Aufzeichnung entstehen, das besonders im Sinne der Nachweisführung gelenkt und aufbewahrt werden muss. Vorgabedokumente werden i.d.R. von einem Anwender ausgefüllt und bearbeitet, z.B. Checklisten, ein Aufnahmeantrag, eine Checkliste zur Pflegevisite bzw. Betreuungsvisite oder ein Personalbogen etc. Nachweisdokumente sind nach der Bearbeitung unveränderbar, z.B. Pflegeverträge, Heimverträge, Kalibriernachweise für Prüf- und Messmittel, Berichte über Begutachtungen, Auditberichte etc. und müssen besonders gelenkt sowie aufbewahrt werden.

Vorgabe- und Nachweisdokumente sowie Aufzeichnungen sammeln, sichten, sortieren, aktualisieren und sinnvoll strukturieren, damit diese in der Einrichtung gelenkt werden können. Der Umlauf von veralteten Dokumenten muss in jedem Fall verhindert werden!

►

Qualitätsmanagementsystem nach der DIN EN ISO 9001:2000 *neu: 9001:2008-12*	Muster-Einrichtung	Einrichtung Muster-Einrichtung am Musterberg
Seite 1 von 1:	**Qualitätsmanagement – Handbuch**	Dokumentationsschlüssel:

Dokumentenmatrix:

Name des Dokument (Bezeichnung)	Verant-wortlich	Adressat	Standort (wo befindet sich das Dokument?)	Aufbe-wahrungs-dauer	Ver-nichtungsart	Identifikation (Titel, Name, Dokumenten -schlüssel)	Doku-menten-art (VD, ND)
Qualitätsmanagement-Handbücher (QM-HD) Teil I bis III	QM-B.	HL, QM-Stg. Teil III alle Mitarbeiter	HL, QM-B.	Veraltete Dokumente 3 Jahre	Aktenvernichter	QM-HD XX…	VD
Pflegevisite	PDL	PDL	PDL-Büro (Ordner…)	5 Jahre	Aktenvernichter	QM-HD XX – Pflegevisite-CH-PD 01	VD, ND
Gefährdungsanalyse GP-Schrift 5.9 für Senioreneinrichtungen und GP-Schrift 5.11 für ambulante Pflegedienste	HL	Sib, FaSi, Betriebsarzt	Sib, FaSi	10 Jahre	Aktenvernichter	Bezeichnung (Serie)	VD, ND
Protokolle	Proei.	Proei., HL, QM-B., Sib, FaSi	Proei.	5 Jahre	Aktenvernichter	Bezeichnung der Besprechung z.B. Mitarbeiter-besprechung, Wochen-besprechung, …	ND
Hygieneplanung	Hygiene-beauftragter	HL, Gesundheits-amt, Heimaufsicht, MDK	Hygiene-beauftragter	5 Jahre	Aktenvernichter	Bezeichnung gem. Dokumenten-schlüssel o. Dokumenten-bezeichnung	VD

Abb. 40: Beispiel für eine Dokumentenmatrix.

Die Dokumentenlenkung (z.B. mit Hilfe eines Dokumentationsschlüssels zur Identifikation der Dokumente) ist eine wichtige, aber sehr zeitaufwändige Maßnahme, da alle wichtigen Dokumente und Aufzeichnungen zur Dienstleistungserbringung gesichtet, bewertet, sortiert, aktualisiert und im Sinne der Anforderungen der DIN EN ISO 9001 gelenkt werden müssen. Zur Lenkung aller Dokumente und Aufzeichnungen (inkl. externer Herkunft) sollte eine Dokumentenmatrix nach folgenden Kriterien erarbeitet werden: Dokumentenname, Verantwortung, Adressat, Standort (wo befinden sich diese Dokumente?), Identifikation (Dokumentenschlüssel oder Bezeichnung), Dokumentenart (Vorgabe- oder Nachweisdokument bzw. Aufzeichnungen), Archivierungsdauer (Ablage- und Archivierungssystem) und Vernichtungsart (z.B. Aktenvernichter) inkl. der Berücksichtigung datenschutzrechtlicher Bestimmungen (siehe Abbildung 40).

Dokumentenmatrix für alle Bereiche festlegen und entwickeln. Grundsätzliches bei Aufzeichnungen:
- Definition
- Erstellung
- Registrierung
- Sammlung
- Ablage
- Aufbewahrung
- Pflege und Schutz evtl.

Auswertung von Aufzeichnungen (QM-Plan).

Zur Archivierung bestimmter Nachweisdokumente und Aufzeichnungen (abschließbare Schränke, Tresor o.ä.) ist es empfehlenswert, eine Archivordnung durch eine Verfahrensanweisung zu erarbeiten. Das Verfahren für die Archivierung, Lagerung und Pflege von internen/externen Aufzeichnungen muss eindeutig festgelegt werden, unter Berücksichtigung der schnellen Widerauffindbarkeit (Ordnungssystematik in den Schränken) von Aufzeichnungen (z.B. Pflegedokumentation gegenüber Kostenträger, Qualitätsprüfungen usw.). Bei EDV-gestützten Daten muss neben der Zugriffsberechtigung (Kennwörter etc.) auch an einen Virenschutz (Virenscanner) gedacht werden. Arbeitsplätze mit Kontakt zu externen Datenquellen (Internet, CD`s) sind immer mit einem Virenscanner auszustatten. Dabei ist die jeweils aktuelle Virensignatur zu verwenden.

Archivordnung festlegen bzw. alternativ eine Archivliste erstellen.

Wer hat Zugang zum Archiv?

11. Ausschlüsse aus der Norm (ausschließlich im Bereich der Produktrealisierung wie zum Beispiel die »Entwicklungsplanung« möglich) definieren und den Geltungsbereich des gesamten QM-Systems nach der DIN EN ISO 9001 festlegen. Aufgaben und Dienstleistungen die durch Zweckbestimmung der Organisation erbracht werden müssen, können nicht ausgeschlossen werden (z.B. Beschaffungsprozesse etc.). Ausgegliederte Prozesse sind im Kontext des internen Qualitätsmanagementsystems zu benennen, sowie deren Art und der Umfang der Lenkung festzulegen und zu beschreiben.

Ausschlüsse aus der Norm im Teil I des QM-Handbuchs festlegen.

5.4.2 Normabschnitt: »5.0 Verantwortung der Leitung«

Die oberste Leitung muss sich in diesem Normabschnitt »Verantwortung der Leitung« verpflichten (Selbstverpflichtung bezüglich der Entwicklung und Weiterentwicklung des QM-Systems und ständigen Verbesserung!) und nachweisen, dass die Erfüllung der Kundenanforderungen (z. B. durch ein Pflichtenheft) sowie der behördlichen, gesetzlichen und normativen Anforderungen in der Einrichtung ermittelt, realisiert und nachhaltig eingehalten werden. In diesem Kapitel finden sich alle internen und externen Anforderungen, die sich an die Unternehmensleitung (Träger bzw. Heimleitung) richten. Es ist die Verpflichtung der obersten Leitung, sicherzustellen, dass die Erfordernisse und Erwartungen der Kunden ermittelt, festgelegt und in Anforderungen des Kunden übersetzt und somit verstanden werden.

Normbezug:
»4.1 Allgemeine Anforderungen«, »5.1 Verpflichtung der Leitung« und 5.2 Kundenorientierung.«

»7.2.3 Kommunikation mit den Kunden.«

QM-VA: »Ermittlung rechtlichen Anforderungen (z. B. durch Verträge etc.).«

Eine wichtige Anforderung an die Verantwortung der Leitung ist in diesem Normabschnitt, eine Qualitätspolitik (Unternehmensstrategie) mit transparenten und zu überprüfenden Qualitätszielen zu formulieren und verbindlich festzulegen. Die **Qualitätspolitik** sollte sich aus der Unternehmensstrategie ableiten und ständig durch die Leitung gemeinsam mit den Führungskräften auf Wirksamkeit und Zweckmäßigkeit überprüft und den Marktanforderungen sowie den gesetzlichen und rechtlichen Vorgaben angepasst werden. Die Festlegung und Umsetzung einer geeigneten Qualitätspolitik ist die Verpflichtung der Leitung im Sinne der ständigen Verbesserung der Leistungen in einer Einrichtung. Die Festlegung der Umsetzung einer geeigneten Qualitätspolitik ist somit eine Verpflichtung der obersten Leitung, mit dem Ziel, sich ständig zu verbessern. Die Zielbildung und Zielstruktur (Zielplanungsprozess) müssen durch die Pflegeeinrichtung festgelegt werden (z. B. Unternehmens- und/oder bereichsspezifische Qualitätsziele) und mit der Qualitätspolitik übereinstimmen. Die festgelegten Qualitätsziele müssen mit der Qualitätspolitik und der Verpflichtung zur kontinuierlichen Verbesserung in einer Symbiose stehen. Die Erreichung der Qualitätsziele muss durch eine geeignete **Qualitätsplanung** dargelegt werden (QM-Planung), in der alle erforderlichen Maßnahmen, notwendigen Aktivitäten, Instrumente und Methoden zur Messung (Überprüfung der Zielerreichung) festgelegt werden. Die QM-Planung dient zur Umsetzung der Unternehmensstrategie, Qualitätspolitik und der daraus abgeleiteten Qualitätsziele sowie der Realisierung der vertraglich vereinbarten Kundenanforderungen. Die Kundenanforderungen und deren Erfüllung (interessierte Parteien) stehen bei der Qualitätsplanung in einem Qualitätsmanagementplan

»5.3 Qualitätspolitik« und »5.4.1 Qualitätsziele.«

Zielbildung:
Qualitätsziele aus der Qualitätspolitik (Leitlinien, Pflegeleitbild) heraus formulieren.
Zielstruktur mit den Führungskräften der Einrichtung festlegen.
Qualitätsziele müssen überprüfbar (quantifizierbar) und messbar sein!

»5.4 Planung«
Anforderung:
Eine Qualitätsplanung ist gemeinsam mit der QM-Stg. zu erarbeiten.
Die Ergebnisse sind aufzuzeichnen und die eingesetzten Mittel festzuhalten.
Gremien, Ausschüsse und die Mitarbeiter sind über die Inhalte und Ergebnisse der QM-Planung zu informieren.

►

im Vordergrund. Bei der Qualitätsplanung sind die Eingaben und die Ergebnisse der Qualitätsplanung zu dokumentieren und im Sinne einer Verbesserung auszuwerten.

»5.5 Verantwortung, Befugnis und Kommunikation«

Die Verantwortung der Leitung muss Verfahren der internen Kommunikation und die Aufgaben und Befugnisse der Mitarbeiter festlegen (z.B. durch Stellenbeschreibungen). Die Motivation der Mitarbeiter sowie eine effektive Organisations- und Kommunikationsstruktur ist eine absolut wichtige Basis für die Umsetzung der Qualitätspolitik und das Wachstum sowie die Anpassungsfähigkeit der Einrichtung an die Erfordernisse des Marktes und der Gesellschaft. In dem Normabschnitt 5.5.2 »Beauftragter der obersten Leitung« muss die Leitung ein Mitglied der Leitung der Organisation zum QM-Beauftragten benennen und beauftragen. Die Beauftragung inkludiert die Übertragung gewisser Kompetenzen und Befugnisse, die sicherstellen, dass die festgelegten Prozesse im QM-System eingeführt, verwirklicht und aufrechterhalten werden.

Je mehr die Mitarbeiter für das QM-System gewonnen und begeistert werden können, umso vielversprechender, produktiver und engagierter tragen sie zur Erreichung der Qualitätsziele bei. Gut informierte Mitarbeiter sind eine der Schlüsselaufgaben in einem effizienten, effektiven und leistungsstarken QM-System! Es sollte ein Ziel sein, die Mitarbeiter so umfassend wie nur möglich über die Ergebnisse der Wirksamkeit und Umsetzung des QM-Systems zu informieren. Auch ist es die Aufgabe der Leitung die notwendigen Ressourcen zur Auftragserfüllung und Umsetzung der Prozesse verfügbar zu machen und dauerhaft sicherzustellen! Insbesondere hat der QMBeauftragte die Pflicht, die Leitung der Einrichtung über die Leistung des QM-Systems und über die Notwendigkeit von Verbesserungen zu informieren!

»5.6 Managementbewertung« (durch die oberste Leitung)

Stimmigkeit der Qualitätspolitik im Hinblick auf die Erreichung der Qualitätsziele? Konnten die vereinbarten Qualitätsziele erreicht werden? Besteht ein Änderungs- oder ein Anpassungsbedarf der Q-Politik oder Ziele?

Die Leitung ist verpflichtet, das eingeführte Qualitätsmanagementsystem kontinuierlich zu bewerten und eine Managementbewertung durchzuführen. Die Grundlage der Managementbewertung sind die Qualitätspolitik (Stimmigkeit) und die festgelegten Qualitätsziele (Zielerreichungsgrad) sowie die Erreichung der internen und externen Kundenanforderungen (Bestandteil der Qualitätspolitik). Daraus sind Korrektur- und Verbesserungsmaßnahmen im Hinblick auf die Effizienz und Weiterentwicklung des QM-Systems abzuleiten. Durchführung der periodischen Überprüfung des QM-Systems durch die oberste Leitung unter Berücksichtigung der Q-Politik und Q-Ziele. Als Ergebnis jeder Bewertung müssen unverzüglich und nachweisbar Maßnahmen zur Korrektur und zur Verbesserung des QM-Systems eingeleitet werden. Der Änderungsbedarf ist im Rahmen der Managementbewertung für das

▶

QM-System zu ermitteln, einschließlich der Stimmigkeit der Qualitätspolitik und der festgelegten Qualitätsziele.

Die Eingaben zur Managementbewertung sind vorher festzulegen, wie z. B. Ergebnisse von Audits, Rückmeldungen von Kunden und Kundenreklamationen, Bewertung von Korrektur- und Vorbeugungsmaßnahmen, Fehlermanagement, Beschwerdeberichte und -controlling, Folgemaßnahmen vorangegangener Managementbewertungen, Änderungen, die sich auf das QM-System auswirken sowie Empfehlungen von Verbesserungen.

Unternehmensstrategie, Qualitätsziele und Geschäftsplan.

Ergebnisse der Bewertung:
Die Ergebnisse der Managementbewertung dienen der Leitung zur Verbesserung des QM-Systems und seiner Prozesse sowie zur Verbesserung der Dienstleistungsprozesse in Bezug auf die Kundenanforderungen. Aus den Ergebnissen der Managementbewertung werden von der Leitung entsprechende Schlussfolgerungen und neue Zielsetzungen für einen neuen Zeitraum erarbeitet. Externe und interne Hinweise oder Empfehlungen zur Verbesserung (Handlungs- und Optimierungsbedarf durch QM-Auditoren etc.) des QM-Systems werden bei der Analyse der Wirksamkeit und Zweckmäßigkeit des Qualitätsmanagementsystems geprüft und einbezogen.

Initiierung von Verbesserungsprogrammen und Verbesserungsmaßnahmen (Projektmanagement).

Empfehlungen, Anleitungen und Ergänzende Hinweise

1. Der Erfolg einer Pflegeeinrichtung ist stark davon abhängig, inwieweit die Einrichtung die aktuellen und künftigen Bedürfnisse, Erwartungen sowie Anforderungen der Kunden und anderer interessierter Parteien versteht, interpretiert und erfüllt. Um die Kundenanforderungen zu kennen ist es wichtig, dass ein Mitarbeiter als Mitglied der Leitung (z. B. QM-B.) ein Verzeichnis der gesetzlichen und behördlichen Anforderungen erstellt bzw. in regelmäßigen Zeitabständen auf der Grundlage aller Ermittlungsergebnisse aktualisiert. Zur Ermittlung aller internen und externen Anforderungen hat es sich in der Praxis bewährt, eine QM-Verfahrensanweisung und ein EDV-gestütztes Verzeichnis aller Anforderungen, Gesetze, Normen und anderen Rechtsvorschriften zu erarbeiten sowie den Aufbewahrungsort in der Einrichtung in diesem Verzeichnis festzulegen. Alle Führungskräfte sind mitverantwortlich dafür, fehlende Vorschriften etc. zu besorgen und bereitzuhalten. Der QM-B. informiert die Führungskräfte über das Verzeichnis (siehe Verteiler und Bestätigungslisten, -Aktualitätendienst), über die für die jeweiligen

QM-B erstellt in Zusammenarbeit mit den Führungskräften ein Verzeichnis zur »Ermittlung gesetzlicher, behördlicher und weiterer Anforderungen.«

Transparenz schaffen und offene Kommunikation sowie Informationsstrukturen schaffen, z. B. »Schwarzes Brett« als Infotafel.

►

Arbeitsbereiche einschlägigen Vorschriften sowie deren Zugänglichkeit. Aushangspflichtige Gesetze werden am »Schwarzen Brett« für die Mitarbeiter veröffentlicht, wie z.B. Arbeitszeitordnung, Jugendarbeitsschutzgesetz, Unfallverhütungsvorschrift (BGV A1) und Mutterschutzgesetz etc.
Alle Führungskräfte sind für die Umsetzung und Einhaltung der in ihrem Bereich einzuhaltenden gesetzlichen Vorgaben und sonstigen Anforderungen verantwortlich.

2. Die Kundenanforderungen müssen bekannt und mit dem Ziel spezifiziert werden, das Vertrauen der Kunden in die erbrachten Dienstleistungen zu erreichen und die Kundenzufriedenheit (die durch unterschiedliche Quellen erhoben werden kann – s. Normentwurf 9001:2007) weiterhin aufrecht zu erhalten und dauerhaft als wichtigen Bestandteil der Effizienz und Effektivität zu stabilisieren.

   Die Kundenbedürfnisse und Anforderungen werden neben den gesetzlichen Vorgaben und Bestimmungen ermittelt durch:
   - Individuelle Ermittlung in der Anfrage (Heimaufnahme und pflegerisches Erstgespräch, Heimbeirat, Angehörigentreffen etc.)
   - Marktanalysen
   - Kunden- und Mitarbeiterbefragungen
   - regelmäßige persönliche Kontakte und Meetings mit den Kunden

   Die Kundenanforderungen sind bei der Qualitätsplanung und den abzuleitenden Maßnahmen (z.B. Qualitätsverbesserung etc.) zu berücksichtigen (Normabschnitt »5.4 Planung und 7.1 Planung der Produktrealisierung«). Die Kunden sollen als Partner auf dem Weg zur Erreichung der Qualitätsziele gesehen werden. Die kontinuierliche Messung der Kundenzufriedenheit (Anforderung nach dem Normabschnitt »8.2.1 Kundenzufriedenheit«) stärkt das Vertrauen der Kunden in die Qualitäts- und Leistungsfähigkeit einer Pflegeeinrichtung und muss im Qualitätsmanagement-Handbuch entsprechend dargelegt werden.

3. Der Qualitätsbeauftragte:
   Der Qualitätsbeauftragte der obersten Leitung (QM-B.) muss nach dem neuen Normentwurf ein Mitglied der Leitung sein (vorher: Leitungsmitglied – ISO 9001:2000).

   Auch wenn diese Klarstellung im Normentwurf 9001: 2007-10 unwesentlich erscheint, so lässt diese Formulierung für die Zukunft keinen Interpretationsspielraum mehr.

▶

Demnach kann die oberste Leitung nicht mehr jeden zum QM-B. benennen. Ein QM.-B. muss unmittelbaren Einfluss auf die gesamte Organisation haben und ebenso in strategische und operative Entscheidungen eingebunden sein.

Der Qualitätsbeauftragte
- erstellt auf der Grundlage von Ermittlungen ein Verzeichnis der einzuhaltenden Vorgaben und aktualisiert es regelmäßig,
- beschafft die erforderlichen Vorgaben und
- gibt die Vorgaben und QM-relevanten Informationen und Entscheidungen (Mitglied der Leitung!) an die betreffenden Führungskräfte weiter.

- Grundsätze definieren.
- Messbare Ziele ableiten.

4. Die Qualitätspolitik und die Qualitätsziele müssen den Prozessverantwortlichen und Mitarbeitern bekannt gemacht werden, damit diese zur Erreichung der Qualitätsziele beitragen können.
Beispiel für ein Qualitätsziel: Wir wollen für unsere Einrichtung zufriedene, motivierte und fachkompetente Mitarbeiter.
Beispiel für ein Arbeitsschutzziel: Wir wollen, dass sich die Mitarbeiter in unserer Einrichtung mit arbeitsschutzrelevanten Aspekten in den Abläufen identifizieren.

- Strategie festlegen.
- Zielvereinbarungen mit leitenden Mitarbeitern treffen.

Sicherstellen, dass das Team die Qualitätspolitik verstanden hat, um die Ziele zu erreichen.

Ziele müssen:
- verständlich,
- eindeutig,
- zeitlich überschaubar und
- überprüfbar formuliert sein.

Hinsichtlich der Qualitätspolitik wird bei einem Zertifizierungsaudit Daseinszweck, Wertesysteme, Leitbild und strategische Ausrichtung des Unternehmens sowie die Art und Weise der Realisierung dieser Aspekte, insbesondere wie die Einrichtung die Politik und Strategie formuliert, stufenweise herunterbricht und in Maßnahmenpläne umsetzt und bewertet. Alle Qualitätsziele müssen durch verschiedene festgelegte Methoden oder Instrumente messbar und somit überprüfbar sein. Qualitätsziele sollten erläutert werden, sodass diese für alle Mitarbeiter verständlich sind. Auch sollten Qualitätsziele mit konkreten Strategien (Qualitätspolitik) und Maßnahmen hinterlegt werden und in der QM-Planung sollten eindeutige Maßstäbe zur Bewertung der Qualitätsziele vorhanden sein.

Qualitätszirkel gründen und thema- bzw. auftragsbezogen beauftragen.

5. Mitarbeiter frühzeitig zu Maßnahmen der Qualitätsverbesserung und Qualitätssicherung (z. B. Interne Audits) informieren und schulen.

Projektteams für Qualitätsverbessrungsprojekte bilden (evtl. KVP-Beauftragten benennen).

6. Durch den QM-B. sind die ersten internen Audits (Normabschnitt »8.2.2 Internes Audit«) durchzuführen (Freigabe der Audits durch die Verantwortung der Leitung).

QM-VA: »Internes Audit« erarbeiten und freigeben.

▶

Zur Auditdurchführung sind folgende QM-Dokumente erforderlich: Auditplan, Auditfrageliste, Auditprotokoll, Auditbericht (für die Leitung) und ein Maßnahmenverfolgungsplan bei Feststellungen, Schwachstellen, kritische bzw. unkritische Abweichungen während des Audits. Ziel der Audits ist es, Verbesserungspotenziale und Schwachstellen frühzeitig zu erkennen und Korrekturmaßnahmen zur Verbesserung einzuleiten.

Fachexperten aus anderen Bereichen können zur Durchführung von Audits hinzugezogen werden.

7. Bereits in dieser Phase sind Überlegungen von der Leitung, gemeinsam mit der QM-Steuerungsgruppe, dahingehend anzustreben, inwieweit die Fehlerlenkung (Normabschnitt »8.3 Lenkung fehlerhafter Produkte«) sowie ein geeignetes Risikomanagement (Sturz, Exsikkose, Gefahr von Untergewicht, Dekubitus u. v. m.) bereits an dieser Stelle als dokumentiertes Verfahren implementiert werden kann und ob im Rahmen des Risikomanagements auch geeignete Instrumente und Methoden in der Einrichtung nachhaltig (langfristiger Erfolg!) bekannt und umgesetzt werden.

QM-VA: »Fehlermanagement« und Formular zur Fehler- und Reparaturmeldung entwickeln und in der Einrichtung freigeben.

QM-VA: »Risikomanagement« erarbeiten!

5.4.3 Normabschnitt: »6.0 Management von Ressourcen«

Die Leitung einer Einrichtung hat in der Aufbau- und Ablauforganisation der Einrichtung die Art und Weise der Verwendung der vorhandenen Ressourcen festzulegen. Zu den Ressourcen (Mittel) einer Einrichtung gehören beispielsweise Maschinen, Anlagen, Vorrichtungen, genutzte Gebäude, Informations- und Kommunikationssysteme, Personaleinsatz und Personalqualifikation. Die Leitung einer Pflegeeinrichtung bzw. eines ambulanten Pflegedienstes muss darlegen, wie die erforderlichen Mittel (personelle, materielle und sächliche Ausstattung) zur Dienstleistungserbringung ermittelt, identifiziert und verfügbar gemacht werden. Die Ressourcen als Gestaltungsmittel und -faktoren sind wichtig zur Erreichung der Qualitätsziele und Aufgaben einer Einrichtung. Sie sind auf der Grundlage der Anforderungen der interessierten Parteien zu ermitteln und zur Verfügung zu stellen.

Normbezug: »6.1 Bereitstellung von Ressourcen«, »6.2 Personelle Ressourcen« und »6.2.1 Allgemeines.«

Personalmanagement; Qualifikationsmatrix und Bewertungssystematik festlegen.

Im Normabschnitt »6.2 Personelle Ressourcen« ist bei der Frage der Qualifikation und der notwendigen Fähigkeiten des Personals sowohl die Suche und Auswahl von geeigneten Personals als auch der Aufwand für dessen Qualifizierung und Weiterbildung entsprechend den gesetzlichen Anforderungen und der Ziele der Einrichtung zu beantworten. Die Leitung einer Einrichtung hat eine angemessene fachliche und persönliche Eignung der Mitarbeiter für die ausführenden Tätigkeiten und Aufgaben nachweislich sicherzustellen. Sie muss diese Eignung ebenso anhand erreichter Arbeitsergebnisse bewerten (neu im Normentwurf 9001:2007: »... sicherstellen, dass notwendige Fähigkeiten erreicht wurden«). Auf der Grundlage dieser Zielsetzungen werden Maßnahmen zur Qualifizierung (z. B. Coaching, Schulung etc.) der Mitarbeiter entsprechend der Aufgabenerfüllung abgeleitet. Diese Klarstellung im Normentwurf 9001:2007 im Bereich der Befähigung der Mitarbeiter (z. B. Qualifikationsstand) bezieht sich auf die rechtlichen Anforderungen, um die Produktanforderungen (Normabschnitt 7.2) zu erfüllen. Schulungen werden unterschieden – neben den gesetzlich verpflichtenden Schulungen – in interne und externe Schulungen. Der erforderliche Schulungs- und Weiterbildungsbedarf ist durch die Prozessverantwortlichen im Einvernehmen mit dem Qualitätsmanagement-Beauftragten zu ermitteln und durch die Leitung einer Einrichtung entsprechend der Notwendigkeit und den finanziellen Möglichkeiten zu bewerten, zu priorisieren (Dringlichkeit, Gewichtung, Notwendigkeit, Budget, gesetzliche Auflagen und Empfehlungen etc.) und systematisch zu planen. Am Ende der Priorisierung und Gewichtung der

»6.2.1 Allgemeines« und »6.2.2 Fähigkeit, Bewusstsein und Schulung.« »Training-on-the-job.«

Grundlage sind die Aufgaben in der Stellenbeschreibung sowie gesetzliche und behördliche Anforderungen (z. B. Heimmindestpersonalverordnung, Versorgungsvertrag etc.). Schulungsbedarfsermittlung durchführen und Schulungs- bzw. einen prospektiven Fortbildungsplan durch die Leitung genehmigen und freigeben lassen. Durchgeführte Schulungen in der Praxis auf deren Wirksamkeit bewerten.

Schulungsnachweise sind Aufzeichnungen, die gelenkt werden müssen.

►

Schulungsmaßnahmen muss ein prospektiver Schulungs- bzw. Fortbildungsplan (differenziert nach internen und externen Schulungsmaßnahmen) festgelegt und umgesetzt werden. In diesem Normabschnitt ist ebenfalls die Einarbeitung neuer Mitarbeiter in das Aufgabengebiet unter Berücksichtigung ihrer fachlichen Vorerfahrung, Qualifikation (Ausbildung, Fertigkeiten und Fähigkeiten) und die fortlaufende Unterweisung der Mitarbeiter (Erstunterweisung und wiederholende Unterweisung) im Bereich der Arbeitssicherheit zu regeln.

Das Bereitstellen einer geeigneten Arbeitsumgebung (Arbeitsbedingungen!) und die Ermittlung der infrastrukturellen Voraussetzungen entsprechend den Kundenanforderungen und den Zielsetzungen der Einrichtung ist hier einer der wichtigsten Aspekte. Die Benennung der Arbeitsbedingungen – mit Ausnahme von psychischen Faktoren – wie z. B. Lärm, Hitze, Temperatur einschließlich physikalischer, ökologischer und anderen Faktoren ist eine neue Anforderung der ISO 9001.2007, die sich nicht ausschließlich auf den Arbeitsschutz begrenzt.

»7.0 Produktrealisierung« und »6.2.1 Allgemeines.«
»6.3 Infrastruktur und 6.4 Arbeitsumgebung.«
Mitarbeiterbezogene Arbeitsplatzgestaltung und Ermittlung der Arbeitsbedingungen.
Ressourcenmanagement ist eine lohnende Investition!
Matrix zur Übersicht der prüfpflichtigen Anlagen und Geräte (Wartungspläne).
Lenkung von Prüfaufzeichnungen, Prüfberichten, Prüfprotokollen sowie Wartungsverträgen und Wartungsanweisungen.

Die Verantwortung der Leitung ist verantwortlich für die planmäßige Einordnung und Bereitstellung der Mittel zum Erhalt der leistungskonformen Infrastruktur.

Geräte und prüfpflichtige Anlagen müssen nicht nur verfügbar sein, sondern sich in einem entsprechend den Prüf- und Wartungsvorschriften einwandfreien Zustand befinden (z. B. MPBetreibV!) und demzufolge ständig überwacht und planmäßig instand gehalten werden. Die ständige Verfügbarkeit der Geräte und Anlagen muss sichergestellt sein. Bei der Wartung und Instandhaltung der Anlagen und Geräte sind der Arbeits- und Gesundheitsschutz sowie die Besonderheiten der Einrichtung zu berücksichtigen bzw. zu integrieren. Die Bereitstellung der erforderlichen und benötigten Mittel ist eine Verpflichtung der obersten Leitung, damit die Dienstleistungen mit und ohne Hilfsmittel (Funktionstüchtigkeit) auch ohne Störungen durchgeführt werden können. Die regelmäßige Inspektion, Prüfung und Wartung von Geräten und Anlagen muss deshalb geklärt sein (z. B. durch eine QM-Verfahrensanweisung), damit die Leistungsfähigkeit der Geräte und Einrichtungen jederzeit garantiert werden kann.

▶

Empfehlungen, Anleitungen und Ergänzende Hinweise

1. Die Verantwortung der Leitung muss die infrastrukturellen Voraussetzungen (personell und materiell) und eine geeignete Arbeitsumgebung ermitteln, bereitstellen und schaffen, damit die Dienstleistungsanforderungen, Kunden- und Mitarbeiteranforderungen erfüllt und nachweislich eingehalten werden können (Gebäude, Arbeitsort, Versorgungseinrichtungen, Schnittstellen und unterstützende Dienstleistungen). Maßnahmen zur Einhaltung von zutreffenden Vorschriften, z. B. Arbeitsstättenverordnung, müssen dabei beachtet und eingehalten werden. Es ist eine Analyse der Ablauforganisation und Betriebsorganisation im Sinne einer qualitätsorientierten Reorganisation durchzuführen.

Ressourcenmanagement und -planung, Stellenprofile und Stellenplanbesetzung. Know how und Erfahrungswerte der Mitarbeiter (Kompetenzen). Einbeziehung der Sicherheitsbeauftragten (z. B. auch Einbeziehung überbetrieblicher Dienste)

2. Die Mitarbeiter müssen fachlich und persönlich entsprechend geeignet sein, um die Dienstleistungen in ihrem Verantwortungsbereich im Hinblick auf die Anforderungen erfüllen zu können. Die minimalen Ausbildungsanforderungen sind z. B. durch eine Qualifikationsmatrix spezifisch festzulegen (vgl. Abbildung 41). Notwendige Fähigkeiten können in einem Anforderungsprofil oder in einer Stellenbeschreibung konkret festgehalten werden. Bei Nachqualifizierungen und Schulungsmaßnahmen ist ein Nachweis zu erbringen, dass die notwendigen Fähigkeiten erworben wurden (z. B. durch eine Bewertungssystematik anhand erreichter Arbeitsergebnisse). Grundlage für diese Bewertungen können Prüfergebnisse, Kundenzufriedenheitsbefragungen, Fehlerquoten, Feedbackgespräche mit dem Mitarbeiter oder auch festgelegte Kennzahlen (Leistungskennzahlen) sein.

Qualifikationsmatrix der Mitarbeiter erarbeiten (nach Stellbesetzungsplan und Mitarbeitereinsatz, Dienstplangestaltung etc.) und Bewertungssystematik erarbeiten (z. B. strukturierter Fragenbogen, Entwicklungsgespräche u. v. m.).

3. Einarbeitung (Einarbeitungskonzept und Einarbeitungschecklisten) von neuen Mitarbeitern sowie fortlaufende Unterweisung und Schulungen der Mitarbeiter (Arbeits- und Gesundheitsschutz) müssen eindeutig in der gesamten Pflegeeinrichtung geklärt werden und alle Hierarchieebenen betreffen.

   Inhalte der Schulungen zur Qualifizierung der Mitarbeiter können sein:
   - Einweisung und Unterweisung in neue Arbeitsaufgaben,
   - Fachspezifische Weiterbildungen,
   - Motivation der Mitarbeiter zur Förderung der Arbeitskultur,
   - Organisations- und Managementaufgaben.

Einarbeitungskonzept und durchgeführte Schulungen sind durch den QM-B. auszuwerten (Aufzeichnungen).

Qualitätsmanagementsystem nach der DIN EN ISO 9001:2000 *neu: 9001:2008-12*	Muster-Einrichtung	Einrichtung Muster-Einrichtung am Musterberg
Seite 1 von 1	**Qualitätsmanagement – Handbuch**	Dokumentationsschlüssel:

Qualifikationsprofil und Bewertungssystematik:

	Weiterbildungsnachweis zur leitenden Pflegefachkraft	Kaufmännische- / Pflegerische-/ Pädagogische oder Hauswirtschaftliche Ausbildung	Pflegefachkraft	Berufserfahrung in leitender Funktion	Weiterbildung zum Heimleiter	Ausbildung zum Koch	Ausbildung zum Ergotherapeuten	Ausbildung im Handwerk		*Bewertungsmethoden*
Beteiligte Personen										
Heimleitung		X		X	X					Kennzahlensystem, Balanced Score Card (BSC)
Pflegedienstleitung	X		X	X						Befragung und Erreichen von Zielvereinbarungen, Qualitätsindikatoren
Küchenleitung						X				Zufriedenheitsbefragung
Therapeut							X			Strukturierter Fragebogen, Quantitative Auswertung
Pflegefachkraft			X							Fehlerquoten, Prüfergebnisse, Feedbackgespräche,
Haustechnik								X		Reklamationssystematik, Leistungskennzahlen

	Revisionsstand:	Revision am:	Geprüft:	Freigabe am (Stempel der Einrichtung):
Datum:	03/2003	07.02.2008	12.02.2008	
Name:		J. Weigert	Qualitätsmanagement	
Mitwirkende:				

Abb. 41: Beispiel für eine Qualifikationsmatrix und Bewertungssystematik.

4. Die Einrichtung sollte einen Wartungs- und Instandhaltungsplan (Prüfplan) auf der Grundlage gesetzlicher Bestimmungen und Vorgaben als Übersichtsplan und zur eigenen Kontrolle entsprechend erarbeiten. Ein Medizinproduktebuch sowie ein Bestandsverzeichnis nach der MPBetreibV ist anzufertigen und der Umgang mit Medizinprodukten und die Einweisung in Medizinprodukte durch einen Geräte-Produkteverantwortlichen ist zu klären. Inventarlisten und Hilfsmittelliste in der Pflege sind anzufertigen.	Instandhaltungs- und Prüfplan anfertigen. QM-VA: »Regelmäßiges Prüfen und Warten von Geräten.« Bettenbestandsverzeichnis in der stationären Pflege anlegen.
5. Der Umgang mit Gefahrstoffen ist für die Pflegeeinrichtung darzulegen und ein Gefahrstoffverzeichnis im Einvernehmen mit dem Sicherheitsbeauftragten bzw. mit der Fachkraft für Arbeitssicherheit und mit dem Betriebsarzt ist anzufertigen. Zuständigkeiten und Verantwortungen (z.B. eine Ersatzstoffprüfung, Gefährdungsbeurteilungen etc.) sind in diesem Zusammenhang zu regeln und festzulegen.	Gefahrstoffverzeichnis ist zu entwickeln.
6. Im Normabschnitt ergeben sich verschiedene QM-Verfahrensanweisungen aus dem Bereich des Arbeits- und Gesundheitsschutzes die ebenfalls geregelt werden sollten: ▪ QM-VA: »Ermitteln von und Umgehen mit Gefahrstoffen«, ▪ QM-VA: »Erste Hilfe und Notfallmanagement«, ▪ QM-VA: »Arbeitsmedizinische Vorsorgeuntersuchungen«.	Die genannten QM-Verfahrensanweisungen sind nach der DIN EN ISO 9001: 2000 nicht als dokumentierte Verfahren gefordert, sondern ergeben sich aus den arbeitschutzrechtlichen Bestimmungen – MAAS-BGW.

5.4.4 Normabschnitt: »7.0 Produktrealisierung«

Im Bereich der Dienstleistungserbringung (Dienstleistungspfad: »Pflege, Betreuung und Versorgungsprozess«) sind nachweislich das Leistungsspektrum und die Dienstleistungsangebote der Einrichtung bzw. des ambulanten Pflegedienstes darzulegen. Der Kernprozess mit seinen Ausführungsprozessen, die Führungs- und Managementprozesse, Unterstützungsprozesse sowie die ausgegliederten Prozesse (*neu*) müssen konsequent und geplant den Kundenerfordernissen entsprechen. Nur geplante Prozesse sind beherrschbare und sichere Prozesse. Die Pflegeeinrichtung muss ihre Dienstleistungen »kunden- bzw. bewohnerorientiert« anbieten und die Leistung und Wirksamkeit messen (Leistungs- und Qualitätsfähigkeit der Pflegeeinrichtung) können. Festgelegte Prozesse müssen dokumentiert und auf ihre Wirksamkeit geprüft werden. Die Prüfung der Dienstleistungsprozesse (Verifizierung und Validierung) muss auch dann erfolgen, wenn erst nach Umsetzung der Leistungen sich Unzulänglichkeiten zeigen können.

»7.1 Planung der Produkt realisierung« und »7.2 Kundenbezogene Prozesse.« Betriebswirtschaftliche Ziele erreichen. Dienstleistungen müssen prozess- und kundenorientiert durchgeführt und bewertet werden. Das Ergebnis muss messbar sein.

- Ausgangspunkt ist die Pflegeprozessplanung.

Zu diesem Zweck muss die Pflegeeinrichtung nachweisen, wie sie die Kundenanforderungen ermittelt, vertraglich vereinbart und nachweislich zur Zufriedenheit erfüllt. Die Vorgehensweise zur Neuaufnahme von Bewohnern oder die Durchführung eines pflegerischen Erstgesprächs bis zur Aufnahme bzw. Übernahme der Pflege sollte im QM-Handbuch beschrieben werden. Der Umgang mit Vertragsänderungen ist darzulegen (z. B. Höherstufungsantrag/Pflegestufenanpassungsverfahren etc.).

»7.2.1 Ermittlung der Anforderungen in Bezug auf das Produkt« und »7.2.3 Kommunikation mit den Kunden.«

Besondere Bedeutung hat bei den kundenbezogenen Prozessen auch die Kommunikation mit den Kunden, da sie eine wichtige Grundvoraussetzung für die Zusammenarbeit darstellt:

- Vorstellung der Einrichtung durch Informations- und Heimbroschüren (Heimzeitung)
- Zielorientierte Kundenbesuche (ambulante Pflege) und Kundengespräche mit festgelegter Aufgabenstellung
- Angebots- und Vertragsgestaltung
- Leistungsdokumentation und sonstiger Schriftverkehr
- Angehörigentreffen und Heimbeirat
- Reklamationsbearbeitung
- Zielgerichtete Ermittlung der Kundenzufriedenheit
- Tag der offenen Tür«
- etc.

Kundenbezogene Prozesse darlegen (Verträge jeglicher Art und deren Vertragsprüfung, Vertragserfüllung und der Umgang bei Vertragsänderungen).

- Produkt oder Dienstleistungen (Merkmale) formulieren.
- Erfüllbarkeit der Anforderungen prüfen.
- Übereinstimmendes Verständnis der Produkt- bzw. Dienstleistungsspezifikationen bestätigen.

▶

Die Entwicklungsplanung (also die Absicht, eine neue Dienstleistung anzubieten und zu entwickeln, z.B. die Gründung eines Heimcafés oder die Einrichtung einer »beschützenden« Station) muss durch ein nachweisliches Projektmanagement entsprechend gesetzlicher Anforderungen in einem Qualitätsmanagementsystem nach der DIN EN ISO 9001:2000 dargelegt werden:

- Entwicklungsplanung (Projekt- und Maßnahmenplan sowie Projektphasen)
- Entwicklungseingaben (Was oder wer ist zur Realisierung notwendig bzw. was ist konkret zu tun und welche gesetzliche und behördlichen Bestimmungen müssen beachtet werden?)
- Entwicklungsergebnisse (Wie sollen die zu erreichenden Ergebnisse aussehen?)
- Entwicklungsbewertung (durchzuführende Prüfungen, Ergebnisvergleich mit der Zielstellung, Schwachstellenanalyse, Zulassungsbedingungen, Arbeits- und Gesundheitsschutz etc.)
- Entwicklungsverifizierung (Prüftätigkeiten, Vergleich der Ergebnisse mit den Anforderungen, Tätigkeiten dokumentieren)
- Entwicklungsvalidierung (Probelauf, Einsatz unter realen Bedingungen, Bestätigung und Freigabekriterien, Ergebnisse der Validierung sind entsprechend schriftlich festzuhalten)
- Lenkung von Entwicklungsänderungen (Was ist zu tun bei Änderungen?)

»7.3 bis 7.3.7 Entwicklung.« Entwicklungstätigkeiten müssen in allen Phasen durch einen aussagekräftigen Projekt- und Maßnahmenplan oder durch sonstige Aufzeichnungen dargelegt (neue Dienstleistungen in einer Einrichtung) werden.

Entwicklungsänderungen lösen notwendige Korrektur- bzw. Vorbeugungsmaßnahmen aus. Bei festgestellten Entwicklungsänderungen müssen alle o.g. Phasen noch einmal wiederholt und die erzielten Ergebnisse dokumentiert werden, bis die Dienstleistung für die Einrichtung freigegeben und somit in den Regelbetrieb gehen kann. Die Entwicklungsbewertung, -verifizierung und -validierung darf dabei einzeln ausgeführt oder nach dem Normentwurf ISO 9001:2007 auch in jeglicher Kombination durchgeführt werden.

»7.4 bis 7.4.3 Beschaffung.« Der Vorgang der Beschaffung (s. auch ausgegliederte Prozesse nach der ISO 9001:2007!) ist zu beschreiben von der Bestellabwicklung. Wareneingang und -prüfung, Einlagerung und Entnahme:

- Vorbeugen von Beschädigungen.
- Befugnisse für Warenannahme und -ausgabe festlegen.
- Zyklische Überprüfung der Lagerräume auf Unversehrtheit der Produkte und gesetzlich festgelegte Lagerungskriterien und -bedingungen.

Ein besonderer Regelungsbedarf besteht beim Beschaffungsprozess (Einkauf von Waren und Dienstleistungen) für alle Arbeitsbereiche der Einrichtung oder des ambulanten Pflegedienstes. Im Vordergrund dabei steht, die Qualität von beschafften Produkten, zum richtigen Zeitpunkt und in der geforderten Menge sowie die Bestellung bei zugelassenen Lieferanten der Einrichtung vorzunehmen. Der Prozess muss von der Angebotseinholung, Lieferantenauswahl (z.B. bei

►

Erstlieferungen sind die Kriterien für die Auswahl von Lieferanten festzulegen, wie z. B. die Lieferantenselbstauskunft, Erstbemusterung und/oder Referenzliste), Auslöser einer Bestellung über die Warenannahme, Wareneingangsprüfung (teilweise nach Prüfvorschriften), Zurückweisung von Ware, Einlagerung bis zur Entnahme der Ware oder der Bereitstellung der Dienstleistung geregelt werden. Die prozessverantwortlichen Mitarbeiter müssen bei der Warenannahme sicherstellen, dass die eingehenden Lieferungen mit den erforderlichen Dokumenten (Bestellung und Lieferschein) und den Bestellanforderungen übereinstimmen. Der Wareneingang und die damit verbundenen Prüfungen sollten durch eine Prozessbeschreibung sichergestellt werden. Der Umgang mit den Lieferanten (Grundsatz: Lieferantenbeziehungen zum gegenseitigem Nutzen!) ist in diesem Normabschnitt durch eine regelmäßige Lieferantenbewertung und -beurteilung darzustellen. Die Lieferantenauswahl und die regelmäßige Lieferantenbewertung der wichtigsten Lieferanten ist eine elementare Anforderung an das Qualitätsmanagementsystem. Die Kriterien zur Lieferantenbeurteilung müssen schriftlich festgelegt, durchgeführt und dokumentiert werden, z. B. Preis, Lieferqualität, Zuverlässigkeit, Zahlungsziele usw.

Bewertungskriterien zur Lieferantenauswahl, -beurteilung sowie Liste zugelassener Lieferanten erarbeiten und Ergebnisse der Beurteilung dokumentieren.

Die gesamte Dienstleistungserbringung im Rahmen des Dienstleistungspfades »Pflege, Betreuung und Versorgungsprozess« muss dargestellt (Abläufe) und durch verschiedene Methoden gemessen und bewertet werden. Der Zweck dieser Beschreibungen ist die Qualitätssicherung in der Planung, Vorbereitung und Durchführung der pflegerischen Dienstleistungen. Die Realisierung des Pflegeprozesses steht dabei im Vordergrund. Bei erkennbaren Abweichungen und Feststellungen sind zeitnah erforderliche Korrekturmaßnahmen einzuleiten. Der Prozessablauf des Pflegeprozesses ist in den einzelnen Leistungs- und Prozessbeschreibungen festzulegen. Die Bewertungen und Beurteilungen der Dienstleistungen werden im Hinblick auf einen möglichen Verbesserungs- und Optimierungsbedarf sowie der ständigen Weiterentwicklung des Qualitätsmanagementsystems durchgeführt. Nachweise zur Beurteilung der Prozessleistung sind aufzubewahren (s. Rückverfolgbarkeit). Prozessplanung und -durchführung, fehlerfreie Prozessabwicklung und kontinuierliche Prozessbewertung sind in diesem Normabschnitt wichtige Anforderungen.

»7.5 Produktion- und Dienstleistungserbringung«

- Planung und Durchführung des Pflegeprozesses.

▶

Zur Durchführung der Leistungserbringung sind verschiedene spezifische qualitätssichernde Maßnahmen der Kennzeichnung und Rückverfolgbarkeit zur Zuordnung und zur unverwechselbaren Identifikation von Dokumenten, Medikamenten und Bewohner- bzw. Patienteneigentum zu treffen. Die eindeutige Kennzeichnung muss während des gesamten Dienstleistungsprozesses erhalten bleiben (wichtig z. B. bei medizinischen Hilfsmittel, Medikamenten mit Bewohnername und Datum, Tropfen mit Anbruch- und Ablaufdatum etc.). Wenn Rückverfolgbarkeit gefordert ist, muss die Einrichtung eine eindeutige Kennzeichnung festlegen und Aufzeichnungen hierüber aufrechterhalten (s. Normabschnitt 4.2.4). Das Kennzeichnungssystem und der sach- und fachgerechte Umgang mit Bewohner- bzw. Patienteneigentum sowie die Klärung von Schadenersatzansprüchen ist für die gesamte Pflegeeinrichtung darzulegen. Das Kennzeichnungsverfahren ist schriftlich im QM-Handbuch zu dokumentieren. Aus der QM-Dokumentation muss ebenfalls hervorgehen, welche Maßnahmen bei Beschädigung, Beeinträchtigung und Verlust eingeleitet werden. Werden Produkte jeglicher Art bis zur weiteren Verwendung und Verarbeitung (evtl. FIFO-Prinzip bei Medikamente und Lebensmittel) gelagert (z. B. Lebensmittel, Farbe und Lacke in der Hausmeisterei, medikale Produkte im Pflegebereich usw.), sind entsprechende Lagerungskriterien (z. B. sauber, trocken, evtl. lichtgeschützt, kühl usw.) festzulegen bzw. einzuhalten, damit kein Schaden entstehen kann: z. B. medizinische Hilfsmittel, Medikamente im Medikamentenschrank entsprechend den Anforderungen, Lebensmittel unter Einhaltung der HACCP gem. der EU-VO 852/2004, Möbel, Dokumente zur Pflegedokumentation oder ein Testament und sonstige Wertgegenstände im Tresor etc. Ziel ist es, während der Einlagerung und Be- und Verarbeitung dafür zu sorgen, dass beim Umgang mit den Materialien und Produkten, Methoden und Mittel eingesetzt werden, die eine Beschädigung oder Beeinträchtigung der Weiterverwendung verhindern.

»7.5.3 Kennzeichnung und Rückverfolgbarkeit« und »7.5.4 Eigentum des Kunden.«
Kennzeichnung nur vornehmen wenn Rückverfolgbarkeit gefordert ist (ISO 9001:2007-Entwurf).
Zugelieferte Produkte eindeutig kennzeichnen (Identifizierung).

Da bei der Erbringung der verschiedenen Dienstleistungen auch verschiedene Mess- und Prüfmittel (z. B. Blutdruckmessgeräte, Messgeräte oder andere Geräte nach der Medizinprodukte-Betreiberverordnung) notwendig werden, muss ein umfassendes Prüfmittelmanagementsystem für alle eingesetzten Prüfmittel eingeführt werden. Zur Erfüllung dieser Normanforderungen müssen für alle Prüfmittel zur Messung (z. B. Blutzuckergeräte, Blutdruckgeräte, Personensitzwaage etc.) entsprechende Kalibriervorschriften exakt eingehalten und durch Kalibriernachweise (inkl. der Kalibrierdaten) nachgewiesen werden.

»7.5.5 Handhabung, Verpackung, Lagerung, Konservierung und Versand«

Der Kalibrierstatus bzw. Prüfstatus »Gesperrt« oder »im Einsatz« muss bei allen Prüfmittel beispielsweise durch einen Aufkleber mit Kenntlichmachung der Gültigkeit dokumentiert werden. Alle zugelassenen Prüf- und Messmittel müssen mit einem Prüfdatum und Freigabevermerk inventarisiert und gekennzeichnet werden. Prüf- und Messmittel sind so zu lagern und aufzubewahren, dass ihre Genauigkeit und Gebrauchsfähigkeit erhalten bleibt.

»7.6 Lenkung von Überwachungs- und Messmittel.«
Auswählen geeigneter Prüfmittel.
- Inventarisieren
- Kennzeichnen
- Freigebevermerk

Prüfmittelmatrix erstellen und Kalibriervorschriften einhalten und nachweisen können (Kalibriernachweise).

Empfehlungen, Anleitungen und Ergänzende Hinweise

ACHTUNG:
Im Normabschnitt »7.0–7.6 Produktion und Dienstleistungserbringung« sind Ausschlüsse möglich, wenn eine Normanforderungen nicht zutrifft, wie beispielsweise Wartung, Kundendienst oder Produktkonservierung (»7.5.5 Produkterhaltung«).

1. Die Dienstleistung ist unter beherrschten und sicheren Bedingungen durch qualifiziertes Personal auszuführen. Dazu muss die Verantwortung der Leitung die Kundenanforderungen (auch spezifiziert) ermitteln, kennen, umsetzen und schriftlich festhalten (Heimvertrag, Pflegevertrag, Wohnverträge etc.):
   a) Sind die Anforderungen angemessen und dokumentiert?
   b) Sind alle abweichenden Anforderungen des Kunden geklärt?

Der sichere Ablauf des Pflegeprozesses inkl. seiner Prüfungen wie z. B. Kontrollen, Pflegevisiten, Begehungen etc. ist schriftlich durch verschiedene Dokumente und Aufzeichnungen im QM-Handbuch darzulegen.

2. Es muss eine Aussage über die Kommunikation mit den Kunden getroffen werden.

Angehörigenabende, Beratungsgespräche, Prospekte, Heiminformationsbroschüre und Mitwirkung des Heimbeirats.

3. Die Entwicklungsplanung muss, falls sie nicht unter »Ausschlüsse« ausgeschlossen worden ist, ein systematisiertes und dokumentiertes Verfahren sein und alle Planungsschritte von der Idee und Projektauftrag bis zur Übernahme in den Regelbetrieb umfassen. Wichtig an der Stelle ist, dass entsprechende Aufzeichnungen über die Entwicklungsbewertung, -verifizierung und validierung ausgeführt und aufgezeichnet werden.

▶

Qualitätsmanagementsystem nach der DIN EN ISO 9001:2000 *neu: 9001:2008-12*	Muster-Einrichtung	Einrichtung Muster-Einrichtung am Musterberg
Seite 1 von 2	**Qualitätsmanagement – Handbuch**	Dokumentationsschlüssel:

Beschaffungsverantwortung:

Material	HL	PDL	KL	HWL	Therapie	Verwaltung	Haus-technik	QM-B.	Sib
Büromaterial		X	X	X	X	X		X	
Medizinprodukte	X	X							
Fachliteratur	X	X							
PSA	X	X							X
...									

	Revisionsstand:	Revision am:	Geprüft:	Freigabe am (Stempel der Einrichtung):
Datum:	03/2003	07.02.2008	12.02.2008	
Name:		J. Weigert	Qualitätsmanagement	
Mitwirkende:				

Abb. 42: Beispiel für eine Beschaffungsverantwortung.

	Lieferant	Qualität			Preis			Termintreue			Lieferfähigkeit			Service			
		G	BF	Status	G	BF	Status	G	BF	Status	G	BF	Status	G	BF	Status	**Maßnahmen**
1	Müller GmbH	3	0,95	A	2	0,79	A	3	0,7	**B**	1	0 6	A	2	0,7	A	Lieferanten informieren
2	Meier & Co	2	0,66	**C**	x	x	x	x	x	x	x	x	x	x	x	x	Die Lieferleistung ist nicht akzeptabel

Legende
Bewertungsfaktoren (BF)
für Berechnung
1 bis 0,95 = **sehr gut**
0,94 bis 0,85 = **gut**
0,84 bis 0,70 = **befriedigend**
0,69 bis 0,50 = **ausreichend**
0,49 bis 0,30 = **mangelhaft**
0,29 bis 0,00 = **ungenügend**

Gewichtung (G) :

1	gering	1,0 bis 0,70	**A**
		< 0,70	**C**
2	mittel	1,0 bis 0,85	**A**
		0,84 bis 0,70	**B**
		< 0,69	**C**
3	hoch	0,95 bis 1,0	**A**
		0,85 bis 0,94	**B**
		< 0,85	**C**

Berechnung der Q-Zahl zur Bewertung der Qualität

$$\text{Q-Zahl} = \frac{\text{Anzahl L x L1 + Anzahl L x L2 + Anzahl L x L3}}{\text{Anzahl der gesamten Lieferungen x 100}}$$

L = Anzahl der Lieferungen zu L_1, L_2, L_3

Fehlerfreie Lieferung $= L_1 = 100$

Annahme unter Vorbehalt $= L_2 = 50$

Rückweisung $= L_3 = 0$

***Hinweis:* Annahme unter Vorbehalt bedeutet nicht das eine Sonderfreigabe erteilt wurde. Produkte mit Sonderfreigaben gibt es in unserem Unternehmen nicht. Solche Produkte werden zurückgewiesen.**

Status A : Keine Maßnahmen erforderlich

Status B : Der Lieferant muß informiert werden. Es ist durch den Einkauf zu entscheiden ob Korrektur oder Verbesserungsmaßnahmen eingeleitet werden müssen.

Status C: Die Lieferleistung ist nicht akzeptabel. Es müssen Korrektur und/oder Verbesserungsmaßnahmen eingeleitet werden

Berechnung Q-Zahl

	L1	L2	L3	BF	(G)	Status	L_{ges}
Müller GmbH	50	4	1	0,95	3	A	55
Meier & Co	15	3	7	0,66	2	C	25

Abb. 43: Beispiel für eine EDV-gestützte Lieferantenbewertung.

4. Bei den Beschaffungsprozessen in der Pflegeeinrichtung sind die Beschaffungsangaben und die Beschaffungsverantwortung (vgl. Abb. 42) darzulegen. Die arbeitsrechtlichen Bestimmungen bei der Vergabe von Aufträgen. sind entsprechend zu berücksichtigen. Die eingekauften Produkte müssen die festgelegten Anforderungen hinsichtlich Arbeits- und Gesundheitsschutz und Qualität, erfüllen. Die Bereiche der Beschaffung sollten durch eine QM-VA eindeutig geregelt sein.

Die Lieferantenbeurteilung stellt im Sinne der Norm eine wichtige Aufgabe zur kontinuierlichen Überprüfung aller qualitätsbezogenen Kriterien dar und kann auf unterschiedliche Art und Weise durchgeführt werden. Der Umfang der Beurteilung kann beispielsweise abhängig gemacht werden von der Art der zu beschaffenden Produkte und Dienstleistungen. Die zur Beurteilung (evtl. durch den Einkauf) herangezogenen Lieferanten werden in Abbildung 43 beispielhaft beurteilt.

- Der QM-B. sammelt mit Unterstützung der prozessverantwortlichen Personen (Einkauf) alle zur Beurteilung notwendigen Aufzeichnungen, wie z.B. Lieferscheine des jeweiligen Lieferanten, mit ggf. dokumentierten Abweichungen aus den Arbeitsbereichen oder Beanstandungs- und Reparaturmeldungen (Reklamationsstatistik, Fehlerquoten etc.) aus den Arbeitsbereichen.
- Die für die Lieferantenbewertung relevanten Lieferanten werden durch den QM-B. im Einvernehmen mit der Leitung ausgewählt und in die Liste »Lieferantenbewertung« eingetragen. Es werden beispielsweise jährlich mindestens die zehn wichtigsten Lieferanten ausgewählt.
- Gemäß den quantitativen und qualitativen Bewertungskriterien für die Lieferanten entscheidet der QM-B. im Einvernehmen mit der Leitung vor der Durchführung der Bewertung, ob alle oder nur einzelne Kriterien zur Beurteilung des jeweiligen Lieferanten herangezogen werden sollen.
- Die einzelnen Lieferanten werden gemäß der an sie gestellten Anforderungen bewertet. Dies bedeutet, dass alle aufgeführten Kriterien zur Bewertung herangezogen werden können oder nur einzelne Kriterien ausgewählt werden. Die Bewertung erfolgt durch Berechnung (Qualitätskennzahl für anforderungsgerechte Ausführung) und/oder durch die Beurteilung des Bestellers aufgrund des Erfahrungswertes über einen zu betrachtenden Zeitraum.

Entwicklungsunterlagen müssen vorliegen sowie alle Prüfaufzeichnungen während der Verifizierungs- und Validierungstätigkeiten. Matrix zur Beschaffungsverantwortung der Einrichtung erarbeiten. »FIFO-Prinzip« bei der Lagerung und Entnahme von Medikamenten und Lebensmittel etc. beachten. QM-VA »Beschaffung« erarbeiten.

►

Kriterien	Ermittelt durch	Einstufung durch	Ergebnis
Qualität	Qualitätszahl (Q-Zahl)	Gewichtung	Lieferstatus
Preis	Beurteilung	Gewichtung	Lieferstatus
Termintreue	Beurteilung	Gewichtung	Lieferstatus
Lieferfähigkeit	Beurteilung	Gewichtung	Lieferstatus
Service	Beurteilung	Gewichtung	Lieferstatus

Diese Bewertungsfaktoren sind in Klassen z. B. nach Schulnoten eingeteilt. Je nach Gewichtung des Kriteriums ergibt sich der zugehörige Status als Ergebnis der Lieferantenbewertung.

Kennzeichnungsmatrix erarbeiten.

Abbildung 44 gibt ein Beispiel für eine einfache Lieferantenbewertung und eine Kategorisierung der Lieferanten in »A, B oder C-Lieferanten.« Die einzuleitenden Maßnahmen für die »B-« und insbesondere für die »C-Lieferanten« (Prüfstatus) müssen eindeutig dokumentiert werden.

5. Bei der Kennzeichnung und Rückverfolgbarkeit von Geräten, Medikamenten, Bewohner- bzw. Patienteneigentum, Dokumenten und Aufzeichnungen (sowie Datenschutz) während des gesamten Dienstleistungsprozesses kann eine Matrix als Hilfsmittel zum Vorteil sein.

Matrix zur Prüf- und Messmittelverwaltung

Prüfung der Prüf- und Messmittel durch Kalibrierlaboratorien und durch das Eichamt!

6. Alle Prüf- und Messmittel müssen entsprechend den Kalibriervorschriften geprüft (Eichung, Kalibrierung, Justierung), gekennzeichnet und für eine Pflegeeinrichtung zugelassen sein und sich in einem einwandfreien Zustand befinden (vgl. Abbildung 45).

Bei jeder durchgeführten Prüfung vergibt der Prüfer einen Prüfstatus: »Freigabe« oder »Gesperrt.«

Kennzeichnungsmittel für Prüf- und Messmittel:

a) Noch nicht geprüft (Handzeichen/Datum):
b) Geprüft und Freigabe am: Handzeichen:
c) Geprüft aber noch nicht freigegeben: Handzeichen:
d) Geprüft und zurückgewiesen: Handzeichen:

▶

Qualitätsmanagementsystem nach der DIN EN ISO 9001:2000 *neu: 9001:2008-12*	Muster-Einrichtung	Einrichtung Muster-Einrichtung am Musterberg
Seite 1 von 1	**Qualitätsmanagement – Handbuch**	Dokumentationsschlüssel:

Lieferantenbewertung (Bewertung einmal jährlich) **Übernahme der Bewertung in Matrix: 07.02.2008**

Bedeutung der Zeichen: „++" = sehr gut, „+" = gut, „0" = befriedigend, „-" = ausreichend, „- -" = mangelhaft

Lieferant	Produkte/ Dienstleistung	Ansprech-partner	Preis	Qualität	Flexibilität	Zuverlässigkeit	termingerecht	Datum/ Bewerter
Fa. Mustermann	Büroartikel	Herr Meier	+	++	++	++	++	20.01.2008 Verwaltung
Fa. Pflege	Pflegebedarf	Frau Müller	+	+	+	+	+	17.01.2008 PDL
Muster-Apotheke	Medikamente	Frau Schulze	+	+	--	+	+	12.01.2008 PDL
Fa. Müller	Desinfektions-mittel	Herr Fritz	++	+	++	-	++	18.01.2008 PDL, Hygiene-beauftragter
...								

Bedeutung der Zeichen: „++" = sehr gut, „+" = gut, „0" = befriedigend, „-" = ausreichend, „- -" = mangelhaft

Einteilung in „A, B und C-Lieferanten"

A = Lieferanten:
Mindestens drei Doppelplus und zwei Pluszeichen

B = Lieferanten:
Alle Bewertungen zwischen A und C

C = Lieferanten:
Mindestens drei Nullen wobei eine Null bei Preis oder Qualität ermittelt sein muss oder schlechter

	Revisionsstand:	Revision am:	Geprüft:	Freigabe am (Stempel der Einrichtung):
Datum:	03/2003	07.02.2008	12.02.2008	
Name:		J. Weigert	Qualitätsmanagement	
Mitwirkende:				

Abb. 44: Beispiel für eine einfache Lieferantenbewertung.

Qualitätsmanagementsystem nach der DIN EN ISO 9001:2000 *neu: 9001:2008-12*	Muster-Einrichtung	Einrichtung Muster-Einrichtung am Musterberg
Seite 1 von1	**Qualitätsmanagement – Handbuch**	Dokumentationsschlüssel:

Messmittelüberwachung

Prüfmittel	Hersteller/ Lieferant	Identifikation	Standort	Überprüfungs-zyklus	Nächster Überprüfungs-termin	Vorschriften • Eichung • Justierung • Kalibrierung	Überprüfungs-ergebnis	Handzeichen QM-B
Küchenwaage bis 5 Kg	Fa.XXX	Nr.: 01	Küche	alle 12 Monate	01/2009	Eich.	**E**	
Blutdruck-messgerät	Fa.XXX	Nr.: 02	Wohnbereich 1	alle 2 Jahre (gem. gesetzlichen Vorgaben)	01/2010	Eich.	**E**	
Personenwaage	Fa.XXX	Nr.: 03 Nr.: 04	Wohnbereich 2 Badezimmer	alle 12 Monate	12/2008	Eich.	**E**	
...								

Legende:
E = im Einsatz und o.k.
A = Ausmustern
G = Gesperrt
K / J / Eich. = zur Kalibrierung, zur Justierung, zur Eichung

	Revisionsstand:	Revision am:	Geprüft:	Freigabe am (Stempel der Einrichtung):
Datum:	03/2003	07.02.2008	12.02.2008	
Name:		J. Weigert	Qualitätsmanagement	
Mitwirkende:				

Abb. 45: Beispiel für Mess- und Prüfmittelmatrix.

5.4.5 Normabschnitt: »8.0 Messung, Analyse und Verbesserung«

Zum Abschluss und im Sinne des Regelkreises des QM-Systems muss die Pflegeeinrichtung durch die Verantwortung der Leitung, verschiedene Maßnahmen zur Messung und Analyse der Prozesse und der Qualitätssicherung planen, nachhaltig einführen und umsetzen. Die Leitung muss ein

Normbezug:
»8.0 Messung, Analyse und Verbesserung, 8.2 Überwachung und Messung« und »8.2.1 Kundenzufriedenheit.«

Verfahren entwickeln, mit dem die Erfüllung der Anforderungen an die Dienstleistung (Prozessfähigkeit, Kundenerwartungen, Erwartungen anderer Parteien, Geschäftsergebnisse und die Erfüllung der Anforderungen) regelmäßig überprüft und sichergestellt werden kann.

Nutzung unterschiedlicher Quellen (neu: ISO/DIS 9001:2007).

Absolut notwendig, ist die Ermittlung der Kundenzufriedenheit (Norm 8.2.1 „Kundenzufriedenheit") durch unterschiedliche Quellen, als das »Maß aller Tätigkeiten«, d.h. die Information über die Kundenzufriedenheit ist als eine der Messgrößen für die Leistungs- und Qualitätsfähigkeit des gesamten QM-Systems und deren Wirksamkeit anzusehen.

Kundenzufriedenheitsermittlungen (z. B. durch ein strukturiertes Interview) bzw. auch Mitarbeiter-befragung durchführen.

Als zentrales Mittel werden interne Audits (gemäß ISO 19011) festgelegt (Auditprogramm) und meistens durch den QM-B. oder ein Auditteam durchgeführt. Durch interne Audits wird die Wirksamkeit des QM-Systems mit seinen Qualitätsanforderungen ermittelt, um Verbesserungs- und Korrekturmaßnahmen frühzeitig einleiten zu können. Die Durchführung eines internen Audits, Festlegung des Audittermines und die Zusammensetzung des Auditteams ist durch die Verantwortung der Leitung zu entscheiden und folglich im Auditplan zu genehmigen. Ein Audit wird von den QM-Auditoren unter Verwendung bestimmter Auditdokumente (Auditplan, Auditfrageliste, Auditprotokoll, Auditbericht und Maßnahmenplan) durchgeführt.

Maßnahmenplanung bzw. Abweichungsbericht.

»8.2.2 Internes Audit.«

Es ist von der Pflegeeinrichtung oder einem ambulanten Pflegedienst detailliert zu planen, wann, durch wen, wie und welche Prüfungen und Überwachungen von Prozessen bei der Dienstleistungserbringung durchgeführt werden müssen, um sicherzustellen, dass nur einwandfreie und sichere Dienstleistungen erbracht werden. Bei der Messung der Prozesse sollte deren Angemessenheit im Hinblick auf das gesamte QM-System beurteilt werden. Die Festlegung von Prüfungen kann im QM-Plan erfolgen und/oder in QM-Verfahrensanweisungen geregelt werden (z. B. Prüfungen des Pflegezustandes durch Pflegevisiten, Prüfungen der Pflegedokumentation, Prüfungen der Therapieplanung und Durchführung einer ergo therapeutischen Befunderhebung, Prüfungen im Rahmen der HACCP uvm.). Wichtig dabei ist, dass der Prüfablauf durch Prüfanweisungen (Checklisten zum Prüfinhalt) schrift-

QM-VA: »Internes Audit« erarbeiten. Ein internes Audit dient zur Überprüfung der Funktionsfähigkeit und Wirk-samkeit des QM-Systems.

»8.2.3 bis 8.2.4 Überwachung und Messung von Prozessen/ des Produkts.«
Messung der Prozessleistung und Bewertung der Ergebnisse durch einen Prüfplan.

▶

lich dokumentiert ist und dass die Angemessenheit, Art und Umfang der Prüfungen aus Prüfplänen ersichtlich ist. Insgesamt ist jede Prüfplanung mit der Arbeitsorganisation abzustimmen (Prüfmerkmale, was soll geprüft werden und durch wen, welche Prüfmittel werden eingesetzt, wie ist der Prüfumfang und wie sind die Prüfzeiten festgelegt?)

- Prozessmessung,
- Prüfplan,
- Prüfmethoden,
- Prüfumfang.

Angemessenheit der Messung bewerten!

Jede dokumentierte Wareneingangsprüfung entspricht einer Prüfung im Sinne der DIN EN ISO 9001:2000. Im Qualitätsmanagement wird unterschieden nach Eingangsprüfung (Warenannahme), Zwischenprüfungen und Endprüfungen (Pflegevisite zur Prozessüberwachung und -lenkung), um evtl. Fehler sofort zu identifizieren (Erhalt der Kundenzufriedenheit), zu dokumentieren, um Abstellmaßnahmen einleiten zu können. Die gewonnenen Erkenntnisse und Prüfergebnisse (das sind Qualitätsnachweise!) aus durchgeführten Prüfungen und Überwachungen müssen in Maßnahmen münden, deren Ziele ständige Verbesserungen der Prozesse und Aufrechterhaltung der Kundenzufriedenheit sind. Ein weiteres Ziel ist es aber auch, sicherzustellen, dass ungeprüfte oder fehlerhafte Produkte oder Dienstleistungen nicht weiterverarbeitet bzw. durchgeführt werden. Fehlerhafte Dienstleistungen sind zu stoppen und Korrekturmaßnahmen sind einzuleiten (z.B. Nachschulungen, Mitarbeiter unterweisen, Mitarbeitergespräche, Nacharbeiten etc.). Die Ergebnisse der Überwachung und Messung werden in die Managementbewertung als »Eingaben« (wie auch Audits, Prüfergebnisse, Verbesserungsprojekte etc.) herangezogen.

QM-VA zur »Lenkung fehlerhafter Leistung bzw. Produkte« erarbeiten!

Das frühzeitige Lenken von fehlerhaften Produkten (abhängig vom Gefährdungspotential) und die zeitnahe Fehlerbehebung – durch das Einleiten von Maßnahmen – ist eine der wichtigsten Aufgaben jedes Mitarbeiters. Die Normanforderung verlangt in diesem Abschnitt ein sicheres Verfahren, das sicherstellt, dass fehlerhafte Produkte gekennzeichnet und nicht weiter verarbeitet werden dürfen, bis der Fehler durch die prozessverantwortlichen Personen bewertet worden ist (Sperrvermerk mit einem Aufkleber »Gesperrt«, Sonderfreigabe mit Information an den Kunden, Nachbearbeitung bis hin zur Vernichtung des fehlerhaften Produktes). Die Fehlerursache bestimmt letztendlich das Einleiten entsprechender Korrekturmaßnahmen zur Schadensabwehr bzw. zur Fehlerbehebung. Wichtig ist die eindeutige Dokumentation der entdeckten Fehler und Fehlerursachen. Jeder entdeckte Fehler ist an die zuständigen Personen oder Stellen der Einrichtung zu melden (z.B. Verantwortliche für die Behebung oder Beseitigung des Fehlers).

Aus durchgeführten Prüfungen kann sich ein Schulungsbedarf ergeben (Schulungsbedarfsermittlung!).

Maßnahmenplanung!

»8.3 Lenkung fehlerhafter Produkte« Fehlererfassung, Risikomanagement Ursachenanalyse

►

Um aussagekräftige Angaben zur Prozessleistung und deren Qualität vornehmen zu können, ist es wichtig, statistische Methoden zur Durchführung der Datenanalyse heranzuziehen. Die Verantwortung der Leitung hat in diesem Zusammenhang den Bedarf an statistischen Methoden für die Ermittlung, Überwachung und Prüfung der Prozess- und Qualitätsfähigkeit sowie bestimmte Produktmerkmale festzulegen. Dadurch soll sichergestellt werden, dass statistische Methoden, soweit es sinnvoll erscheint, angewandt werden. Diese Auswertungen mit Hilfe und Anwendung festgelegter statistischer Methoden betreffen die gesamte Pflegeeinrichtung und somit das QM-System. Die statistischen Methoden und QM-Werkzeuge (»nicht-numerische Methoden« und »numerische Methoden«) werden durch die Verantwortung der Leitung bewertet und festgelegt. Die Bewertung des QM-Systems erfolgt ausnahmslos auf der Grundlage von Fakten, Daten und Analysen und ist wichtig, um die Dienstleistungsprozesse der Pflegeeinrichtung stets zu messen, zu analysieren, zu verbessern und weiter zu entwickeln. Die Ergebnisse der Bewertungen und das Ausmaß der statistischen Methoden sind in den »Eingaben der Managementbewertung« zu berücksichtigen und dienen der Weiterentwicklung der Unternehmensstrategie. Durch gezieltes, systematisches und rechtzeitiges Planen aller Aufgaben und Tätigkeiten, verbunden mit einer Ursachenanalyse bei aufgetretenen Fehlern und Abweichungen, sowie klare Schnittstellenregelungen und eindeutige Festlegung von Zuständigkeiten, sollte prophylaktisch alles getan werden, um Fehler von Anfang an zu minimieren oder ganz zu vermeiden. Als geeignete Maßnahme sind die Korrektur- und Vorbeugungsmaßnahmen darzustellen, die die Lenkung fehlerhafter Leistungen einbeziehen, inklusive eines kontinuierlichen Verbesserungsprozesses der Einrichtung.

Orientierung an realen Fakten und Daten!

»8.4 Datenanalyse.« Datenanalyse und -auswertung ist eine wichtige Grundlage für die Managementbewertung der Einrichtung unter Einsatz verschiedener und geeigneter »Quality Tools.«

Korrekturmaßnahmen werden zur Beseitigung von Fehlern bzw. der Ursachen eines vorhandenen Fehlers oder einer Abweichung eingeleitet, um ein erneutes Auftreten zu verhindern. Durchgeführte Audits können auch als Auslöser von Korrektur- und Vorbeugungsmaßnahmen zur Optimierung von Prozessen dienen.

»8.5.2 Korrekturmaßnahmen« und »8.5.3 Vorbeugungsmaßnahmen.«

QM-VA: »Korrektur- und Vorbeugungsmaßnahmen« entwickeln.

Wiederholungsfehler vermeiden.

Empfehlungen, Anleitungen und Ergänzende Hinweise

1. Neben der Kundenzufriedenheitsbefragung mit Hilfe eines klassischen Fragebogens können auch persönliche Gespräche dazu dienen, die Kundenanforderungen und

Beschwerde- und Zufriedenheitsmanagement.

Kundenzufriedenheit gezielt und präzise festzustellen, zu ermitteln und zu dokumentieren sowie Abweichungen zwischen erbrachter Dienstleistung und Kundenzufriedenheit aufzuzeigen. Eine neue Anmerkung im Normentwurf 9001:2007 gibt Aufschluss darüber, dass hier nicht unbedingt die Kundenzufriedenheit mit einer klassischen Befragung erfolgen muss (*»... Überwachung der Wahrnehmung des Kunden darf beinhalten: Erlangung von Eingaben aus Quellen, wie z.B. Kundenzufriedenheitsermittlungen, Umfragen von Nutzern, Anerkennungen ...«).*

Auch Mitarbeiterbefragungen können hier durch eine Fragebogenaktion durchgeführt werden, da sie ebenfalls eine wichtige Einflussgröße in einer Pflegeeinrichtung sind. Anschließend sollte eine Aktionsplanung bzw. Maßnahmenplanung (Umsetzung der Veränderungen) auf der Grundlage der ermittelten Ergebnisse durchgeführt werden.

2. Führungskräfte sind grundsätzlich am Audit zu beteiligen. Werden bei einem internen Audit Mängel oder Schwachstellen festgestellt, sollte ein terminiertes Nachaudit durchgeführt werden, um die Behebung von besprochenen Korrekturmaßnahmen zu überprüfen. Der Auditbericht wird immer der Verantwortung der Leitung ausgehändigt. Abbildungen 46, 47 und 48 stellen die wichtigsten Auditdokumente zur Durchführung von internen Audits als Muster vor.

3. Fehlerhafte Produkte sollen durch ein gesichertes Verfahren von jedem Mitarbeiter schriftlich aufgenommen, beschrieben und an die entsprechenden Personen oder Stellen weitergeleitet und von der verantwortlichen Person (z.B. durch den Haustechniker, im Einvernehmen mit der Leitung – bei größeren Investitionen zur Fehlerbehebung) bewertet werden. Nach der Beurteilung des Fehlers und der Bewertung seines Gefährdungspotenzials müssen sofort entsprechende Korrekturmaßnahmen eingeleitet werden.
   Mögliche Entscheidungen bei fehlerhaften Produkten, aber auch bei fehlerhaften Dienstleistungen sind:
   - Rücksendung an den Kunden (bei Falschlieferungen),
   - Sonderfreigabe (mit Zustimmung des Kunden, wenn kein qualitätsmindernder Einfluss besteht),
   - Nacharbeit (Qualitätsabweichung ist durch Nacharbeit zu beheben bzw. unter wirtschaftlichen Gesichtspunkten auszubessern),
   - Freigabe nach Zustimmung des Kunden,
   - Einleitung zukünftiger Verbesserungsmaßnahmen,
   - Vernichtung (Fehlerhaftes Produkt ist für jegliche Verwendung ungeeignet und wird vernichtet).

Formular: »Fehler- und Reparaturmeldung« erarbeiten, den Umgang mit allen Mitarbeitern besprechen und freigeben. Fehlermanagement einführen, bestehend aus:
- Fehlerentdeckung,
- Dokumentation,
- Weiterleitung und Meldung,
- Prüfung und Bewertung des Fehlers,
- Maßnahmen zur Fehlerbehebung – wenn möglich – Maßnahmendokumentation,
- Rückinformation an den »Ersteller« der den Fehler bemerkt hat,
- Lenkung der »Fehler- und Reparaturmeldung« im Sinne von Aufzeichnungen.

4. Um Entscheidungen auf der Grundlage von Informationen, Zahlen, Daten und Fakten durch die Verantwortung der Leitung treffen zu können, müssen alle Prozesse in der Dienstleistungserbringung und Prozessabläufe beobachtet

Die Verantwortung der Leitung muss statistische Methoden festlegen und die Ergebnisse in die Managementbewertung einfließen lassen.

▶

und – wenn möglich – gemessen, dargestellt und analysiert (inkl. Ursachenermittlung bei Fehler!) werden. Es sind ggf. Qualitätsverbesserungsprojekte in einem Projektteam zu initiieren. Der Erfolg von Verbesserungsmaßnahmen muss dauerhaft aufrechterhalten werden.

Umfangreiche Qualitätsverbesserungsmaßnahmen, die die Mitwirkung mehrerer Personen erfordern, sollten mit Hilfe einer geeigneten Systematik als Projekt definiert werden. Ziel dabei ist es, das Qualitätsmanagementsystem ständig weiter zu entwickeln, zu verbessern und voranzutreiben. Die Messung der Prozesse und Verbesserungsprojekte im Sinne einer kontinuierlichen Leistungs- und Qualitätsverbesserung (KVP) soll mit Hilfe und dem angemessenen Einsatz von »numerischen« (z. B. Radardiagramm, Fehlersammelkarte, Kreis/Kuchendiagramm, Pareto-Diagramm, Korrelations-Diagramm, Verlaufsdiagramm und Histogramm etc.) und »nicht-numerischen« Methoden (Ishikawa-Diagramm, Paarweiser Vergleich, Portfolio etc.) durchgeführt werden. Die Leitung einer Einrichtung sollte klären, ob eine Methode für einen bestimmten Anwendungsfall geeignet ist oder nicht. Für Mitarbeiter in Verbesserungsprojekten ist es wichtig, mehrere statistische Methoden und Verfahren zu kennen, um für einen Anwendungsfall aus einem Quality Tool von möglichen Methoden (QM-Werkzeuge) die jeweils geeignete(n) zu bestimmen. Die Eignung, Wirksamkeit und Angemessenheit des Qualitätsmanagementsystems muss durch bestimmte Methoden und Verfahren festgelegt werden:

- Gewinn- und Verlustrechnung
- Belegungs- und Auslastungssituation
- Liquidität
- Personalstatistik
- Kostenentwicklung
- Prozess- und Marktanalysen, wie z. B. Kunden- und Mitarbeiterbefragungen, Benchmarking etc.

5. Bei Korrekturmaßnahmen ist im Vergleich zu den Vorbeugungsmaßnahmen bereits ein Fehler aufgetreten, der jetzt gelenkt, geregelt und behoben werden muss (z. B. durch eine Ursachenanalyse). Korrekturmaßnahmen bilden die Grundlage für Vorbeugungsmaßnahmen. Die Einleitung von Vorbeugungsmaßnahmen ist die frühzeitige Erkennung von potenziellen Fehlerursachen (siehe z. B. »Ermittlung von Risiko- und Gefährdungspotenziale«) oder möglichen Schwachstellen durch Auswertungen der Ergebnisse, Feststellungen, Prüfberichte und sonstigen Risikoanalysen (Braden-Skala bzw. Norton-Skala zur frühzeitigen Einschätzung der Dekubitusgefährdung etc).

Wiederholtes Auftreten von Mängeln und Fehlern ausschließen. Auswahl und Einsatz geeigneter und wirksamer Analysemethoden, wie z. B. die Anwendung der FMEA-Technik und sonstiger statistischer Methoden. Fehlerursache herausfinden! »Fehler können entstehen, aber es ist auszuschließen dass ein Fehler ein zweites Mal auftritt!«

Qualitätsmanagementsystem nach der DIN EN ISO 9001:2000 *neu: 9001:2008-12*	Muster-Einrichtung	Einrichtung Muster-Einrichtung am Musterberg
Seite 1 von1	**Qualitätsmanagement – Handbuch**	Dokumentationsschlüssel:

Beispiel:

Auditziel: Sicherstellung und Einhaltung der Regelungen nach der HACCP (EU-VO 852/2004)

Auditdatum: Auditdauer:	Verantwortlicher Mitarbeiter:	Ort/Raum:	**Auditplan-Nr.:**
Auditleiter Datum:	Erstellt: Datum/Name:	Genehmigt durch Vorstand am: Datum/Unterschrift	Auditleiter: Datum/Unterschrift

Fachbereich:	**Namen der zu auditierenden Mitarbeiter/innen**	**Prozess/ Verfahrensanweisungen und andere einschlägige Verfahren und Regelungen**
Küche	KL und ein ausgewählter Mitarbeiter in der Küche	Speiseversorgungsprozess Ermittlung der Kerntemperatur, Prüfmittelüberwachung und Überprüfung deren Angemessenheit im Einsatz, Ermittlung und Festlegung der kritischen Lenkungspunkte (CCP1 und CCP2)

	Revisionsstand:	Revision am:	Geprüft:	Freigabe am (Stempel der Einrichtung):
Datum:	03/2003	07.02.2008	12.02.2008	
Name:		J. Weigert	Qualitätsmanagement	
Mitwirkende:				

Abb. 46: Auditplan.

Qualitätsmanagementsystem nach der DIN EN ISO 9001:2000 *neu: 9001:2008-12*	Muster-Einrichtung	Einrichtung Muster-Einrichtung am Musterberg
Seite 1 von 1	**Qualitätsmanagement – Handbuch**	Dokumentationsschlüssel:

Auditprotokoll zu dem Auditplan-Nr.: ___________

Datum:
Uhrzeit:

Fachbereich:

Teilnehmer/innen: ______________________________

Auditleiter: ______________________________

Thema:

A= Aufforderung
B = Beschluss
E = Empfehlung
F = Feststellung

Angaben bezüglich der Behebung der Abweichungen

Fragen Nr.: Auditfragenkatalog: ______________

Die Abweichungen werden behoben bis zum ______________

☐ Nachaudit oder Nachschulung erforderlich

Datum: ________________ Unterschrift der auditierten Person: ________________________

Datum: ________________ Unterschrift des Auditleiters: ______________________________

	Revisionsstand:	Revision am:	Geprüft:	Freigabe am (Stempel der Einrichtung):
Datum:	03/2003	07.02.2008	12.02.2008	
Name:		J. Weigert	Qualitätsmanagement	
Mitwirkende:				

Abb. 47: Auditprotokoll

Qualitätsmanagementsystem nach der DIN EN ISO 9001:2000 *neu: 9001:2008-12*	Muster-Einrichtung	Einrichtung Muster-Einrichtung am Musterberg
Seite 1 von 1	**Qualitätsmanagement – Handbuch**	Dokumentationsschlüssel:

Auditbericht zu dem Auditprotokoll und Auditplan-Nr.: ________________

Auditierter Prozess: ______________________________

Audittermin / Uhrzeit: ______________________________

Auditleiter: ______________________________

Auditierte Person: ______________________________

Verantwortlicher Mitarbeiter: ______________________

Entwicklungsmöglichkeiten und Hinweise:

Stärken des/der Mitarbeiters/in:

Verbesserungspotenziale und Empfehlungen:

Anzahl der Abweichungen/Feststellungen:

Datum: ______________________ Auditleiter: ____________________

Datum: ______________________ QM-Beauftragter: ______________________________

	Revisionsstand:	Revision am:	Geprüft:	Freigabe am (Stempel der Einrichtung):
Datum:	03/2003	07.02.2008	12.02.2008	
Name:		J. Weigert	Qualitätsmanagement	
Mitwirkende:				

Abb. 48: Auditbericht

5.5 Werkzeuge des Qualitätsmanagements und der Qualitätssicherung

Ein Qualitätsmanagementsystem ermöglicht es, sowohl eigene Veränderungsabsichten (z.B. «Erweiterung der Geschäftstätigkeiten« oder »Organisatorische Veränderungen«) als auch externe Forderungen (z.B. seitens des Gesetzgebers) mit Hilfe von Managementwerkzeugen des QM-Systems (»numerische« und »nicht-numerische Methoden« und QC-Werkzeuge auch als Quality Tool bezeichnet) zu erfüllen. Der Einsatz unterschiedlicher Qualitätsmanagementmethoden ist aus keinem Projektmanagement (nach dem PDCA-Zyklus) wegzudenken!

Die Anwendung verschiedener Quality Tools (quantitativ oder qualitativ) im Qualitätsmanagement ist aber auch im Hinblick auf die Maßnahmen zur internen Qualitätssicherung absolut notwendig, die beispielsweise auch in den QPR-MDK-Prüfanleitungen (§ 113ff. SGB XI) genannt werden:

- Durchführung von Pflegevisiten,
- Durchführung von Betreuungsvisiten (Einrichtungen der Eingliederungshilfe),
- Fallbesprechungen,
- Assessmentrunden,
- Qualitätszirkelrunden,
- Betriebsbegehungen,
- etc.

Numerische Daten und Methoden sind Daten in Zahlenform (1, 2, 3 ...), z.B. Belegungszahlen, Zahlen zur Auslastung, Fluktuationsraten, Fehlerquoten, Reklamationen, Bearbeitungszeiten etc.

Falls Daten (Informationen) nur in nicht-numerischer Form (vgl. Abbildung 49) vorliegen, kann die Anwendung entsprechender Methoden die Auswertung der vorliegenden Daten erleichtern. Dies unterstützt eine Entscheidungs- und Lösungsfindung bei einem Problem oder bei Qualitätsverbesserungsprojekten.

Bei nicht-numerischen Daten handelt es sich um Informationen, die nicht zahlenmäßig definiert sind. Nicht-numerische Daten sind z.B. Ideen, Meinungen, Kundenaussagen oder Fehlerarten.

Mit der Anwendung der verschiedenen Management-Werkzeuge werden Daten (vgl. Abbildung 50), Erhebungen oder gesammelte Informationen, die zu einer Problemlösung und Entscheidungsfindung beitragen können, herangezogen, visualisiert und analysiert (ausgewertet z.B. in Form einer Ursachenermittlung).

In dem Praxisleitfaden »Qualitätsverbesserung Strategie & Werkzeuge« der Steinbeis GmbH & Co. für Technologietransfer (EQ ZERT) werden ausführliche Anregungen und Praxisbeispiele zur Anwendung der Methoden gegeben.

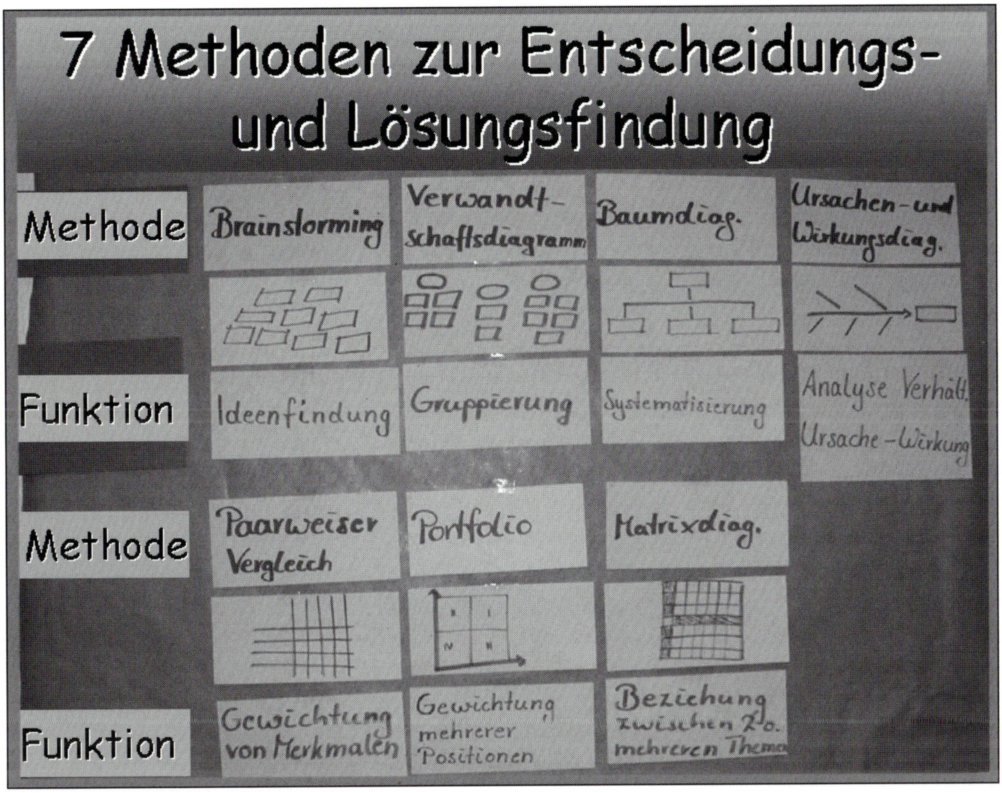

Abb. 49: Sieben qualitative Methoden zur Entscheidungs- und Lösungsfindung.

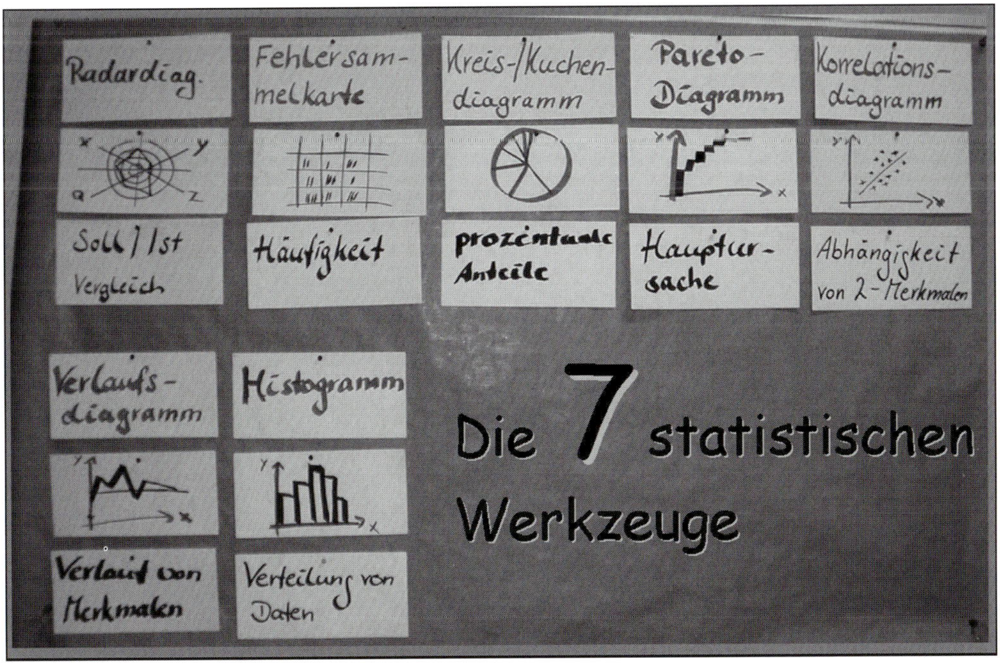

Abb. 50: Sieben quantitative statistische Werkzeuge.

Es wird unterschieden zwischen:
1. Sieben Methoden zur Entscheidungs- und Lösungsfindung
2. Sieben statistischen Methoden

Die Anwendung von numerischen oder nicht-numerischen Methoden unterstützt eine gezielte und systematische Durchführung von Qualitätsverbesserungsprojekten/-tätigkeiten. Die Anwendung ermöglicht eine nachvollziehbare und auf Daten beruhende Entscheidungs- und Lösungsfindung für die Verantwortung der Leitung. Denn: Eine Leitung soll grundsätzlich nur Entscheidungen aufgrund von vorliegenden Informationen, Daten und Fakten treffen! Dies setzt voraus, dass die eingesetzten Methoden für die entsprechende Anwendung ausgewählt und geeignet sind sowie korrekt angewendet werden (Methodenkompetenz!).

Die Methoden des Qualitätsmanagements zur Qualitätsverbesserung sind eine Hilfe zur Strukturierung und vor allen Dingen zur Visualisierung kausaler Fragestellungen und unterstützen die Phasen des Problemlösungsprozesses nach *Deming* (PDCA-Zyklus). Die Managementwerkzeuge werden hier nicht näher beschrieben. Es wird an dieser Stelle u. a. auf den Praxisleitfaden von EQ ZERT, Ulm verwiesen.

5.6 FMEA als Methode der internen Qualitätssicherung

Die Analyse von Fehlerursachen und ihren Auswirkungen kann mit Hilfe der Fehler-Möglichkeiten- und Einfluss-Analyse (FMEA = Failure Mode and Effects Analysis) durchgeführt werden.

Die FMEA als Methode zur Fehlervermeidung bietet sich hervorragend an, um Fehlerquellen, deren Ursache und Entdeckungswahrscheinlichkeit zu analysieren und zu priorisieren. Gerade bei der Bewertung von Prozessen kann die FMEA als präventive Technik eingesetzt werden.

In der Industrie wird die FMEA im Bereich der Entwicklungsplanung (siehe auch Normabschnitt 7.3 »Entwicklungsplanung«) angewandt, um:
- Fehler frühzeitig aufzudecken,
- Fehler zu bewerten und
- Vorbeugungsmaßnahmen zu definieren.

Die Fehler-Möglichkeiten- und Einfluss-Analyse (FMEA als Quality-Tool) stützt sich auf den Grundsatz, dass es immer besser und kostengünstiger ist, Fehler zu vermeiden, als sie hinterher entdecken und abstellen zu müssen bzw. für die Fehlerfolgekosten aufkommen zu müssen (Fehlervermeidung!).

Die FMEA ist eine präventive Methode zur Fehlervermeidung und die Suche nach geeigneten Vorbeugungsmaßnahmen, sodass der Fehler erst gar nicht auftreten kann! Der Nachteil der FMEA besteht allerdings darin, dass diese Methode sehr subjektiv ist und abhängig gemacht werden muss vom Team, das sie anwenden wird. Nicht in allen Bereiche des Dienstleistungssektors ist die FMEA die geeignete Methode, da hier als Ergebnis eine Risiko-Prioritätszahl (RPZ) ermittelt wird, um anschließend geeignete Vorbeugungsmaßnahmen festzulegen (vgl. Abbildung 51).

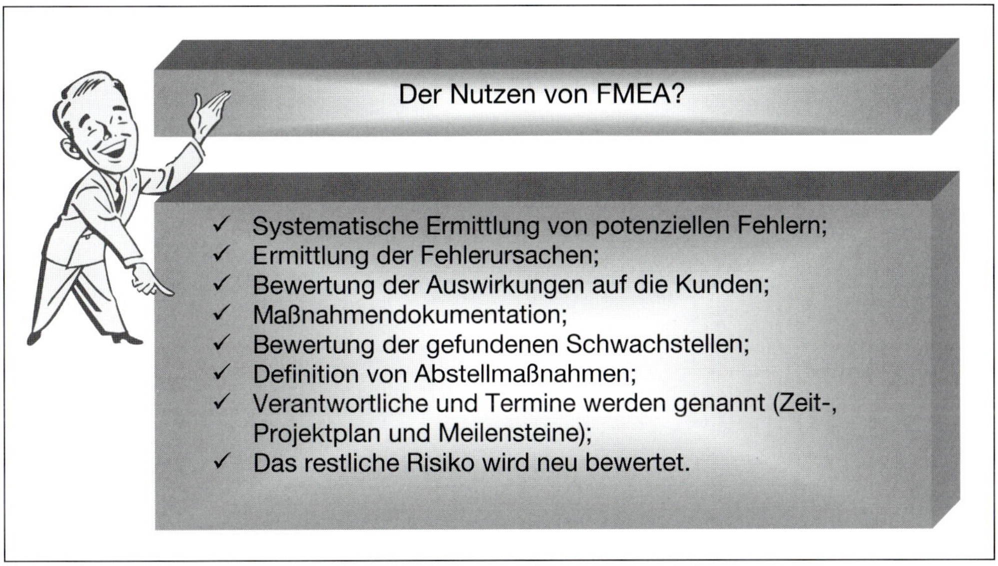

Abb. 51: Nutzen der FMEA.

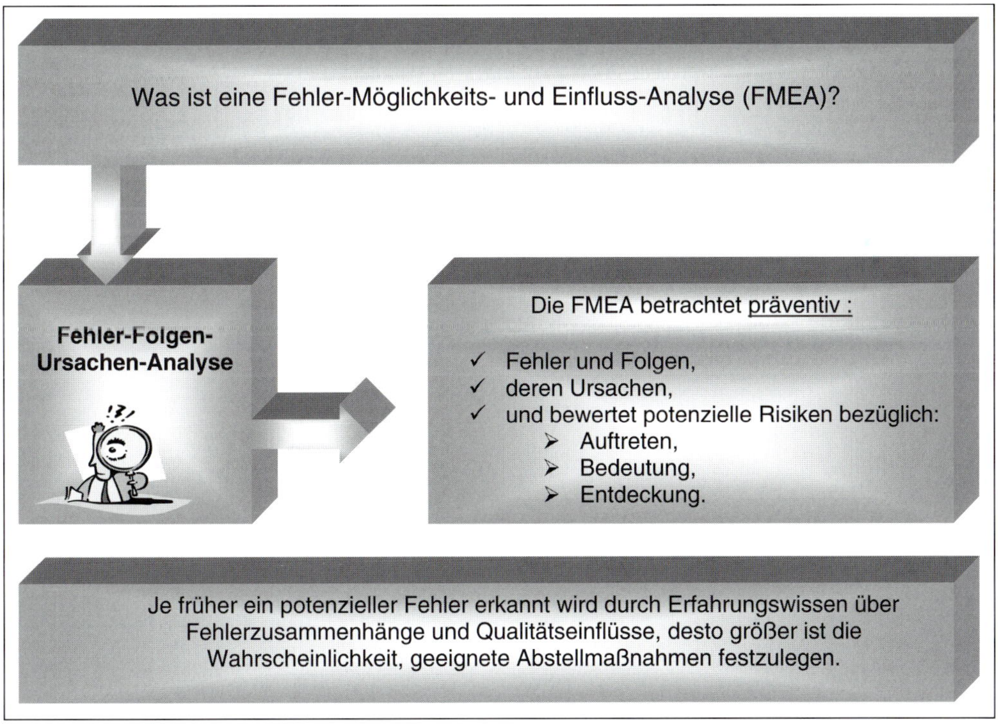

Abb. 52: Was ist eine Fehler-Möglichkeits- und Einfluss-Analyse?

5.6.1 FMEA als Arbeitsmethode

Die FMEA ist eine systematische Technik und formale Denkhilfe für Führungskräfte in einer Einrichtung. Durch die Anwendung der FMEA werden potenzielle Fehler und Fehlermöglichkeiten analysiert, die bei der Dienstleistungserbringung und insbesondere bei der Entwicklung neuer Dienstleistungen in einer Pflegeeinrichtung mit seinen Prüfschritten und Bewertungen (Verifizierung und Validierung) auftreten können. Sie beruht grundsätzlich auf dem Erfahrungswissen der Mitarbeiter, das es ermöglicht, Fehler, Ursachen und Folgen sowie Risiken frühzeitig zu erkennen, aufzuzeigen, zu bewerten und die entsprechenden Präventivmaßnahmen in den Entscheidungsprozess einzubringen.

Bei der FMEA geht es zunächst darum, mögliche Fehler zu entdecken und zu bewerten, bevor sie den Kunden und anderen interessierten Parteien erreichen. Diese Methode ist somit ein Mittel zur Rationalisierung durch Systematisierung und hat sich als hilfreiche Prophylaxe bewährt. Die Anwendung der FMEA hat bisher bei der Entwicklung neuer Dienstleistungen in Pflegeeinrichtungen noch keinen Eingang gefunden, obwohl durch diese Methode Fehler, Kosten und Kundenunzufriedenheit (Beschwerden und Reklamationen) reduziert bzw. eingegrenzt werden könnten.

Bei der FMEA geht es darum, Fehler, die möglicherweise auftreten könnten, aufzudecken und durch geeignete Abstellmaßnahmen auszuschließen. Es geht allerdings auch darum, Schwachstellen vor dem Regelbetrieb (vor Freigabe bei Neuentwicklungen) zu ermitteln und Fehlleistung und Doppelarbeit zu verringern.

Mit Hilfe der FMEA ist es möglich, das in einem Unternehmen vorliegende Erfahrungswissen über Fehlerzusammenhänge und Qualitätseinflüsse auf systematische Weise zu sammeln und damit verfügbar zu machen.

5.6.2 Einsatzmöglichkeiten der FMEA

Die Methode der FMEA findet Anwendung bei der Entwicklung und Herstellung neuer Produkte und Dienstleistungen (siehe auch DIN EN ISO 9004:2000, Normabschnitt 7.3 »Entwicklungsplanung«), bei neuen Verfahren und Abläufen, bei allen Änderungen an Produkten und Dienstleistungen und technischen sowie organisatorischen Abwicklungsverfahren. Normalerweise besteht die höchste Priorität für eine FMEA dort, wo die höchsten Risiken, Gefahren bzw. aufgetretenen Fehlerfolgen vorhanden sind.

Bei der FMEA wird eine Risiko-Prioritätszahl mit Hilfe von drei Kennzahlen bestimmt:
A = Wahrscheinlichkeit des **A**uftretens eines Fehlers (kann mehrere Ursachen haben!),
B = **B**edeutung des Fehlers im Hinblick auf den Kunden und
E = Wahrscheinlichkeit der **E**ntdeckung des Fehlers.

Die Einsatzmöglichkeiten der FMEA resultieren aus der präventiven Methode zur Fehlervermeidung und **Risikomanagement** (Gefahr von Sturz, Dekubitus, Mangelernährung u. v. m.). Damit

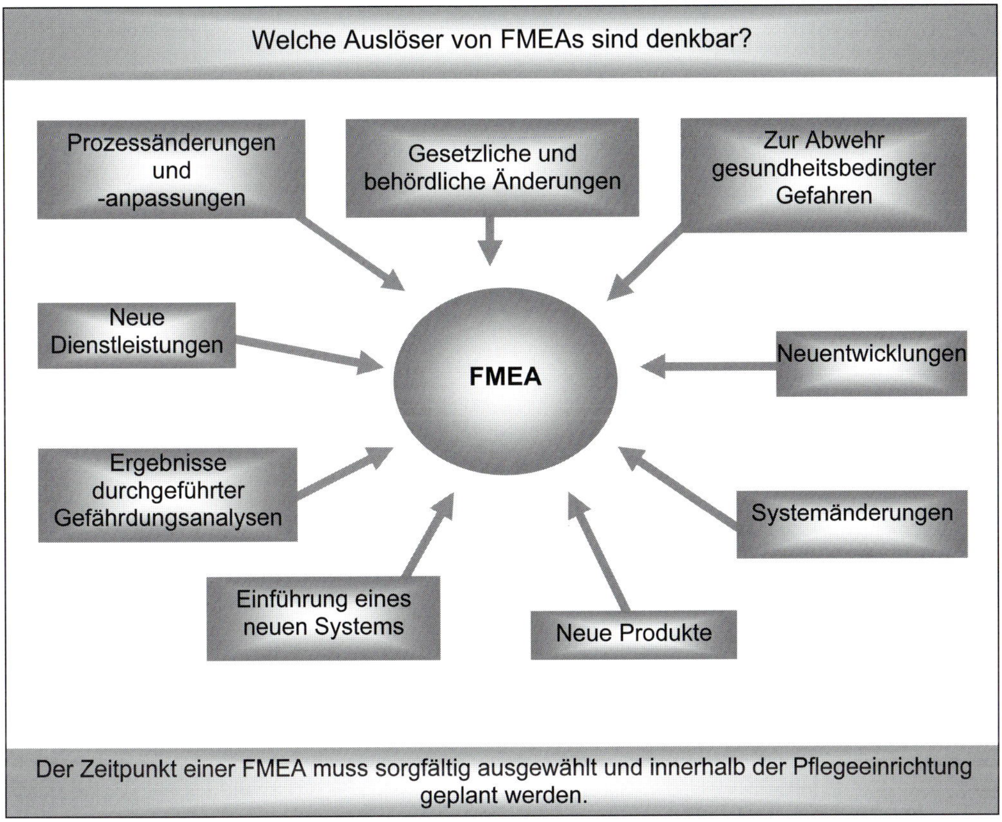

Abb. 53: Weitere Auslöser von FMEAs?

ist auch der Einsatzzeitraum fixiert: Die FMEA kann erst dann starten, wenn ein Produkt oder eine Dienstleistung fertig konzipiert worden ist. Sie sollte also im Pflichtenheft bei der Ablaufgestaltung berücksichtigt werden. Je früher eine FMEA gewählt wird, desto größer ist die Möglichkeit, die Kostenstruktur im Griff und unter Kontrolle zu haben.

In der Praxis wird die FMEA aber auch nachträglich angewandt, um aufgetretene Fehler zu analysieren und abzustellen. Man geht immer davon aus, dass der Fehler auftreten kann (Auftretenswahrscheinlichkeit), aber nicht unbedingt auftreten **muss**! Bei der Fehlerursachenbestimmung sind sämtliche denkbaren Ursachen aufzulisten, die dem aufgezeigten Fehler zugeordnet werden können. Da ein potenzieller Fehler mehrere potenzielle Fehlerursachen haben kann, muss nach der FMEA jede Fehlerursache einzeln aufgelistet werden. Die exakte Identifikation und Auflistung der möglichen Ursachen für die angenommene Ausfall-/Fehlerart ist notwendig, um die Auftretenswahrscheinlichkeit schätzen oder berechnen sowie Verhütungs- und Kompensationsmaßnahmen untersuchen zu können. Die möglichen Fehlerauswirkungen sind so zu beschreiben, wie der Kunde sie bemerkt oder empfindet (Bedeutung für den Kunden).

Die FMEA ist eine bereichsübergreifende und kooperative Aufgabe der Fach- und Führungskräfte einer Organisation.

Die in Abbildung 54 dargestellte FMEA-Gruppe (festgelegtes Arbeitsteam) setzt eine interdisziplinäre Zusammensetzung analog dem Qualitätsmanagementsystem voraus. Das Team sollte aus nicht mehr als vier Mitarbeitern (Fachexperten) bestehen, die in diesem System oder in diesem Prozess über die notwendige Erfahrung und das Wissen verfügen. Neben diesem Team ist die Anwesenheit des Qualitätsmanagement-Beauftragten (QM-B.) und der Fachkraft für Arbeitssicherheit (FaSi) oder des Sicherheitsbeauftragten (Sib) der Einrichtung in beratender Funktion (bei Neuentwicklungen) dringend anzuraten.

Dieses Team wird federführend durch einen geschulten Moderator, ähnlich wie bei Qualitätszirkeln, moderiert. In diesem Arbeitsteam wird ein »FMEA-Verantwortlicher« als Moderator benannt. Er ist dafür verantwortlich, dass alle Maßnahmen durchgeführt und Termine eingehalten werden. Die wichtigste Aufgabe des Moderators ist hier, die Maßnahmenverfolgung und

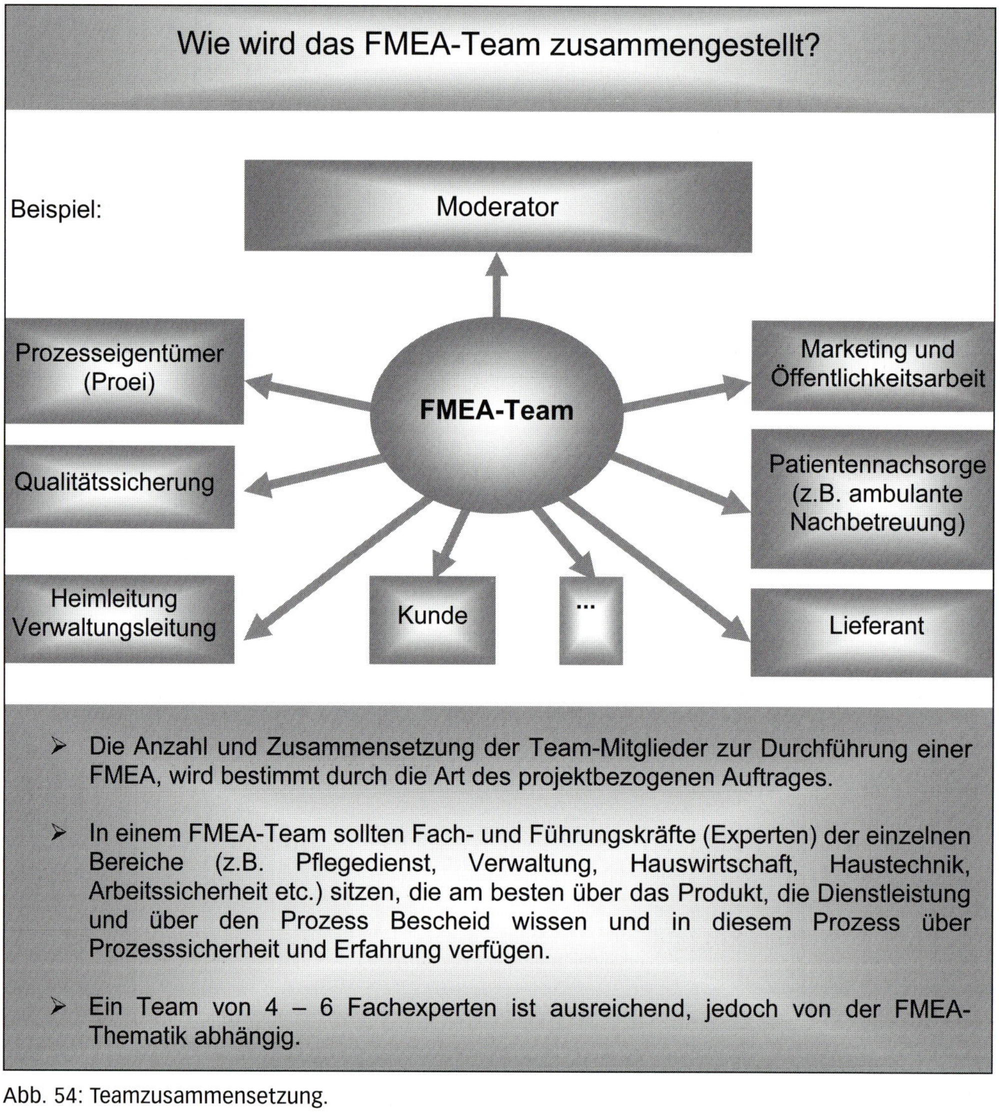

Abb. 54: Teamzusammensetzung.

den Zeitplan (Termine) einzuhalten. Die Teamarbeit bei der FMEA sichert die Effektivität und Sicherstellung der FMEA-Technik.

5.6.3 Methode der FMEA

Bei der Durchführung und Erstellung einer FMEA sind aufeinander aufbauende Schritte zu unterscheiden (vgl. Abbildung 55).

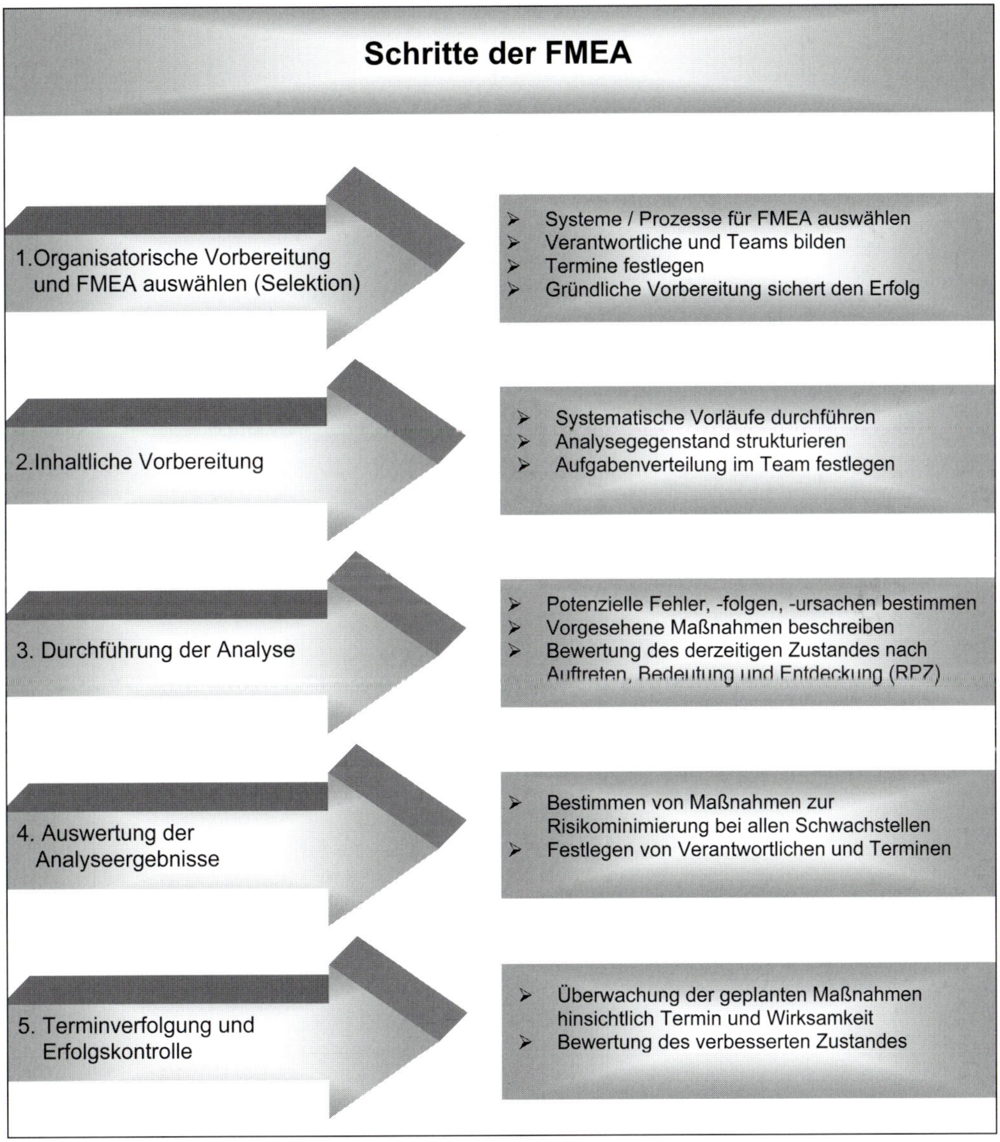

Abb. 55: Schritte der FMEA.

Im ersten Schritt der FMEA ist es wichtig, die Betrachtungseinheit, deren Schnittstellen und deren Wechselwirkung zueinander genau abzugrenzen und die zu betrachtende Einheit, Dienstleistung oder den Prozess auszuwählen (deduktive bzw. induktive Prozessanalyse). Aus zeitlichen und wirtschaftlichen Gründen ist es sinnvoll, alle Faktoren bzw. alle Schritte eines Prozesses einer genauen Risikoanalyse zu unterziehen.

Es muss in jedem Fall eine Vorselektion stattfinden! Die Teammitglieder müssen alle notwendigen Informationen zur Durchführung der FMEA zusammentragen und sinnvoll zu einem Ganzen strukturieren. In der Phase der Vorselektion sind sämtliche Informationen, Daten und Fakten, Checklisten, Fehlermeldungen, Spezifikationen, Beanstandungslisten, Fehlermeldungen und Begehungsprotokolle, die der Analyse dienen, heranzuziehen und für die FMEA sinnvoll zu nutzen. Die Auswahl der zu analysierenden Prozesse erfolgt unter Berücksichtigung der Qualitätsziele der Einrichtung, gesetzlicher und behördlicher Anforderungen sowie der Anforderungen und Interessen der interessierten Parteien. Das wichtigste Handwerkszeug zur Durchführung der FMEA ist ein spezielles Formblatt, das FMEA-Analyseblatt. In diesem Arbeitsschema werden die einzelnen Schritte der FMEA aufgezeigt und dokumentiert. Unabhängig davon, wie dieses Analyseblatt aufgebaut wird, sind bestimmte Inhalte, erforderlich.

Das Formblatt zur FMEA sollte folgende Aspekte beinhalten:
- Potenzielle Fehlerarten, -folgen und Ursachen;
- Mögliche Kontroll- und Prüfmaßnahmen;
- Gewichtung der Bewertungskriterien für Auftreten, Bedeutung und Entdeckung der Fehlerursachen;
- Verbesserungsvorschläge und Abstellmaßnahmen mit Zuordnung der Verantwortlichkeiten;
- Der erreichte und verbesserte Zustand mit einer Bewertung als Rest-Risiko-Prioritätszahl (RRPZ).

Das in Abbildung 56 dargestellte »FMEA-Analyseblatt« kann in drei Blöcke aufgeteilt werden:

Block 1: Auflistung und Analyse der möglichen Probleme. Kontroll- und Prüfmaßnahmen, Risikobeurteilung und Ermittlung der Risiko-Prioritätszahl (RPZ).

Block 2: Empfohlene Abstellmaßnahmen und Klärung der Verantwortlichkeiten.

Block 3: Getroffene Maßnahmen und Ermittlung der Rest-Risikoprioritätszahl (RRPZ) in Form einer Neubewertung.

Block 1: Auflistung und Analyse der möglichen Probleme

a) Fehlerort (Frage: Wo könnte etwas nicht in Ordnung sein?)
b) Potenzielle Fehler (Frage: Wie würde sich der Fehler bemerkbar machen?)
c) Potenzielle Fehlerursachen (Frage: Warum würde oder könnte der Fehler entstehen?)
d) Potenzielle Folgen (Auswirkung) des Fehlers auf den Kunden (Frage: Was könnte im Fehlerfall passieren?)

In der ersten Spalte wird der Fehlerort bezogen auf das System, Merkmal, Arbeitsablauf oder Verfahren eingetragen. In dieser Spalte wird also der Frage nachgegangen, wo der Fehler sich zeigt.

Firma (Stempel)	Fehler-Möglichkeits- und Einfluss-Analyse	FMEA-Verantwortlicher (Name):	Team-Mitglieder:	
		Erstellt durch (Name/Abt):	Erstellungsdatum:	Revisionsstand:

Fehlerort / Systeme / Merkmale:	Potenzielle Fehler:	Fehlernummer:	Potenzielle Fehlerursachen: A	Potenzielle Folgen des Fehlers: (Auswirkung für den Kunden) B	Derzeitiger Zustand: Vorgesehene Prüfmaßnahmen: (Entdeckung) E	Auftreten	Bedeutung	Entdeckung	Risiko-Proiritäts-Zahl (RPZ)	Empfohlene Abstellmaßnahmen:	Verantwortlichkeit:	Verbesserter Zustand: Getroffene Maßnahmen:	Auftreten	Bedeutung	Entdeckung	Rest-Risiko-Proiritäts-Zahl (RRPZ)
Mittagessen	*Verkocht*	*1*	*Kochzeit zu lange*	*Unansehnliches Essen und keine Vitamine, Mieter im Haus nehmen nicht an der Verpflegung teil; schlimmstenfalls Reduzierung des Bodymass-index (BMI) bei den Bewohnern*	*Kochzeit überwachen*	*9*	*8*	*1*	*72*	*Standard erarbeiten, Mitarbeiter schulen*	*KL der Einrichtung*	*Erarbeiteter Standard, Mitarbeiterschulung, HACCP-Konzept überprüft*	*2*	*8*	*1*	*16*

A Wahrscheinlichkeit der Fehlerursache (Fehler kann vorkommen)

unwahrscheinlich	1
sehr gering	2 - 3
gering	4 - 6
mäßig	7 - 8
hoch	9 - 10

B Bedeutung (Auswirkung auf den Kunden)

kaum wahrnehmbare Auswirkung	1
unbedeutender Fehler, geringe Belästigung des Kunden	2 – 3
mäßig schwerer Fehler	4 – 6
schwerer Fehler, Verärgerung des Kunden	7 – 8
äußerst schwerwiegender Fehler	9 –10

E Wahrscheinlichkeit der Entdeckung

Hoch	1
Mäßig	2 – 5
Gering	6 – 8
Sehr gering	9
Unwahrscheinlich	10

Priorität (RPZ)

Hoch	1000
Mittel	125
Keine	1

Abb. 56: FMEA-Analyseblatt und vereinfachtes Beispiel.

Die zweite Spalte bezieht sich auf die potenziellen Fehler, die bei den angegebenen Fehlerorten entstehen können.

Die Fehlerarten werden aufgelistet und erhalten eine Fehlernummer (dritte Spalte), die fortlaufend ist.

Die vierte Spalte bezieht sich auf die Auflistung der potenziellen Fehlerursachen (A). Bei den Fehlerursachen sind alle denkbaren Ursachen eines potenziellen Fehlers einzeln zu erfassen. Ein Fehler kann u. U. mehrere Ursachen (falsche Bedienung, keine Beachtung von Arbeitsanweisungen, unzureichende Qualifikation der Mitarbeiter etc.) haben. In der fünften Spalte werden die Auswirkungen der möglichen Fehler aus der Sicht des Kunden (Leistungsempfänger oder eine interessierte Partei) dargestellt (B). Die Fehlerauswirkungen werden aufgelistet.

Tabelle 17: Beispiel einer erstellten FMEA »Mittagessen«.

Fehlerort System/ Merkmal	Potenzielle Fehler	Fehlerart-Nummer	Potenzielle Fehlerursachen **A**	Potenzielle Folgen des Fehlers (Auswirkungen) **B**
Mittagessen	Verkocht	1	Kochzeit zu lange	Unansehnliches Essen und keine Vitamine, Mieter im Hause nehmen nicht an der Verpflegung teil; schlimmstenfalls Reduzierung des Bodymaßindex (BMI) bei den Bewohnern …
	Ungewürzt	2	Fehlende Standards	Geschmacklose Mahlzeit
	Keine frischen Zutaten	3	Zu geringes Budget, fehlende Mitarbeiter, mangelnde Mitarbeiterschulung	Fehlende Vitamine
	Lieblos angerichtet	4	Fehlendes Verständnis	Unansehnliches Essen und nicht appetitanregend
	Fleisch zäh	5	Schlechte Qualität, schlechte Zubereitung	Kann nicht gekaut oder gut geschnitten werden
	Kalte Speisen	6	Fehlende Kontrolle, Nichteinhaltung von Standards und Temperaturkontrollen laut HACCP	Mahlzeiten bleiben unberührt stehen

In der weiteren Vorgehensweise wird der »Derzeitige Zustand« ermittelt. In der sechsten Spalte »Vorgesehene Prüfmaßnahmen« (E) wird festgehalten, welche Maßnahmen, Verfahren, Methoden oder Tests derzeit angewendet werden, um den genannten potenziellen Fehler zu entdecken. Da es sich in diesem Schritt um den derzeitigen Zustand handelt, sind Spezifikationen, Prüfvorschriften, Standards oder Verfahren aufzuführen, die in der momentanen Situation Anwendung finden.

In den nächsten drei Spalten wird die Risikoprioritätszahl für den genannten potenziellen Fehler ermittelt und unter drei Betrachtungsrichtungen untersucht:
1. Auftreten
2. Bedeutung
3. Entdeckung

Hier handelt es sich um Wahrscheinlichkeitsannahmen aus der Sicht der Fachexperten.

Tabelle 18: Derzeitiger Zustand und Prüfmaßnahmen.

Derzeitiger Zustand				
Vorgesehene Prüfmaßnahmen **E**	Auftreten	Bedeutung	Entdeckung	Risiko-Prioritäts-Zahl

Die Beurteilung des potenziellen Fehlers erfolgt nach einem 10-Punkte-Schema und wird als Risikoprioritätszahl zusammengeführt. Durch Multiplikation der drei Einzelzahlen (A x B x E) erhält man die Risikoprioritätszahl (RPZ). Bei Fehlern mit hohen Risikoprioritätszahlen sind die Fehlerzustände zu untersuchen und zeitnahe Maßnahmen festzulegen. Durch die Risikoprioritätszahl wird die Reihenfolge und Intensität der Untersuchung bestimmt.

Auftretenswahrscheinlichkeit

Die Wahrscheinlichkeit des Fehlers muss unabhängig von der möglichen Bedeutung des Fehlers und der Wahrscheinlichkeit, den Fehler rechtzeitig vor der Weiterverarbeitung zu entdecken, untersucht werden. Die Punktevergabe beruht auf den Einschätzungen, ob man erfahrungsgemäß ein Problem hat, oder ob man möglicherweise ein Problem erwartet.

Tabelle 19 stellt ein Raster einer möglichen Punktevergabe, die der Wahrscheinlichkeit des Auftretens beigemessen wird, dar.

Tabelle 19: Raster einer möglichen Punktvergabe.

A	**Wahrscheinlichkeit der Fehlerursache**	
	unwahrscheinlich	1
	sehr gering	2–3
	gering	4–6
	mäßig	7–8
	hoch	9–10

Bedeutungsbeurteilung

Auch die Bedeutungsbeurteilung der Folge eines Fehlers für den Kunden oder einer anderen interessierten Partei wird anhand einer Skala von 1 bis 10 bewertet. Die zu vergebende Punktezahl entspricht der Auswirkung eines Fehlers auf den davon betroffenen Kunden. Mit der Punktevergabe werden die Auswirkungen auf den Kunden bewertet. Die Tabelle 20 zeigt die Bedeutung der Bewertungspunkte.

Tabelle 20: Bedeutung der Bewertungspunkte.

B	Bedeutung (Auswirkung auf den Kunden)	
	kaum wahrnehmbare Auswirkung	1
	unbedeutender Fehler, geringe Belästigung des Kunden	2–3
	mäßig schwerer Fehler	4–6
	schwerer Fehler, Verärgerung des Kunden	7–8
	äußerst schwer wiegender Fehler	9–10

Fehlerentdeckung

Prüfmaßnahmen und Prüfmethoden erhöhen die Wahrscheinlichkeit, den Fehler zu entdecken. Die Wahrscheinlichkeit der Fehlerentdeckung (potenzieller Fehler) wird ebenfalls anhand einer Skala 1 bis 10 bewertet. Wichtig dabei ist, dass der Fehler durch die Einrichtung bemerkt wird und nicht erst durch den Kunden.

Tabelle 21: Gebräuchliche Bewertung.

E	Wahrscheinlichkeit der Entdeckung		Priorität (RPZ)	
	Hoch	1	Hoch	1000
	Mäßig	2–5	Mittel	125
	Gering	6–8	Keine	1
	Sehr gering	9		
	Unwahrscheinlich	10		

Durch die in Tabelle 21 dargestellte Risiko-Prioritätszahl (RPZ) werden die Risiken bezüglich des Auftretens, der Bedeutung und der Entdeckung für jeden möglichen Fehler berechnet. Die so erhaltene Messzahl ermöglicht es, das Gesamtrisiko der verschiedenen Fehlermöglichkeiten miteinander zu vergleichen. Je größer die Risiko-Prioritätszahl subjektiv bewertet worden ist, desto vorrangiger ist der Handlungs- und Optimierungsbedarf, das entsprechende Risiko zu minimieren oder zu senken. Die Skala reicht von 1 = kein Risiko, über 125 = mittleres Risiko (5 x 5 x 5 = 125) bis 1000 = höchstes Risiko. Die höchste Prioritätszahl bedeutet, dass ein häufig auftretender, äußerst schwerer, potenzieller Fehler auftritt, bei dem die Entdeckung unwahrscheinlich ist. Der Kunde erleidet u. U. einen Schaden oder wird zukünftig die Dienstleistung nicht wieder in Anspruch nehmen. Weiterhin wird der Kunde seine Unzufriedenheit mit der Dienstleistung an viele weitere potenzielle Kunden weitergeben.

Block 2: Empfohlene Abstellmaßnahmen und Verantwortlichkeiten

Der zweite Block konzentriert sich auf die Maßnahmen und Lösungen sowie auf die Verantwortlichkeiten als so genannte Erfolgskontrolle. Die Einleitung von gezielten Abstellmaßnahmen ist von äußerster Wichtigkeit. Ohne die Durchführung von Abstellmaßnahmen ist jede FMEA wertlos. Zur Sicherstellung und Umsetzung der getroffenen Abstellmaßnahmen ist es wichtig, Zuständigkeiten und zu überwachende Termine im Team festzulegen. Dazu empfiehlt es sich, einen geeigneten Projektstruktur- und/oder Maßnahmenplan anzuwenden.

Block 3: Getroffene Maßnahmen und Ermittlung der Restrisikoprioritätszahl (RRPZ)

Im dritten Block wird eine erneute Beurteilung, bezogen auf den verbesserten Zustand, durchgeführt. Hier wird das Restrisiko beurteilt. Die Risikobeurteilung kann aus drei Situationen heraus betrachtet werden:

- Planerisch: Das Restrisiko wird danach beurteilt, ob die vorgeschlagenen Maßnahmen ordnungsgemäß durchgeführt wurden.
- Statusmäßig: Zu einem späteren Zeitpunkt wird beurteilt, inwieweit getroffene Maßnahmen die Risikoeinschätzung verbessern.
- Abschließende Beurteilung: Bewertung nach Abschluss aller Maßnahmen.

In der Spalte »Verbesserter Zustand« sind die getroffenen Maßnahmen einzutragen. Jeder der aufgeführten potenziellen Fehler ist nach Festlegung der Abstellmaßnahmen nochmals in Hinsicht auf »Auftreten, Bedeutung und Entdeckung« zu bewerten. Die Bewertung erfolgt gemäß der Bewertung des »Derzeitigen Zustandes.« Nach der Bewertung ist die Rest-Risiko-Prioritätszahl zu errechnen und in die dafür vorgesehene Spalte einzutragen.

Schließlich sollte durch die präventive Technik der FMEA zu erkennen sein, ob die getroffenen Maßnahmen erfolgreich gewesen sind. Der Vergleich der RPZ und RRPZ gibt einen Aufschluss über den Erfolg durchgeführter Maßnahmen.

6 Umsetzung der Anforderungen

6.1 Einführung und Anwendung eines QM-Systems nach der ISO 9001

Die Einführung eines QM-System muss von der obersten Leitung sorgfältig geplant werden. Bevor in einer Pflegeeinrichtung mit dem Aufbau eines QM-Systems, dessen Dokumentation und Einführung begonnen wird, sollten sich die Verantwortlichen (Geschäftsleitungen, Heimleitungen und verantwortliche Pflegefachkräfte) genau über die Forderungen der DIN EN ISO 9001 sowie über systemspezifische Anforderungen (z. B. nach dem Pflegeversicherungsgesetz, Forderungskatalog der BGW nach der » MAAS-BGW«) informieren.

Ein wirkungsvolles QM-System muss die tatsächlichen Gegebenheiten und die festgelegten Prozesse einer Pflegeeinrichtung darstellen. Es kann – je nach Einrichtungsgröße – unterschiedliche Strukturen aufweisen. Über die Einführung eines QM-Systems in Pflegeeinrichtungen und Pflegediensten entscheidet der Träger bzw. die Leitung. Er hat eine Grundsatzerklärung zur Qualitätspolitik abzugeben. Er muss die Qualitätsziele klar aus der Qualitätspolitik heraus definieren und so festlegen, dass sie zeitlich (Zeit- und Maßnahmenplan) und ggf. finanziell (Finanzplan) messbar sind und dass die Einhaltung der Vorgaben überprüft werden können. Alle formulierten und festgelegten Qualitätsziele müssen realistisch, überprüfbar und erreichbar sein (DIN EN ISO-Normabschnitt 5.6 »Managementbewertung«). Ein Qualitätsmanagementsystem mit seinen spezifischen Anforderungen systematisch in einem Unternehmen (vgl. Abbildung 57) zu implementieren, erfordert einen erheblichen zeitlichen Aufwand und vor allen Dingen auch Methodenkompetenz.

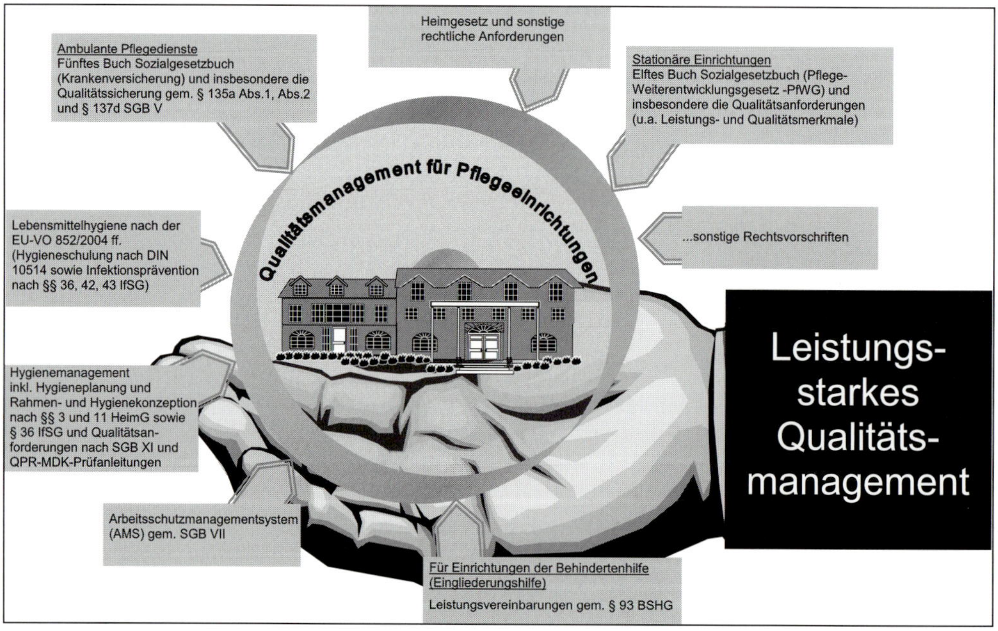

Abb. 57: Einrichtungsinternes Qualitätsmanagementsystem.

Die in Abbildung 58 vorgestellte Herangehensweise bei der Einführung eines QM-Systems nach der DIN EN ISO 9001 gliedert sich in fünf Abschnitte, die sich alle wiederum in einzelne Schritte einteilen lassen:
1. Phase: Analysephase-Vorüberlegung, Organisation und Information
2. Phase: Systemspezifische Anforderungen ermitteln
3. Phase: Prozessgestaltung
4. Phase: Implementierung (Qualitätsorientierte Reorganisation)
5. Phase: Verbesserung und Zertifizierung

1. Phase: Analysephase – Vorüberlegungen, Organisation und Information

- Die Vorplanung ist wichtig, um die Richtung festzulegen und vorzugeben.
- Vorüberlegungen der Leitung, ob auch andere systemspezifische Managementanforderungen, z. B. Arbeitschutzmanagement, in das Qualitätsmanagementsystem nach der DIN EN ISO 9001 integriert werden sollen.
- Überlegungen, inwieweit und in welchem Umfang ein externer »QM-Trainer« hinzugezogen und beauftragt werden soll.
- Benennung eines Qualitätsmanagement-Beauftragten (QM-B) und Erarbeitung einer Aufgabenbeschreibung durch eine Stellenbeschreibung.
- Benennung weiterer Personen zur internen Qualitätssicherung.
- Festlegung der Informations- und Kommunikationsstrukturen innerhalb der Führungssysteme der Einrichtung.
- Bildung eines Projektteams (Qualitätsstabsstelle, Qualitätskommission, QM-Steuerungsgruppe etc.).
- Mitarbeiterinformation und Mitarbeiterschulung (»Train the Trainer«).
- Bestandsaufnahme = »Analysephase«.
- Entwicklung eines Projektstrukturplans und Maßnahmenplans für den gesamten Implementierungszeitraum.

2. Phase: Anforderungen ermitteln

- Anforderungen an das zu implementierende Qualitätsmanagementsystem und ggf. systemspezifische Anforderungen ermitteln.
- Soll-Ist-Vergleich vornehmen.

3. Phase: Prozessgestaltung

- Aufbau und Einführung des QM-Systems nach der ISO 9001 im gesamten Unternehmen.
- Prozesskette, Prozesslandschaft und Prozessabfolge festlegen.
- Motivierung der Mitarbeiter zur Beteiligung an Qualitätszirkeln oder Projektgruppen.
- Intensivierung der Mitarbeiterschulung und Information (Informationstafel, »Schwarzes Brett« usw.).
- Bildung von auftrags- bzw. themenbezogenen Qualitätszirkelgruppen.

4. Phase: Implementierung

- Einzelne Verfahren, Tätigkeiten und Maßnahmen werden auf andere Organisationsbereiche der Pflegeeinrichtung abgestimmt und damit auf die Mitarbeiter ausgedehnt und übertragen.

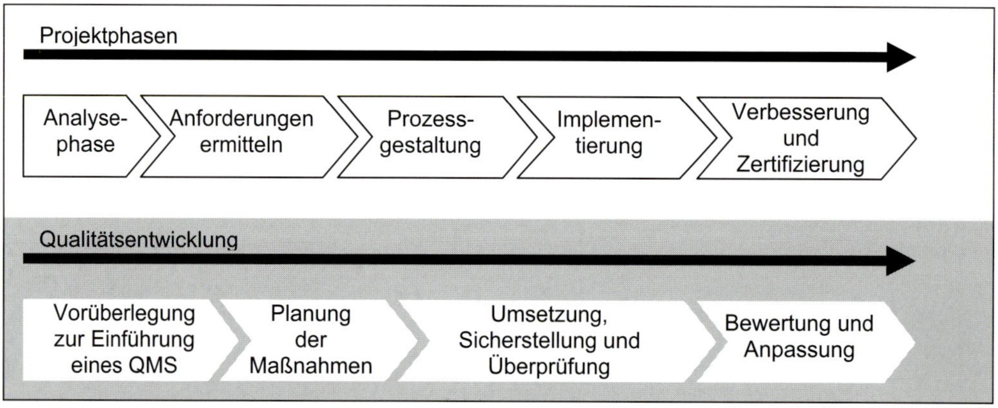

Abb. 58: Projektphasen bei der Einführung eines Qualitätsmanagementsystems.

- QM-System und seine Prozesse werden »step by step« zu einem sinnvollen Ganzen strukturiert und in bestehende Arbeitsabläufe integriert.
- Arbeitsergebnisse von kleineren Teams (z.B. Qualitätszirkel) und Lösungen werden durch die Führungskräfte vorgestellt.
- Mitarbeiter werden durch die aktive Beteiligung von bestimmten Verfahren überzeugt.
- QM-Steuerungsgruppe legt den Zeitpunkt der Einführung neuer oder geänderter Verfahren für einzelne Bereiche fest.
- Nutzen des Qualitätsmanagementsystems wird für andere Mitarbeiter sichtbar und rechtfertigt nun letztendlich den betriebenen Aufwand für die Leitung einer Pflegeeinrichtung.
- Auswirkungen eingeführter Verfahren müssen verfolgt, gesichert und dokumentiert werden.

5. Phase: Verbesserung und Zertifizierung

- Systematische Evaluation (Assessment und Review) des QM-Systems in der gesamten Pflegeeinrichtung bzw. im gesamten ambulanten Pflegedienst.
- Koordination und Begleitung von qualitätsverbessernden Maßnahmen (Leistungsverbesserung zum nachhaltigem Erfolg – ISO 9004:2007-Entwurf).
- Durchführung von kontinuierlichen internen Qualitätsaudits und -bewertungen des QM-Systems durch den Qualitätsmanagement-Beauftragten.
- Vorbereitung auf die Zertifizierung.
- Auswahl eines Zertifizierers und Antragstellung.
- Durchführung des Zertifizierungsaudits.
- Kontinuierlicher Verbesserungsprozess (KVP).

6.1.1 Projektplanung zur Einführung und Anwendung der Qualitätsnorm

Bei den Vorüberlegungen zur »Einführung eines Qualitätsmanagementsystems« muss die Leitung einer Einrichtung entscheiden, ob andere systemspezifische Managementsysteme (z.B. Arbeitsschutzmanagement oder ein Umweltmanagementsystem, z.B. EMAS) ins Qualitätsmanagementsystem integriert werden sollen. Zu den Vorüberlegungen gehört auch, dass die Leitung festlegen muss, ob ein externer »Trainer« zur Unterstützung beauftragt werden soll. Hat sich die Leitung für eine externe Unterstützung entschieden, muss erfahrungsgemäß für die gesamte Implementierungsphase der Qualitätsnorm (max. 24 Monate) mit einem Beratungsumfang von mindestens 15 Manntagen (ein Manntag entspricht einem Arbeitstag bzw. Personentag) gerechnet und geplant werden.

Erst dann kann im nächsten Schritt die zeitintensive Analyse als Bestandsaufnahme der zu erbringenden Dienstleistungen in einer Pflegeeinrichtung geplant und umgesetzt werden. Diese Analyse muss vorgenommen werden, bevor Mitarbeiter in Qualitätszirkeln bzw. anderen Arbeitsgruppen oder speziell eingerichteten Arbeitskreisen verschiedene Maßnahmen im Rahmen des Qualitätsmanagementsystems erarbeiten.

Die Bestandsanalyse dient dazu, bisherige gesetzliche Verpflichtungen, Verfahren und Abläufe zum Qualitätsmanagementsystem sowie andere Regelungen festzustellen und zu bewerten (deduktive und induktive Prozessanalyse).

Diese Regelungen und sonstigen Vorgaben sind beim Aufbau eines Qualitätsmanagementsystems zu integrieren. Bei der Bestandsanalyse wird aber auch festgestellt, welche Abweichungen (Soll-Ist-Vergleich) von den internen und externen Anforderungen derzeit bestehen. Das Qualitätsmanagementsystem wird durch Ergänzung der noch fehlenden Inhalte sowie Anpassung der bereits vorliegenden Festlegungen und funktionierenden Regelungen Schritt für Schritt im Team (Qualitätsstabsstelle, QM-Steuerungsgruppe, Qualitätszirkelrunden etc.) aufgebaut, eingeführt und verwirklicht. Die Leitung einer Einrichtung hat dabei zu entscheiden, dass und bis wann die Analyse der dienstleistungsbezogenen Abläufe und Tätigkeiten erfolgen soll. Sie muss das Vorgehen mit der QM-Steuerungsgruppe besprechen und abstimmen (also eine Top-down Aufgabe). Dieses Vorgehen und vor allen Dingen die ermittelten Ergebnisse der Analyse müssen anschließend dokumentiert werden (Aufzeichnungen!).

In größeren Pflegeeinrichtungen ist es zweckmäßig, ein Projektteam (z.B. eine Arbeitsgruppe zur Durchführung der Analyse) dafür zu bilden, d.h. Prozessverantwortliche zu bestimmen, die in ihren Arbeitsbereichen, unter Mitwirkung der betreffenden Mitarbeiter, die Bestandsaufnahme durchführen, um so alle in der Pflegeeinrichtung bereits verfügbaren Arbeitsanweisungen, Standards, Prozess- und Ablaufbeschreibungen, Arbeitsschutzanforderungen, Prüfanweisungen und Formulare zu erfassen, zu sichten und zu sortieren.

Auf der Grundlage der gesammelten Informationen, Unterlagen, Daten und Fakten sind alle dienstleistungsbezogenen Abläufe und Tätigkeiten, die bereits ausreichend geregelt und dokumentiert sind (auch im Arbeits- und Gesundheitsschutz und Hygienemaßnahmen und -planungen), zu erfassen und der Erfüllungsgrad (Soll-Ist-Abgleich) darzulegen und festzustellen. Die Verfahren, die praktiziert werden, aber noch nicht schriftlich dargelegt wurden (aber notwendig sind), sollten von den jeweiligen Prozessverantwortlichen dokumentiert werden. Der anschließende Abgleich bezüglich der rechtlichen, gesetzlichen, normativen und kundenspezifischen Anforderungen der interessierten Parteien muss gemeinsam mit der QM-Steuerungsgruppe im Einvernehmen mit der Leitung und vor allen Dingen mit dem Qualitätsmanagement-Beauftragten erfolgen.

Gibt es unterschiedliche Regelungen für bestimmte Vorgänge, sind diese zunächst vollständig zu erfassen, sodass im Anschluss geklärt werden kann, welche Regelungen weiterhin gelten sollen. Grundsätzlich sind einheitliche Regelungen in der Pflegeeinrichtung anzustreben, die

die qualitätsrelevanten Anforderungen enthalten müssen. Nur in Ausnahmefällen sind Sonderregelungen zu vereinbaren bzw. zuzulassen. Fehlende Dokumente sollten ergänzt, unzureichende Unterlagen überarbeitet und veraltete Dokumente zurückgezogen werden, bis neue Dokumente für ein bestimmtes Verfahren entwickelt worden sind.

Im Kapitel 5.1.3 wurde bereits darauf eingegangen, wie wichtig es ist, die internen und externen Anforderungen zu ermitteln. Jedes Qualitätsmanagementsystem setzt bestimmte interne und externe Anforderungen (systemspezifische Anforderungen, z. B auch AMS etc.) voraus, die durch eine deduktive und induktive Prozessanalyse zu ermitteln sowie zu dokumentieren und nachhaltig zu erfüllen sind.

Der Erfolg und die Akzeptanz eines Qualitätsmanagementsystems ist umso höher, je besser sich die Anforderungen an den einrichtungsinternen und spezifischen Bedürfnissen und Abläufen einer Pflegeeinrichtung bzw. eines ambulanten Pflegedienstes orientieren!

In der Phase der Prozessgestaltung werden nach der Festlegung der Meilensteine die Arbeits- und Aufgabenpakete im Rahmen der Organisationsplanung definiert, festgelegt und den einzelnen Arbeitsbereichen (Prozessverantwortliche) zugeordnet. Wichtig dabei ist, dass mit Hilfe des Projektstruktur- und Maßnahmenplans eine Terminplanung vorgenommen wird. Im weiteren Verlauf werden die Prozesse strukturiert, gestaltet und mit anderen Schnittstellen einer Pflegeeinrichtung kompatibel gemacht sowie die Gliederungsstruktur des Qualitätsmanagement-Handbuchs festgelegt.

Das dokumentierte Qualitätsmanagementsystem im Qualitätsmanagement-Handbuch ist ständig durch interne Auditoren (durch den Qualitätsmanagement-Beauftragter sowie andere geschulte Mitarbeiter aus jeweils anderen Arbeitsbereichen) daraufhin zu überprüfen, ob es in der Praxis auch »gelebt« wird und ob es in allen Punkten zweckmäßig ist. Dazu werden in Absprache mit der obersten Leitung (Genehmigung) regelmäßig in allen Arbeitsbereichen der Einrichtung (Küche, Pflege, Therapie etc.) interne Audits (siehe ISO-Normabschnitt 8.2.2 »Internes Audit«) durchgeführt.

Zweck dieser Maßnahmen ist es, mittels Überprüfung sowie einer Ergebnisanalyse und -bewertung die Auswirkungen zu verfolgen und somit Schwachstellen bzw. Verbesserungsmöglichkeiten zu erkennen. Die Ergebnisse und ihre Bewertung müssen in einem Auditbericht dokumentiert und der Leitung (Verantwortung der Leitung) zur Kenntnis gebracht werden, um evtl. Korrektur- und Abstellmaßnahmen zeitnah einleiten zu können. Dafür muss eine angemessene Frist gesetzt werden. Der Auditbericht ist grundsätzlich der obersten Leitung auszuhändigen.

Zur Durchführung von Audits sind folgende QM-Dokumente notwendig:

1. Auditplan
2. Auditfragecheckliste
3. Auditprotokoll
4. Auditbericht
5. Maßnahmenverfolgungsplan

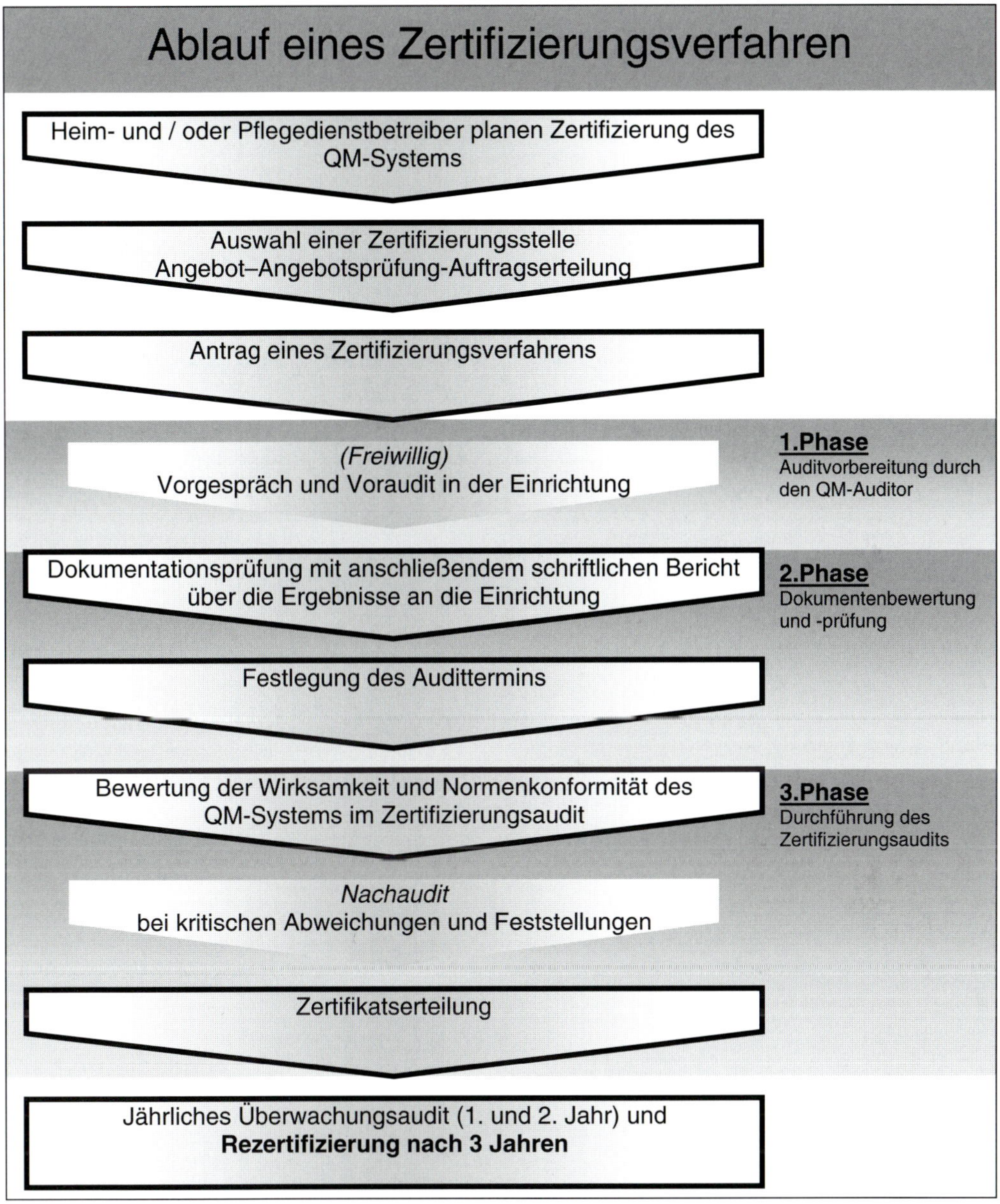

Abb. 59: Ablauf eines Zertifizierungsverfahren.

Interne Audits bilden eine wichtige Grundlage für eine von der Leitung regelmäßig durchzuführende Managementbewertung (meist einmal jährlich in Form eines Managementreport). Zu bewerten sind die Angemessenheit des QM-Systems hinsichtlich der Erreichung der festgelegten Qualitätsziele und die Stimmigkeit der zugrunde gelegten Qualitätspolitik. Die Managementbewertung (ISO-Normabschnitt 5.6 »Managementbewertung) ist mindestens jährlich und rechtzeitig durch die Leitung vor den externen Audits vorzunehmen.

Bei der Durchführung eines Audits lassen sich sechs Phasen unterscheiden:
1. Begrüßung durch die QM-Auditoren (Auditteam)
2. Eröffnung des Audits
3. Informationsphase und Klärung von Verständnisfragen
4. Argumentationsphase
5. Entscheidungsfindung
6. Ausklang (Verabschiedung).

Die Managementbewertung ist eine Voraussetzung für den dauerhaften Erfolg eines Qualitätsmanagementsystems und zeigt, dass die Leistungen und die Effizienz regelmäßig, im Vergleich mit den unternehmerischen und betriebswirtschaftlichen Zielvorgaben, kritisch bewertet werden. Anschließend ist durch die Leitung einer Pflegeeinrichtung bzw. eines ambulanten Pflegedienstes zu entscheiden, ob Maßnahmen zur Korrektur und Verbesserung im Sinne einer Weiterentwicklung des Qualitätsmanagementsystems zu treffen sind. Dies ist eine grundlegende Anforderung bei einem Qualitätsmanagementsystem nach der DIN EN ISO 9001:2000 bzw. 9001:2007 (Normentwurf) zur Verbesserung der Prozesse in einer Einrichtung (DIN EN ISO 9004:2000 bzw. 9004:2007-Normentwurf).

Eine Bewertung des Qualitätsmanagementsystems ist nur mit Hilfe von Qualitätsindikatoren möglich, wenn die Wahl, die Erkenntnisse, die Vergleichszeiträume und die Gesamtheit der Fälle, Ereignisse, Abweichungen und Feststellungen statistisch ausreichend aussagekräftig sind (Zahl, Anteil und qualitätsbezogene Kosten). Um dies durchführen, visualisieren und kommunizieren zu können, sind Kenntnisse hinsichtlich der Werkzeuge und Methoden zur Qualitätsverbesserung notwendig. Diese Grundlagen der Managementbewertung sind nach der Qualitätsnorm von vornherein durch die Leitung unter »Eingaben der Bewertung« festzulegen. Hierzu gehören z.B. Auswirkungen von Fehlermeldungen, Reklamationsstatistik, Ergebnisse von durchgeführten Audits, Umgang mit Abweichungen, Veranlassung von Folge- und Teilaudits, Betriebsbegehungen, Auswertung von Marketingaktivitäten, Berichte des Qualitätsmanagement-Beauftragten, die Ergebnisse der Überprüfung und Überwachung etc. Mit Abschluss der qualitätsorientierten Reorganisation (Implementierungshase) kann sich die Pflegeeinrichtung darüber Gedanken machen, ob eine Zertifizierung des Qualitätsmanagementsystems nach der DIN EN ISO 9001 durch eine akkreditierte Zertifizierungsstelle durchgeführt werden soll und durch welche Zertifizierungsgesellschaft das Zertifizierungsaudit in der Pflegeeinrichtung als erreichtes Etappenziel und zur Motivation der Mitarbeiter erfolgen soll.

Die Auditierung einer Pflegeeinrichtung gliedert sich in der Regel in drei Phasen (vgl. Abbildung 59):

1. Phase: Auditvorbereitung durch den QM-Auditor

Die Auditvorbereitung ist Teil der Arbeit des QM-Auditors (QM-Auditorenteams) vor jedem Zertifizierungsverfahrens. Auf Wunsch des Auftraggebers (Einrichtung) kann ein Vorgespräch und Voraudit in der Einrichtung durchgeführt werden.

2. Phase: Dokumentenbewertung und -prüfung

Prüfung und Bewertung der von der Einrichtung eingereichten QM-Dokumentation (QM-Handbuch) des Managementsystems durch den QM-Auditor (QM-Auditorenteams) der Zertifizierungsstelle, auf Basis einer Frageliste und/oder der Regelwerke. Erstellung eines Berichts für die Pflegeeinrichtung und Festlegung des Audittermins mit der Pflegeeinrichtung (Auditplan).

3. Phase: Durchführung des Zertifizierungsaudits
Durchführung des Zertifizierungsaudits in der Pflegeeinrichtung auf Basis einer Auditfrageliste (Auditprotokoll) durch das QM-Auditorenteam. Bewertung der Wirksamkeit und der Konformität des Managementsystems mit dem maßgebenden Regelwerk. Auditberichterstattung und Empfehlung auf Zertifikatserteilung durch das QM-Auditorenteam oder Festlegung und Durchführung eines Nachaudits bei festgestellten kritischen Abweichungen zu den Qualitätsanforderungen nach der DIN EN ISO 9001. Das Zertifikat besitzt eine Gültigkeit von drei Jahren, wobei jährliche Überwachungsaudits zur Aufrechterhaltung und Weiterentwicklung des QM-Systems durchgeführt werden.

6.2 Projektstrukturplan zur Einführung eines QM-Systems

Die schrittweise Einführung und Anwendung eines Qualitätsmanagementsystems nach der DIN EN ISO 9001:2000 (neue ISO 9001:2008-12) wird in einem Projektstruktur- und Maßnahmenplan mit den einzelnen Arbeitspaketen für die Mitarbeiter festgelegt. Bereits vor der Entscheidung der Leitung, ein QM-System einzuführen und anzuwenden, sind Vorüberlegungen notwendig, um vorab den Aufwand und den zu erwartenden Nutzen abschätzen zu können. Eine genaue Abschätzung ist in dieser Phase noch nicht möglich, da die erste Bestandsaufnahme und die damit verbundenen Projektaufgaben und Aufgabenpakete vor Projektbeginn noch nicht genau bekannt sind und somit noch nicht festgelegt werden können. Neben diesen ersten Vorüberlegungen muss bereits zu Beginn des Projekts überlegt werden, an wen die Projektverantwortung und -koordination als Multiplikator und Schnittstelle zu den anderen Bereichen übertragen wird.

Die Projektverantwortung wird oft vom Qualitätsmanagement-Beauftragten in enger Kooperation mit der Leitung (als Selbstverpflichtung!) übernommen. Er muss in seinen Aufgaben, Tätigkeiten und Entscheidungen grundsätzlich unabhängig sein. In diesem Zusammenhang sollte die Aufbauorganisation, auch im Hinblick auf die Führungssysteme, vor Einführung eines Qualitätsmanagementsystems durch ein Organigramm verankert und eindeutig geregelt werden. Dies erleichtert im weiteren Verlauf die gesamte Organisationsplanung, Aufgabenzuordnung, Zuständigkeiten und Kompetenzen.

Die umfassende Projektplanung mit all ihren Schritten erstreckt sich über einen längeren zu planenden Zeitraum und verläuft in mehreren Phasen (vgl. Abbildung 58) und ist grundsätzlich eine zentrale Aufgabe des Steuerungsteams.

Von daher ist es immer sinnvoll, als ersten Schritt einen Projektstrukturplan mit Projektphasen zu entwickeln, der ein sequenzielles Vorgehen favorisiert, da während der Projektarbeit der genaue Detaillierungsrad innerhalb der Projektphasen ansteigt und sich konkretisiert. Im Rahmen der Projektstrukturplanung müssen anschließend in einem Maßnahmenplan die Arbeitsschritte, Aufgaben, Aufgabenpakete und Tätigkeiten, Projektverantwortliche Personen und Projektziele mit zu erwartende Endergebnissen erarbeitet und verbindlich vereinbart werden.

Wichtig bei dem Projekt »Einführung eines Qualitätsmanagementsystems« ist, dass das Projekt von anderen Aufgaben der Pflegeeinrichtung klar abgegrenzt wird. Aus dem Projektstrukturplan müssen die angestrebten Meilensteine für die einzelnen Phasen hervorgehen. Die zeitliche Dauer einer Implementierung der DIN EN ISO 9001 für eine Einrichtung ist von vielen Faktoren abhängig, wie z. B. Handlungsbedarf, Information und Kommunikation, Engagement der involvierten Mitarbeiter, zeitnahe Umsetzung der Aufgabenpakete u. v. m. Eines ist dabei ganz sicher:

Der zu erwartende Erfolg bei der »Einführung eines Qualitätsmanagementsystems« stellt sich nicht automatisch von heute auf morgen und vor allen Dingen nicht ohne entsprechendes Engagement ein.

Im Folgenden werden die wichtigsten Schritte der Umsetzung als Orientierung, der Projektstrukturplan und ansatzweise der Maßnahmenplanung, als Muster dargestellt:

1. Entscheidung der Leitung zur Einführung und Anwendung eines Qualitätsmanagementsystems mit oder ohne systemspezifischen Anforderungen (z. B. Arbeitsschutz).
2. Benennung und Qualifizierung eines Qualitätsmanagement-Beauftragten. Andere Personen zur Qualitätssicherung beauftragen, benennen bzw. zur Übernahme bestimmter Aufgaben bestellen (siehe 1.3 »Personen zur Qualitätssicherung«).
3. Bestandsanalyse (Soll-Ist-Vergleich) in der Pflegeeinrichtung bzw. im Pflegedienst.
4. Mitarbeiterinformation (interner Eröffnungsworkshop) und Mitarbeiterschulung.
5. Bildung von Projektgruppen (Führungssysteme vorher festlegen!) aus dem mittleren und gehobenen Management der Einrichtung.
6. Geltungsbereich (Anwendungsbereich) festlegen, d. h. ist die gesamte Einrichtung davon betroffen?
7. Klärung von Verantwortungen, Zuständigkeiten, Informationsweitergabe und Transparenz im Unternehmen im Sinne des Qualitätsmanagements (ISO-Normabschnitt 5.5, gemäß der DIN EN ISO 9001 »Verantwortung, Befugnis und Kommunikation«).
8. Ermittlung der internen und externen Anforderungen.
9. Definieren der Anforderungen der interessierten Parteien.
10. Soll-Ist-Vergleich vornehmen und dokumentieren.
11. Festlegen der Qualitätspolitik und der daraus abzuleitenden Qualitätsziele (ISO-Normabschnitt 5.3–5.4, gemäß der DIN EN ISO 9001 »Verantwortung der Leitung«).
12. Definieren des Leistungsspektrums und ermitteln der entsprechenden Prozesse.
13. Festlegung des Kernprozesses, der Ausführungsprozesse und ausgegliederten Prozesse in der gesamten Pflegeeinrichtung bzw. des ambulanten Pflegedienstes, angefangen von der Kundenanfrage und -beratung über Angebotserstellung, Vertrag, Vertragsprüfung, Einzug, Pflegeprozess bis Abbruch der Pflege (Auszug, Beendigung oder Unterbrechung der Pflege).
14. Prozesskette festlegen, Prozesse zuordnen und Strukturierung der ermittelten und festgelegten Prozesse in:
    - Kernprozess und Ausführungsprozesse,
    - Führungs- und Managementprozesse,
    - Unterstützungsprozesse (Küche, Haustechnik, Wäscherei etc.) und
    - ausgegliederte Prozesse.

15. Bestimmen der Prozesszuordnung gemäß festgelegter Struktur zu den Normabschnitten der DIN EN ISO 9001.
16. Definieren von Ausschlüssen aus der Qualitätsnorm (nur in dem Normabschnitt 7.0 »Produktrealisierung« möglich).
17. Durchführung der Projektplanung im Sinne eines Projektmanagements:
    - Projektphasen festlegen,
    - Projektstrukturplan, Meilensteine und zeitliche Abfolge festlegen,
    - Maßnahmenplanung durchführen,
    - Festlegen der Phasenziele und inhaltliche Planung der Phasen, d.h. Festlegen der Tätigkeiten, durch die die definierten Ergebnisse erreicht werden sollen.
18. Gliederungsstruktur für das Qualitätsmanagement-Handbuch festlegen.
19. Entwickeln der verschiedenen geforderten dokumentierten Verfahren, Arbeitsanweisungen, Standards, Funktions- und Ablaufbeschreibungen sowie sonstiger Regelungen und Festlegungen in der Pflegeeinrichtung bzw. im ambulanten Pflegedienst.
20. Durchführen von Audits und dokumentierten Betriebsbegehungen bzw. Begehungsvisiten.
21. Erarbeiten und Darstellen der Dokumentationsprozesse (ISO-Normabschnitt 4.2, gemäß der DIN EN ISO 9001 »Dokumentationsforderungen«).
22. Erarbeiten und Darstellen der mitarbeiterbezogenen Prozesse (ISO-Normabschnitt 6.0, gemäß der DIN EN ISO 9001 »Management von Ressourcen«).
23. Dienstleistungserbringung und Entwicklungsplanung (ISO-Normabschnitt 7.0, gemäß der DIN EN ISO 9001 »Dienstleistungserbringung«).
24. Durchführen von regelmäßigen Managementbewertungen (Normabschnitt 5.6, gemäß der DIN EN ISO 9001 »Managementbewertung«)
25. Maßnahmen zur Qualitätsverbesserung und Weiterentwicklung des Qualitätsmanagementsystems (gemäß der DIN EN ISO 9004:2000 bzw. 9004: 2007-12/Normentwurf)
26. Durchführen eines Voraudits mit Berichterstattung.
27. Antrag zur Zertifizierung und Einleitung des Zertifizierungsverfahrens in der Pflegeeinrichtung bzw. im ambulanten Pflegedienst.

Dieser (Muster-)Ablauf erhebt keinesfalls den Anspruch der Vollständigkeit, sondern muss grundsätzlich individuell mit der Verantwortung der obersten Leitung abgestimmt und im Einvernehmen mit der QM-Steuerungsgruppe freigegeben werden.

Qualitätsmanagementsystem nach der DIN EN ISO *neu: 9001:2008-12*	Mustereinrichtung	Einrichtung Mustereinrichtung am Musterberg
Seite 1 von 8	**Projektstrukturplan zur Implementierung eines Qualitätsmanagements nach der DIN EN ISO 9001**	„QMS-5-Phasen-Plan“

1. Phase : **Analysephase**

Mitarbeiter haben den IST-Zustand aufgenommen

„Meilensteine setzen“
- Bestandsaufnahme -

- Entscheidung der Leitung zur Einführung eines Qualitätsmanagementsystems (Vorplanungen und Vorüberlegungen durch die oberste Leitung)
- Information an den Betriebsrat
- Mitarbeiterveranstaltungen (erste Informationsveranstaltungen)
- Benennung und Qualifizierung eines Qualitätsmanagement-Beauftragten (QM-B.) in der Einrichtung
- Weitere Personen zur internen Qualitätssicherung benennen und Stellenbeschreibungen, Stellenprofile oder Anforderungsprofile entwickeln
- Festelegung geeigneter Informations- und Kommunikationsstrukturen
- Führungssystem festlegen und gemeinsam vereinbaren, Projektteams festlegen (Qualitätsstabsstelle, QM-Steuerungsgruppe, Qualitätszirkel etc.)
- Projektstrukturplan mit der Leitung, QM-B. und QM-Stg. erarbeiten und freigeben sowie Arbeitspakete für die Führungskräfte definieren
- Soll-Ist-Abgleich durchführen

2. Phase : **Systemspezifische Anforderungen ermitteln**

Mitarbeiter haben Veränderungen erarbeitet

„Teamgeist entwickeln“

- Gesetzliche, rechtliche, normative, kundenbezogene und einrichtungsspezifische bzw. systemspezifische Anforderungen ermitteln
- Qualitätsplanung durchführen
- Aufbauorganisation (Organigramm) entwickeln und Arbeitsbeziehungen zu den verschiedenen Schnittstellen (Bereiche) abbilden
- Abläufe der Einrichtung (inkl. der erfolgskritischen Prozesse) ermitteln und strukturieren
- Prozessanalyse in der Einrichtung durchführen (induktiv / deduktiv)
- Ressourcen (personell, materiell und finanziell) durch die Leitung schaffen
- Übersicht über das QM-System verschaffen (DIN EN ISO 9001) und Mitarbeiter informieren, d.h. motivieren, schulen und qualifizieren
- Geltungsbereiche (Anwendungsbereiche) in der Einrichtung festlegen und Ausschlüsse definieren
- Qualitätszirkel (erst nach der durchgeführten Analyse) als festen Bestandteil installieren und ausgewählte Fach- und Führungskräfte zu Moderatoren qualifizieren
- Zuständigkeiten und Kompetenzen in der Einrichtung verbindlich klären

3. Phase : **Prozessgestaltung**

Ergänzen bzw. verfestigen des Handwerkzeugs

„Mitarbeiter packen an“

- Qualitätsprüfung vornehmen
- Dokumentenaufbau und Dokumentationsstruktur (bzgl. Dokumentenlenkung) festlegen
- Dokumentationspyramide hinsichtlich Aufbau (Gliederungsabschnitte) und Anzahl der QM-Handbücher (Manual) für die Einrichtung verbindlich klären
- Prozessmodell für die Einrichtung im Team erarbeiten und die Prozesse identifizieren, strukturieren und darlegen
- Q-Politik und Q-Ziele entwickeln
- Verantwortungen, Kompetenzen und Befugnisse im Sinne des QM-Systems klären
- Informations- und Kommunikationswege sicherstellen
- Erstellen, Überarbeiten bzw. entfernen von veralteten nicht mehr gültigen Dokumenten, Konzeptionen, Verfahren Checklisten etc.
- Erstellen von QM-Verfahrens-anweisungen und die sechs von der DIN EN ISO 9001:2000 geforderten Verfahren erarbeiten und freigeben
- Erstellen, Überarbeiten bzw. entfernen von Arbeits-, Betriebs-, Dienst- und QM-Verfahrensanweisungen, Standards etc.
- Informationsveranstaltungen zum Thema „Qualitätsmanagement“
- Durchführung von internen Audits durch den QM-B. in der Einrichtung

4. Phase: **Implementierung**

Der Weg ist das Ziel
„Qualitätsorientierte Reorganisation“

„System sinnvoll zu einem Ganzen strukturieren“

- Qualitätslenkung organisieren
- Es wurde die Übereinstimmung der Norm vor Ort mit den Prozessen die im QM-Handbuch beschrieben sind, geprüft. Hierbei wurden zu allen ISO-Anforderungen Stichproben herangezogen, um Normen- und Systemkonformität festzustellen (Prozesszuordnung)
- Die verschiedenen Prozesse sind eindeutig identifiziert, dargelegt, Prozessstruktur und -abfolge (Prozesskette) ist festgelegt
- Die Qualitätsorientierte Reorganisation ist in vollen Gange und Mitarbeiter engagieren sich im Sinne des QM-Systems
- Qualitätsverbesserung findet statt
- Kundenanforderungen (interessierte Parteien) werden ermittelt und nachhaltig erfüllt
- Audits werden in regelmäßigen Abständen durchgeführt (Auditprogramm ist vorhanden)
- Die QM-Dokumentation ist richtig und vollständig. Umgang mit Dokumenten ist geklärt
- Sicherheitstechnische und arbeitsschutzrechtliche Bestimmungen werden konsequent eingehalten und umgesetzt
- Die Lenkung von Fehlern, Vorbeuge- und Korrekturmaßnahmen ist geregelt
- Die Mitarbeiter werden systematisch geschult (Schulungsbedarf?)

5. Phase: **Verbesserung und Zertifizierung**

Wir bleiben nicht stehen, wir entwickeln „uns“ weiter

„Verpflichtung der obersten Leitung zur ständigen Verbesserung und Weiterentwicklung“
-Zertifizierung-

- Kontinuierliche Qualitätszirkelrunden finden statt
- Systematische Evaluation der Wirksamkeit des QM-Systems findet statt
- Zufriedenheits- und Beschwerdemanagement ist installiert und systematische Kundenbefragungen werden durchgeführt und zeitnah Maßnahmen eingeleitet
- Audits erfolgen durch den QM-B.
- Managementbewertung liegt vor
- Qualitätsverbesserungsprojekte werden fortlaufend initiiert und der Erfolg der Maßnahmen wird dauerhaft aufrechterhalten und gesichert
- Qualitätskostenrechnung (Fehl- und Blindleistungen, Prüfkosten, Reklamationen, Qualitätsbezogene Kosten usw.) werden berücksichtigt
- Benchmarkingprojekte werden ggf. durchgeführt
- Zertifizierungsverfahren wird eingeleitet
- Zertifizierung der Einrichtung durch eine akkreditierte Stelle als erreichtes Etappenziel findet statt
- Einrichtung ist bestrebt sich ständig weiterzuentwickeln und zu verbessern
- EFQM als umfassendes Qualitätsmanagementsystem (TQM) wird ggf. durch die Leitung angestrebt

	Revisionsstand:	Revision am:	Geprüft:	Freigabe am (s. Stempel der Einrichtung):
Datum:	25.01.2003	14.11.2007	17.11.2007	
Name:		J. Weigert	Qualitätsmanagement	
Mitwirkende:	Mitarbeiter in der QM-Steuerungsgruppe			

Qualitätsmanagementsystem nach der DIN EN ISO *neu: 9001:2008-12*	Mustereinrichtung	Einrichtung Mustereinrichtung am Musterberg
Seite 2 von 8	**Projektstrukturplan zur Implementierung eines Qualitätsmanagements nach der DIN EN ISO 9001**	„QMS-5-Phasen-Plan“

1. Phase: Analysephase-Vorüberlegung, Organisation und Information **Aufgaben und Tätigkeiten**	**Zuständigkeiten Verantwortungen**	1. Quartal	2. Quartal	3. Quartal	4. Quartal	5. Quartal	6. Quartal	7. Quartal	8. Quartal
Entscheidung der obersten Leitung ein QM-System mit oder ohne der Integration anderer systemspezifischer Anforderungen (z. B. AMS) zu implementieren und anzuwenden. **Entscheidung der obersten Leitung:** ❖ Willens- und Verbindlichkeitserklärung durch die Verantwortung der Leitung ein QM-System nach den Anforderungen der DIN EN ISO 9001: einzuführen und anzuwenden und das QM-System nach der ISO-Norm zertifizieren zu lassen. ❖ Betriebsrat über das Vorhaben informieren. ❖ Führungssystem mit den Prozesseigentümern (verantwortliche Führungskräfte) festlegen. ❖ Geltungsbereich (Anwendungsbereiche) des QM-Systems definieren und festlegen (Normabschnitt 4.0) ❖ Mitglieder der Qualitätsstabsstelle und für die QM-Steuerungsgruppe bestellen. ❖ Frühzeitig die Personen mit qualitätssichernden Aufgaben informieren und einbeziehen (Betriebsarzt, Personen der Arbeitssicherheit, Hygienebeauftragte Person und Geräte-Produkteverantwortliche Person etc.). ❖ Bildung eines Projektteams (QM-Stg. durch Führungskräfte der Einrichtung). ❖ Benennung des Qualitätsmanagement-Beauftragten (Normabschnitt 5.5.2). ➢ Qualifizierung zur Übernahme der Tätigkeiten, Aufgaben und Kompetenzen. ➢ Stellenbeschreibung erarbeiten, unterzeichnen und freigeben. ❖ Überlegungen, inwieweit externe Unterstützung notwendig sein wird.	Geschäftsleitung - Leitung - Leitung (Ltg.) Ltg. Ltg. / QM-B.								
❖ Organisatorische Rahmenbedingungen in der Einrichtung (Ressourcen bereitstellen) schaffen, um die Bestandsaufname in der Einrichtung bzw. im Pflegedienst durchführen zu können. ❖ Mitarbeiter in einem internen Eröffnungsworkshop zu dem Thema „Qualitätsmanagement nach der ISO-Norm“ informieren. 1. Das Führungssystem (als Multiplikatoren in den Arbeitsbereichen). 2. Die Mitarbeiter informieren und zum Mitmachen begeistern.	Ltg. Prozesseigentümer (Proei) QM-B.								

	Revisionsstand:	Revision am:	Geprüft:	Freigabe am (s. Stempel der Einrichtung):
Datum:	25.01.2003	14.11.2007	17.11.2007	
Name:		J. Weigert	Qualitätsmanagement	
Mitwirkende:	Mitarbeiter in der QM-Steuerungsgruppe			

Qualitätsmanagementsystem nach der DIN EN ISO *neu: 9001:2008-12*	Mustereinrichtung	Einrichtung Mustereinrichtung am Musterberg
Seite 3 von 8	**Projektstrukturplan zur Implementierung eines Qualitätsmanagements nach der DIN EN ISO 9001**	„QMS-5-Phasen-Plan“

1. Phase: Analysephase-Vorüberlegung, Organisation und Information **Aufgaben und Tätigkeiten**	**Zuständigkeiten Verantwortungen**	1. Quartal	2. Quartal	3. Quartal	4. Quartal	5. Quartal	6. Quartal	7. Quartal	8. Quartal
❖ Informations- und Kommunikationsstrukturen innerhalb des Führungssystems erarbeiten und in einer Konferenz- und/oder Besprechungsmatrix festlegen (Normabschnitt 5.5.3) ➢ Regelmäßige Treffen (einmal in der Woche für ca. 2 Stunden) mit der QM-Stg. (verantwortliche Führungskräfte / Prozesseigentümer) organisieren. ❖ Implementierungsverlauf in einem Projektstruktur- und Maßnahmenplan erarbeiten und durch die oberste Leitung genehmigen und freigeben lassen. ❖ Projektteam bilden zur Durchführung der Bestandsaufnahme in der Einrichtung / Pflegedienst. ❖ Soll-Ist-Vergleich vornehmen und Abweichungen dokumentieren.	Ltg. QM-Steuerungsgruppe (QM-Stg.) QM-B. Ltg. / QM-B. QM-Stg. QM-Stg./ Proei.								

2. Phase: Anforderungen ermitteln **Aufgaben und Tätigkeiten**	**Zuständigkeiten Verantwortungen**	1. Quartal	2. Quartal	3. Quartal	4. Quartal	5. Quartal	6. Quartal	7. Quartal	8. Quartal
❖ Ermittlung der internen und externen Anforderungen der interessierten Parteien: ➢ Qualitätssicherung gem. §§ 135a, 137d SGB V (ambulante Einrichtungen) Qualitätsvereinbarung gemäß § 133 ff. SGB XI (ambulante, teil- und vollstationäre Einrichtungen), Anforderungen für Heime nach §§ 3,11 HeimG., AMS nach SGB VII etc. ➢ Anforderungen der DIN EN ISO 9001 ermitteln u. für die Einrichtung übersetzen sowie Integration anderer systemspezifischer Anforderungen. ➢ Hygienemanagement und Ermittlung der hygienerechtlichen Vorschriften. ➢ ggf. Leistungsvereinbarung gem. § 93 BSHG (Eingliederungshilfe für Menschen mit Behinderungen) und Ermittlung anderer zutreffender Rechtsvorschriften. ❖ Aufbauorganisation in der Einrichtung klären, z. B. ein Organigramm (Normabschnitt 5.5) und eine Verantwortungsmatrix erstellen (Normabschnitt 5.5.1). ❖ Zuständigkeiten der Führungskräfte durch Stellen- bzw. Aufgabenbeschreibungen festlegen (Normabschnitt 6.2.1). ❖ Prozesslandschaft und Prozessnetzwerk gemeinsam mit den Führungskräften (QM-Stg.) entwerfen und visualisieren (einrichtungsspezifische Prozesse).	QM-Stg. / QM-B. Externe Mitarbeiter Ltg. Ltg. / QM-B. QM-Stg. / QM-B.								

	Revisionsstand:	Revision am:	Geprüft:	Freigabe am (s. Stempel der Einrichtung):
Datum:	25.01.2003	14.11.2007	17.11.2007	
Name:		J. Weigert	Qualitätsmanagement	
Mitwirkende:	Mitarbeiter in der QM-Steuerungsgruppe			

Qualitätsmanagementsystem nach der DIN EN ISO *neu: 9001:2008-12*	Mustereinrichtung	Einrichtung Mustereinrichtung am Musterberg
Seite 4 von 8	**Projektstrukturplan zur Implementierung eines Qualitätsmanagements nach der DIN EN ISO 9001**	„QMS-5-Phasen-Plan“

3. Phase: Prozessgestaltung **Aufgaben und Tätigkeiten**	**Zuständigkeiten Verantwortungen**	1. Quartal	2. Quartal	3. Quartal	4. Quartal	5. Quartal	6. Quartal	7. Quartal	8. Quartal
❖ Ermittelte Prozesse strukturieren, zuordnen und Prozesskette und -abfolge festlegen und dokumentieren: ➢ Prozessanalyse (deduktiv und induktiv), ➢ Kernprozess und Ausführungsprozesse, ➢ Führungs- und Managementprozesse, ➢ Unterstützungsprozesse.	Ltg. QM-B. QM-Stg.								
❖ Prozessmodell darlegen (Normabschnitt 4.1.0). ➢ Prozessverknüpfung/Prozessnetzwerk erarbeiten und verbindlich festschreiben.	QM-B. QM-Stg.								
➢ Kundenbezogene Prozesse einbeziehen (Normabschnitt 7.2 und Normabschnitt 8.2.1)	Ltg. / QM-Stg.								
❖ Mitarbeiterschulungen zu den Themen „Qualitätsmanagement“ und „Qualitätsorientierte Reorganisation“ anbieten. ❖ Verschiedene Qualitätszirkel gründen und beauftragen (Arbeitspakete festlegen). ❖ Nach der Prozessidentifikation sind die Gliederungsabschnitte für das QM-Handbuch prozessorientiert zu erarbeiten und festzulegen. ➢ Dokumentationsaufbau (Dokumentationspyramide: Teil I – III) festlegen. ➢ Normausschlüsse im QM-Handbuch nennen und begründen. ❖ Unternehmensdarstellung, Firmenchronik, Gesellschaftsform etc. im QM-Handbuch (Einleitung) schriftlich festhalten. ❖ Dokumentationsanforderungen und Dokumentationsprozesse erarbeiten (Normabschnitt 4.0 - 4.2.4) und Dokumentationsstruktur verbindlich klären: ➢ Erarbeitung der sechs geforderten QM-Verfahrensanweisungen im Verlauf des gesamten Implementierungsprozesses erarbeiten, ➢ Lenkung der Dokumente und QM-VA zu Normabschnitt 4.2.3 erarbeiten, ➢ Lenkung von Dokumenten externer Herkunft, ➢ Datensicherung und Datenschutz festschreiben, ➢ Vorgabe- und Nachweisdokumente, Aufzeichnungen sichten, sortieren und strukturieren (Dokumentationsmatrix erarbeiten), ➢ Lenkung von Aufzeichnungen (Normabschnitt 4.2.4) sicherstellen. ➢ Archivordnung erarbeiten und freigeben. ✓ **ALLE ERMITTELTEN ANFORDERUNGEN STRUKTURIEREN UND DOKUMENTIEREN!**									

	Revisionsstand:	Revision am:	Geprüft:	Freigabe am (s. Stempel der Einrichtung):
Datum:	25.01.2003	14.11.2007	17.11.2007	
Name:		J. Weigert	Qualitätsmanagement	
Mitwirkende:	Mitarbeiter in der QM-Steuerungsgruppe			

Qualitätsmanagementsystem nach der DIN EN ISO *neu: 9001:2008-12*	Mustereinrichtung	Einrichtung Mustereinrichtung am Musterberg
Seite 5 von 8	**Projektstrukturplan zur Implementierung eines Qualitätsmanagements nach der DIN EN ISO 9001**	„QMS-5-Phasen-Plan“

3. Phase: Prozessgestaltung **Aufgaben und Tätigkeiten**	**Zuständigkeiten Verantwortungen**	1. Quartal	2. Quartal	3. Quartal	4. Quartal	5. Quartal	6. Quartal	7. Quartal	8. Quartal
❖ Führungs- und Managementprozesse (Normabschnitt 5.0) erarbeiten. ➢ Verpflichtung der Leitung zu Qualität. ➢ Qualitätspolitik (Normabschnitt 5.3), Ausrichtung, Schwerpunkte, Zielgruppe ➢ Qualitätsziele (Normabschnitt 5.4.1), Unternehmens- und abteilungsspezifische (Zielplanungsprozess initiieren). ➢ Qualitätsplanung (5.4.2) und Verweis auf Normabschnitt 8.0	Ltg: QM-Stg. / QM-B.								
❖ Verantwortung, Befugnis und Kommunikation (Normabschnitt 5.5) ➢ Verantwortungsmatrix, ➢ Schlüsselbefugnis, ➢ Berichtswesen, ➢ Managementbewertung (Normabschnitt 5.6).	Ltg.								
❖ Interne Audit müssen bereits in dieser Phase durchgeführt werden (Normabschnitt 8.2.2) ➢ QM-B. und andere Mitarbeiter zur Durchführung von Audits schulen, ➢ QM-VA: „Internes Audit“ erarbeiten und die Auditdokumentation zur Auditdurchführung festlegen, bestehend aus: Auditplan, Auditfragebogen, Auditprotokoll, Auditbericht, Auditprogramm (Jahresübersicht), Maßnahmenverfolgungsplan bei Feststellungen und Abweichungen während des Audits.	Ltg. Auditteam QM-B.			Ab hier Audits durchführen	Audit	Audit	Audit	Audit	Audit
❖ Lenkung fehlerhafter Produkte (Formular: „Fehler- und Reparaturmeldung“) erarbeiten und als dokumentiertes Verfahren (QM-VA) in der Einrichtung allen Mitarbeitern erklären (den Umgang schulen) und freigeben (Normabschnitt 8.3).	QM-B. / QM-Stg.								
❖ Mitarbeiterbezogene Prozesse in der Einrichtung (Normabschnitt 6.0 – 6.4) ➢ Personal, Personalentwicklung, Personalgewinnung, Stellenbesetzungspläne und Personalschulung (Schulungsplan festlegen) durchführen (Schulungsbedarf ermitteln, Themen priorisieren und festlegen).	Ltg. QM-B. / Externe								
➢ Arbeitsumgebung (Normabschnitt 6.3 - 6.4) der Mitarbeiter, Bereitstellung von Arbeitsmitteln, wie z.B. Dienstbekleidung, PSA etc. ➢ Übersicht prüfpflichtiger Anlagen etc. (Medizinproduktegesetz usw.).	Ltg. QM-B. Proei / QM-Stg.								
❖ Korrekturmaßnahmen (Normabschnitt 8.5.2); Auslöser von Korrekturmaßnahmen und Vorbeugemaßnahmen (Normabschnitt 8.5.3) als ein dokumentiertes Verfahren (QM-VA) entwickeln und in der Einrichtung schulen und implementieren.	QM-B. / QM-Stg.								

	Revisionsstand:	Revision am:	Geprüft:	Freigabe am (s. Stempel der Einrichtung):
Datum:	25.01.2003	14.11.2007	17.11.2007	
Name:		J. Weigert	Qualitätsmanagement	
Mitwirkende:	Mitarbeiter in der QM-Steuerungsgruppe			

Qualitätsmanagementsystem nach der DIN EN ISO *neu: 9001:2008-12*	Mustereinrichtung	Einrichtung Mustereinrichtung am Musterberg
Seite 6 von 8	**Projektstrukturplan zur Implementierung eines Qualitätsmanagements nach der DIN EN ISO 9001**	„QMS-5-Phasen-Plan“

3. Phase: Prozessgestaltung **Aufgaben und Tätigkeiten**	**Zuständigkeiten Verantwortungen**	1. Quartal	2. Quartal	3. Quartal	4. Quartal	5. Quartal	6. Quartal	7. Quartal	8. Quartal
❖ Dienstleistungserbringung (Normabschnitt 7.0 – 7.6)	.								
➢ Planung der Dienstleistungs- und Kundenbezogene Prozesse (Pflegeprozess),	Ltg. / QM-B.								
➢ Ermittlung und Bewertung der Forderungen an das Produkt (Normabschnitt 7.2.1),									
➢ Erstellung von Lastenhefte u. Pflichtenhefte,									
➢ Vertragsprüfung, Kommunikation mit dem Kunden (Normabschnitt 7.2.3),	Ltg.								
➢ Beschaffung (Normabschnitt 7.4 – 7.4.3),									
➢ Beschaffungsprozess darlegen und die Beschaffungsverantwortung für alle Bereiche der Einrichtung festlegen,	Proei								
➢ Lieferantenauswahl treffen und regelmäßige Lieferantenbewertungen durch die verantwortlichen Mitarbeiter in den Fachbereichen durchführen lassen,	Proei								
➢ Die Lieferanten kategorisieren in „ABC-Lieferanten“,									
➢ Dienstleistungserbringung im Rahmen des Pflegeprozesses beschreiben (Ablauforganisation) und Arbeitsrichtlinien, Standards und sonstige Regelungen und Verfahren integrieren (Normabschnitt 7.5),	Pflegemitarbeiter QM-B. / QM-Stg.								
➢ Überlegungen inwieweit die Entwicklungsplanung (Normabschnitt 7.3) in der Einrichtung mit seinen detaillierten Phasen implementiert werden soll. Projekt auswählen und durchführen (zur Zertifizierung muss ein komplettes Entwicklungsprojekt vorgestellt werden können, falls diese Anforderung nicht ausgeschlossen worden ist / siehe Ausschlüsse),	Projektteam evtl. Externe								
➢ Handhabung, Lagerung, Wareneingangsprüfung, Einlagerung, Entnahme (Normabschnitt 7.5.5) entsprechend den Anforderungen (inkl. der Lagerungskriterien) ermitteln, bewerten und nach den Produktanforderungen festschreiben.	Proei								
➢ Kennzeichnung (Kennzeichnungssystematik) und Rückverfolgbarkeit (7.5.3) sowie den Prüfstatus bei durchgeführten Prüfungen vereinbaren (Normabschnitt 8.2.3 und 8.2.4)	QM-B. / QM-Stg.								
➢ Bewohnereigentum (Normabschnitt 7.5.4), Kennzeichnung und der Umgang mit Bewohnereigentum in der Einrichtung,	QM-B. / QM-Stg. Proei / Ltg.								
➢ Lenkung von Prüfmitteln (Normabschnitt 7.6) und entsprechend den Anforderungen und Vorschriften kalibrieren lassen (Eichung, Kalibrierung, Justierung).	Externe								
❖ Führungskräfte prüfen die Umsetzung neuer oder geänderter Verfahren und verfolgen die Auswirkungen (Dokumentation),	Proei / QM-B. Feedback: Ltg.								

	Revisionsstand:	Revision am:	Geprüft:	Freigabe am (s. Stempel der Einrichtung):
Datum:	25.01.2003	14.11.2007	17.11.2007	
Name:		J. Weigert	Qualitätsmanagement	
Mitwirkende:	Mitarbeiter in der QM-Steuerungsgruppe			

Qualitätsmanagementsystem nach der DIN EN ISO *neu: 9001:2008-12*	Mustereinrichtung	Einrichtung Mustereinrichtung am Musterberg
Seite 7 von 8	**Projektstrukturplan zur Implementierung eines Qualitätsmanagements nach der DIN EN ISO 9001**	„QMS-5-Phasen-Plan“

3. Phase: Prozessgestaltung **Aufgaben und Tätigkeiten**	**Zuständigkeiten Verantwortungen**	1. Quartal	2. Quartal	3. Quartal	4. Quartal	5. Quartal	6. Quartal	7. Quartal	8. Quartal
❖ Qualitätsverbesserung (Normabschnitt 8.0) und kontinuierliche Verbesserung der Prozesse (Qualitäts- und Leistungsfähigkeit).	Ltg.								
➢ Überwachung und Messung von Prozessen (Kennzahlen).	Proei / QM-Stg.								
➢ Kundenzufriedenheit, Kundenbefragungen (Normabschnitt 8.2.1).									
➢ Überwachen von Prozessen: Durchführung von Prüfungen und anderen Messungen und Bewertungsverfahren (Pflegevisite, Betreuungsvisite, Begehungen, Qualitätsprüfungen etc.).	Proei / QM-Stg. Ltg.								
➢ Festlegen von statistischen Methoden durch die Leitung (Normabschnitt 8.4).	Ltg. / QM-B.								
➢ Verbesserungsprojekte initiieren und Ergebnisse verfolgen.									
➢ Zufriedenheits- und Beschwerdemanagement einführen.	QM-B.								

4. Phase: Implementierung **Aufgaben und Tätigkeiten**	**Zuständigkeiten Verantwortungen**	1. Quartal	2. Quartal	3. Quartal	4. Quartal	5. Quartal	6. Quartal	7. Quartal	8. Quartal
❖ Prozesse zu einem sinnvollen Ganzen strukturieren und Verfahren und Abläufe sowie verschiedene interne und externe Anforderungen in das QM-System integrieren.	QM-Stg. / QM-B.								
➢ Prozesszuordnung gemäß festgelegter Struktur zu den Normabschnitten der DIN EN ISO 9001:.	Auditteam								
➢ Systemaudit in der gesamten Einrichtung unter Berücksichtigung aller ermittelter Prozesse durchführen.	QM-B. Ltg. / QM-B.								
➢ Managementbewertung durch die Verantwortung der obersten Leitung vornehmen und auswählen geeigneter statistischer Methoden.									

	Revisionsstand:	Revision am:	Geprüft:	Freigabe am (s. Stempel der Einrichtung):
Datum:	25.01.2003	14.11.2007	17.11.2007	
Name:		J. Weigert	Qualitätsmanagement	
Mitwirkende:	Mitarbeiter in der QM-Steuerungsgruppe			

Qualitätsmanagementsystem nach der DIN EN ISO *neu: 9001:2008-12*	Mustereinrichtung	Einrichtung Mustereinrichtung am Musterberg
Seite 8 von 8	**Projektstrukturplan zur Implementierung eines Qualitätsmanagements nach der DIN EN ISO 9001**	„QMS-5-Phasen-Plan“

5. Phase: Verbesserung und Zertifizierung **Aufgaben und Tätigkeiten**	**Zuständigkeiten Verantwortungen**	1. Quartal	2. Quartal	3. Quartal	4. Quartal	5. Quartal	6. Quartal	7. Quartal	8. Quartal
❖ Zertifizierungsverfahren einleiten: ➢ Bewertung des QM-Systems und Umsetzung der internen und externen Anforderungen. ➢ Normenkonformität sicherstellen. ➢ Auswahl eines Zertifizierers und entsprechende Abstimmung. ➢ Information und Vorbereitung der Mitarbeiter. ➢ Prüfung der QM-Dokumentation. ➢ Durchführung des Zertifizierungsaudits. ➢ ggf. Durchführung von Korrekturmaßnahmen ggf. Nachaudit bei Abweichungen und Nichtkonformität von Prozessen. ➢ Jährliches Überwachungsaudit (1. und 2. Jahr). ➢ Wiederholungsaudit (Rezertifizierung) im dritten Jahr. ❖ Kontinuierlicher Verbesserungsprozess der Einrichtung.	Ltg. / QM-B. QM-Stg. / QM-B. Ltg. Alle Mitarbeiter QM-B.								⇨

	Revisionsstand:	Revision am:	Geprüft:	Freigabe am (s. Stempel der Einrichtung):
Datum:	25.01.2003	14.11.2007	17.1[illegible].2007	
Name:		J. Weigert	Qualitätsmanagement	
Mitwirkende:	Mitarbeiter in der QM-Steuerungsgruppe			

7 Umfassendes Qualitätsmanagement

7.1 Das Modell der EFQM für Excellence

Qualitätsmanagement ist auch nach dem Modell und der Methodik der EFQM möglich. Als »Europäisches Modell für umfassendes Qualitätsmanagement« (Total Quality Management) gilt das »European Foundation für Quality Management – EFQM« für alle Organisationen.

Das EFQM als ein sogenanntes »Excellence-Modell« ist ein ganzheitliches Modell im Sinne von »Total Quality Management.« Der ganzheitliche Management-Ansatz »TQM« umfasst alle Tätigkeiten einer Organisation unter dem Aspekt der Kunden- und Mitarbeiterorientierung.

TQM ist dabei kein Modell, sondern eine Denkweise im Sinne eines ganzheitlichen Konzepts.

Total Quality Management ist ein prozessorientiertes System und bezeichnet den Willen der Leitung zu andauernder, ganzheitlicher und vernetzter Verbesserung. Mit dem EFQM-Modell ist es möglich, den Grad der TQM-Implementierung zu messen und mit anderen TQM-orientierten Organisationen zu vergleichen (Benchmarking), bzw. sich selbst zu bewerten. Insbesondere Krankenhäuser orientieren sich sehr stark an diesem Modell, um vergleichbare Ergebnisse (Results) einzelner Bereiche im Krankenhaus oder über die Mitarbeiter- und Patientenzufriedenheit bis hin zu den Ergebnissen nach bestimmten medizinischen Eingriffen aufgrund objektiver Daten zu erhalten.

1988 gründeten 14 führende europäische Unternehmen die »European Foundation für Quality Management (EFQM)« als gemeinnützige Organisation. Diese gab 1991 das EFQM-Modell heraus, um Organisationen bei der Verbesserung ihrer Leistungen zu helfen. Bis Januar 2001 sind über 800 Organisationen aus den meisten europäischen Ländern und den meisten Tätigkeitsbereichen Mitglied geworden. Als Eigentümerin des »EFQM-Modells für Excellence« organisiert die EFQM den »Europäischen Qualitätspreis« (European Quality Award EQA).

Die drei bekanntesten Vertreter der TQM-Modelle sind:
1. Japanischer Deming-Preis, mit dem Total Quality Control-Modell (TQCModell – 1951),
2. Amerikanischer Malcolm Baldridge National Quality Award (MBNQA-Modell – 1988),
3. Europäisches Modell der European Foundation for Quality Management (EFQM-Modell – 1992).

»Excellence« versteht sich als überragende Praktik in der Führung der Organisation und beim Erzielen von Ergebnissen mit Hilfe bestimmter Grundkonzepte. Dies sind: Ergebnisorientierung, Kundenorientierung, Führung und Zielkonsequenz, Management mit Prozessen und Fakten, Mitarbeiterentwicklung und -beteiligung, kontinuierliches Lernen, Innovation und Verbesserung, Aufbau von Partnerschaften und Verantwortung gegenüber der Öffentlichkeit.

Das »EFQM-Modell für Excellence« ist ein praktisches Werkzeug und eine Vorgehensweise, die den Organisationen eine Hilfestellung gibt und zugleich aufzeigt, wo sie sich auf der Reise zur Excellence befinden (»Der Weg ist das Ziel«).

Das »European Foundation for Quality Management (EFQM)-Modell« ist ein strukturiertes und vorgegebenes Konzept, das einem Unternehmen die Möglichkeit zur Selbstbewertung seines Qualitätsmanagements gibt. Es dient als Leitfaden für den Aufbau eines Systems und als Fortschrittskontrolle.

Es beschreibt in seinen Ausführungen die klare Führungsverantwortung, die Mitarbeiter- und die Ressourcenverantwortung.

Das EFQM-Modell ist ein Selbstbewertungssystem mit einer kontinuierlichen Leistungsverbesserung! Die Anforderungen der DIN EN ISO 9000ff. sind in allen Komponenten des EFQM-Modells vorhanden. Aber nicht als Leitfaden, sondern als Fundament und Basis, auf denen die Strukturen des TQM (Total Quality Management) aufgebaut werden können. TQM wird als ganzheitliches Konzept eingeführt, um bessere Ergebnisse zu erzielen. Durch die stärkere Einbindung der Mitarbeiter können alle Prozesse kontinuierlich verbessert werden. Obwohl die DIN EN ISO 9000ff. niemals in den Bewertungskriterien erwähnt wird, hat ein zertifiziertes Unternehmen mit einem funktionierenden Qualitätsmanagementsystem den ersten und wichtigen Schritt auf dem Weg zu einer TQM-Organisation bereits schon getan.

7.1.1 Hauptkriterien nach dem EFQM-Modell

EFQM besteht aus neun Hauptkriterien die sich wiederum in Unterkriterien aufteilen. Um dem Modell zu entsprechen, müssen Unternehmen oder Organisationen zu neun Kriterien Stellung nehmen. Fünf davon sind Befähiger-Kriterien (Enabler), vier sind Ergebniskriterien (Results).

Diese Ergebniskriterien befassen sich primär damit, was eine Einrichtung erreicht hat. Die Befähiger-Kriterien beinhalten das, was eine Organisation realisieren muss und wie sie dabei vorgeht. Die »Ergebnis-Kriterien« beschreiben, wie die Einrichtung die Ergebnisse erzielt hat. Die Ergebnisse sind dabei auf die »Befähiger« zurückzuführen. Beide Gruppen (Befähiger und Ergebnisse) werden mit jeweils 50 % der erreichbaren Punkte prozentual gewichtet und bewertet. Dadurch ist für jedes Kriterium eine Anzahl von Punkten festgelegt, die in diesen Kriterium maximal von den insgesamt 1000 Punkten erreicht werden kann (500 Punkte für die Befähiger und 500 Punkte für die Ergebnisse).

Die in Abbildung 60 dargestellte Wertung und Wichtigkeit der Elemente ist unterschiedlich. Jedes Element hat einen prozentualen Anteil an der Gesamtbewertung. Die Gewichtung erfolgt anhand von Punktevorgaben (10 Punkte je 1%). Das wichtigste Einzelkriterium ist die Kundenzufriedenheit mit 200 Punkten.

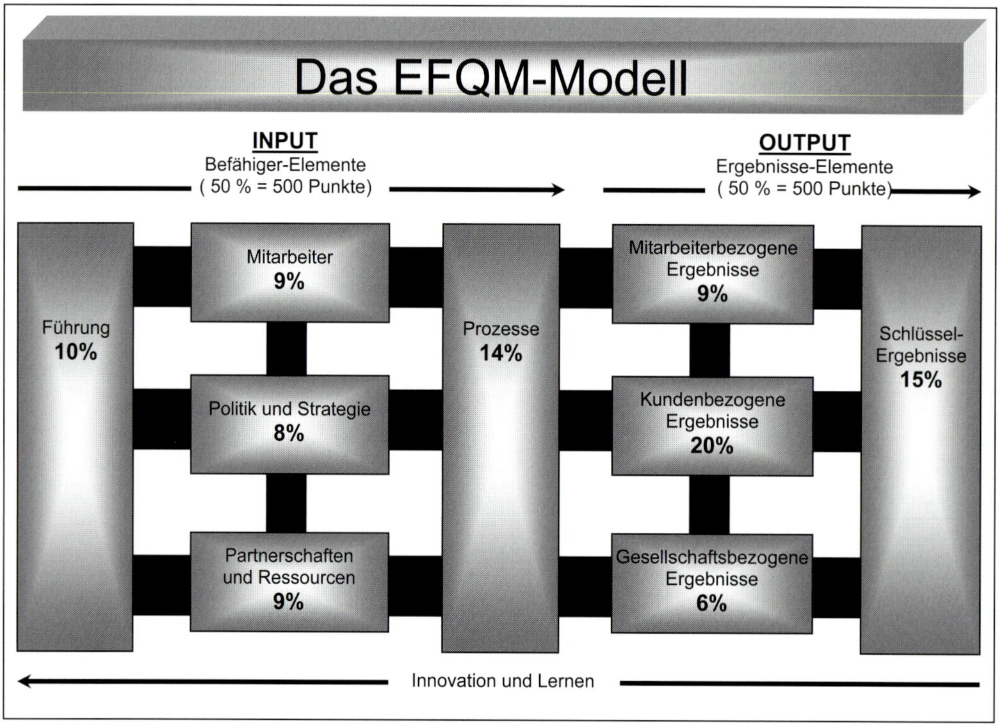

Abb. 60: EFQM-Modell.

Tabelle 22: Befähiger-Elemente (Input).

5 Befähiger – Kriterien (50 %)
▪ Verhalten aller Führungskräfte, um die Organisation zu umfassender Qualität zu führen (10 %) ▪ Daseinszweck, Wertesystem, Leitbild und strategische Ausrichtung des Unternehmens sowie die Art und Weise der Verwirklichung dieser Aspekte (8 %) ▪ Umgang der Organisation mit ihren Mitarbeitern (9 %) ▪ Management, Einsatz und Erhaltung von Ressourcen (9 %) ▪ Management aller wertschöpfenden Tätigkeiten im Unternehmen (14 %)

Tabelle 23: Ergebnisse-Elemente (Output).

4 Ergebnis – Kriterien (50 %)
▪ Kundenzufriedenheit (20 %) ▪ Mitarbeiterzufriedenheit (9 %) ▪ Gesellschaftliche Verantwortung/Image (6 %) ▪ Geschäftsergebnisse und Schlüsselleistungen (15 %)

Das EFQM-Modell beruht auf den beiden Prämissen:
1. »Kundenzufriedenheit, Mitarbeiterzufriedenheit und positive gesellschaftliche Verantwortung/ Image werden durch ein Managementkonzept erzielt, welches
2. durch eine spezifische Politik und Strategie, eine geeignete Mitarbeiterorientierung sowie das Management der Ressourcen und Prozesse zu herausragenden Geschäftsergebnissen führt« (EFQM 1995).

7.1.2 Selbstbewertung nach EFQM-Kriterien

Die EFQM empfiehlt zur Verbesserung der Leistung die Einführung des Selbstbewertungsprozesses nach den Kriterien des EFQM-Modells. Dabei handelt es sich um eine umfassende, systematische und regelmäßige Überprüfung der Tätigkeiten und Ergebnisse einer Organisation, bei der die Stärken und Verbesserungspotenziale deutlich sichtbar werden sollen. Bei der Selbstbewertung kann die von der EFQM vorgegebene Punktbewertung verwendet werden, die auch der Bewertung von Bewerbungen um den Europäischen Qualitätspreis zu Grunde liegt.

Die fünf Befähiger-Kriterien:
Die Befähiger-Kriterien befassen sich damit, wie das Unternehmen/die Organisation bezüglich der Kriterien vorgeht. Erforderlich sind Angaben über die Qualität des Vorgehens und den Grad der Umsetzung des Konzepts.

1. Führung

Das Kriterium »Führung« beschreibt das Verhalten aller Führungskräfte und wie die Organisationen zu umfassender Qualität geführt werden soll. Wichtig ist, dass Qualitätsverbesserung als grundlegender Prozess initiiert und durchgesetzt wird. Von besonderer Bedeutung sind folgende Punkte:

- Führungskräfte erarbeiten die Vision, die Mission und die Werte und agieren als Vorbilder für eine Kultur der Excellence.
- Führungskräfte sorgen durch ihr persönliches Mitwirken für die Entwicklung, Überwachung und kontinuierliche Verbesserung des Managementsystems der Organisation.
- Führungskräfte bemühen sich um Kunden, Partner und Vertreter der Gesellschaft.
- Führungskräfte motivieren und unterstützen die Mitarbeiter der Organisation und erkennen ihre Leistungen an.

TQM, das oft auch als »Business Excellence« genannt wird, beinhaltet den Gedanken des Benchmarking.

Als Überlebensstrategie für die Unternehmen reicht es nicht mehr, »gut« zu sein. Sie müssen »besser« sein. Oberstes Ziel sollte daher immer sein, die »beste« Firma zu sein.

Dazu bedarf es einer konsequenten Ausrichtung an den jeweiligen Marktführern. Eine der besonderen Herausforderungen des TQM ist es auch, die Mitarbeiter entsprechend ihrer Aufgaben und Tätigkeiten zu befähigen und kontinuierlich zu schulen.

Um seine Organisation nach TQM auszurichten und effektiv arbeiten zu können, brauchen Mitarbeiter:

- klare Ziele,
- Befähigung,
- klar definierte Aufgaben,
- Coaching, im Team (u. U. Supervision),
- konsequente Mitarbeiterentwicklung,
- Bestätigung und Anerkennung.

2. Politik und Strategie

Politik und Strategie beruhen auf den gegenwärtigen Bedürfnissen und Erwartungen der Interessengruppen. Das Kriterium »Politik und Strategie« beschreibt, wie sich das Konzept für die umfassende Qualität in der Politik und Strategie des Unternehmens widerspiegelt. Politik und Strategie bilden das Fundament für die Festlegung, Umsetzung, Überprüfung und Verbesserung der Qualität.

Wichtig dabei sind folgende Punkte:

- Politik und Strategie beruhen auf Informationen aus Leistungsmessung, Marktforschung sowie den lernorientierten und kreativen Aktivitäten.
- Politik und Strategie werden aufgrund relevanter und umfassender Informationen entwickelt, überprüft und regelmäßig aktualisiert.
- Politik und Strategie werden durch ein Netzwerk von Schlüsselprozessen in der gesamten Organisation umgesetzt.
- Politik und Strategie werden kommuniziert und eingeführt.
- Politik und Strategie werden regelmäßig verbessert.

3. Mitarbeiterorientierung

Mitarbeiterorientierung zielt darauf ab, das gesamte Potenzial der Mitarbeiter freizusetzen, um die Geschäftstätigkeit zu verbessern. Alle Mitarbeiter werden eingebunden, unterstützt, geschult, fachlich und menschlich gefördert. Mitarbeiter sind als Schlüsselwirtschaftsfaktor anzusehen. Folgende Punkte sind dabei von Bedeutung:

- Mitarbeiterressourcen werden geplant, gemanagt und verbessert.
- Das Wissen und die Kompetenzen der Mitarbeiter werden ermittelt, ausgebaut und aufrechterhalten (Personalplanung, Personalauswahl und Personalentwicklung) mit dem Ziel, die Mitarbeiterkompetenz und -fähigkeiten zu erhöhen.
- Mitarbeiter werden beteiligt und zu selbstständigem Handeln ermächtigt (Zielvereinbarungen, die auch erreichbar sein müssen).
- Die Mitarbeiter und die Organisation führen einen Dialog und sind einbezogen in die ständige Verbesserung der Geschäftsprozesse.
- Mitarbeiter werden belohnt, anerkannt und betreut.
- Es besteht eine hierarchieunabhängige wirksame Kommunikation – sowohl vertikal als auch horizontal.

4. Partnerschaften und Ressourcen

Das Kriterium »Ressourcen« zeigt, wie die Ressourcen der Organisation wirksam eingesetzt werden und zur Entfaltung gelangen, um die Politik und Strategie des Unternehmens zu unterstützen. Unter anderem werden finanzielle und materielle Ressourcen sowie Informationen und der Gebrauch von modernen Technologien, die von signifikanter Bedeutung sind, berücksichtigt. Folgende Punkte sind dabei zu beachten:

- Externe Partnerschaften werden gemanagt,
- Finanzen werden gemanagt,
- Informations-Ressourcen werden gemanagt,
- Gebäude, Einrichtungen, Material, Lieferanten, Anlagen und Ausrüstungsgüter werden gemanagt,
- Technologie wird gemanagt,
- Informationen und Wissen werden gemanagt.

5. Prozesse

Das Kriterium »Prozesse« hat mit der Identifikation, Überprüfung und falls erforderlich, mit der Änderung von Wertschöpfungsprozessen zu tun, mit dem Ziel, die ständige Verbesserung der Geschäftstätigkeit zu gewährleisten:

- Prozesse, die eine bedeutende Auswirkung auf die Ergebnisse haben, werden systematisch identifiziert, gestaltet und gemanagt.
- Prozesse werden systematisch gelenkt (Planung und Steuerung).
- Prozesse werden bei Bedarf verbessert, wobei Innovationen genutzt werden, um Kunden und andere Interessengruppen voll zufrieden zu stellen und die Wertschöpfung für diese zu steigern.
- Produkte und Dienstleistungen werden aufgrund der Bedürfnisse und Erwartungen der Kunden entworfen und entwickelt.
- Produkte und Dienstleistungen werden hergestellt, geliefert und betreut.
- Kundenbeziehungen werden gepflegt und vertieft.
- Einführung und Bewertung von veränderten bzw. neuen Prozessen.

Die vier Ergebnis-Kriterien:
Die Ergebnis-Kriterien beziehen sich auf das, was das Unternehmen/die Organisation erreicht hat und noch erreichen will. Die Ergebnisse und Trends der Organisation sind für alle Ergebnis-Kriterien im Hinblick auf folgende Aspekte dazustellen:

- die konkreten Leistungen der Organisation,
- die eigenen diesbezüglichen Ziele.

1. Kundenbezogene Ergebnisse/Kundenzufriedenheit:

Das Kriterium »Kundenzufriedenheit«, das höchstgewichtete Element des EFQM-Modells, betrifft die Zufriedenheit aller externen Kunden der Organisation. Entscheidend sind hier die Rückmeldungen seitens der Kunden über die Organisationserfolge in der Erfüllung der Kundenanforderungen. Wichtige Punkte dabei sind:

- Messergebnisse aus der Sicht der Kunden, Beurteilung der Produkte und Dienstleistungen,
- Leistungsindikatoren und die Entwicklung zusätzlicher Kennzahlen, um die Kundenzufriedenheit zu beschreiben.

2. Mitarbeiterbezogene Ergebnisse/Mitarbeiterzufriedenheit:
Die »Mitarbeiterzufriedenheit« beschreibt, was die Organisation im Hinblick auf die Zufriedenheit der Mitarbeiter leistet. Dieser Teil ist von großer Bedeutung, um die Erfüllung der Bedürfnisse und Erwartungen aller in der Organisation beschäftigten Personen zu betrachten, zu messen und zu bewerten.

- Messergebnisse aus Mitarbeitersicht z. B. durch Mitarbeiterumfragen, Diskussionsgruppen, innerbetriebliches Vorschlagswesen, Beurteilungsgespräche, Fördergespräche etc.
- Leistungsindikatoren, die die Zufriedenheit der Mitarbeiter beschreiben.

3. Gesellschaftsbezogene Ergebnisse/Gesellschaftliche Verantwortung/Image:
Die Öffentlichkeit hat bestimmte Erwartungen und Bedürfnisse bezüglich der Einstellung der Organisation zu Lebensqualität, Umwelt und Erhaltung der globalen Ressourcen. Die Organisation muss z. B. Maßnahmen zur Reduzierung von Belästigungen der Nachbarn, zur umweltgerechten Nutzung von Ressourcen und zum aktiven Engagement in der Gesellschaft durchführen. Entscheidend dabei sind:

- Messergebnisse aus Sicht der Gesellschaft.
- Wie nimmt die Gesellschaft die Auswirkungen der Organisation auf das Umfeld wahr?
- Leistungsindikatoren, die die Zufriedenheit der Gesellschaft mit der Organisation beschreibt.

4. Schlüsselergebnisse/Geschäftsergebnisse:
Das Kriterium »Geschäftsergebnisse« ist ein Spezifikum des EFQM-Modells. Die Betonung der Geschäftsergebnisse als Ziel aller TQM-Aktivitäten ist die Messlatte für die unternommenen Aktivitäten. Die Ergebnisse umfassen sowohl finanzielle als auch nichtfinanzielle Maßgrößen. Anhaltspunkte können sein:

- Ergebnisse der Schlüsselleistungen, finanzielle Messgrößen (Jahresumsatz),
- Nicht-finanzielle Messgrößen für die Messung des Organisationserfolges (z. B. Bekanntheitsgrad des Unternehmens).

Das Beurteilungsverfahren erfolgt in englischer Sprache nach einem bestimmten Bewertungsverfahren durch die EFQM (s. Bewerbungsbroschüre vom EFQM). Zu allen Unterkriterien muss eine Beantwortung vorgenommen worden sein, welche Maßnahmen (TQM-Praktik) entwickelt und umgesetzt worden sind und welche Ergebnisse im Sinne der »Wettbewerbs-Effektivität« erzielt wurden. Die Jury der EFQM wählt aus den Bewerbern (nach vorherigem Besuch im Unternehmen durch Assessoren) eine Gruppe von Finalisten aus.

Die Gewinner des »European Quality Award« und »European Quality Prize« werden aus der Gruppe der Finalisten ausgewählt.

7.1.3 DIN EN ISO 9000 ff. und EFQM-Modell – ein Vergleich

Tabelle 24: Vergleich von DIN EN ISO 9000 ff. und EFQM-Modell.

ISO 9001/ISO 9004	EFQM-Modell
Qualitätsmanagementsystem	Befähiger
Verantwortung der Leitung Management von Ressourcen Produktrealisierung Messung, Analyse und Verbesserung Befähiger	Führung Mitarbeiter Politik und Strategie Partnerschaften und Ressourcen Prozesse
Zufriedenheit interessierter Parteien	Ergebnisse
Mitarbeiterzufriedenheit Kundenzufriedenheit Gesellschaftliche Verantwortung Return on Investment Partnerschaften mit Lieferanten	Mitarbeiterbezogene Ergebnisse Kundenbezogene Ergebnisse Gesellschaftsbezogene Ergebnisse Schlüsselergebnisse

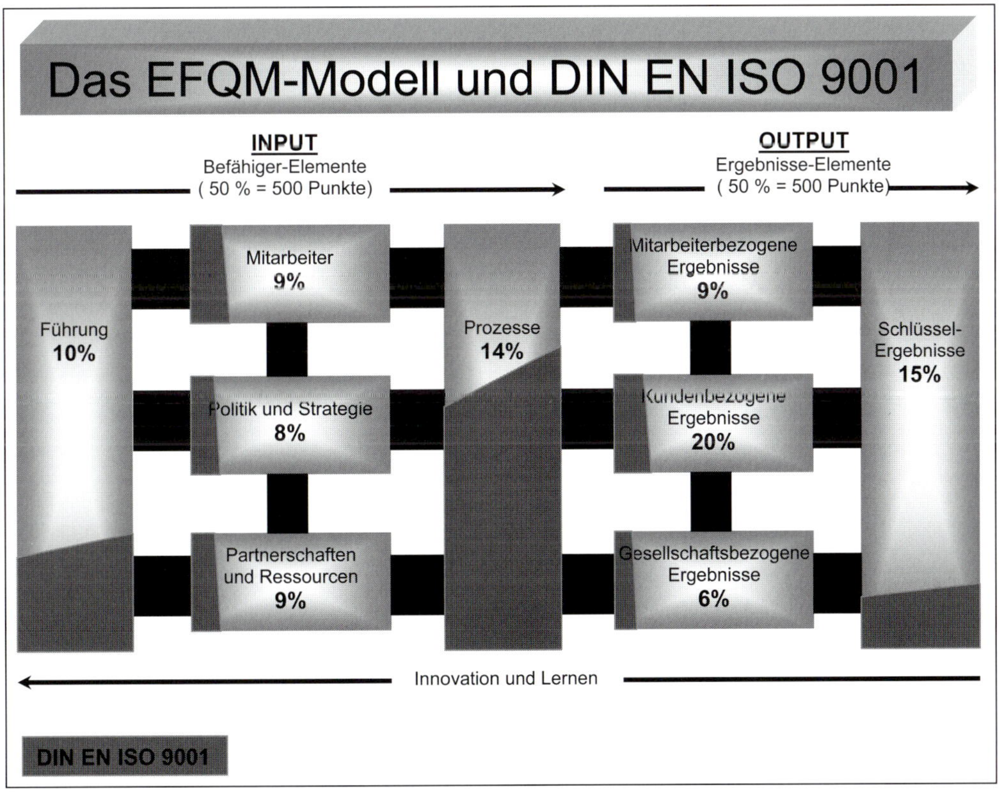

Abb. 61: EFQM-Modell und DIN EN ISO 9001.

7.2 Auszeichnung für besondere Leistungen

In zahlreichen Ländern, wie z. B. Japan, den Vereinigten Staaten von Amerika und einigen europäischen Ländern werden seit Jahren Qualitätspreise für ausgezeichnete Leistung auf dem Gebiet des Qualitätsmanagements verliehen. Aber, nicht der Preis, sondern der Weg ist das Ziel dieser grundlegenden Analysen im Bewerbungsverfahren um einen Preis.

Die bekanntesten Preise (Quality Awards) sind:
- Deming Prize
- Malcolm Baldrige National Quality Award (MBNQA)
- European Quality Award (EQA)
- Ludwig Erhard Preis

Die Beteiligung an einer Bewertung oder die Beteiligung an einem Qualitätswettbewerb ist ein praktiziertes Benchmarking, ein Vergleich mit den Besten, der ungeahnte Kräfte freisetzen kann! Im Weiteren werden die oben genannten Quality Award kurz im Überblick vorgestellt.

7.2.1 Deming Prize (Japan)

Der Amerikaner *Dr. W. Edwards Deming* unterstützte auf Einladung der »Japanese Union of Scientists and Engineers (Juse)« die Japaner beim Wiederaufbau ihrer Wirtschaft nach dem Zweiten Weltkrieg. Seine Technik wurde für die Japaner zur Norm. *Demings* Strategie drehte sich in erster Linie um die Entwicklung von Qualität und ihre kontinuierliche Verbesserung. Die

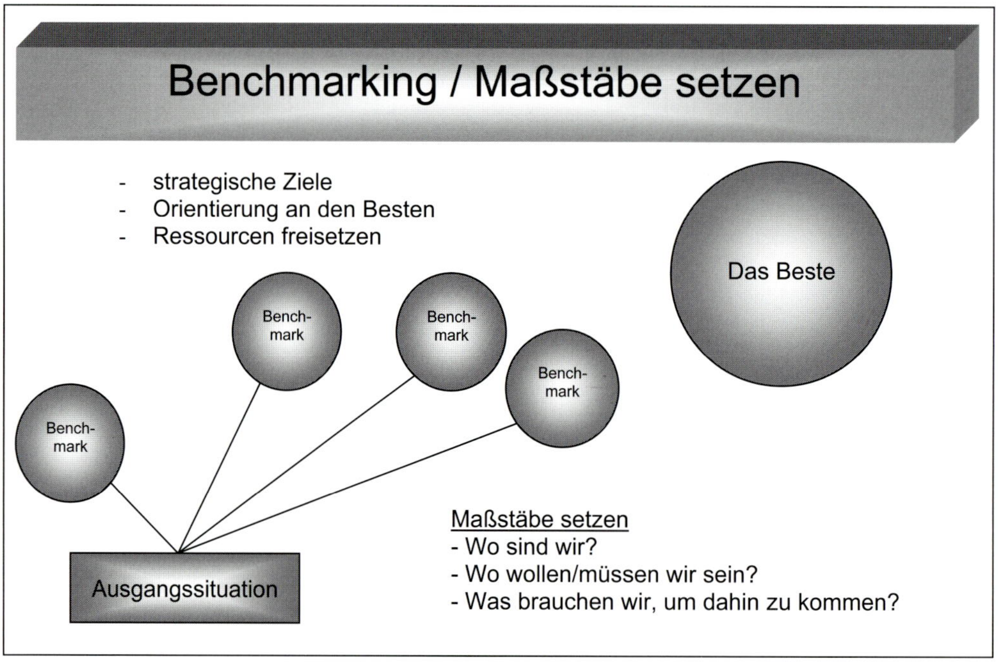

Abb. 62: Benchmarking/Maßstäbe setzen.

grundlegende Idee zu seinem 14-Punkte-Programm heißt, von Anfang an richtig zu agieren, wobei die Betonung darauf liegt, die Erwartungen des Unternehmens und der Kunden zu erfüllen. Dies ist der erste Schritt zur Qualitätsverbesserung. Als Anerkennung seiner Verdienste in Japan verleiht die »Juse« seit 1951 den Deming Prize (Award) für hervorragende Verdienste auf dem Gebiet des Company-Wide Quality Control (CWQC-Konzept). Der Kriterienkatalog des »Deming Application Prize« als Award besteht aus zehn von dem jeweiligen Unternehmen zu erfüllenden Kriterien und weiteren Unterpunkten.

Kriterien- bzw. Bewertungssystem des Deming Application Prize im Überblick:
Aufbauorganisatorische Aspekte

1. Unternehmenspolitik
2. Organisation und ihre Wirkungsweise
3. Aus- und Weiterbildung
4. Informationssammlung und -verbreitung
5. Analysen
6. Standardisierung
7. Kontrolle
8. Qualitätssicherung
9. Ergebnisse
10. Künftige Pläne

Ein Unternehmen kann sich um den Deming Prize (Qualitätspreis) bemühen. Der Prozess der Bewerbung um den Deming Prize und deren Beurteilung nach bestimmten Bewertungsrichtlinien durch das Deming Prize Comittee kann mehrere Jahre dauern. Er verläuft von den Schritten her ähnlich wie das Bewerbungsverfahren beim amerikanischen Malcolm Baldrige National Quality Award (MBNQA seit 1988).

7.2.2 Malcolm Baldrige National Quality Award (USA – MBNQA)

Dieser Preis (Award) ist die wichtigste, staatlich geförderte und gesetzlich verankerte Fördermaßnahme des »United States Department of Commerce« und des »National Institute of Standards and Technology« und wird jährlich durch den Präsidenten der USA an die Gewinner verliehen. Der MBNQA wurde nach dem damaligen amerikanischen Wirtschaftsminister *Malcolm Baldrige* benannt und ist im Vergleich zum Deming Prize detaillierter. Er setzt durch sein Bewertungssystem wichtige Maßstäbe für andere Qualitätspreise, wie beispielsweise für den Europäischen Qualitätspreis.

Ziele dieses Awards (MBNQA) sind:

- Informationen über erfolgreiche Qualitätsmanagementkonzepte und deren Vorteile deutlich zu machen.
- Das Bewusstsein für Qualität als den entscheidenden Wettbewerbsfaktor deutlich zu machen.
- Die Notwendigkeit für Bemühungen im Bereich des Qualitätsmanagements bewusst zu machen.

Die Kriterien des Malcolm Baldrige National Quality Award gliedern sich in sieben MBNQA-Hauptkriterien und die wiederum in Unterkriterien, mit einer Reihe von detaillierten Ansatzpunkten (Areas to Adress). Bei jedem Kriterium lässt sich eine maximale Anzahl von Punkten erreichen (Gewichtung der Kriterien!).

Bewertungskriterien des Malcolm Baldrige National Quality Award für Unternehmen:
1. Führung (12,5 %)
2. Strategische Planung (8,5 %)
3. Kunden- und Marktorientierung (8,5 %)
4. Information und Analyse (8,5 %)
5. Mitarbeiterorientierung (8,5 %),
6. Prozessmanagement (8,5 %),
7. Geschäftsergebnisse (45 %).

Die Kriterien nach dem MBNQA werden unter folgenden Aspekten bewertet:
1. Der Umsetzungsgrad (Deployment), d.h. die tatsächliche Umsetzung und Anwendung der genannten Methoden in dem Unternehmen als Führungsaufgabe.
2. Die Vorgehensweisen und Methoden (Approach), mit deren Hilfe die in den Bewertungskriterien genannten Anforderungen erreicht werden sollten.
3. Die durch die getroffenen Maßnahmen erreichten Ergebnisse und Leistungen (Results).

Der Preis wird durch eine Jury (Panel of Judges) an jeweils drei Preisträger in folgenden Kategorien verliehen:
- Produzierende Unternehmen
- Dienstleistungsunternehmen
- Kleine Unternehmen
- Bildungseinrichtungen
- Einrichtungen des Gesundheitswesens

Ende der 1990er Jahre wurden für den Bildungsbereich (Education Criteria for Performance Excellence) und das Gesundheitswesen (Health Care Criteria für Performance Excellence) eigene Modelle und Bewertungskriterien festgelegt.

Europäischer Qualitätspreis »European Quality Award« (EQA)
Es kann zwischen zwei Preisen unterschieden werden:
1. European Quality Award
2. European Quality Prize

Der European Quality Award (EQA) wird von der »European Foundation for Quality Management (EFQM)« für europäische Unternehmen mit besonderer Leistung auf dem Gebiet des Qualitätsmanagements einmal jährlich verliehen.

Der Quality Prize wird an Organisationen verliehen, die eine Spitzenleistung im Bereich des Qualitätsmanagements erreicht haben. Als Grundlage der Beurteilung dient das EFQM-Modell für Excellence (Excellence Model).

7.2.3 Ludwig Erhard-Preis: Auszeichnung für Spitzenleistung im Wettbewerb

Der Ludwig-Erhard-Preis ist ein deutscher Qualitätspreis, der seit 1997 verliehen wird und sich an das EQA-Modell anlehnt. Der Ludwig-Erhard Preis wird neben der Deutschen Gesellschaft für Qualität (DGQ) und dem Verein Deutscher Ingenieure (VDI) von weiteren sechs Spitzenverbänden (BDA, BDI, BGA, DIHT, HDE, ZDH) der deutschen Wirtschaft getragen.

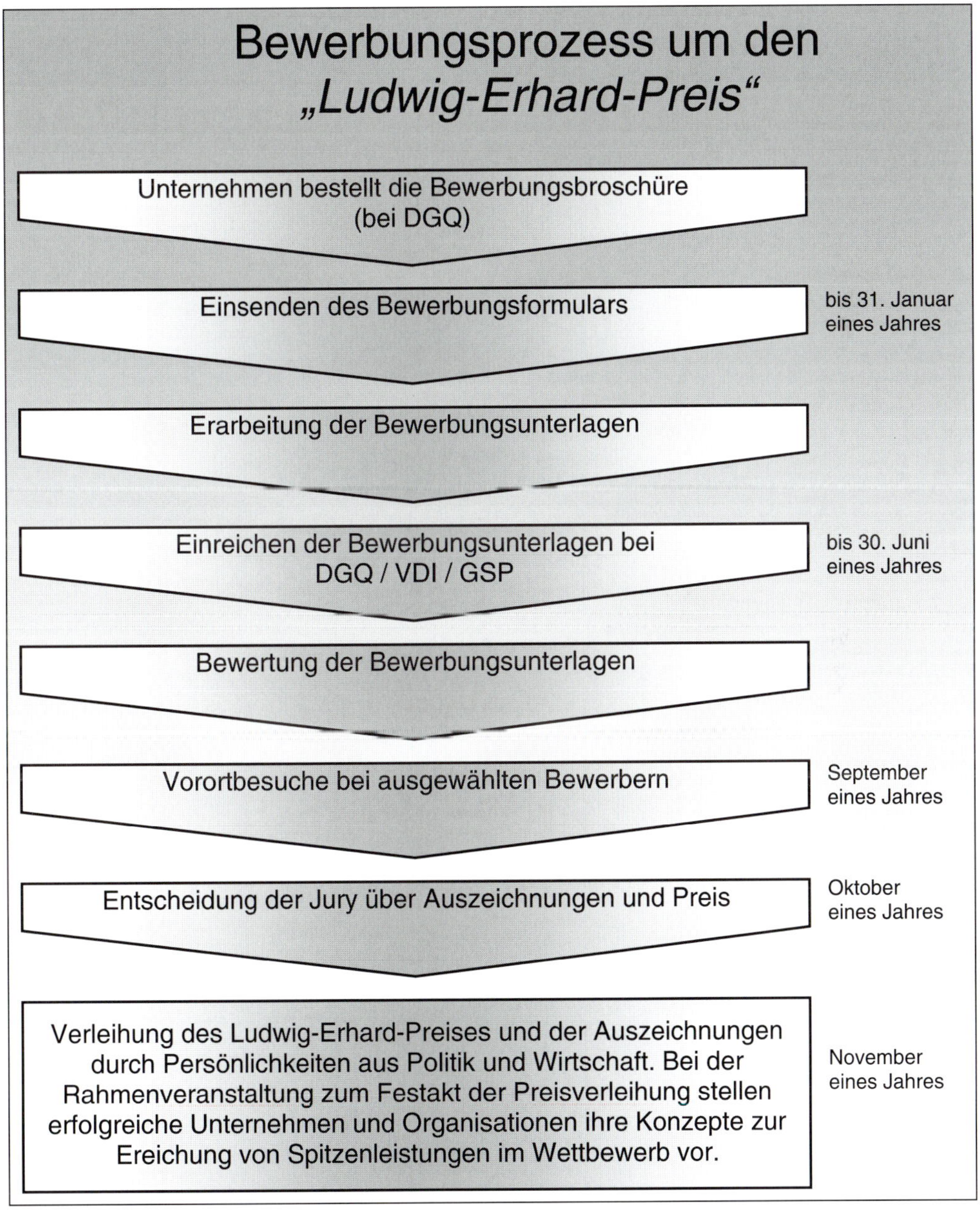

Abb. 63: Bewerbungsprozess und Bewertung nach den Ludwig-Erhard-Preis.

Prof. Dr. Roman Herzog, Schirmherr des Ludwig-Erhard Preises: *»Jeder weiß, dass wir eine lernende Gesellschaft sein müssen. Also müssen wir Teil einer lernenden Weltgesellschaft werden, einer Gesellschaft, die rund um den Globus nach den Ideen, den besten Lösungen sucht.«*

Der Ludwig-Erhard-Preis fördert die Auseinandersetzung der Organisationen mit den Maßnahmen des umfassenden Qualitätsmanagements im Sinne des »Total Quality Management (TQM)«, einem ganzheitlichen Ansatz des Managements von Organisationen sowie seine Einführung als System zur Zukunftssicherung einer Organisation. Der Ludwig-Erhard-Preis stellt sich dem Vergleich mit anderen bedeutenden Auszeichnungen der Welt wie z. B. dem Malcolm Baldrige National Award (Amerika) sowie dem Deming Prize (Japan). Die Zielgruppe des Preises sind alle Branchen und Größen sowie Organisationen wie Behörden, Gesundheits- und Bildungseinrichtungen. Zur Teilnahme sind alle Organisationen aufgerufen, die ihren Beitrag zur Standortverbesserung leisten wollen und TQM als ganzheitliche Methode anwenden. Der Bewerbungsprozess und die Bewertungskriterien entsprechen dabei denen des European Quality Award.

EAC-Branchenschlüssel

Nr.	Branche
1	Land und Forstwirtschaft, Fischerei und Fischzucht
2	Bergbau und Gewinnung von Steinen und Erden
3	Ernährungsgewerbe und Tabakverarbeitung
4	Textil- und Bekleidungsgewerbe
5	Ledergewerbe
6	Holzgewerbe
7	Papiergewerbe
8	Verlagsgewerbe
9	Druckgewerbe, Vervielfältigung von bespielten Trägern
10	Kokerei und Mineralölverarbeitung
11	Herstellung und Verarbeitung von Spalt- und Brutstoffen
12	Chemische Industrie
13	Herstellung von pharmazeutischen Erzeugnissen
14	Herstellung von Gummi- und Kunststoffwaren
15	Glasgewerbe, Keramik, Verarbeitung von Steinen und Erden
16	Herstellung von Zement, Kalk, Gips und Erzeugnissen aus Beton, Kalk und Gips
17	Metallerzeugung und -bearbeitung, Herstellung von Metallerzeugnissen
18	Maschinenbau
19	Herstellung von Büromaschinen, Datenverarbeitungsgeräten und -einrichtungen; Elektrotechnik; Feinmechanik; Optik
20	Schiffbau
21	Luft- und Raumfahrzeugbau
22	Anderer Fahrzeugbau Kraftwagen, Schienenfahrzeuge, Krafträder, Fahrräder
23	Herstellung von Möbeln, Schmuck, Musikinstrumenten, Sportgeräten, Spielwaren und sonstigen Erzeugnissen
24	Rückgewinnung
25	Elektrizitätsversorgung
26	Gasversorgung
27	Wasserversorgung, Fernwärmeversorgung
28	Baugewerbe
29	Handel, Instandhaltung und Reparatur von Kraftfahrzeugen und Gebrauchsgütern
30	Gastgewerbe
31	Verkehr und Nachrichtenübermittlung
32	Kredit- und Versicherungsgewerbe, Grundstücks- und Wohnwesen, Vermietung beweglicher Sachen (ohne Bedienungspersonal)
33	Datenverarbeitung
34	Forschung und Entwicklung, Architektur- und Ingenieurbüros
35	Erbringung von Dienstleistungen für Unternehmen
36	Öffentliche Verwaltung, Verteidigung, Sozialversicherung
37	Erziehung und Unterricht
38	Gesundheits-, Veterinär- und Sozialwesen
39	Erbringung von sonstigen öffentlichen und persönlichen Dienstleistungen

Begriffsbestimmungen

Abweichungen
Nicht-Konformität

Akkreditierung
Beglaubigung, Zulassung, Anerkennung

Anforderung
Ist ein Anspruch (Spezifikation), der vorausgesetzt werden kann, d.h. eine Forderung an eine bestimmte Leistung die von einer Einrichtung erfüllt werden muss (gesetzliche, behördliche, normative oder vertragliche Anforderungen)

Arbeitsanweisung
Anweisung, die detailliert und für den Anwender verbindlich und verpflichtend be- und vorschreibt, wann, wo und auf welche Art eine Tätigkeit/Arbeit auszuführen ist

Arbeitsschutz
Ein Kernpunkt der Prävention ist die Arbeitssicherheit. Die Berufsgenossenschaften räumen der Gewährleistung von Sicherheit und Gesundheit im Betrieb höchsten Stellenwert ein. In verbindlichen Berufsgenossenschaftlichen Vorschriften und Regeln (Unfallverhütungsvorschriften, BG-Regeln etc.) geben sie vor, welche Maßnahmen für Sicherheit und Gesundheit bei der Arbeit Unternehmer und Versicherte zu beachten haben. Dabei sind technische und organisatorische Schutzmaßnahmen ebenso wichtig wie persönliche Schutzmaßnahmen

Arbeitsschutzgesetz
Gesetz über die Durchführung von Maßnahmen des Arbeitsschutzes zur Verbesserung der Sicherheit und des Gesundheitsschutzes der Beschäftigten bei der Arbeit

Arbeitssicherheitsausschusssitzung
Der Arbeitsschutzausschuss hat die Aufgabe in einer regelmäßigen Sitzung, die Anliegen des Arbeitsschutzes und der Unfallverhütung zu beraten. Der Arbeitschutzausschuss trifft sich mindestens einmal vierteljährlich und besteht aus der Leitung der Einrichtung, Mitglieder des Betriebsrates, Betriebsarzt, der Fachkraft für Arbeitssicherheit und den Sicherheitsbeauftragten Personen (gem. § 22 SGB VII). Ein Arbeitschutzausschuss ist in Betrieben mit mehr als 20 Personen zu bilden (ASiG § 11; ArbSchG Art. 2).

Assessment
Bewertung/Einschätzung

Audit
Überprüfung einer Wirksamkeit. Ein Audit ist ein systematischer, unabhängiger und dokumentierter Prozess. Ziel eines Audits ist es, objektive Nachweise zu erhalten, um festzustellen, inwieweit die Wirksamkeit und Verwirklichung eines QM-Systems erreicht wurde (Soll-Ist Vergleich). Durch ein Audit soll eine Normenkonformität festgestellt werden (Übereinstimmung mit Anforderungen)

Auditpartner
Akkreditierte Zertifizierungsgesellschaft, mit der gemeinsam ein »Joint-Audit« durchgeführt wird

Aufzeichnung
Nachweis auf Papier oder in elektronischer Form über die Ausführung oder die erzielten Ergebnisse von Tätigkeiten

Australian Refined Diagnosis Related Groups
Australian Refined Diagnosis Related Groups wurden als Grundlage für die Entwicklung eines deutschen G-DRG-Systems ausgewählt, wonach durch das DRG-System ein pauschalisiertes Entgeltsystem (Fallpauschalensystem) für Krankenhäuser in Deutschland zum Einsatz kommen wird (ab 2004 fallbezogene Veränderung des Abrechnungswesens)

Baumdiagramm
Mit Hilfe des Baumdiagramms werden Themen, Aufgaben oder Prozesse in verschiedene Detaillierungsstufen gegliedert, wobei Zusammenhänge und Verbindungen zwischen den einzelnen Ebenen aufgezeigt werden.

Beauftragter-QM (QM-B.)
Jemand der einen bestimmten Auftrag hat; hier: ist verantwortlich für die Implementierung eines QM-Systems etc.

Berater (»QM-Trainer«)
Ratgeber; jemand der berufsmäßig auf seinem Fachgebiet professionellen Rat und praktische Tipps als »Trainer« gibt, z. B. beim Aufbau und der Einführung eines Qualitätsmanagements, Maßnahmen zur internen Qualitätssicherung und Initiierung von Qualitätsverbesserungsprojekten als »QM-Trainer«

Betriebsanweisung
Die Erstellung von Betriebsanweisungen ist die Pflicht einer Einrichtung zur Gewährleistung der Sicherheit und des Gesundheitsschutzes am Arbeitsplatz. Nach § 14 GefStoffV (Arbeitssicherheitsrichtlinien im Umgang mit Gefahrstoffen, z. B. für Desinfektionsmittel usw.) hat der Träger einer Einrichtung eine arbeitsbereichs- und stoffbezogene Betriebsanweisung in verständlicher Form in Zusammenarbeit mit der FaSi (alternativ: Sib) zu erstellen. Betriebsanweisungen sind gefahrstoffbezogene, arbeitsplatz- oder tätigkeitsspezifische Anweisungen, die alle sicherheitstechnischen Anforderungen berücksichtigen sollen. Häufig wird eine Betriebsanweisung nach einer durchgeführten Gefährdungsbeurteilung (nach den GP-Schriften) erstellt.

Betriebsmanagement
hier: Synonym für Qualitätsmanagement, indem es darum geht, eine Organisation (Einrichtung) zu »Lenken« und zu »Leiten.« Interne Regelungen, Strukturen und Verfahren sind durch die operative Ebene vorzugeben und zu schaffen

Bezugspflege bzw. auch »bezugsorientierte« Pflege
Eine bestimmte Anzahl von Pflegekräften betreut in einer Pflegeeinrichtung täglich in der Arbeitszeit eine festgelegte Gruppe von pflegebedürftigen Menschen

BG-Vorschriften
Unfallverhütungsvorschriften im Sinne des SGB VII

Blindleistungen
Sind Aktivitäten, die ungeplant sind und nicht zur Wertsteigerung beitragen und somit überflüssig sind, wie z. B. nutzlose Arbeiten durch ungenaue Aufgabenstellung, nachträgliche Rückfragen, Nacherklärungen, Doppelarbeiten durch mangelhafte Koordination und organisatorische Schwachstellen, Reibungsverluste, unvorhergesehene Problemfälle, ungeplante und ungleichmäßige Auslastungen usw.

CEN-Mitglieder
Nationale Normungsinstitute von Belgien, Dänemark, Deutschland, Finnland, Frankreich, Griechenland, Irland, Island, Italien, Luxemburg, Niederlande, Norwegen, Österreich, Portugal, Schweden, Schweiz, Spanien, der Tschechischen Republik und England

Deduktive Analyse
Vom Besonderen zum Allgemeinen (von oben nach unten: »Top-down«), d. h. von einem größeren Prozess zu einem kleineren Prozess. Bsp.: Schulung von Mitarbeiter – Schulungsbedarfsermittlung und Schulungsauswertung, d. h. Zerlegung von Prozessen in Teilprozessen in Form eines Baumdiagramms

Dekubitus
Druckgeschwür durch ein Wundliegen z. B. bei Bettlägerigkeit (z. B. Immobilität usw.)

DEGEMED
Deutsche Gesellschaft für Medizinische Rehabilitation. Die – 1996 gegründete – Deutsche Gesellschaft für Medizinische Rehabilitation e.V. (DEGEMED) ist der Spitzenverband von Einrichtungen der Medizinischen Qualitäts-Rehabilitation.

Dementia-Care-Mapping (DCM)
Dieses Qualitätssicherungsverfahren im Umgang mit Demenzkranken wurde von der Bradford Dementia Group (Tom Kitwood vom Bradfordinstituts) entwickelt, um die Pflege und Betreuung dementer Menschen systematisch einschätzen zu können.

Deployment
Umsetzungsgrad

Dokument
Unterlage auf Papier oder in elektronischer Form, die Handlungs- oder Verhaltensweisen vorschreibt oder empfiehlt. Zu den Dokumenten zählen Richtlinien, Verfahrens- und Arbeitsanweisungen. Dokumente werden eingeteilt in Vorgabe- und Nachweisdokumente und unterliegen einem Änderungsdienst. Der Revisionsstand und Identifikation (Dokumentationsschlüssel, Titel oder Bezeichnung) muss bei selbsterstellten Dokumenten immer erkennbar sein

Dokumentierte Verfahren, (z. B. durch eine Verfahrensanweisung)
Dokumentierte Verfahren sind Prozessbeschreibungen, die vom Qualitätsmanagement gefordert werden. Nach dem Qualitätsmanagement der DIN EN ISO 9001:2000 bzw. 9001:2007-10 (Normentwurf) ist als dokumentiertes Verfahren (schriftlich) gefordert und darzulegen:

- die Lenkung der Dokumente
- die Lenkung von Aufzeichnungen
- Internes Audit
- Lenkung fehlerhafter Produkte
- Vorbeugungsmaßnahmen
- Korrekturmaßnahmen

EOQ-Kriterien
Kriterien, die in dem harmonisierten Programm der EOQ zur Registrierung/Zertifizierung von QM-Fachkräften, QM-Auditoren und Managementsystemen festgeschrieben sind

Ergotherapeutische Befunderhebung
Bei einer ergotherapeutischen Befunderhebung werden durch die Ergotherapeuten verschiedene Bereiche eines Bewohners bzw. Patienten beurteilt, wie z. B. Mobilität, Motorik, Muskeltonus, sensomotorischer, kognitiver, sozioemotionaler und emotionaler Bereich, Orientierungsvermögen, Ausdrucksverhalten und Selbständigkeit. Durch diese Art der therapeutischen Befundung durch die Ergotherapie, ist es möglich, eine geeignete Therapie, Maßnahmen und Therapieziele festzulegen

Erweiterungsaudit
Bewertung der Anwendung und Wirksamkeit von zusätzlichen Bereichen der Einrichtung bzw. Änderung der Nachweisstufe (Qualitätsanforderungen) in Verbindung mit einem Überwachungs- oder Wiederholungsaudit

Exsikkose
Austrocknung

Externe Kunden
Bewohner, Patienten, Klienten, Menschen mit Behinderungen, Angehörige, Gäste, Behörden und Kostenträger etc. (abhängig von der Organisationsart) für die eine Dienstleistung erbracht bzw. bereitgestellt wird. Die externen Kunden haben an der Leistung oder am Erfolg einer Einrichtung (Organisation) ein Interesse

Fehlleistungen
Sind Aktivitäten, die aufgrund von Fehlern durchgeführt werden, wie z. B. Nacharbeit, Reklamationsbearbeitung, Korrekturmaßnahmen, Identifizierung, Sortierung und Lagerung fehlerhafter Produkte

Gefährdung
Eine Eigenschaft, möglicherweise einen Schaden zu erleiden bzw. zu verursachen. Gefährdungen können biologisch, chemisch oder physikalisch sein

Gefahrstoffverordnung
Beim Umgang mit gasförmigen, flüssigen oder festen Gefahrstoffen sowie mit denen, die als Stäube auftreten, sind besondere Verhaltensregeln und bestimmte Schutzvorschriften zu beachten.

Geräte-Produktverantwortlicher nach der Medizinprodukte-Betreiberverordnung (MPBetreibV.)
Beauftragter einer Einrichtung für die Einweisung und den fach- und sachgerechten Umgang mit medizintechnischen Geräten, um mögliche Fehler durch Fehlbedienung oder am Medizinprodukt (Gerät) auszuschließen (gem. § 5 Abs. 1 MPBetreibV »Ersteinweisung in ein neues Medizinprodukt durch den Hersteller« und § 5 Abs. 2 MPBetreibV »Folgeeinweisungen durch den Betreiber«)

Gesundheitsschutz
Gesunde und sichere Arbeitsplätze sind das Ziel aller Maßnahmen der Prävention. Der Gesundheitsschutz stand lange Jahre nicht so sehr im Blickpunkt wie der schon traditionelle technische Arbeitsschutz. In den vergangenen Jahren ist der Gesundheitsschutz jedoch – insbesondere durch veränderte gesetzliche Rahmenbedingungen – gleichrangig ins Zentrum der präventiven Bemühungen gerückt. Arbeitsbedingte Gesundheitsgefahren sind Zustände, Ereignisse und Einwirkungen bei der Arbeit und/oder in der Arbeitsumwelt, die Gesundheitsstörungen nachvollziehbar verursachen, begünstigen oder in sonstiger Weise nachteilig beeinflussen können

Gutachten
in bestimmter Weise auszuwertende (schriftliche) Aussage eines Sachverständigen in einem Prozess bei einem bestimmten Vorhaben

Gutachter
Sachverständiger, der ein Gutachten abgibt

Hazard Analysis Critical Control Points (HACCP)
System zur Ermittlung spezifischer Gefährdungen und vorbeugender Maßnahmen im Bereich der Lebensmittelhygiene

Hospitalismus (psychisch)
Persönlichkeitsverarmung. Menschen, die hospitalisiert sind, zeigen Verhaltensauffälligkeiten durch immer wiederkehrende stereotype Verhaltensmuster (z. B. durch mangelnde Reize von außen/Vereinsamung)

Hygieneplanung
Die Infektionshygiene ist nach § 36 Abs. 1 des IfSG von Pflegeeinrichtungen und sonstigen Gemeinschaftseinrichtungen gesetzlich gefordert.

Hygieneschulung nach DIN 10514
Jährliche Unterweisung nach DIN 10514 »Hygieneschulung« und Schulung der Inhalte nach § 42 IfSG sowie nach § 43 »Belehrung, Bescheinigung des Gesundheitsamtes nach dem Infektionsschutzgesetz« (IfSG) und EU-VO 852/2004

Immunschwäche
Zustand krankhaft verminderter Abwehrkraft des Immunsystems

Implementierung
Aufbau, Einführung und Sicherstellung eines Qualitätsmanagementsystems als letzte Phase einer »Qualitätsorientierten Reorganisation«

Induktive Analyse
Vom Allgemeinen zum Besonderen (Von unten nach oben: »Bottom-up«), d.h. von einem kleinen Prozess zum größeren Prozess. Bsp.: Wäsche sortieren, waschen und bügeln – Wäscheversorgungsprozess

Infektion (lat. inficere)
Eindringen und die Vermehrung von Erregern in den Organismus und die Reaktion darauf

Interessierte Partei
Zusammenfassender Begriff für Kunden, Mitarbeiter, Eigentümer, Lieferanten und die Gesellschaft. Sie werden auch als »Kunden« bezeichnet, da sie eine Leistung erhalten oder am Erfolg einer Einrichtung ein Interesse haben (DIN EN ISO 9004:2000)

Interne Kunde
Sind die Mitarbeiter in einer Organisation, die Leistungen (Arbeitskraft und Arbeitseinsatz) erbringen und am Erfolg einer Einrichtung ein Interesse haben (Arbeitsplatz etc.)

Joint-Audit
Eine akkreditierte Zertifizierungsstelle (nach der DIN EN ISO 45012) führt mit einer weiteren akkreditierten Zertifizierungsgesellschaft gemeinsam eine Auditierung einer Einrichtung durch.

Kaoru Ishikawa
Japanischer Chemiker entwickelte viele QM-Werkezuge, wie z.B. das Ishikawa-Diagramm oder auch »Ursachen-Wirkungs-Diagramm« genannt.

Klassifizierung
Einordnen, Einteilen und Untergliedern

Kontrakturen
Gelenkversteifungen durch ein Bewegungsdefizit (Bewegungsmangel)

Kritischer Kontrollpunkt (nach der HACCP auch als CCP bezeichnet)
Eine bestimmte Stelle oder ein Bereich, eine Stufe oder eine Vorgehensweise, bei der regulierend eingegriffen werden muss, um eine Gefährdung der Lebensmittelhygiene vorzubeugen

Kunde
Ist ein Begriff aus der DIN EN ISO 9001 und bezieht sich auf alle interessierten Parteien einer Einrichtung

Kundenzufriedenheit
Ist ein Grad, in dem die Kundenanforderungen erfüllt werden

Kurativ
Heilend

Malcolm Baldrige National Quality Award
Ist seit 1988 die wichtigste staatlich geförderte und gesetzlich verankerte Fördermaßnahme des »United States Department of Commerce« und des »National Institute of Standards and Technology.« Hier handelt es sich, um einen amerikanischen Qualitätspreis der einmal jährlich durch den Präsidenten der USA an den Gewinner verliehen wird

Managen
leiten, zustande bringen, geschickt zu bewerkstelligen und zu organisieren

Manual
Handbuch (»Betriebsanleitung«) beispielsweise zur Anleitung und Umsetzung des Qualitätsmanagementsystems

Mapper
Anwesender Beobachter

Medizinprodukt
Ein Medizinprodukt sind alle Produkte, z. B. Instrumente, Apparate, Vorrichtungen, Stoffe, zugehörige Software oder andere Gegenstände, die zur Erkennung, Verhütung, Überwachung, Behandlung, Linderung oder Kompensierung von Krankheiten, Verletzungen oder Behinderungen für Menschen bestimmt sind. Hierzu zählen auch Produkte für Untersuchungen, den Einsatz oder die Veränderung des anatomischen Aufbaus oder eines physiologischen Vorgangs und zur Empfängnisregelung, sowie die In-vitro-Diagnostika, die als Labordiagnostika oder als Selbstteste in Laienhand in den Verkehr gebracht werden

Medizinprodukte-Betreiberverordnung
Die Anforderungen an die Herstellung und Vertrieb von Medizinprodukten wurde in einem eigenständigen Gesetz zusammengefasst.

Medizinproduktegesetz
Seit dem 1. Januar 2002 gilt das Medizinproduktegesetz vom 02.08.1994 – geändert durch das Erste Gesetz zur Änderung des MPG vom 06.08.1998 – geändert durch das Zweite Gesetz zur Änderung des MPG vom 18. Dezember 2001 (2. MPG ÄndG). Alle Medizinprodukte unterliegen dem Medizinproduktegesetz, das zusammen mit seinen Verordnungen die europäischen Richtlinien 90/385/EWG (aktive Implantate), 93/42/EWG (Medizinprodukte) und 98/79/EG (In-vitro-Diagnostika) in deutsches Recht umsetzt.

Methicillin-resitente Staphylococcus aureus
Erreger von bakteriellen Infektionen welche sich sehr schnell auch über die besiedelte Haut und Schleimhaut ausbreiten kann. Staphylococcus aureus-Infektionen sind in der Regel gut behandelbar, für die antibakterielle Therapie stehen eine ganze Reihe wirksamer Antibiotika zur Verfügung. Seit ca. 1970 haben einige Staphylokokkenstämme Resistenzen gegen Antibiotika ent-

wickelt, die üblicherweise bei Staphylokokkeninfektionen eingesetzt werden, und zwar gegen penicillinasefeste Penicilline wie Oxacillin bzw. Methicillin. Diese Stämme werden Oxacillin- bzw. Methicillin-resistente Staphylococcen aureus genannt

Nachaudit
Überprüfung und Bewertung der Einführung, Anwendung und Wirksamkeit der Prozesse mit kritischen Abweichungen im Vergleich zu den geforderten Qualitätsanforderungen der DIN EN ISO 9001:2000 bzw. 9001:2007-10

Nachweisdokumente
Aufzeichnungen in Form von Beurteilungen und Berichten und dienen zur Nachweisführung

Normen
Vereinheitlichung durch Normung. Werden herausgegeben von der Europäischen Normeninstitution CEN/CENELEC (Zentralsekretariat: rue de Stassart 36, B-1050 Brüssel)

Nosokomiale Infektion
Erworbene Krankenhausinfektionen

Organisation
Betrieb, Gesellschaft, Körperschaft usw. hier: ambulante, teil- und vollstationäre Pflegeeinrichtungen sowie Einrichtungen der Behindertenhilfe etc. die Dienstleistungen anbieten, erbringen und bereitstellen

Organisationshandbuch (QM-H)
Beschreibt die Umsetzung eines Managementsystems bzw. die Realisierung bestimmter Managementanforderungen (z.B. nach § 113 ff. SGB XI oder der DIN EN ISO 9001:2000 bzw. 9001:2007-10) auch synonym für Qualitätsmanagement-Handbuch (Manual)

Pflichtenheft
Beinhaltet die detaillierten Anforderungen und Realisierbarkeit an eine Dienstleistung bzw. an das Produkt, die ein externer Kunde (Bewohner, Patient, MDK etc.) erwarten kann (Leistungsumfang und -beschreibung)

Prävention
Vorbeugende Maßnahmen

Produkt
Ergebnis eines Prozesses, hierzu zählen selbstverständlich auch Dienstleistungen

Projekt
Bei einem Projekt werden Anfangs- und Endzeiten vorher festgelegt. Die Phasen werden in der Regel nur ein einziges Mal durchlaufen

Prozess
Abfolge aller, in der Regel miteinander in Wechselwirkung stehender, Abläufe, Tätigkeiten und eingesetzten Mittel, die Eingaben in angestrebte Ergebnisse überführen. Ein Prozess entwickelt sich aus den internen und externen Anforderungen

Prozessbeteiligte
Mitarbeiter in einem Fachbereich (Arbeitsbereich), z. B. Pflegemitarbeiter im Pflegedienst oder Mitarbeiter aus der Hauswirtschaft etc.

Prozesseigentümer
Sind verantwortliche Führungskräfte für ihren Arbeitsbereich/Fachbereich; diese Personen werden auch als Prozessverantwortliche für einen Fachbereich/Arbeitsbereich bezeichnet

Prozessverantwortliche Mitarbeiter
Sind verantwortliche Führungskräfte für ihren Arbeitsbereich/Fachbereich

Prüfstatus
Ist der Prüfzustand eines Produktes oder einer Dienstleistung und muss schriftlich festgehalten werden (Kennzeichnungsmittel, z. B. Belege zur Freigabe oder Sperrung)

QM-Auditor, Auditorium, audio
Anhören, Anhörung (im Gespräch), Zuhörerschaft; Auditor ist eine Person, die ein Audit (z. B. Zertifizierungsaudit eines QM-Systems) in einer Einrichtung durchführt. Als UM-Auditoren werden Auditoren für Umweltmanagementsysteme bezeichnet

Qualität
Grad, in dem ein Satz inhärenter (ständig innewohnend) Merkmale Anforderungen erfüllt (gem. DIN EN ISO 9000). Bestimmte Qualitätsanforderungen die vorausgesetzt oder erwarten werden können, werden erfüllt (Kundenzufriedenheit)

Qualitätsindikatoren
Festgelegte Kriterien und Sachverhalte, mit deren Hilfe die objektive Wirksamkeit von Anforderungen kontinuierlich erfasst und dokumentiert werden kann

Qualitätsmanagement (QM)
Aufeinander abgestimmte Tätigkeiten zum Leiten und Lenken einer Organisation bezüglich der Qualität

Qualitätsmanagement-Handbuch
Darlegung und Beschreibung der Umsetzung der Anforderungen eines bestimmten Managementsystems. Es kann auch als Organisationshandbuch ober als »Manual« bezeichnet werden

Qualitätsmanagementsystem (QMS bzw. QM-System)
Managementsystem oder auch Betriebsmanagement in einer Einrichtung (einrichtungs- bzw. auch betriebsintern) genannt. Im Sinne der ISO wird Qualitätsmanagement auch als Prozessmanagement verstanden und bezeichnet, welches notwendig ist, zum Leiten und Lenken einer Organisation bezüglich ihrer Qualität und Erfüllung von Anforderungen

Quality Award
Qualitätspreis

Quality Tools
Werkzeuge, Techniken, Verfahren, Instrumente und Methoden des Qualitätsmanagements und internen Qualitätssicherung

Ranking
Ist eine Rangordnung, Rangfolge oder auch Rangliste und Ergebnis einer Sortierung nach vergleichbaren Kriterien

Resistenz
Widerstandsfähigkeit

Retrograde Infektion
Aufsteigende Infektion, z. B. Harnwegsinfektionen usw.

Review
Überprüfung/Bewertung

Scope
Anwendungsbereich, Wirtschaftsbranche und -zweig (EAC-Branchenschlüssel 1–39) für Zertifizierer von Bedeutung, da Zertifizierungsstellen für den jeweiligen Scope zugelassen sein müssen, im Falle einer Zertifizierung einer bestimmten Branche, z. B. Scope 38 = für Gesundheits-, Veterinär und Sozialwesen

Sicherheitsbeauftragte Personen
Sicherheitsbeauftragte nach § 22 SGB VII in Verbindung mit § 9 der Berufsgenossenschaftlichen Vorschrift »Allgemeine Vorschriften« (BGV A1). Zu dieser Funktion kann grundsätzlich jeder Mitarbeiter durch den Unternehmer bestellt und durch die zuständige Berufsgenossenschaft geschult werden.

Sicherheitsfachkraft
Sicherheitsfachkraft (Sicherheitsmeister, Sicherheitstechniker, Sicherheitsingenieure) nach der Berufsgenossenschaftlichen Vorschrift »Fachkräfte für Arbeitssicherheit« (BGV A 2). Typische Aufgaben der Sicherheitsfachkräfte (Sifa) sind: Gefahrenquellen identifizieren, Risiken beurteilen, Arbeitsschutzmaßnahmen entwickeln und die Wirksamkeit getroffener Vorkehrungen überprüfen

Spezifikation
Festgelegte Anforderungen, z. B. durch die Kunden, rechtliche, gesetzliche, normative, vertragliche Anforderungen, Standards oder Verfahrensanweisungen die von einer Einrichtung in jedem Fall zu erfüllen sind

Tandemzertifizierung
Ist eine Zertifizierung eines Qualitätsmanagementsystems hintereinander, d. h. nach den branchenunspezifischen und branchenspezifischen Anforderungen.

Technische Regeln für Gefahrstoffe
Die Technischen Regeln für Gefahrstoffe (TRGS) geben den Stand der sicherheitstechnischen, arbeitsmedizinischen, hygienischen sowie arbeitswissenschaftlichen Anforderungen an Gefahrstoffe hinsichtlich Inverkehrbringen und Umgang wieder.

Teilstationäre Pflegeeinrichtung
Einrichtungen der Tages- oder Nachtpflege

TQM-Auditor/in bzw. QM-Auditor/in®
Ein TQM-Auditor® arbeitet im direkten Auftrag der Leitung und berichtet dem Führungskreis. Er ist kompetenter Ansprechpartner in allen Fragen der ISO 9000 und der Zertifizierung von Qualitätsmanagementsystemen, aktiviert und überprüft den ständigen Verbesserungsprozess in der Aufbau- und Ablauforganisation, stabilisiert die Integration des Qualitätsmanagements und sichert verantwortlich die Zertifizierbarkeit. TQM-Auditor/in ist eine eingetragene Marke der Steinbeis-Stiftung für Wirtschaftsförderung

TQM-Beauftragte/r®
Eine TQM-Beauftragte® verfügt über praktische Erfahrung mit Qualitätsmanagement und besitzt das Know-how, um Qualitätsmanagementsysteme auf Basis der ISO 9000-Familie individuell zu gestalten und im Sinne der ständigen Verbesserung weiterzuentwickeln. TQM-Beauftragte® ist eine eingetragene Marke der Steinbeis-Stiftung für Wirtschaftsförderung

Überprüfung
Nicht fortlaufende (kontinuierliche) Kontrolle eines Gegenstandes, Zustandes oder Prozesses, die anhand von Prüfparametern zu festgesetzten und geplanten Fristen oder anlaßbezogen erfolgt und zu einer Momentaufnahme der Situation am geprüften Gegenstand oder Zustand führt mit einer dokumentierten Ergebnismeldung (Prüfbericht)

»TUA-Prinzip«
Begriff der im Zusammenhang mit den Pflegediagnosen steht (T = Titel, U = Ursache und A = Ausmaß/Wortschöpfung durch Heiko Schulz, Dipl. Pflegewirt, – Fortbildungsbeauftragter der DANA GmbH)

Überwachung
Ständige (kontinuierliche) oder in kurzen zeitlichen Abständen sich wiederholende Kontrolle eines Gegenstandes oder Zustandes. Ergebnisse der Überwachung werden in festgesetzten Zeitabständen und beim Erkennen von Abweichungen selbsttätig ausgegeben

Überwachungsaudit
Stichprobenweise Überprüfung der Anwendung und Wirksamkeit (Aufrechterhaltung und Weiterentwicklung) des Managementsystems nach Zertifikatserteilung in Teilbereichen der Einrichtung. Erfolgt jährlich in der Pflegeeinrichtung bis zum Wiederholungsaudit im dritten Jahr

Validierung (von validus (lat.) gültig)
Gebrauch des Produkts bzw. Erbringen der Leistung unter Einsatz- bzw. Anwenderbedingungen (»Probelauf«) und Bewerten der Erfüllung der bestehenden Anforderungen (Gültigkeit)

Verifizierung (von verus (lat.) wahr)
Dokumentierte Überprüfung, ob festgelegte Anforderungen erfüllt sind

Verantwortung der Leitung
Träger bzw. Leitung einer Einrichtung (z. B. Heimleitung oder sprachlich auch als Einrichtungsleitung bezeichnet)

Verbundzertifizierung
Verbundzertifizierungen (s. Matrixzertifizierung) werden angewandt auf Organisationen mit mehreren Einrichtungen oder Unternehmen mit Niederlassungen mit reinen Außenstellenfunktionen, d. h. Anwendung des Stichprobenverfahrens. Das Hauptzertifikat erhält hier das Gesamtunternehmen (Stammhaus bzw. die Geschäftsstelle); Unterzertifikate werden für die Niederlassungen erteilt

Verfahren
Verbindlich festgelegte Art und Weise, wann, wo und auf welche Art Prozesse, Abläufe und Arbeiten auszuführen sind

Verfahrensanweisung
Prozessbeschreibungen bzw. Ablaufbeschreibungen werden als »QM-Verfahrensanweisung« bezeichnet. Verfahrensanweisungen enthalten verbindliche Anweisungen zur Durchführung abgegrenzter Verfahren, Prozesse, Abläufe und Festlegungen, was, wann, wo, wie, durch wen und unter Einsatz welcher Materialien oder Methoden.

Verifizierung
Vergleichen und Überprüfung der Ergebnisse mit den Vorgaben

Verwandschaftsdiagramm
Durch das Verwandtschaftsdiagramm werden eine große Anzahl Ideen, Ansichten oder Meinungen zu einem vorgegebenen Thema wenigen Gruppen zugeordnet

Voraudit
Stichprobenweise Überprüfung und Bewertung der Einführung, Anwendung und Wirksamkeit des Managementsystems auf Basis der vereinbarten Nachweisstufe (Qualitätsanforderungen) mit verkürzter Auditdauer zur Vorbereitung auf das Zertifizierungsaudit, in der Regel nur von einem QM-Auditor durchgeführt

Vorgabedokumente
Sind Dokumente, die dem Mitarbeiter (oder dem Anwender) wichtige Informationen oder (Durchführungs-) Bestimmungen vermitteln. Vorgabedokumente werden in der Regel nur in längeren Zeitabschnitten (bei Bedarf) geändert und können beispielsweise Checklisten, Formulare (unausgefüllte Pflegedokumentationsblätter) etc. sein

Wertschöpfungsprozess
Gesamttätigkeiten der Mitarbeiter, die Unternehmensergebnisse und Qualität positiv beeinflussen

Wiederholungsaudit
Stichprobenweise Überprüfung der Anwendung und der Wirksamkeit des gesamten Managementsystems auf Basis der vereinbarten Nachweisstufe (Qualitätsanforderungen). Alle drei Jahre nach der Erstzertifizierung

Zertifikat
Zeugnis über eine abgelegte Prüfung

Zertifizierung
Beglaubigung, Bescheinigung durch ein unabhängiges Verfahren (z.B. durch ein erfolgreiches Zertifizierungsaudit) durch einen Dritten

Zertifizierungsaudit
Stichweise Überprüfung und Bewertung der Einführung, Anwendung und Wirksamkeit des gesamten Managementsystems auf Basis der vereinbarten Nachweisstufe (Qualitätsanforderungen) in einer Einrichtung

Zertifizierungsstelle
Akkreditierte Zertifizierungsstelle für Qualitätsmanagementsysteme

Abkürzungsverzeichnis

A&G-MS Wesentliche Verfahrensschritte zum Aufbau und zur Einführung eines Arbeits- und Gesundheitsschutz-Managementsystems nach OHSAS 18001

AEV Arbeiter-Ersatzkassen-Verband e.V.

AMD Arbeitsmedizinischer Dienst

AMS Betriebliches Arbeitsschutzmanagementsystem mit Anforderungen aus dem Arbeits- und Gesundheitsschutz

ApoG Apothekengesetz

ArbSchG Arbeitsschutzgesetz

ArbStättV Verordnung über Arbeitsstätten (Arbeitsstättenverordnung)

AR-DRG Australian Refined Diagnosis Related Groups

AS Arbeitsschutz

ASA-Sitzung Arbeitssicherheitsaussschussitzung

ASiG Arbeitssicherheitsgesetz; Gesetz über Betriebsärzte, Sicherheitsingenieure und andere Fachkräfte für Arbeitssicherheit

ASM Arbeitsschutzmanagement

ASR Arbeitsstätten-Richtlinien

BAGSO Bundesarbeitsgemeinschaft der Seniorenorganisation

BDA Bundesvereinigung der Deutschen Arbeitgeberverbände, Köln

BDI Bundesverband der Deutschen Industrie, Köln

BfArM Bundesinstitut für Arzneimittel und Medizinprodukte

BG Berufsgenossenschaft

BGA Bundesverband des Deutschen Groß- und Außenhandels, Bonn

BGR Berufsgenossenschaftliche Regeln für Sicherheit und Gesundheit bei der Arbeit

BGV Berufsgenossenschaftliche Vorschriften für Sicherheit und Gesundheit bei der Arbeit

BGV A1	Berufsgenossenschaftliche Vorschrift »Allgemeine Vorschriften«
BGV A5/ GUV 0.3	Geeignetes Erste-Hilfe-Material/Unfallverhütungsvorschrift zur »Erste Hilfe«
BGVR-Verzeichnis	Verzeichnis des berufsgenossenschaftlichen Vorschriften und Regelwerkes
BGW	Berufsgenossenschaft für Gesundheitsdienst und Wohlfahrtspflege (Zentrale: Hamburg)
BildscharbV	Verordnung über Sicherheit und Gesundheitsschutz bei der Arbeit an Bildschirmgeräten (Bildschirmarbeitsverordnung)
BioStoffV	Biostoffverordnung
BMA	Bundesministerium für Arbeit und Sozialordnung, oberste Arbeitsschutzbehörden der Bundesländer
BMG	Bundesministerium für Gesundheit und Soziale Sicherung
BMI	Bodymassindex
BR	Betriebsärzte nach der Berufsgenossenschaftlichen Vorschrift Betriebsärzte« (BGV A 2)
BSHG	Bundessozialhilfegesetz
CCP	Critical Control Points (Kritische Kontrollpunkte nach der HACCP im Lebensmittelbereich)
CCP1 nach der HACCP	Kritischer Kontrollpunkt, bei dem eine Gefährdung beherrscht, d.h. ausgeschaltet wird.
CCP2 nach der HACCP	Kritischer Kontrollpunkt nach der HACCP, an dem die festgestellte Gefährdung zwar noch nicht vollständig beseitigt worden ist, wohl aber auf ein Maß verringert wurde, das in Kauf genommen werden kann
CH	Checkliste
CWQC	Company-Wide Quality Control
DAR	Deutscher Akkreditierungsrat. Abstimmung zwischen gesetzlich nicht geregeltem (QM-Systeme, Umweltmanagementsysteme, Qualitätsfachpersonal nach der DIN EN ISO 19011) und gesetzlich geregeltem Bereich
DCM	Dementia-Care-Mapping »Demenzpflege abbilden«

DGKH Deutsche Gesellschaft für Krankenhaushygiene

DGQ Deutsche Gesellschaft für Qualität, Frankfurt am Main

DIN Deutsches Institut für Normung

DIN 10514 Jährliche Hygieneschulung der Mitarbeiter nach dem Infektionsschutzgesetz (nach den Inhalten des § 42 IfSG)

DIN 69901 Begriffe im Projektmanagement.

DIN EN ISO Deutsche Industrienorm; drei Kernnormen (9000, 9001 und 9004) die QM-Systeme regeln und Normforderungen beinhalten

DIN EN ISO 14000ff. Umweltmanagementsysteme, Spezifikation mit Anleitung zur Anwendung (ISO 14001:2004), Berlin, 1996

DIN EN ISO 19011:2002 Leitfaden für Audits von Qualitätsmanagement- und/oder Umweltmanagementsystemen

DIN EN ISO 45012 Norm zur Zulassung einer Zertifizierungsstelle. Allgemeine Kriterien für Stellen, die Qualitätsmanagementsysteme zertifizieren

DIN EN ISO 9000:2005 Qualitätsmanagementsysteme – Grundlagen und Begriffe

DIN EN ISO 9001:2000 (zukünftig: 9001:2008-12)
Qualitätsmanagementsysteme – Anforderungen

DIN EN ISO 9004:2000 (zukünftig: 9004:2008)
Qualitätsmanagementsysteme – Leitfaden zur Leistungsverbesserung

DKG Deutsche Krankenhausgesellschaft

DNQP Deutsches Netzwerk für Qualitätssicherung in der Pflege, Fachhochschule Osnabrück

DIS Draft International Standard

DPR Deutscher Pflegerat

DQF Diakonisches Institut für Qualitätsmanagement und Forschung: »Diakonie-Siegel Pflege«

DVG Deutsche Veterinärmedizinische Gesellschaft

EA European co-operation for Accreditation. Multilaterales Abkommen hinsichtlich der gegenseitigen Anerkennung von Zertifikaten. Mitglieder: Vertreter europäischer Akkreditierungsstellen

EFQM European Foundation of Quality Management; EFQM-Modell für Excellence
- European Quality Award (EQA)
- European Quality Prize

EMAS Umweltmanagementsystem (Eco-Management and Audit Scheme)

EOQ European Organisation for Quality

EQA European Quality Award (Europäischer Qualitätspreis für besondere Leistungen auf dem Gebiet des Qualitätsmanagements)

FaSi/Sifa Fachkraft für Arbeitssicherheit (FaSi) oder Sicherheitsfachkraft (Sifa) nach der Berufsgenossenschaftlichen Vorschrift »Betriebsärzte und Fachkräfte für Arbeitssicherheit« (BGV A 2)

FIFO-Prinzip »First in, first out«. Dinge die zuerst eingelagert wurden (z. B. Lebensmittel) sind auch als erstes wieder zu entnehmen.

FM Formular

FMEA Failure Mode an Effects Analysis (Fehler-Möglichkeits- und Einfluss-Analyse) als Methode der Qualitätssicherung und erstreckt sich über die Analyse von Fehlerursachen und ihren Auswirkungen. Präventive Technik zur internen Qualitätssicherung

FDIS Final Draft International Standard

G 42 Arbeitsmedizinische Beratungen und Vorsorgeuntersuchungen (inkl. Impfungen) der Beschäftigten. »Arbeitsmedizinische Vorsorge«

GefStoffV Gefahrstoffverordnung

GP-Schriften Gefährdungsprävention und Gefährdungsbeurteilung (arbeitsplatz- bzw. tätigkeitsbezogen) gemäß § 5 Abs. 1 des Arbeitsschutzgesetzes
GP 5.4 = Serie »Ermittlung und Beurteilung von Gefährdungen« für Krankenhäuser, Kliniken etc.
GP 5.9 = Serie »Ermittlung und Beurteilung von Gefährdungen« für Senioreneinrichtungen etc.«
GP 5.11 = Serie »Ermittlung und Beurteilung von Gefährdungen« für ambulant sozialpflegerische Dienste etc.

GR-DRG German Refined Diagnosis Related Groups

GS Gesundheitsschutz der Mitarbeiter

GSG	Gesetz über technische Arbeitsmittel – Gerätesicherheitsgesetz –
HACCP	Hazard Analysis Critical Control Points
HeimG	Heimgesetz vom 5. November 2001
IAF	International Accreditation Forum
IfSG	Infektionsschutzgesetz; Gesetz zur Verhütung und Bekämpfung von Infektionskrankheiten beim Menschen
ISO	International Organization for Standardization
ISO 10006	Leitfaden für Qualitätsmanagement in Projekten
KDA	Kuratorium Deutsche Altershilfe
KTQ®	Branchenspezifisches Zertifizierungsverfahren für Krankenhäuser: Kooperation für Transparenz und Qualität im Krankenhaus
KVP	Kontinuierlicher Verbesserungsprozess
LASI	Länderausschuss für Arbeitsschutz und Sicherheitstechnik
MAAS-BGW	Managementanforderungen zum Arbeitsschutz
MBNQA	Malcolm Baldrige National Quality Award
MDK	Medizinischer Dienst der Krankenversicherung
MDS	Medizinischer Dienst der Spitzenverbände
MLA	Multi lateral agreement
MP BetreibV	Medizinprodukte-Betreiberverordnung
MPG	Medizinproduktegesetz
MRSA	Methicillin-resitente Staphylococcus aureus (vorwiegend im Nasen- und Rachenraum)
ND	Nachweisdokument
OHSAS 18001	Occupational Health and Safety Assessment Series – Reihe zur Beurteilung des Arbeits- und Gesundheitsschutzes
OHSAS 18002	Leitfaden zur Einführung von OHSAS

ORSA	Oxacillin-resistente Staphylococcen aureus
OWiG	Gesetz über Ordnungswidrigkeiten
PEG	Perkutan endoskopisch kontrollierte Gastrostomie (implantierte Magensonde)
PfWG	Pflege-Weiterentwicklungsgesetz
PSA	Persönliche Schutzausrüstung
QC-Werkzeuge	Quality Control
QFD	Quality Function Deployment / Präventive Technik
QM	Qualitätsmanagement
QM-B.	QM-Beauftragter der obersten Leitung (Einrichtungsleitung bzw. Träger) als Mitglied der Leitung; synonym Qualitätsmanagement-Beauftragter
QM-HD	Qualitätsmanagement-Handbuch (auch QMH bezeichnet)
QMS	Qualitätsmanagementsystem; Gesamtheit aller qualitätsbezogenen und vertrauensbildenden Tätigkeiten (synonym: Managementsystem)
QM-Stg.	Qualitätsmanagement-Steuerungsgruppe (Leitungs- und Führungskräfte einer Organisation)
QS	Qualitätssicherung (intern oder extern)
QVP	Qualitätsverbesserungsprojekt
QZ	Qualitätszirkel
Qu.int.as	Qualitätsmanagement mit integriertem Arbeitsschutz
QPR	Richtlinien der Spitzenverbände der Pflegekassen über die Prüfung der in Pflegeeinrichtungen erbrachten Leistungen und deren Qualität (Qualitätsprüfungs-Richtlinien – QPR) vom 10. November 2005
RKI	Robert Koch Institut
RKI-RL	Richtlinie für Krankenhaushygiene und Infektionsprävention
RPZ	Risiko-Prioritäts-Zahl
RRPZ	Rest-Risiko-Prioritäts-Zahl

SGB	Sozialgesetzbuch
SGB V	Fünftes Sozialgesetzbuch – Gesetzliche Krankenversicherung
SGB VII	Siebtes Sozialgesetzbuch – Unfallversicherung
SGB XI	Elftes Sozialgesetzbuch – Pflegeversicherung
Sib	Sicherheitsbeauftragte nach § 22 SGB VII in Verbindung mit § 9 der Berufsgenossenschaftlichen Vorschrift »Allgemeine Vorschriften« (BGV A1)
STIKO	Impfempfehlungen der Ständigen Impfkommission
STK	Sicherheitstechnische Kontrolle (MPG) laut Herstellerhinweise; wenn keine Angabe vom Hersteller (MP), dann jährliche Kontrolle
TAB	Technische Aufsichtsbeamter: Aufsichtsperson nach § 118 SGB VII
TAD/TD	Technischer Aufsichtsdienst (BGW)
TGA	Trägergemeinschaft für Akkreditierung, Zulassung und Aufsicht über die Zertifizierungsstellen in Frankfurt
TQM	Total Quality Management/Umfassendes Qualitätsmanagement/Managementmethode und -konzept
TRBA	Technische Regeln für Biologische Arbeitsstoffe
TRGS	Die Technischen Regeln für Gefahrstoffe
TrinkwV	Trinkwasserverordnung (Novellierung der Trinkwasserverordnung vom 21.05.01, BGBl. I, Nr. 24, 2001, Seite 959ff.).
UVV	Unfallverhütungsvorschriften
VAH	Verbund für Angewandte Hygiene wurde am 11. November 2003 in Frankfurt gegründet
VA	QM-Verfahrensanweisung (Prozessbeschreibung)
VD	Vorgabedokument
VdaK	Verband der Angestellten-Krankenkassen e.V.
VDI	Verein Deutscher Ingenieure
VDI-GSP	Verein Deutscher Ingenieure durch seine Gesellschaft Systementwicklung und Projektgestaltung, Düsseldorf

VwGO Verwaltungsgerichtsordnung

WHO Weltgesundheitsorganisation

ZDH Zentralverband des Deutschen Handwerks, Bonn

Literaturhinweise

Bundesministerium für Gesundheit (Hrsg.): Bundesrahmenempfehlungen zum Umgang mit herausforderndem Verhalten bei Menschen mit Demenz in der stationären Altenhilfe. Berlin, 2006.

Deutsche Krankenhaus Verlagsgesellschaft mbH: KTQ®-Manual, Version 5.0.

Ehmann, M.; Völkel, I.: Pflegediagnosen in der Altenpflege. Urban & Fischer, München und Jena, 2000.

EQ ZERT (Hrsg.): Praxisleitfaden. Qualitätsverbesserung Strategien & Werkzeuge. Ulm.

Fretz, C.: Belegungsmanagement im Altenpflegeheim – der Marketingplan. Schlütersche Verlagsgesellschaft. Hannover, 2007.

Kuratorium Deutsche Altershilfe: Qualitätshandbuch Häusliche Pflege in Balance, Wege zu einer familienorientierten Pflege. Ein Handbuch für beruflich Pflegende, pflegende Angehörige und Menschen mit Hilfe- und Pflegebedarf. Köln 2003.

MDS e.V. (Hrsg.): 2. Bericht des Medizinischen Dienstes der Spitzenverbände der Krankenkassen (MDS) vom 31.08.2007 nach § 118 Abs. 4 SGB XI. Essen 2007.

Normen zum Qualitätsmanagement: DIN EN ISO 9000:2000, DIN EN ISO 9001:2000. DIN EN ISO 9004:2000, DIN EN ISO 19011:2002, DIN EN ISO 9000:2005,ISO/DIS 9001:2007-10 (Entwurf) und ISO/DIS 9004:2007-12 (Entwurf). Beuth Verlag GmbH Berlin.

Snowley, G. D. u. a.: Pflegestandards und Pflegeprozeß. Grundlagen pflegerischer Qualitätssicherung. 2. Aufl. Ullstein Medical, Wiesbaden, 1998.

Spörkel, H. u. a. (Hrsg.): Total Quality Management im Gesundheitswesen. Psychologie Verlags Union, Weinheim 1997.

Weigert, J.: 100 Tipps für die Qualitätssicherung in der stationären und ambulanten Pflege. Schlütersche Verlagsgesellschaft, Hannover, 2007.

Weigert, J.: Hygienemanagement und Infektionsprophylaxe. Schlütersche Verlagsgesellschaft, Hannover, 2005.

Wirtz, H (Hrsg.).: Qualitätsmanagement im Öffentlichen Gesundheitsdienst auf der Basis des EFQM-Modells. Schriftenreihe Band 24. Akademie für öffentliches Gesundheitswesen in Düsseldorf, 2006.

Internetadressen

www.eqzert.de	Aktuelle Informationen rund um die Zertifizierung von Managementsystemen und Personal
www.hvbg.de	Angebot des Hauptverbandes der gewerblichen Berufsgenossenschaften HVBG
www.amd.gmbh.de	Arbeitsmedizinischer Dienst
www.lfas.bayern.de	Bayerisches Landesamt für Arbeitsschutz, Arbeitsmedizin und Sicherheitstechnik
www.bgw-online.de	Berufsgenossenschaft Hamburg (Zentrale)
www.bad-gmbh.de	Berufsgenossenschaftlicher Arbeitsmedizinischer und Sicherheitstechnischer Dienst e.V. (BAD)
www.bg-praevention.de	BG-Netzwerk-Prävention
www.bmgesundheit.de	Bundesministerium für Gesundheit
www.dgq.de	Deutsche Gesellschaft für Qualität, Frankfurt am Main
www.din.de	DIN – Deutsches Institut für Normung e.V.
www.fasi.de	FASI – Fachvereinigung Arbeitssicherheit
www.pqsg.de	Informationen zu Pflegequalitätssicherung (Onlinemagazin für die Altenpflege)
www.efqm.org	
www.deutsche-efqm.de	Information zum EFQM-Modell für Excellence
www.gesundheit-und-arbeit.de	Infothek: Gesundheit und Arbeit: Internet-Angebot der Zusammenarbeit der Träger der gesetzlichen Unfallversicherung und der Krankenkassen bei der Verhütung arbeitsbedingter Gesundheitsgefahren
www.iso.ch	ISO – International Standard Organization
www.pflegen-online.de	Infos, News, Gesetze, Downloads, Onlinemagazin
www.quality-link.de	Qualitätsmanagement
www.swissts.che	Qualitätsmanagement
www.vincentz.net	Service, Gesetze, Downloads
www.bma.de	(Gesetze) Themen: Bundesministerium für Arbeit und Sozialordnung
www.tga-gmbh.de	Trägergemeinschaft für Akkreditierungen »Gesundheit-, Veterinär- und Sozialwesen« (Scope 38)
www.tuev-nord.de	TÜV Nord

www.vdak.de	Verband der Angestellten-Krankenkassen e.V./ Arbeiter-Ersatzkassen-Verband e.V. (VdAK/AEV)
www.jura.unisb.de/BGBl/ suche.html	Volltextsuche im Bundesgesetzblatt
www.g-drg.de	Website zu den »German Diagnosis Related Groups« in Deutschland; Deutsches pauschalisiertes Entgeltsystem in Deutschland für Krankenhäuser
www.fachbuch.schaper.de	Online-Fachbuchshop für Pflegebücher
www.ktq.de	Informationen
www.bgw-online.de/quintas	Informationen »MAAS-BGW«
www.pflegeheim-navigator	Pflegeheimsuche
www.inap-bremen.de	Innovative Arbeitszeitmodelle für die ambulante und stationäre Pflege)
www.berlin.de/pflege/ transparenzoffensive/index.html	Transparenz in der Pflege
www.wohin-im-Alter.de	Bewertungsportal für Alten- und Pflegeheime
www.Pflege Ampel.de	Auflistungen von Pflegeeinrichtung im deutschen Web
www. Pflege-Erfahrung.de	Bewertungen von Pflegeheime und Pflegedienste etc.
www.buko-qs.de	Bundeskonferenz zur Qualitätssicherung im Gesundheits- und Pflegewesen)
www.vdak/aev.de/LVen/SHS	Pflegeatlas, hier können Kunden

(in Schleswig-Holstein) erfahren, ob und wann das Haus oder der Anbieter vom MDK Nord (MDKN) kontrolliert wurde und ob es einen aktuellen Prüfbescheid gibt.

www.tuev-akademie.de	u. a. Bildungsangebote beim TÜV

Kontaktadressen

Bundesinstitut für Arzneimittel
und Medizinprodukte
Abteilung 9 »Medizinprodukte«
Aktive Mpe, Medizintechnik
Seestraße 10–11
13353 Berlin

Berufsgenossenschaft für Gesundheitsdienst
und Wohlfahrtspflege (BGW)
Pappelallee 35–37
22089 Hamburg
BAGSO
Bundesarbeitsgemeinschaft
der Seniorenorganisationen
Stockenstrasse 14
53113 Bonn

Beuth Verlag GmbH
Burggrafenstraße 6
10787 Berlin
E-Mail: postmaster@beuth.de

Bundesinstitut für Arzneimittel
und Medizinprodukte BfArM
Friedrich-Ebert-Allee 38–40
53113 Bonn
E-Mail: GESCHAEFTSSTELLE_MP@
BFARM.DE

Demenz Service (DCM-Verfahren)
Seminarangebote: DCM
Cofone Unternehmensberatung
Bäcker 16 1/2
83676 Jachenau
E-Mail: mail@demenzservice-confone.de

Deutsche Gesellschaft für Qualität (DGQ)
August-Schanz-Str. 21 A
60433 Frankfurt am Main
E-Mail: info@dgq.de

Europäisches Institut zur Zertifizierung
von Managementsystemen und Personal
EQ ZERT
Herr Markus Illison
Ressortleiter für das Gesundheits-
und Sozialwesen
Einsteinstraße 59
D-89077 Ulm
E-Mail: eqzert@eqzert.de

European Foundation for Quality
Management
Brussels Representative Office
Avenue des Plèiades 15
B-1200 Brussels
BELGIUM

LASI-Vorsitzender:
Dipl.-Phys. Hartmut Karsten
Ministerium für Arbeit, Frauen,
Gesundheit und Soziales
des Landes Sachsen-Anhalt
Seepark 5–7
39116 Magdeburg

Liste der vom Bundesgesundheitsamt
geprüften und anerkannten
Desinfektionsmittel und -verfahren.
Bezugsquelle:
Robert-Koch-Institut,
A-Verwaltung,
Nordufer 20,
13353 Berlin

proCum Cert
August-Schanz-Straße 21
60433 Frankfurt/Main
Telefon: 069 / 954 27-800

Richtlinien für Krankenhaushygiene
und Infektionsprävention.
Bezugsquelle: Robert-Koch-Institut,
Gustav Fischer Verlag,
Wollgrasweg 49,
70599 Stuttgart

TÜV-Verlag GmbH
Am Grauen Stein
51105 Köln
E-Mail: verlag@de.tuev.com

TÜV Rheinland Group
Bildung und Consulting
TÜV Rheinland Akademie
Clevischer Ring 7
51065 Köln
Tel.:. 02221-806-3000

Verein Deutscher Ingenieure
c/o VDI-GSP
Postfach 101139
40002 Düsseldorf
E-Mail: gsp@vdi.de

Bundesrahmenhandbuch
zum Diakonie-Siegel Pflege
Diakonisches Institut für Qualitäts-
management und Forschung (DQF)
Heinrich-Mann-Straße 31
Haus 13
13156 Berlin

c/o VDI-GSP
Postfach 101139
40002 Düsseldorf
E-Mail: gsp@vdi.de

KTQ-GmbH
Garnisonkirchplatz 1
10178 Berlin

Anhang

Normabschnitte der DIN EN ISO 9001:2000 und 9001:2007-10 (Normentwurf)

QM-Verfahrensanweisungen

1. QM-Verfahrensanweisung »Lenkung von Dokumenten«
2. QM-Verfahrensanweisung »Lenkung von Aufzeichnungen«
3. QM-Verfahrensanweisung »Ermittlung von rechtlichen Vorgaben sowie sonstiger Spezifikationen«
4. QM-Verfahrensanweisung »Notfallmanagement Erste-Hilfe«
5. QM-Verfahrensanweisung »Beratungs- und Arbeitsmedizinische Vorsorgeuntersuchung«
6. QM-Verfahrensanweisung »Notfallmanagement im Brandfall«
7. QM-Verfahrensanweisung »Strategisches Notfallmanagement Brandschutz Prävention«
8. QM-Verfahrensanweisung »Umgang mit Gefahrstoffen«
9. QM-Verfahrensanweisung »Internes Audit«
10. QM-Verfahrensanweisung »Mängelmanagement« (Lenkung fehlerhafter Produkte)
11. QM-Verfahrensanweisung »Regelmäßige Prüfungen«
12. QM-Verfahrensanweisung »Gefährdungsanalyse«
13. QM-Verfahrensanweisung »Korrekturmaßnahmen«
14. QM-Verfahrensanweisung »Vorbeugungsmaßnahmen«

Normabschnitte der DIN EN ISO 9001:2007-10

Inhalt		Content		Sommaire	
0	**Einleitung**	**0**	**Introduction**	**0**	**Introduction**
0.1	Allgemeines	0.1	General	0.1	Généralités
0.2	Prozessorientierter Ansatz	0.2	Process approach	0.2	Approche processus
0.3	Beziehung zu ISO 9004	0.3	Relationship with ISO 9004	0.3	Relations avec l´ISO 9004
0.4	Verträglichkeit mit anderen Managementsystemen	0.4	Compatibility with other Management systems	0.4	Compatibilité avec d'autres systèmes de management
1	**Anwendungsbereich**	**1**	**Scope**	**1**	**Domaine d´application**
1.1	Allgemeines	1.1	General	1.1	Généralités
1.2	Anwendung	1.2	Application	1.2	Périmètre d´application
2	**Normative Verweisungen**	**2**	**Normative reference**	**2**	**Référence normative**
3	**Begriffe**	**3**	**Terms and definitions**	**3**	**Termes et définitions**
4	**Qualitätsmanagement-system**	**4**	**Quality management systems**	**4**	**Système de manage-ment de la qualité**
4.1.1	Allgemeine Anforderungen	4.1	General requirements	4.1	Exigences générales
4.2.1	Allgemeines	4.2	Documentation requirements	4.2	Exigences relatives à la documentation
4.2.2	Qualitätsmanagement-handbuch	4.2.1	General	4.2.1	Généralités
4.2.3	Lenkung von Dokumenten	4.2.2	Quality manual	4.2.2	Manuel qualité
4.2.4	Lenkung von Aufzeichnungen	4.2.3	Control of documents	4.2.3	Maîtrise des documents
		4.2.4	Control of records	4.2.4	Maîtrise des enregistrements
5	**Verantwortung der Leitung**	**5**	**Management responsibility**	**5**	**Responsabilité de la direction**
5.1	Verpflichtung der Leitung	5.1	Management commitment	5.1	Engagement de la direction
5.2	Kundenorientierung	5.2	Customer focus	5.2	Écoute client
5.3	Qualitätsoptik	5.3	Quality policy	5.3	Politique qualité
5.4	Planung	5.4	Planning	5.4	Planification
5.4.1	Qualitätsziele	5.4.1	Quality objectives	5.4.1	Objectifs qualité
5.4.2	Planung des Qualitäts-managementsystems	5.4.2	Quality management system planning	5.4.2	Planification du système de management de la qualité
5.5	Verantwortung, Befugnis und Kommunikation	5.5	Responsibility, authority and communication	5.5	Responsabilité, autorité et communication
5.5.1	Verantwortung und Befugnis	5.5.1	Responsibility and authority	5.5.1	Responsabilité et autorité
5.5.2	Beauftragter der obersten Leitung	5.5.2	Management represen-tative	5.5.2	Représentant de la direction
5.5.3	Interne Kommunikation	5.5.3	Internal communication	5.5.3	Communication interne
5.6	Managementbewertung	5.6	Management review	5.6	Revue de direction
5.6.1	Allgemeines	5.6.1	General	5.6.1	Généralités
5.6.2	Eingaben für die Bewertung	5.6.2	Review input	5.6.2	Éléments d'entrée de la revue
5.6.3	Ergebnisse der Bewertung	5.6.3	Review output	5.6.3	Éléments de sortie de la revue

6 Management von Ressourcen	**6 Resource management**	**6 Management des ressources**
6.1 Bereitstellung von Ressourcen	6.1 Provision of resources	6.1 Mise á disposition des ressources
6.2 Personelle Ressourcen	6.2 Human resources	6.2 Ressources humaines
6.2.1 Allgemeines	6.2.1 General	6.2.1 Généralités
6.2.2 Fähigkeit, Bewusstsein und Schulung	6.2.2 Competence, awareness and training	6.2.2 Compétence, sensibilisation et formation
6.3 Infrastruktur	6.3 Infrastructure	6.3 Infrastructures
6.4 Arbeitsumgebung	6.4 Work environment	6.4 Environnement de travail
7 Produktrealisierung	**7 Product realization**	**7 Réalisation du produit**
7.1 Planung der Produktrealisierung	7.1 Planning of product realization	7.1 Planification de la réalisation du produit
7.2 Kundenbezogene Prozesse	7.2 Customer-related processes	7.2 Processus relatifs aux clients
7.2.1 Ermittlung der Anforderungen in Bezug auf das Produkt	7.2.1 Determination of requirements related to the product	7.2.1 Détermination des exigences relatives au produit
7.2.2 Bewertung der Anforderungen in Bezug auf das Produkt	7.2.2 Review of requirements related to the product	7.2.2 Revue des exigences relatives au produit
7.2.3 Kommunikation mit den Kunden	7.2.3 Customer communication	7.2.3 Communication avec les clients
7.3 Entwicklung	7.3 Design and development	7.3 Conception et développement
7.3.1 Entwicklungsplanung	7.3.1 Design and development planning	7.3.1 Planification de la conception et du développement
7.3.2 Entwicklungseingaben	7.3.2 Design and development inputs	7.3.2 Éléments d'entrée de la conception et du développement
7.3.3 Entwicklungsergebnisse	7.3.3 Design and development outputs	7.3.3 Éléments de sortie de la conception et du développement
7.3.4 Entwicklungsbewertung	7.3.4 Design and development review	7.3.4 Revue de la conception et du développement
7.3.5 Entwicklungsverifizierung	7.3.5 Design and development verification	7.3.5 Vérification de la conception et du développement
7.3.6 Entwicklungsvalidierung	7.3.6 Design and development validation	7.3.6 Validation de la conception et du développement
7.3.7 Lenkung von Entwicklungsänderungen	7.3.7 Control of design and development changes	7.3.7 Maîtrise des modifications de la conception et du développement
7.4. Beschaffung	7.4 Purchasing	7.4 Achats
7.4.1 Beschaffungsprozess	7.4.1 Purchasing process	7.4.1 Processus d'achat
7.4.2 Beschaffungsangaben	7.4.2 Purchasing information	7.4.2 Informations relatives aux achats
7.4.3 Verifizierung von beschafften Produkten	7.4.3 Verification of purchased product	7.4.3 Vérification du produit acheté
7.5 Produktion und Dienstleistungserbringung	7.5 Production and service provision	7.5 Production et préparation du service
7.5.1 Lenkung der Produktion und der Dienstleistungserbringung	7.5.1 Control of production and service provision	7.5.1 Maîtrise de la production et de la préparation du service

7.5.2 Validierung der Prozesse zur Produktion und zur Dienstleistungserbringung
7.5.3 Kennzeichnung und Rückverfolgbarkeit
7.5.4 Eigentum des Kunden
7.5.5 Produkterhaltung
7.6 Lenkung von Überwachungs- und Messmitteln

8 Messung, Analyse und Verbesserung
8.1 Allgemeines
8.2 Überwachung und Messung
8.2.1 Kundenzufriedenheit
8.2.2 Internes Audit
8.2.3 Überwachung und Messung von Prozessen
8.2.4 Überwachung und Messung des Produkts
8.3 Lenkung fehlerhafter Produkte
8.4 Datenanalyse
8.5 Verbesserung
8.5.1 Ständige Verbesserung
8.5.2 Korrekturmaßnahmen
8.5.3 Vorbeugungsmaßnahmen

7.5.2 Validation of processes for production and service provision
7.5.3 Identification and traceability
7.5.4 Customer property
7.5.5 Preservation of product
7.6 Control of monitoring and measuring devices

8 Measurement, analysis and improvement
8.1 General
8.2 Monitoring and measurement
8.2.1 Customer satisfaction
8.2.2 Internal audit
8.2.3 Monitoring and measurement of processes
8.2.4 Monitoring and measurement of product
8.3 Control of nonconforming product
8.4 Analysis of data
8.5 Improvement
8.5.1 Continual improvement
8.5.2 Corrective action
8.5.3 Preventive action

7.5.2 Validation des processus de production et de préparation du service
7.5.3 Identification et traçabilité
7.5.4 Propriété du client
7.5.5 Préservation du produit
7.6 Maîtrise des dispositifs de surveillance et de mesure

8 Mesures, analyse et amélioration
8.1 Généralités
8.2 Surveillance et mesures
8.2.1 Satisfaction du client
8.2.2 Audit interne
8.2.3 Surveillance et mesure des processus
8.2.4 Surveillance et mesure du produit
8.3 Maîtrise du produit non conforme
8.4 Analyse des données
8.5 Amélioration
8.5.1 Amélioration continue
8.5.2 Action corrective
8.5.3 Action préventive

Qualitätsmanagementsystem nach der DIN EN ISO 9001:2000 *neu: 9001:2008-12*	**Senioren-Residenz**	Einrichtung Senioren-Residenz am Waldschloss
Seite 1 von 2	**Qualitätsmanagement – Handbuch**	Handbuch Nr.:

Lenkung von Dokumenten	**E**	**D**	**I**	**K**

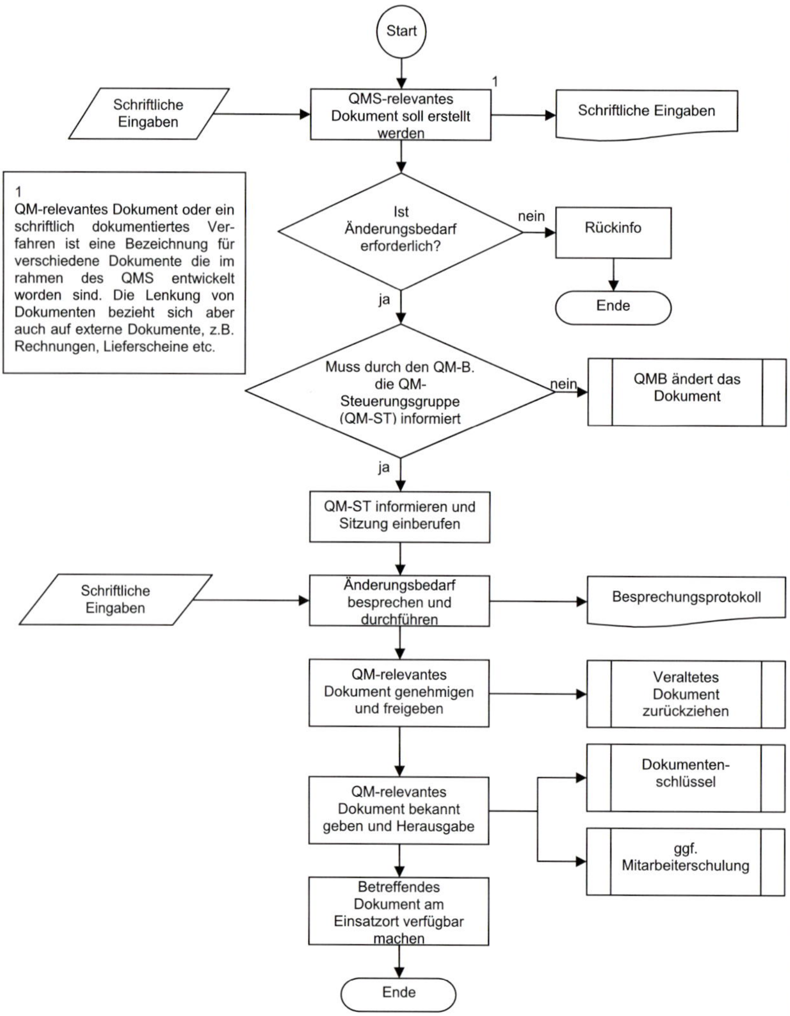

	Revisionsstand:	Revision am:	Geprüft:	Freigabe am (Stempel der Einrichtung):
Datum:	03/2003	07.02.2008	12.02.2008	
Name:		J. Weigert	Qualitätsmanagement	
Mitwirkende:				

Qualitätsmanagementsystem nach der DIN EN ISO 9001:2000 *neu: 9001:2008-12*	**Senioren-Residenz**	Einrichtung Senioren-Residenz am Waldschloss
Seite 2 von 2	**Qualitätsmanagement – Handbuch**	Handbuch Nr.:

Lenkung von Aufzeichnungen	**E**	**D**	**I**	**K**
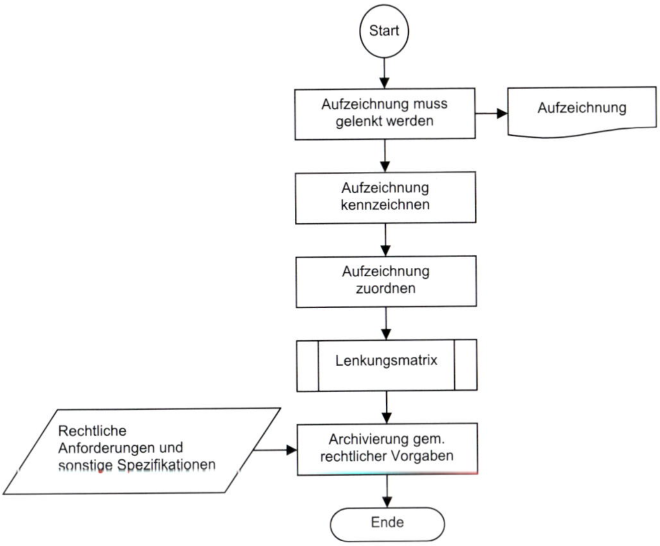				

	Revisionsstand:	Revision am:	Geprüft:	Freigabe am (Stempel der Einrichtung):
Datum:	03/2003	07.02.2008	12.02.2008	
Name:		J. Weigert	Qualitätsmanagement	
Mitwirkende:				

Qualitätsmanagementsystem nach der DIN EN ISO 9001:2000 *neu: 9001:2008-12*	**Senioren-Residenz**	Einrichtung Senioren-Residenz am Waldschloss
Seite 1 von 1	**Qualitätsmanagement – Handbuch**	Handbuch Nr.:

Ermittlung von rechtlichen Vorgaben sowie sonstigen Spezifikationen	**E**	**D**	**I**	**K**

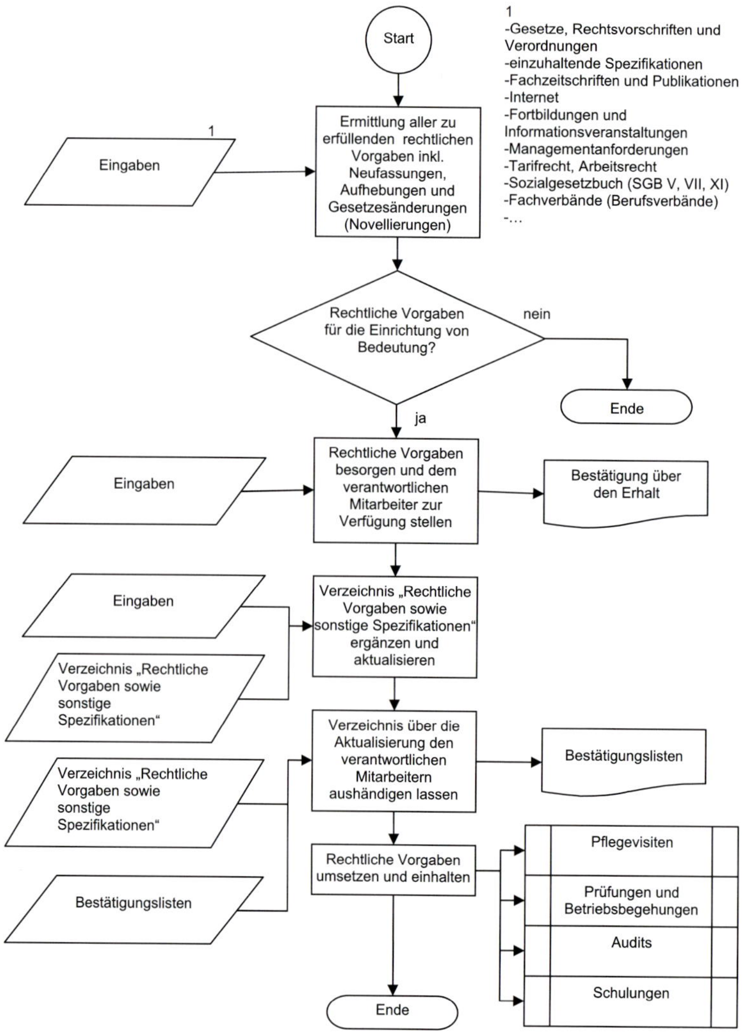

	Revisionsstand:	Revision am:	Geprüft:	Freigabe am (Stempel der Einrichtung):
Datum:	03/2003	07.02.2008	12.02.2008	
Name:		J. Weigert	Qualitätsmanagement	
Mitwirkende:				

Qualitätsmanagementsystem nach der DIN EN ISO 9001:2000 *neu: 9001:2008-12*	**Senioren-Residenz**	Einrichtung Senioren-Residenz am Waldschloss
Seite 1 von 1	**Qualitätsmanagement – Handbuch**	Handbuch Nr.:

Notfallmanagement „Erste-Hilfe“	**E**	**D**	**I**	**K**

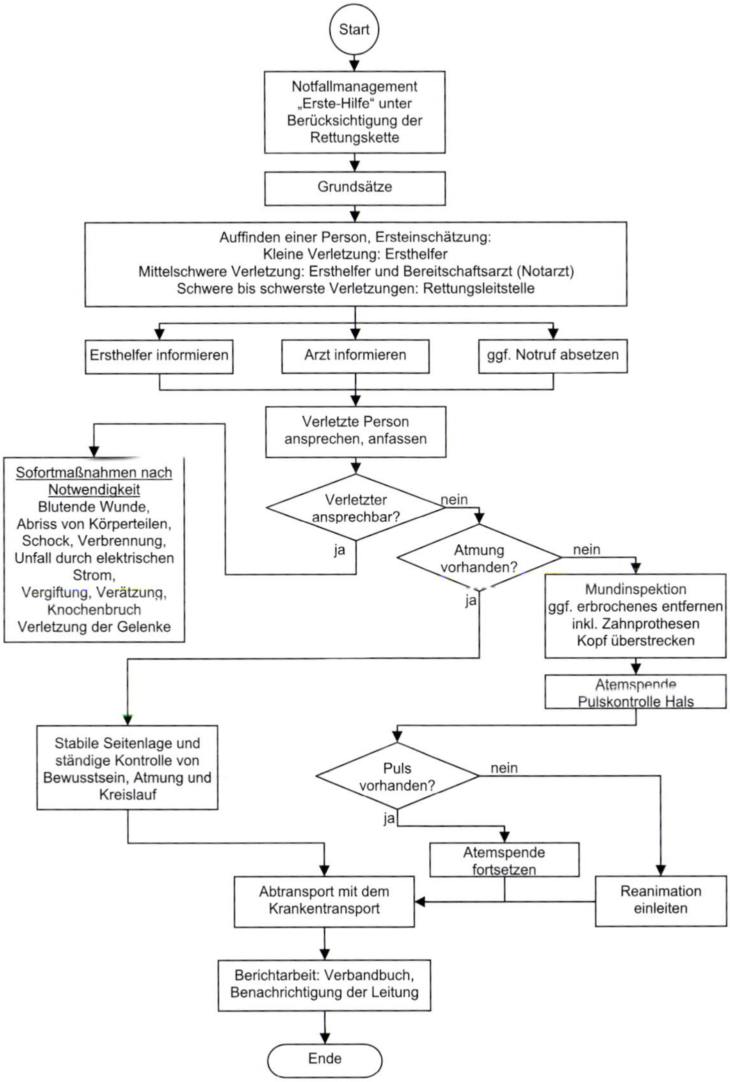

	Revisionsstand:	Revision am:	Geprüft:	Freigabe am (Stempel der Einrichtung):
Datum:	03/2003	07.02.2008	12.02.2008	
Name:		J. Weigert	Qualitätsmanagement	
Mitwirkende:				

Qualitätsmanagementsystem nach der DIN EN ISO 9001:2000 *neu: 9001:2008-12*	**Senioren-Residenz**	Einrichtung Senioren-Residenz am Waldschloss
Seite 1 von 2	**Qualitätsmanagement – Handbuch**	Handbuch Nr.:

Beratungs- und Arbeitsmedizinische Vorsorgeuntersuchung	**E**	**D**	**I**	**K**

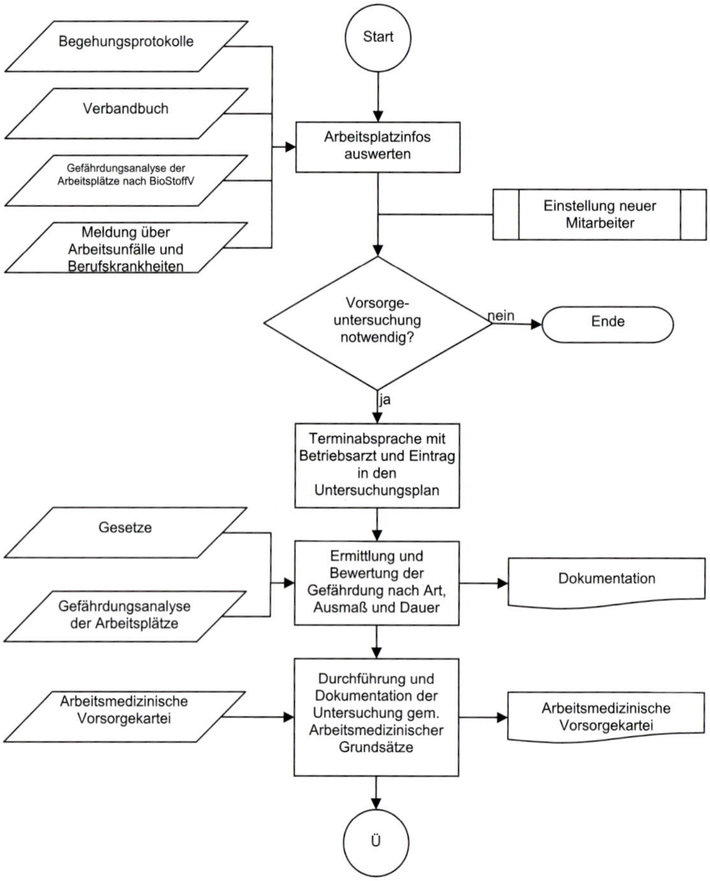

	Revisionsstand:	Revision am:	Geprüft:	Freigabe am (Stempel der Einrichtung):
Datum:	03/2003	07.02.2008	12.02.2008	
Name:		J. Weigert	Qualitätsmanagement	
Mitwirkende:				

Qualitätsmanagementsystem nach der DIN EN ISO 9001:2000 *neu: 9001:2008-12*	**Senioren-Residenz**	Einrichtung Senioren-Residenz am Waldschloss
Seite 2 von 2	**Qualitätsmanagement – Handbuch**	Handbuch Nr.:

Beratungs- und Arbeitsmedizinische Vorsorgeuntersuchung	**E**	**D**	**I**	**K**
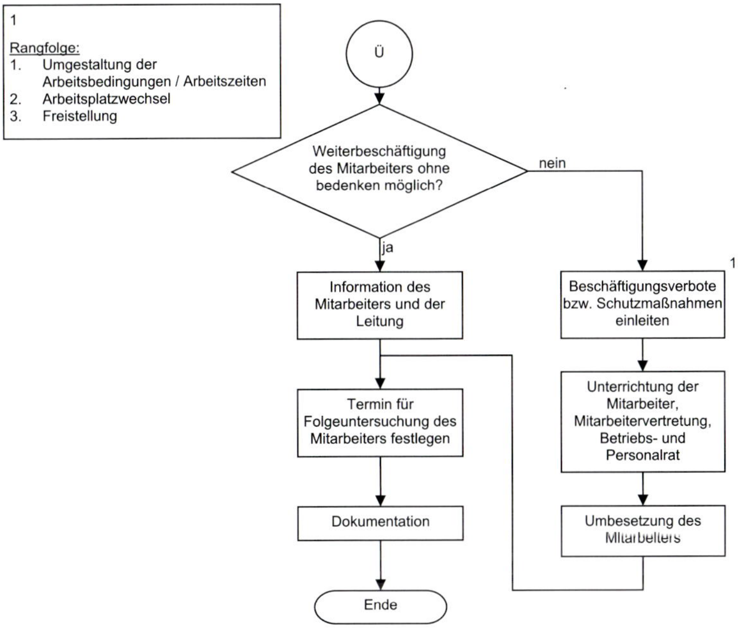				

	Revisionsstand:	Revision am:	Geprüft:	Freigabe am (Stempel der Einrichtung):
Datum:	03/2003	07.02.2008	12.02.2008	
Name:		J. Weigert	Qualitätsmanagement	
Mitwirkende:				

Qualitätsmanagementsystem nach der DIN EN ISO 9001:2000 *neu: 9001:2008-12*	**Senioren-Residenz**	Einrichtung Senioren-Residenz am Waldschloss
Seite 1 von 1	**Qualitätsmanagement – Handbuch**	Handbuch Nr.:

Notfallmanagement im Brandfall	**E**	**D**	**I**	**K**

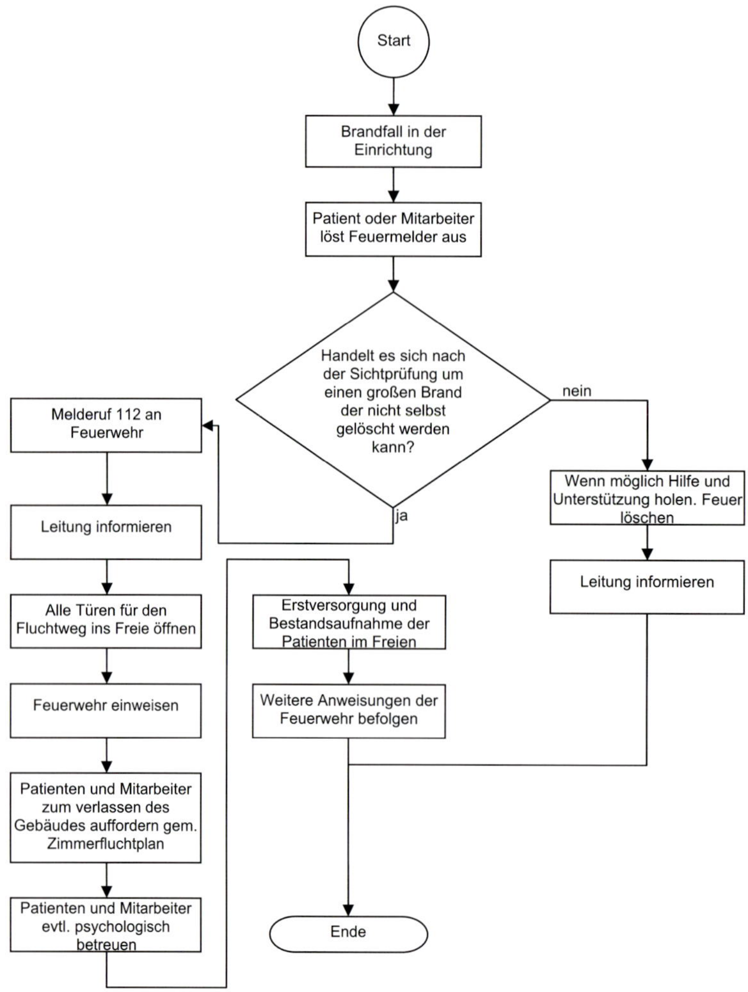

	Revisionsstand:	Revision am:	Geprüft:	Freigabe am (Stempel der Einrichtung):
Datum:	03/2003	07.02.2008	12.02.2008	
Name:		J. Weigert	Qualitätsmanagement	
Mitwirkende:				

Qualitätsmanagementsystem nach der DIN EN ISO 9001:2000 *neu: 9001:2008-12*	**Senioren-Residenz**	Einrichtung Senioren-Residenz am Waldschloss
Seite 1 von 1	**Qualitätsmanagement – Handbuch**	Handbuch Nr.:

Strategisches Notfallmanagement Brandschutz Prävention	**E**	**D**	**I**	**K**

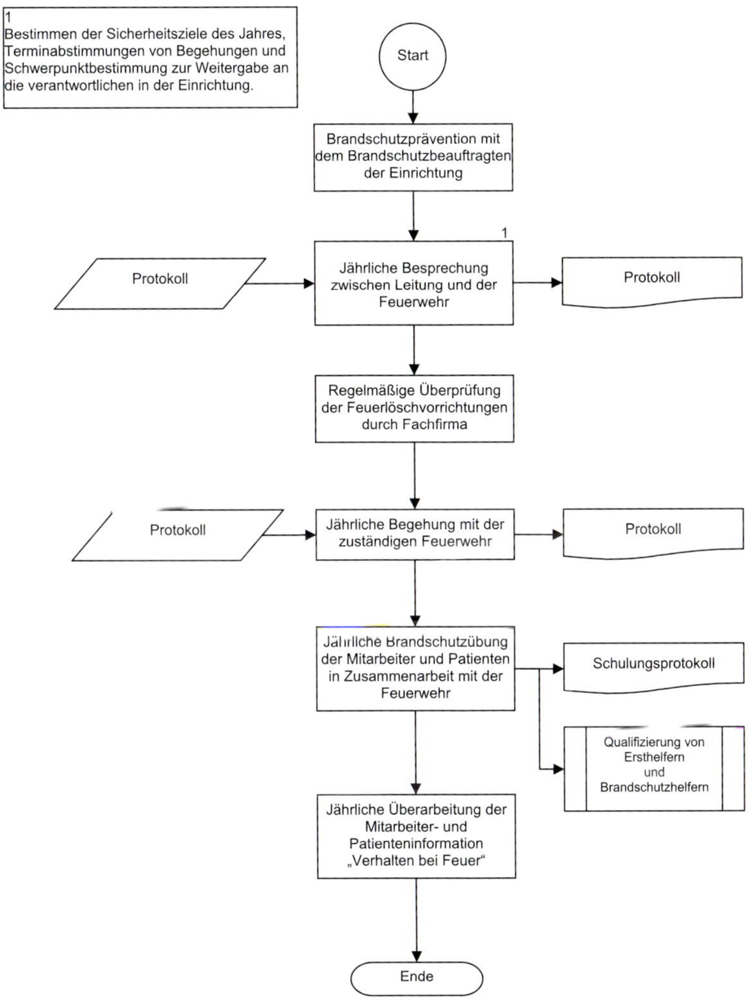

	Revisionsstand:	Revision am:	Geprüft:	Freigabe am (Stempel der Einrichtung):
Datum:	03/2003	07.02.2008	12.02.2008	
Name:		J. Weigert	Qualitätsmanagement	
Mitwirkende:				

Qualitätsmanagementsystem nach der DIN EN ISO 9001:2000 *neu: 9001:2008-12*	**Senioren-Residenz**	Einrichtung Senioren-Residenz am Waldschloss
Seite 1 von 2	**Qualitätsmanagement – Handbuch**	Handbuch Nr.:

Umgang mit Gefahrstoffen	**E**	**D**	**I**	**K**

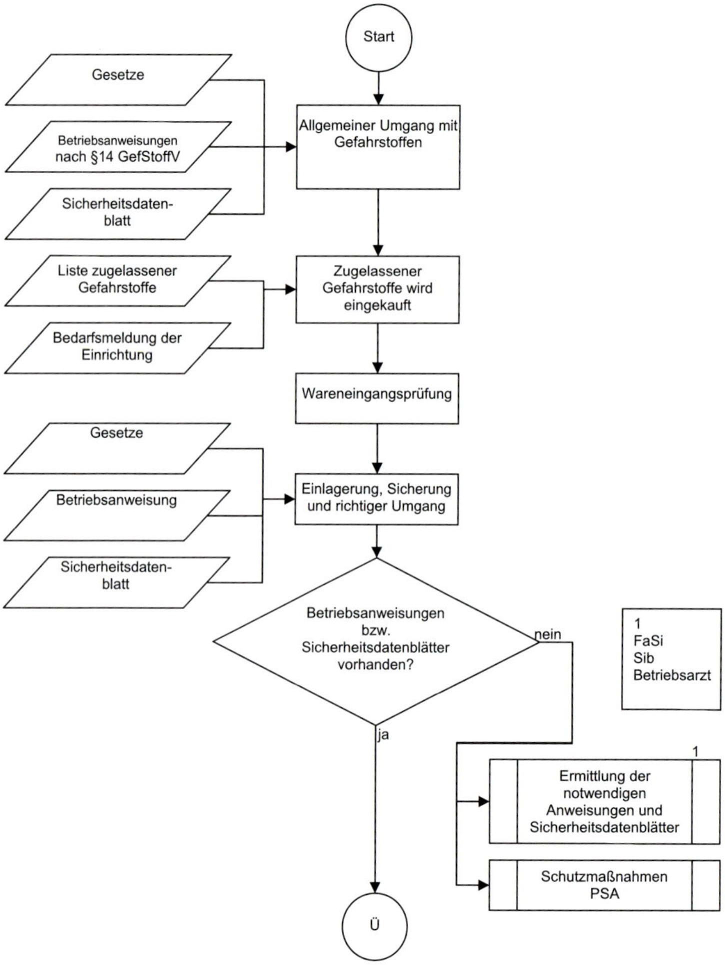

	Revisionsstand:	Revision am:	Geprüft:	Freigabe am (Stempel der Einrichtung):
Datum:	03/2003	07.02.2008	12.02.2008	
Name:		J. Weigert	Qualitätsmanagement	
Mitwirkende:				

Qualitätsmanagementsystem nach der DIN EN ISO 9001:2000 *neu: 9001:2008-12*	**Senioren-Residenz**	Einrichtung Senioren-Residenz am Waldschloss
Seite 2 von 2	**Qualitätsmanagement – Handbuch**	Handbuch Nr.:

Umgang mit Gefahrstoffen	**E**	**D**	**I**	**K**

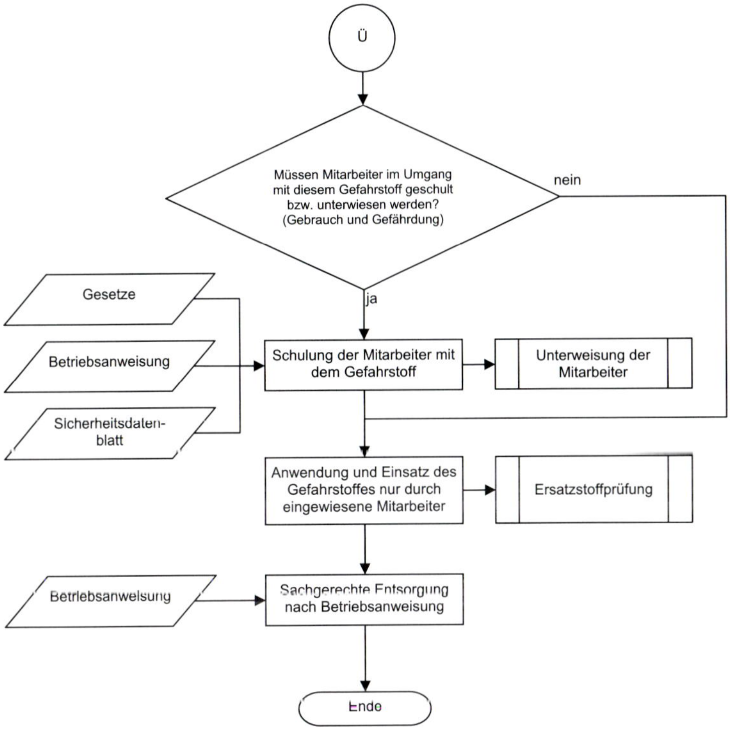

	Revisionsstand:	Revision am:	Geprüft:	Freigabe am (Stempel der Einrichtung):
Datum:	03/2003	07.02.2008	12.02.2008	
Name:		J. Weigert	Qualitätsmanagement	
Mitwirkende:				

Management nach DIN EN ISO 9001:2000	**Senioren-Residenz**	Einrichtung Senioren-Residenz am Waldschloss
Seite 1 von 1	**Qualitätsmanagement – Handbuch**	Handbuch Nr.:

Internes Audit	**E**	**D**	**I**	**K**

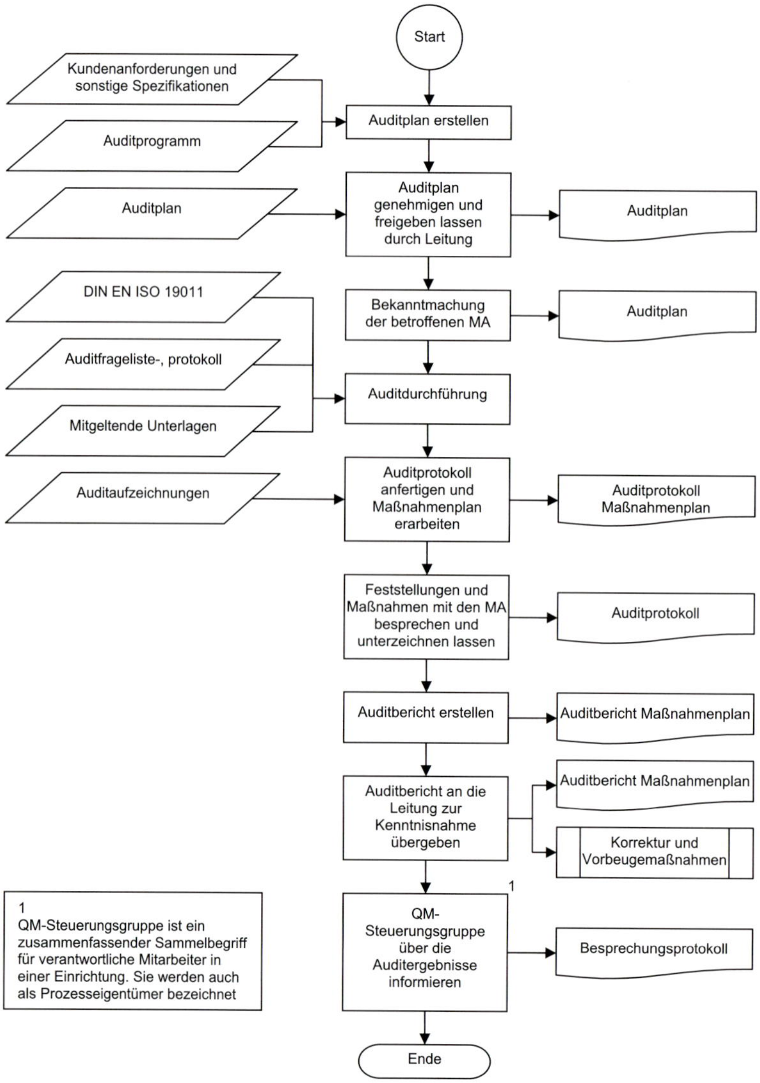

1
QM-Steuerungsgruppe ist ein zusammenfassender Sammelbegriff für verantwortliche Mitarbeiter in einer Einrichtung. Sie werden auch als Prozesseigentümer bezeichnet

	Revisionsstand:	Revision am:	Geprüft:	Freigabe am (Stempel der Einrichtung):
Datum:	03/2003	07.02.2008	12.02.2008	
Name:		J. Weigert	Qualitätsmanagement	
Mitwirkende:				

Qualitätsmanagementsystem nach der DIN EN ISO 9001:2000 *neu: 9001:2008-12*	**Senioren-Residenz**	Einrichtung Senioren-Residenz am Waldschloss
Seite 1 von 2	**Qualitätsmanagement – Handbuch**	Handbuch Nr.:

Mängel-Management (Lenkung fehlerhafter Produkte)	E	D	I	K

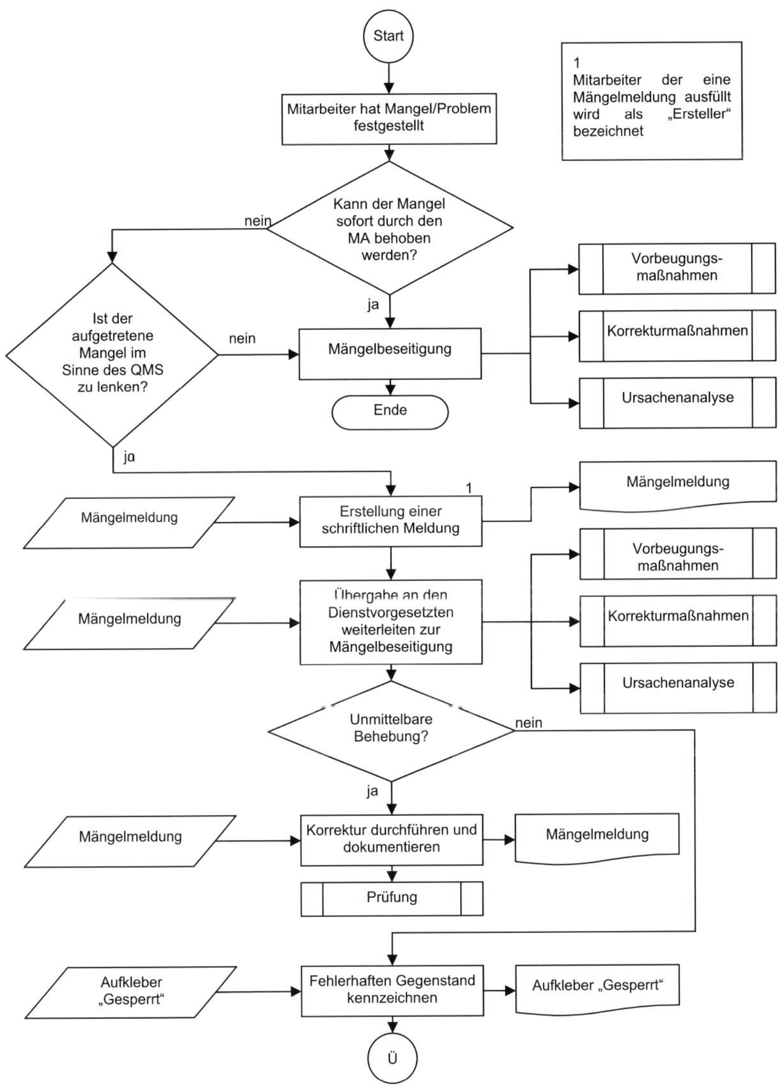

	Revisionsstand:	Revision am:	Geprüft:	Freigabe am (Stempel der Einrichtung):
Datum:	03/2003	07.02.2008	12.02.2008	
Name:		J. Weigert	Qualitätsmanagement	
Mitwirkende:				

Qualitätsmanagementsystem nach der DIN EN ISO 9001:2000 *neu: 9001:2008-12*	**Senioren-Residenz**	Einrichtung Senioren-Residenz am Waldschloss
Seite 2 von 2	**Qualitätsmanagement – Handbuch**	Handbuch Nr.:

Mängel-Management (Lenkung fehlerhafter Produkte)	E	D	I	K

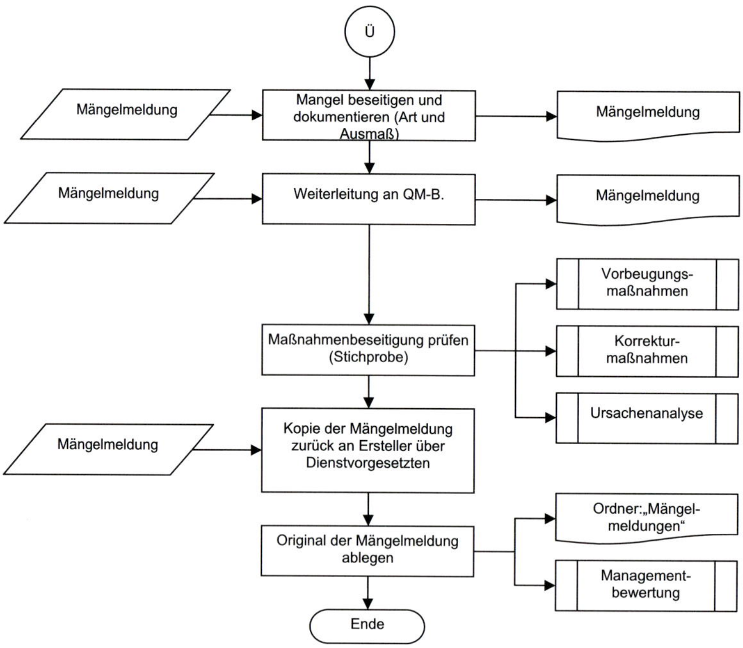

#

	Revisionsstand:	Revision am:	Geprüft:	Freigabe am (Stempel der Einrichtung):
Datum:	03/2003	07.02.2008	12.02.2008	
Name:		J. Weigert	Qualitätsmanagement	
Mitwirkende:				

Qualitätsmanagementsystem nach der DIN EN ISO 9001:2000 *neu: 9001:2008-12*	**Senioren-Residenz**	Einrichtung Senioren-Residenz am Waldschloss
Seite 1 von 1	**Qualitätsmanagement – Handbuch**	Handbuch Nr.:

Regelmäßige Prüfungen	**E**	**D**	**I**	**K**

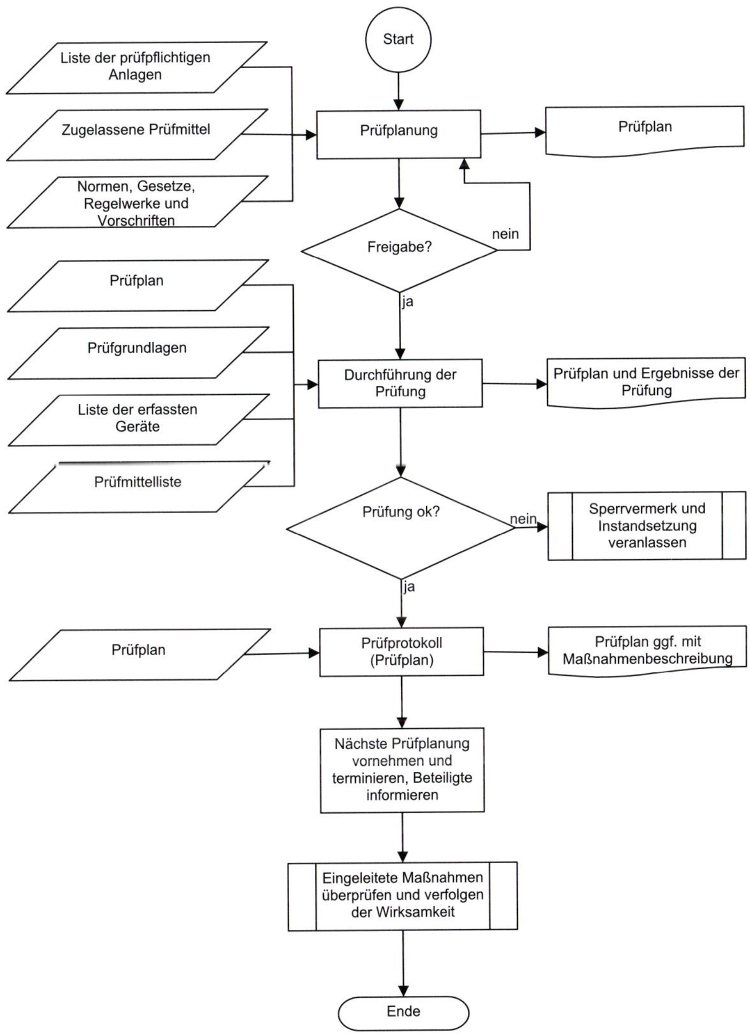

	Revisionsstand:	Revision am:	Geprüft:	Freigabe am (Stempel der Einrichtung):
Datum:	03/2003	07.02.2008	12.02.2008	
Name:		J. Weigert	Qualitätsmanagement	
Mitwirkende:				

Qualitätsmanagementsystem nach der DIN EN ISO 9001:2000 *neu: 9001:2008-12*	**Senioren-Residenz**	Einrichtung Senioren-Residenz am Waldschloss
Seite 1 von 2	**Qualitätsmanagement – Handbuch**	Handbuch Nr.:

Gefährdungsanalyse	**E**	**D**	**I**	**K**

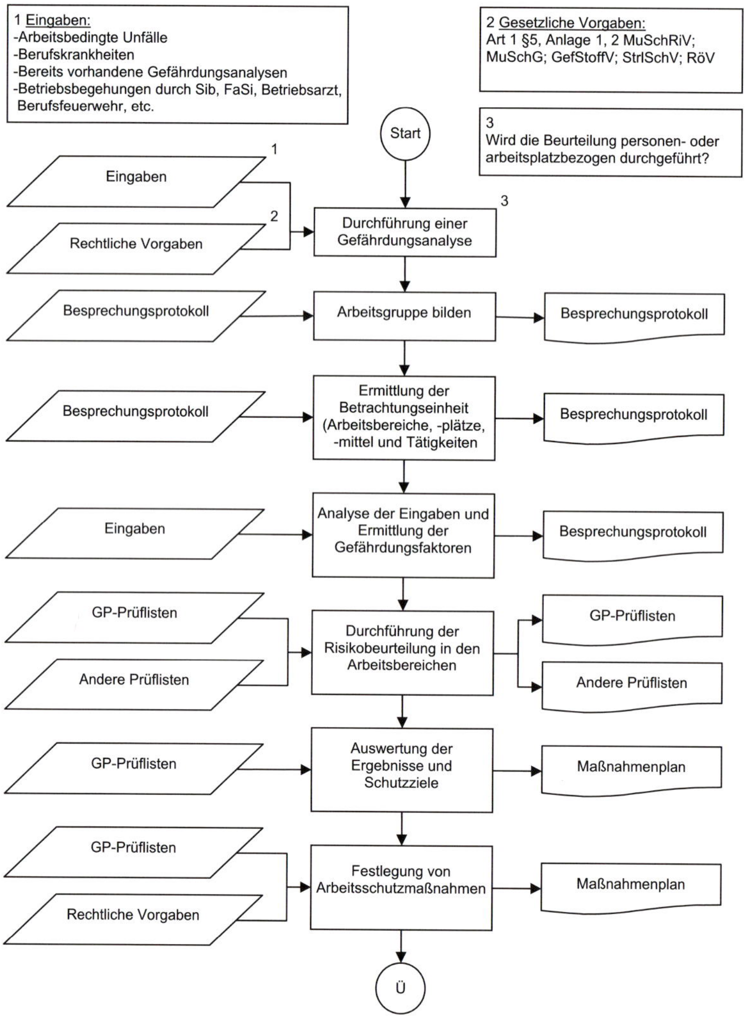

	Revisionsstand:	Revision am:	Geprüft:	Freigabe am (Stempel der Einrichtung):
Datum:	03/2003	07.02.2008	12.02.2008	
Name:		J. Weigert	Qualitätsmanagement	
Mitwirkende:				

Qualitätsmanagementsystem nach der DIN EN ISO 9001:2000 *neu: 9001:2008-12*	**Senioren-Residenz**	Einrichtung Senioren-Residenz am Waldschloss
Seite 2 von 2	**Qualitätsmanagement – Handbuch**	Handbuch Nr.:

Gefährdungsanalyse	E	D	I	K

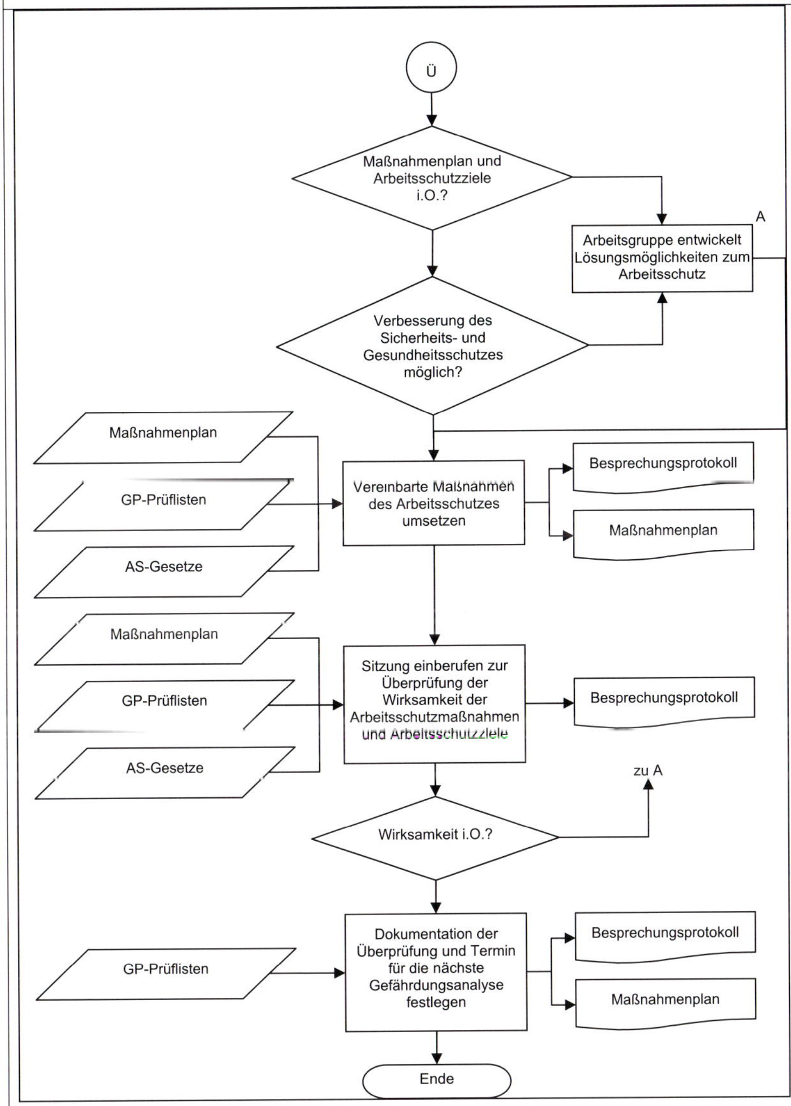

	Revisionsstand:	Revision am:	Geprüft:	Freigabe am (Stempel der Einrichtung):
Datum:	03/2003	07.02.2008	12.02.2008	
Name:		J. Weigert	Qualitätsmanagement	
Mitwirkende:				

Qualitätsmanagementsystem nach der DIN EN ISO 9001:2000 *neu: 9001:2008-12*	**Senioren-Residenz**	Einrichtung Senioren-Residenz am Waldschloss
Seite 1 von 2	**Qualitätsmanagement – Handbuch**	Handbuch Nr.:

Korrekturmaßnahmen	**E**	**D**	**I**	**K**

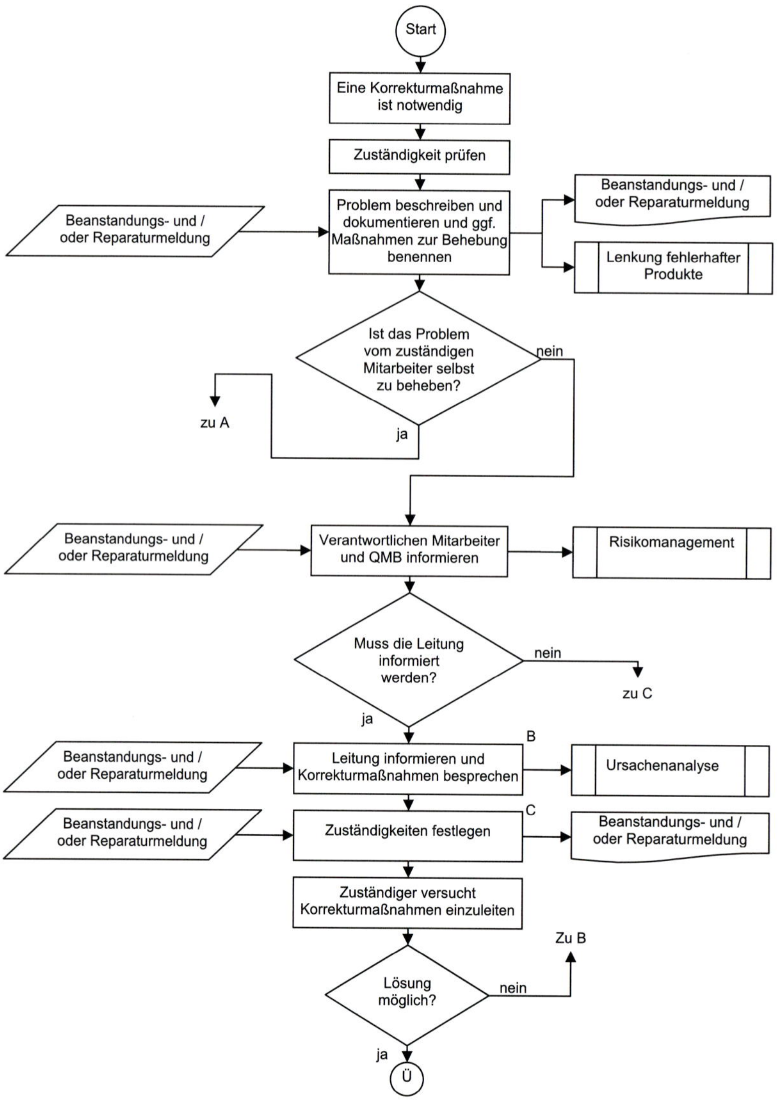

	Revisionsstand:	Revision am:	Geprüft:	Freigabe am (Stempel der Einrichtung):
Datum:	03/2003	07.02.2008	12.02.2008	
Name:		J. Weigert	Qualitätsmanagement	
Mitwirkende:				

Qualitätsmanagementsystem nach der DIN EN ISO 9001:2000 *neu: 9001:2008-12*	**Senioren-Residenz**	Einrichtung Senioren-Residenz am Waldschloss
Seite 2 von 2	**Qualitätsmanagement – Handbuch**	Handbuch Nr.:

Korrekturmaßnahmen	**E**	**D**	**I**	**K**

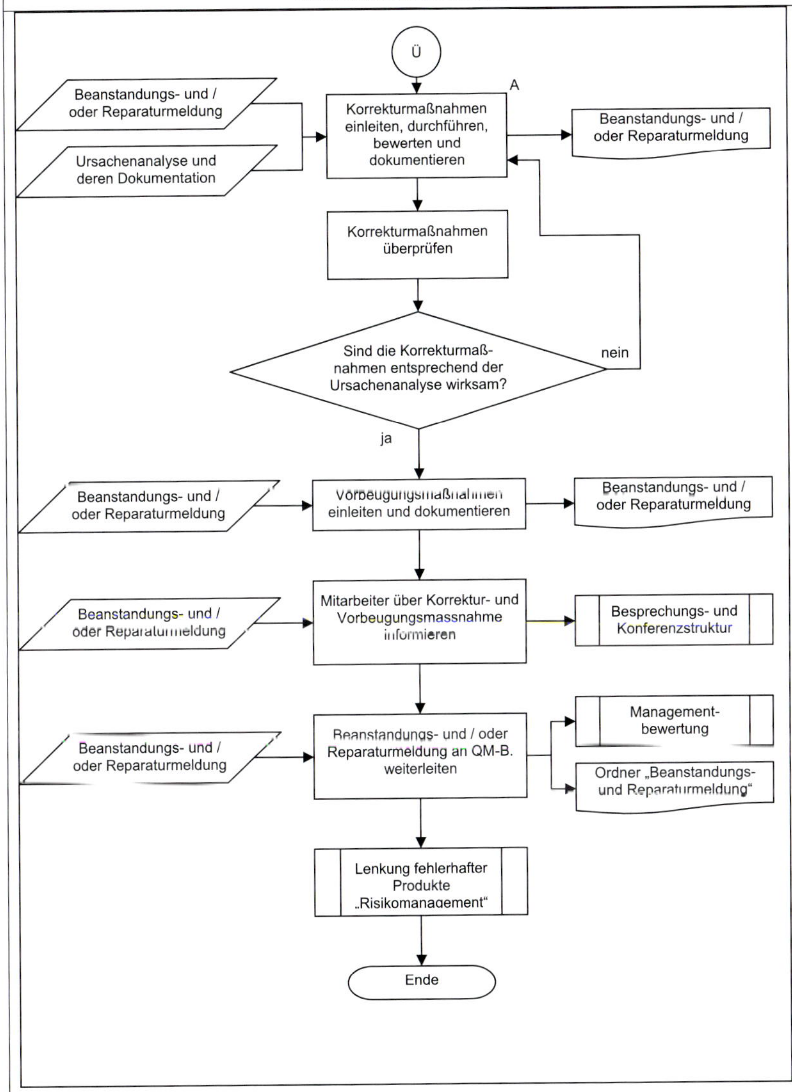

	Revisionsstand:	Revision am:	Geprüft:	Freigabe am (Stempel der Einrichtung):
Datum:	03/2003	07.02.2008	12.02.2008	
Name:		J. Weigert	Qualitätsmanagement	
Mitwirkende:				

Qualitätsmanagementsystem nach der DIN EN ISO 9001:2000 *neu: 9001:2008-12*	**Senioren-Residenz**	Einrichtung Senioren-Residenz am Waldschloss
Seite 1 von 2	**Qualitätsmanagement – Handbuch**	Handbuch Nr.:

Vorbeugungsmaßnahmen	**E**	**D**	**I**	**K**

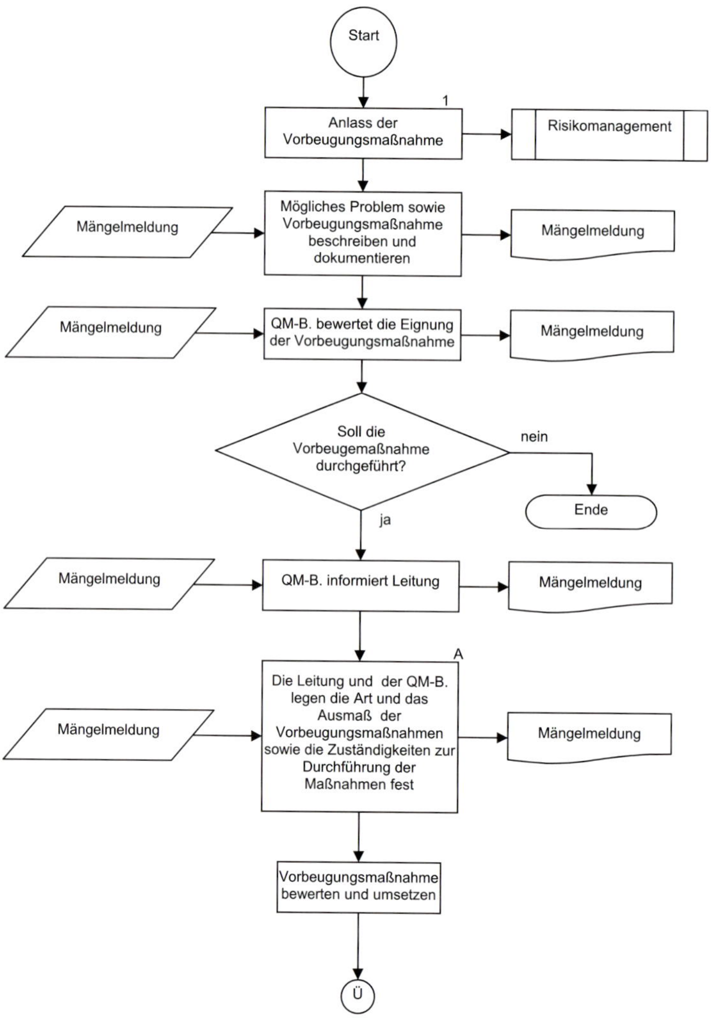

	Revisionsstand:	Revision am:	Geprüft:	Freigabe am (Stempel der Einrichtung):
Datum:	03/2003	07.02.2008	12.02.2008	
Name:		J. Weigert	Qualitätsmanagement	
Mitwirkende:				

Qualitätsmanagementsystem nach der DIN EN ISO 9001:2000 *neu: 9001:2008-12*	**Senioren-Residenz**	Einrichtung Senioren-Residenz am Waldschloss
Seite 2 von 2	**Qualitätsmanagement – Handbuch**	Handbuch Nr.:

Vorbeugemaßnahmen	**E**	**D**	**I**	**K**
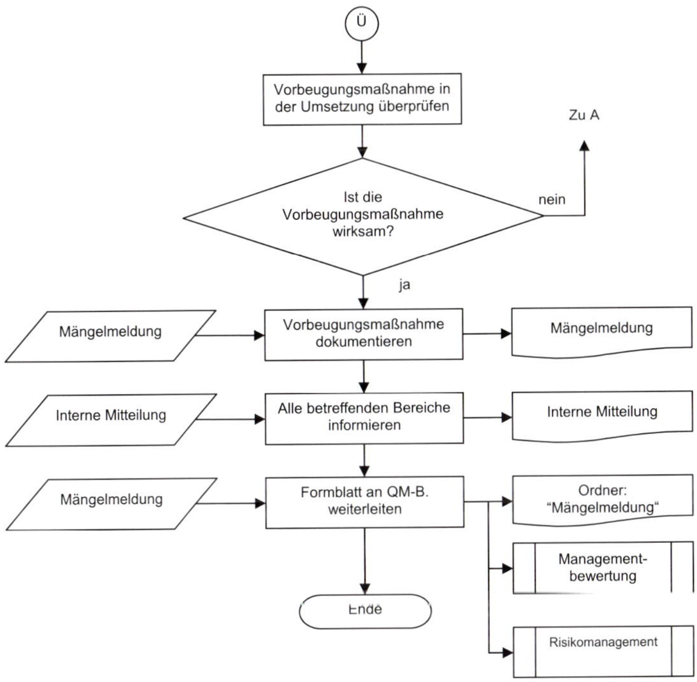				

	Revisionsstand:	Revision am:	Geprüft:	Freigabe am (Stempel der Einrichtung):
Datum:	03/2003	07.02.2008	12.02.2008	
Name:		J. Weigert	Qualitätsmanagement	
Mitwirkende:				

Register